现代医学高级参考系列

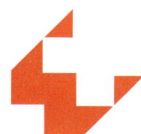

小儿体外循环学

主　编　丁文祥　苏肇伉

朱德明

副主编　王　伟

CARDIOPULMONARY BYPASS IN INFANTS AND CHILDREN

世界图书出版公司

上海·西安·北京·广州

图书在版编目(CIP)数据

小儿体外循环学/丁文祥,苏肇伉,朱德明主编. —上
海:上海世界图书出版公司,2009.1
　(现代医学高级参考系列)
　ISBN 978-7-5062-8571-1

　Ⅰ. 小...　Ⅱ.①丁...②苏...③朱... 　Ⅲ. 小儿
疾病—心脏外科手术—体外循环—研究　Ⅳ. R726.541

　中国版本图书馆 CIP 数据核字(2008)第 027491 号

小儿体外循环学

丁文祥　苏肇伉　朱德明 主编　王　伟 副主编

上海世界图书出版公司出版发行

上海市尚文路 185 号 B 楼

邮政编码 200010

上海市印刷七厂有限公司印刷

如发现印装质量问题,请与印刷厂联系

(质检科电话:021-59110729)

各地新华书店经销

开本:787×1092　1/16　印张:32　字数:680 000

2009 年 1 月第 1 版　2009 年 1 月第 1 次印刷

ISBN 978-7-5062-8571-1/R·189

定价:190.00 元

http://www.wpcsh.com.cn

谨以此书敬献给

中国第一例体外循环心脏手术 50 周年

主 编 丁文祥 苏肇伉 朱德明

副主编 王 伟

编 委（按姓氏笔画排序）

Craig Volcelka　　University of Washington Medical Center，Seattle，WA

Marcia L Zucker　　International Technidyne Corporation，Edison，New Jersey

丁文祥　　上海交通大学医学院附属上海儿童医学中心

王 伟　　上海交通大学医学院附属上海儿童医学中心

王顺民　　上海交通大学医学院附属上海儿童医学中心

龙 村　　北京协和医科大学附属阜外心血管病医院

史珍英　　上海交通大学医学院附属上海儿童医学中心

朱德明　　上海交通大学医学院附属上海儿童医学中心

刘锦纷　　上海交通大学医学院附属上海儿童医学中心

严 勤　　上海交通大学医学院附属上海儿童医学中心

苏肇伉　　上海交通大学医学院附属上海儿童医学中心

李佳春　　中国人民解放军总医院

张 蔚　　上海交通大学医学院附属上海儿童医学中心

张海波　　上海交通大学医学院附属上海儿童医学中心

陈 玲　　上海交通大学医学院附属上海儿童医学中心

陈 虹　　上海交通大学医学院附属上海儿童医学中心

陈会文　　上海交通大学医学院附属上海儿童医学中心

陈 煜　　上海交通大学医学院附属上海儿童医学中心

青木满　　东京女子医科大学

林 茹　　浙江大学医学院附属儿童医院

周燕萍　　上海交通大学医学院附属上海儿童医学中心

周成斌　　广东省人民医院广东省心血管病研究所

郑景浩　　上海交通大学医学院附属上海儿童医学中心

柯文哲　　台湾大学医学院附属医院

徐志伟　　上海交通大学医学院附属上海儿童医学中心

徐卓明　　上海交通大学医学院附属上海儿童医学中心

徐新根　　上海交通大学医学院附属胸科医院

黄惠民　　上海交通大学医学院附属上海儿童医学中心
龚庆成　　首都医科大学附属安贞医院
常德华　　东京女子医科大学
章晓华　　广东省人民医院广东省心血管病研究所
董培青　　首都医科大学附属安贞医院
韩幼奇　　University of Mississippi Medical Center，University Hospital
傅惟定　　上海交通大学医学院附属上海儿童医学中心

主 编 简 介

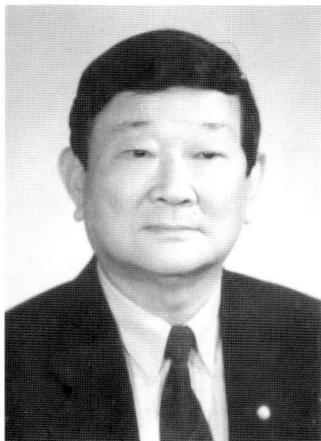

丁文祥教授　上海交通大学医学院终身教授,博士生导师,主任医师。曾任上海市小儿先心病研究所所长,上海小儿心血管诊治中心主任,上海第二医科大学附属新华医院和上海儿童医学中心院长。曾兼任5个全国和市级学术团体正、副主任委员,系国家有突出贡献的科技专家。1974年丁文祥教授率先在我国建立了小儿心胸外科,首次为先心病婴儿在体外循环下行室间隔缺损修补术获得成功,是我国婴幼儿先心病外科的开拓者。长期从事小儿外科临床、科研和教学,围绕儿科先心病诊治展开临床和基础研究工作,并将小儿外科与生物工程相结合,设计研制了多种国产化医疗设备和医用修补材料,如小儿体外循环机、膜式氧合器及成套小儿心胸手术器械、先心病修复材料等,并在国内推广,是我国医工结合的典范。先后获卫生部、国家医药局、国家科委教委、国家科技进步奖等多项奖励;曾获卫生部十杰医师、上海市劳动模范、上海市第三届医学荣誉奖等光荣称号。曾多次出国访问考察,引进先进技术,推进我国小儿先心外科发展。发表论文90余篇,主编《小儿心脏外科学》,参编《心脏血管外科学》、《胸心外科手术学》、《黄家驷外科学》等专著。

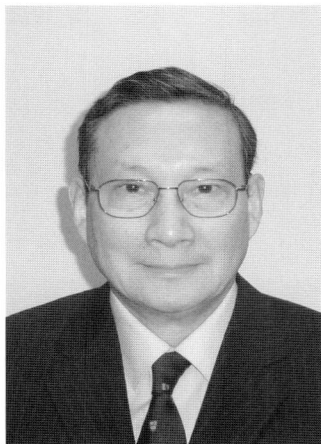

苏肇伉教授　上海交通大学医学院教授、博士生导师,主任医师。现任上海市小儿先心病研究所副所长,曾兼任全国和市级学术团体副主任委员、理事和常委。从医40余年来,以其高超的手术技术先后为数千名患有先心病的儿童解除了病痛,挽救了生命。他参与创建了我国第一个小儿心胸外科专业;为攻克婴幼儿、新生儿复杂先心病手术的难点,他长期进行深低温停循环和深低温低流量体外循环技术的系列研究,并在国内首先将此技术应用于临床;他在国内率先提出了先心病急诊手术的新思路,并为此进行了一系列相关的配套研究,最终建立了新生儿、幼婴儿急诊手术的规范和运作机

制,大大降低了新生儿和幼婴儿体外循环手术后的并发症和死亡率,其成果在全国19省市推广应用。主持和参与了多项国家级和上海市的科研项目,先后获得国家科技进步奖、上海市科技进步奖、国家教委科技奖等多项奖励。曾获上海市十佳医师、上海市劳动模范、首届全国百名优秀医师、全国"五一"劳动奖章和全国卫生系统先进工作者等荣誉称号。发表论文290余篇,主编《小儿心脏外科学》等专著。

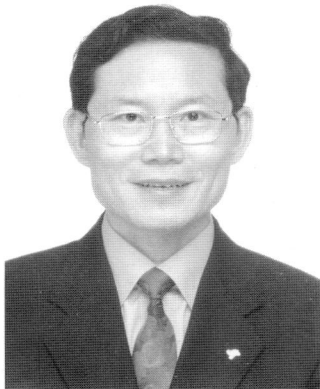

朱德明教授 主任医师,硕士生导师。20世纪80年代始专职从事体外循环工作,相继开展了深低温转流技术,不用血和少用血的体外循环血液稀释法,新生儿体外循环灌注,急诊体外循环,超滤技术在小儿体外循环中的应用,深低温脑保护等颇有影响的研究及临床实践工作。为全国20多家儿童医院培养了体外循环专业骨干。曾参与《小儿心脏外科学》、《兰锡纯心脏外科学》、《现代心脏外科治疗学》、《新生儿外科学》、《体外循环与人工心肺机》、《体外循环学》、《体外循环临床实践》等专著的编写。先后在国内外杂志发表论文20余篇(包括SCI杂志2篇)。参加了国产氧合器及其他体外循环装备的研制,并作为主要参与人分别获得全国高校科技进步一等奖、上海市科技进步三等奖和国家教委科技进步三等奖。曾先后多次赴欧美及中国台湾参加学术交流和学习。

现兼任中国体外循环学会等多个学术团体的主任、副主任委员、副组长、常务理事及美国体外循环技术学会国际会员。并担任《中国体外循环杂志》等杂志的副总编辑、编委、学术论文评审专家。

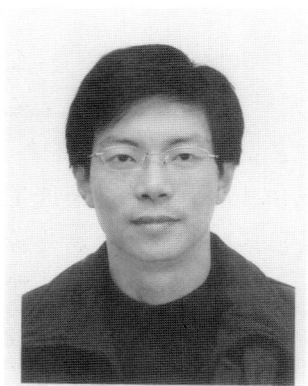

王伟副主任医师 博士研究生。1997年硕士毕业以来专职从事小儿体外循环工作,在国内率先使用并报道改良超滤法的使用,并在此基础上进行各种超滤方法的研究。此后相继开展了婴幼儿轴流泵的研制工作,参与转流中神经系统保护,肺功能保护,含血心肌保护液使用,组织工程等多项研究,近年又在国内首先采用并推广勃脉力A替代乳酸林格进行转流预充。曾参与 *Heart Failure in Children and Young Adults*、《体外循环学》、《小儿心脏病学进展》、《心脏辅助循环》等多本专业书籍的编写。先后在国内外杂志上发表论文20余篇,其中用英语发表4篇,3篇被SCI收录,获国家发明专利和实用新型专利各一项。现任上海交通大学医学院附属上海儿童医学中心党委副书记,并兼任数本国内外杂志学术论文评审专家。

序（一）

纵观50余年医学发展史，体外循环的诞生及其装置和灌注技术不断完善，心血管外科从心外和闭式手术跨入心内直视手术时代，特别是近20余年来，心内直视手术年龄从儿童和成人过渡到新生儿和婴幼儿，从简单先心病发展到复杂先心病手术，并取得满意的近远期效果。所以说心血管外科的发展与体外循环的改进是密切联系的，也是心血管外科、麻醉科和体外循环互相协作，共同研究的结晶。丁文祥、苏肇伉、朱德明三位著名专家主编的《小儿体外循环学》的出版，是当前我国小儿心脏外科渴望已久的盛事，必将推动该领域事业的蓬勃发展，并与国际先进技术接轨，造福于人民。

《小儿体外循环学》是我国第一部儿童，特别是新生儿和婴幼儿先心病外科的人工心肺灌注技术的专著，是以上海交通大学医学院附属上海儿童医学中心心脏外科专家为主，并邀请国内外知名灌注专家编写而成。上海儿童医学中心小儿心脏外科是国内外知名的单位。30多年来共施行小儿体外循环1万余例，最小年龄为7小时。2006年手术数量上升到2030例，其中2岁以内占61.5％；6个月以内的占23.1％，总的手术死亡率2.4％；6个月以内的死亡率为4.3％。复杂先心病占全组的50.6％。同时开展大动脉转位和Taus-sig-Bing综合征的大动脉调转术100余例，手术成功率在90％以上；还开展了Nikaidoh和心下型全肺静脉异位连接以及先天性矫正性大动脉转位双调转等高难度手术，效果满意，达到国内领先和国际水平。丁文祥教授是我国小儿心脏外科创始人和开拓者，与苏肇伉、朱德明教授一道白手起家、艰苦奋斗、土洋并举，以及医、教、研结合创办首家小儿心脏外科专业，对我国小儿心脏外科的发展和培养大批人才作出巨大贡献。

本书重点阐述小儿器官发育的解剖和生理变化与体外循环转流的影响，如低温、预充和血液稀释、低流量灌注、停循环等对主要器官的侵袭，尽可能地结合小儿器官发育生理而论及转流造成的病理变化以及防治措施。总结30余年上海儿童医学中心体外循环的丰富经验，提出有关新生儿和婴幼儿体外循环运作模式，供读者学习和参考。

《小儿体外循环学》是一部具有广博的灌注基础知识和全面的小儿体外循环灌注经验的好教材，是该领域权威专著。读者应从粗读到精读，经过细致咀嚼、消化和吸收，获得理论和实践相结合的悟性，才能有所发现，有所创造。

汪曾炜

沈阳军区总医院心血管外科
2008 年 8 月

序(二)

20世纪50年代我国的心胸外科工作者和工程技术人员研制了我国人工心肺机,开始了真正意义的中国心内直视手术。1974年原上海第二医学院附属新华医院在国内首先开创了婴幼儿先天性心脏畸形的矫治,成为我国心脏外科史上的又一个里程碑。

今天,上海交通大学医学院附属上海儿童医学中心继新华医院发展成为新生儿婴幼儿危重复杂先天性心脏病的诊治中心,每年手术量已超过2000余例,手术成功率已达97%以上。该中心的心胸外科至今已积累了2万余例的体外循环的经验。

丁文祥、苏肇伉、朱德明三位教授一直是我学习与钦佩对象,因为我们谊属同校,数十年来我有幸亲自见证了他们在小儿心胸外科方面孜孜不倦的探索及锲而不舍的敬业精神。他们确是个非常好的团队,充分发挥各自优点,又融合成一体,形成目前的规模。无疑,他们是我国小儿心胸外科的开拓者。

由他们三位教授为主编,并由王伟博士为副主编的《小儿体外循环学》将问世。他们总结了大量的心肺转流的临床经验,并邀请国内外知名的专业技术人员撰写本专著。专著的出版不仅有助于我国小儿体外循环临床技术的发展推广,也将对小儿体外循环的科学研究起到良好的促进。

预祝《小儿体外循环学》早日问世。

上海交通大学医学院附属仁济医院

2008年8月

前　言

19世纪70年代,小儿先天性心脏病(先心病)外科走向专业化已被各国心脏外科前辈所重视,推动了小儿先心病外科治疗的发展,促使小儿先心病外科治疗的年龄不断提前,病种范围不断扩大,手术成功率不断提高。目前,小儿先心病手术已不受小年龄、低体重的限制,可进行矫治各种复杂的心内外发育畸形。能取得如此高质量的快速发展,除了与术前诊断技术、手术技巧以及术后监护水平的提高有关外,还与小儿体外循环的灌注技术和器材质量的不断进步有着十分密切的关系,使手术的安全性得到保证,降低了术后并发症的发生率。

小儿体外循环是小儿心脏外科的重要组成部分,多年来一直为各国小儿心脏外科专家们所关注和重视。美国波士顿儿童医院心外科主任 Dr. R. A Jonas 和英国伦敦小儿病院心外科主任 Dr. M. J Elliott 于1994年邀请世界其他国家的知名专家合作出版了世界第一部专著《婴幼儿体外循环学》,为小儿体外循环增添了理论认识和技术指导,进一步推动新生儿、婴幼儿心脏外科的发展。

原上海第二医学院附属新华医院自从1974年正式建立小儿心脏外科专业以来已施行小儿体外循环1万多例,最小年龄为出生后7小时。近年来小于3岁患儿占50%,小于2岁患儿占40%。20世纪80年代开始开展了深低温暂停循环或低流量转流以及多种超滤技术,并从事小儿体外循环的研究开发工作,先后研制成小儿人工心肺机、辅助心泵、小儿转碟式、鼓泡式以及国内首创聚丙烯中空纤维膜式氧合器(与复旦大学、第一肺科医院合作)、聚丙烯腈小儿超滤器(与华东纺织工学院合作)、动脉血路滤血器等。招收研究生协同研究体外循环血小板保护、未成熟心肌保护、小儿心肌保护、深低温脑保护、深低温低流量等,分别立项进行临床基础研究工作,共发表论文131篇,促进了小儿体外循环专业的发展,推动了向小年龄、复杂化心脏手术的迈进。

关于成人体外循环的著作较多见,但小儿体外循环专著却少见。小儿不是简单的小成人,小儿出生后各器官逐渐迅速发育,但每个器官的发育速度也不相同。体外循环对发育中的器官会造成较大的侵袭,受侵袭后的反应也与成人的表现不一样,如微血管的渗漏反应就比成人明显。在脑发育与退化两种过程中,体外循环对脑神经的影响结果也不相同。

本书针对小儿器官发育的生理变化与对体外循环转流的影响,如低温、血液稀释、低流量灌注、停循环等对器官的侵袭反应,尽可能结合小儿器官发育生理阐述转流造成的病理变化,总结多年来上海儿童医学中心的体外循环实践经验,提出有关新生儿、婴幼儿体外循环运作模式,供同道参考。

值得提到的是,近些年来,各国小儿心脏外科学者逐步注意到先心病患儿矫治术后远期生活质量问题。体外循环与远期生活质量也有着十分密切的关系,虽然欲达到体外循环对患儿安全无损尚需时日,但通过实践和研究会不断有所发现、有所认识、有所改进、有所提高。这是发展总趋势,在同道共同努力下将会达到更加理想的目的。

为了尽可能地让读者得到更全面的小儿体外循环灌注经验及更广博的灌注基础知识,我们除了邀请到境内多位灌注专家:北京阜外医院龙村教授,安贞医院龚庆成、董培青教授,301 医院李佳春主任,广东省心研所陈伟达主任、章晓华主任,浙江大学儿童医院林茹主任外,还特别邀请到境外知名专家:台湾大学医院柯文哲主任,美国密西西比州立大学医院韩幼奇主任,ITC 临床研究室主任 Zucker 教授,前美国体外循环学会主席 Craig K Vocelka 教授,日本东京女子医科大学医院青木满教授及常德华博士参加编写本书,大大丰富了内容。对他们的大力支持,表示衷心感谢。

小儿先天性心血管外科治疗在我国发展尚不平衡,还处于起步阶段,大多数从事心脏外科工作者对小儿未成熟器官的生理特点缺乏了解,不少单位是按成人体外循环灌注模式减少预充量来施行小儿灌注,因而发现术后并发症多、监护困难。另外,对灌注师教育尚不规范,在培训工作中缺乏教材等。基于此点,我们大胆组织编写本书,以解燃眉之急。由于组织经验有限,存在很多缺点,恳请同道给予指正,并希望能引起同道重视体外循环对发育器官的侵害的影响。

近 10 年来,国内在学习国外小儿体外循环的先进经验,尤其是在婴幼儿体外循环方面有了初步基础。我国体外循环界拥有较多的高学位灌注师,这是国外所不能相比的,能有力地推动研究工作的进展,已经发表了很多有价值的临床总结及基础研究论文。我们深信随着我国小儿先心病外科的快速发展,小儿体外循环技术及理论一定会同步前进,我们的灌注水平一定能走在世界前列。

本专著由上海世界图书出版公司陆琦总编辑、顾泓编辑等编辑班组人员精心编排修改,承上海交通大学医学院附属新华医院和上海儿童医学中心的党政领导高度重视,以及上海儿童医学中心王伟博士组织和参加主校对,使本专著能尽早与读者见面,在此一并致谢。对强瑞春教授倡导上海世界图书出版公司组织撰写小儿心血管外科系列专著深表怀念。

丁文祥　苏肇伉　朱德明　王　伟
2008 年 8 月

目　　录

第一章
小儿体外循环发展史

　　有关人工心肺机的两个主要部件——氧合器(oxygenator)和血泵(blood pump)的发展史在诸多的体外循环(CPB)著作及心脏外科专著中均已有详细的描述。本章仅将 CPB 主要的发展阶段及有关小儿 CPB 的演变作简要介绍。其实,CPB 能够得到发展归根到底是要追溯到血液能够在体外氧合的想法。早在 1885 年 Frey 和 Gruber 就提出体外血液氧合的设想,直到 20 世纪 40 年代 Gibbon 通过艰苦实验证明了在体外通过血泵和氧合器能够支持动物短时间的血液循环(1939 年)。但是当时这一设想并未引起人们的关注。直到 40 年代后期美国明尼苏达大学的 Dennis 教授和另一些学者再次着手于这项探索工作,并研制了粗制的人工心肺机,于 1951 年为一名患房间隔缺损的患者首次进行直视修补术,可惜的是因诊断错误,尸检才发现为房室通道畸形而非单纯的房间隔缺损,结果未能成功。两年后 Gibbon 用他设计的血泵和氧合器首次为一例 18 岁女孩施行了直视房间隔缺损修补术,获得成功,但继后未得到进一步的成绩。随着历史的演变,后继者无不异口同声地对 Gibbon 教授的划时代思想十分钦佩。自从他在 1939 年实现自己的设想,将第一台人工心肺机用于动物实验获得成功后,此举又为心脏外科指明了一条新思路。这一划时代的思路引起了各国很多有关这方面的学者重视,并沿着这一思路进入了更多方面的具体开发工作,这一成就可以说是心脏外科发展中一个里程碑。经过 10 多年的共同努力,终于在 20 世纪 50 年代各种不同形式的人工心肺机从设计到试验研究陆续亮相,其中有 Bjork(1948 年)、荷兰的 Jongbloed、Clark(1950 年)、瑞典的 Crafoord(1954 年微泡氧合器)、Dennis(1951 年转盘氧合器)等。由于 1953 年 Gibbon CPB 心脏直视手术的成功,推动心脏手术闯进了心内禁区的大门,促使心脏外科突飞猛进地快速发展,使千千万万的心脏大血管患者得到了第二次生命。但是事实并非如此顺利,第一例成功后连续 5 例患者死亡,使工作停了下来,虽然进入到暗淡时期,然而还是有很多外科组不畏艰难,继续探索这一有望突破心内禁区的新方法。

　　在 1954 年,Lillehei 看到使用 Gibbon CPB 装置存在不少因为生物不相容性及破坏性所引起的难以避免的并发症,为了解决这一难题,他开发了另一种以人代物的方法进行另一种 CPB。方法是将另一与患者能相容者用管道与患者血管连接起来做控制性的交叉循环,为患者手术中供血供氧,进行心脏直视手术。如此经过 16 个多月时间,做了 47 例,其中 28 例获得生存,此举是心脏直视手术的另一个新纪元。这种方法虽然取得了较好的成绩,但也存在着对供体造成一定损害的缺点,而且需要与患者匹配,若有不匹配必将带来患者与供者双方的生命危险,因此对机械 CPB 系统还是有必要去研究开发,追求安全有效。

到了 20 世纪 60 年代,随着冶金工业、化学工业、电子工业以及信息传感等科学技术的发展,为研究人工心肺机提供了更为理想的材料,更高精度的加工及自动化控制技术条件,使人工心肺机得到不断的改良,使安全度不断提高。在此进程中值得提起的是最早的 Gibbon 静立垂屏式氧合器与 Dewall 大气泡氧合器,以及进入 50 年代后期开始被广泛使用 10 年之久的 Kay-Gross 血槽转碟式氧合器(1956 年),进入 70 年代后随着高效去泡剂的出现提高了消泡效果,为开发小气泡式氧合器创造了条件,开发出达到满意的血液气体交换效能的小气泡氧合器,并一直被广泛应用至今。虽然鼓泡式氧合器经过各种样式的改进从外形到内在结构及材料等均有不断更新,使安全度大大提高,各种一次性使用鼓泡式氧合器也相继问世,但其原理并无根本变化。进入 80 年代后,又一种更为安全适合生理的膜式氧合器出现,式样也有多种,如 Bramson 硅胶膜式、Travenol 聚四氟乙烯折叠式及 Terumo 公司的聚丙烯中空纤维式等。此类氧合器称为膜式氧合器,其血液氧合特点是通过一层具有微孔可透气的塑胶薄膜进行的,属血与气非接触型氧合器,具有仿肺泡的气体交换的模式。经临床观察,发现转流后患者的肺部并发症明显减少,特别是对小儿。这一贡献推动了新生儿、婴幼儿心脏外科的发展。

在血泵的发展方面虽然没有像氧合器的演变那么多样,但也有些改变。最早由 Dale-Schuster 设计的带活塞隔膜式血泵,Graaford-Senning 设计的双管道交替开闭式阀门血泵,均是按生理心泵输出搏动血流设计的,这种血泵经使用后发现对血液有形成分破坏性大,又不易清洗和灭菌,终被弃用。

到 1956 年 Dewall 研制了 Sigma 指压式血泵,设计原理是用 12 根并列的金属小棒似人的手指,用电机控制其顺次起落压迫一橡胶管驱使管内血液前进,但也因其流量小、对血液破坏性大、噪声大、结构复杂等缺点在短时间使用后即被淘汰。

后继者使用时间最长、最广泛的血泵要算是 DeBakey 滚柱泵(roller pump),虽然该式血泵也不断有所改进,但其基本原理并无根本变化,其原理是电机带动一转动臂,臂的两端分别装有滚柱,当柱转动时,两端滚柱在外壳槽内转动,滚压槽内的塑胶管将血液推向前进。这种血泵因其具有结构简单、不用清洗、工作稳定、对血液破坏不大等优点一直沿用至今。

在此基础上,Sarns 公司等于 20 世纪 70 年代初将电机改为步进电机用电子线路控制,改变原来的均衡转动为间歇转动,使搏出血流由平流变为搏动达到仿生血流效果。虽然此种血泵对微循环灌注较无搏动血泵好,但由于在做短时间手术过程中两者效果并无很大差别,所以并没被广泛采用。

20 世纪 80 年代后期,Bio-Medicus 公司推出一种新构思血泵——离心泵(centrifugal pump)。是由 3 个可旋转的塑料漏斗体呈锥形叠加组成,锥形漏斗体利用旋转离心力将血液由锥体中心甩向周边顺壳体边缘推向出口。近年来虽有多种改进品,但其原理均相同,推出的品种有 Medtronic,Sarns,St Jude 和 Terumo 等。离心泵的优点是避免了挤压方式推动血液运行,检测结果与滚柱泵比较在高流量下明显对血液有形成分的破坏少,尤其适用于需要长时间转流的患者,更有利于做辅助循环。

　　小儿 CPB 的设备总体上看与成人无原则上的区别,只是在整体预充量、血泵搏出量、管道口径以及滤网孔径等方面有些差别。在灌注技术方面,随着小儿先心病手术趋向复杂病例及小龄病例,对灌注要求也有所变化,要求小婴儿灌注提高安全度和减少术后并发症。国外新生儿、婴幼儿 CPB 心脏直视手术是从 1970 年新西兰 Barratt-Boyes 开始的,由于他得到较低的死亡率及良好的效果,获得了同道的称赞。他是采用 Kyoto 技术,先体表降温,再转流降温在深低温下暂停循环进行心脏手术,手术结束启用转流复温。此方法沿用至今,是矫治新生儿及 10 kg 以下的婴儿复杂性心血管畸形的主要方法,谓之"深低温暂循环的体外转流技术"。停循环是在直肠温达 20～18 ℃进行,经过 30 余年来临床使用结果取得较好成绩,已在国际上被广泛采用,但也尚有一些问题及争议,如进一步减轻脑损害,采用深低温低流量的转流方法等,但总的原理并无大的变化。

　　我国 CPB 的发展是从 20 世纪 50 年代后期由第四军医大学苏鸿熙教授引进国外人工心肺机施行 CPB 下修补房间隔缺损成功开始的。同年,在上海兰锡纯、顾恺时、叶椿秀等领导下的研制组,造出了我国第一台上海 Ⅰ 型人工心肺机,开始用国产设备为一例房间隔缺损患者成功施行了房间隔缺损修补术,开创了我国自行配套的 CPB 心脏外科史篇。小儿 CPB 是从 70 年代初,由上海第二医科大学丁文祥、苏肇伉领导的研究组研制成功我国第一台小儿人工心肺机,并为一例 30 个月室间隔缺损患儿施行 CPB 直视修补获得成功开始的。其后研制成多芯鼓泡式氧合器。又于 70 年代中期开始研究小儿深低温停循环技术,但遇到严重肺部并发症,直到 80 年代初该研究组又与上海复旦大学及上海结核病院共同协作研制成我国的聚丙烯中空纤维膜式氧合器,应用于临床突破了深低温停循环的肺部并发症困扰,使我国新生儿、婴幼儿复杂性先心病矫治上了一个新的台阶。

　　经过 50 多年来的不断探索、研究、开发,使 CPB 从人工心肺机的设计、取材、加工、智能化等一系列进步,到配合药物行心肌保护、肺保护、脑保护等措施,已经达到较安全的地步;但毕竟是非生理性灌注,会对患儿带来损害,尤其是对新生儿、婴幼儿。

　　目前遇到的 CPB 中微栓问题及对人身造成的炎症反应等后果,仍是造成转流后一些并发症的主要原因,尚有待我们继续去解决。

　　最后,还是用 Hippocrates 的话结束,他说:"首先我们要做到无损害",这是我们长跑线上的最终目标。

（丁文祥）

参 考 文 献

1　Jonas Richard A, Elliott Mantin J. Cardiopulmonary Bypass in Neonates, Infants and Young Children. Oxford：Butterworth-Heineman Ltd, 1994.

2　Aldo R Castaneda, et al. Cardiac Surgery of Neonate and Infant. Philadelphia：W. B. Saunders Company, 1994.

3　Constantine Mavroudis, Carl L Backer. Pediatric Cardiac Surgery. 3rd ed. Philadelphia：Mosby Inc, 2003.

4　叶椿秀.体外循环源起及其启示.中国体外循环杂志,2003,1(1):1.

5　兰锡纯等主编.心脏血管外科学.第2版.北京:人民卫生出版社,2002.

6　汪曾炜、刘维永、张宝仁主编.心脏外科学.北京:人民军医出版社,2003.

7　丁文祥、苏肇伉主编.小儿心脏外科学.济南:山东科技出版社,2000.

第二章

体外循环对机体的影响

第一节 体外循环对神经系统的影响

一、脑的发育、成熟和生理特点

在过去的 10 年间,由于胎内诊断、围术期处理及手术技术的改进,越来越多的重症患儿在婴幼儿或新生儿期得到矫治,几乎所有先心病的手术死亡率均大幅下降,随着手术死亡率的下降,术后包括惊厥、舞蹈手足徐动、四肢强直麻痹、偏瘫、精神运动发育落后及认知障碍在内的脑损伤和神经精神功能失调等并发症变得日益明显,根据不同矫治方法和体外循环(CPB)方式,婴幼儿术后脑损伤的发病率高达 10%～30%。而这些中枢神经系统异常恰恰是专业医务人员必须面对的棘手问题。而这些问题的产生与大脑的发育及其对损伤的反应有一定的关系。

(一) 脑泡的形成和发育特点

脑起源于神经管的头段,在胚胎第四周时神经管内液体增加及腹、背面生长,其前段膨大形成三个原始脑泡:前脑、中脑和后脑。同时随着脑泡各部不均等生长而形成头曲、颈曲和脑桥曲。在脑曲发生的同时,脑的各部位也在扩大和发生变化:前脑前端向两侧外突为端脑,以后形成大脑半球,中央为间脑;菱脑则被脑桥曲分成后脑和末脑。脑泡内的管腔在左右大脑半球成侧脑室;在间脑内成第三脑室,两者通过室间孔相通;管腔在中脑内变狭小成中脑水管;在菱脑内成第四脑室。

随着胚胎发育的继续,脑泡在外形和内部结构上均有进一步的变化。

(二) 脑各部的发育

1. 菱脑 分为末脑和后脑。末脑胚胎第五、六周开始发育,以后演化成延髓,表现为脑和脊髓间的过渡形式。后脑由菱脑前部发育而来,其背面生成小脑,腹面生成脑桥。小脑的整个演变过程自胚胎第六周开始至出生。胚胎第四个月起小脑发育加速,渐有新、旧小脑之分。旧小脑与四肢本体感觉有关;新小脑随大脑皮质的发育而发展,小脑皮质由分子层、蒲肯野细胞层与颗粒层三层结构组成,在胎儿第七～八个月基本呈现成人小脑的特征。

2. 中脑 由中脑泡发育而来,逐步演化形成上、下丘四叠体、红核、黑质和 Edinger-Westphal 核等一般内脏、躯体运动核。

3. 前脑 前脑向外突出两个囊泡衍化成端脑,其正中为间脑。

(1)间脑 胚胎第五周间脑两侧的翼板逐渐开始演化、分界至2～3个月时分化成许多独立核团而形成丘脑、上丘脑和下丘脑。脑垂体和视网膜等亦由间脑衍化而来。

(2)端脑 位于前脑的前端,胚胎第四周起其外侧壁和后壁迅速扩展形成大脑半球,它向上、向前与向下,超越其他脑泡的发育,使大脑半球覆盖间脑、中脑与后脑。在胚胎第四个月起,大脑半球表面形成许多回与叶,以后迅速向各方生长形成额叶、顶叶、枕叶、颞叶与岛叶。在胚胎第四周大脑半球底壁细胞增生而逐渐演化出纹状体和内囊,纹状体的尾状核(caudate)和壳核(putamen)在包括心脏手术所造成的损伤在内的运动异常中起重要作用。

极不成熟的胚胎起初只含有一层扁平、无脑回的大脑皮质,至胚胎第六周起大脑皮质开始发育,最终形成海马皮质(古皮质)、梨状皮质(旧皮质)和新皮质。

海马皮质:胚胎第六周大脑半球内侧面紧靠脉络裂上方的皮质增厚形成海马嵴,以后不断演化成海马结构,其结构分为三层:分子层、锥体细胞层与多型细胞层,两侧的海马发出纤维相联系。

梨状皮质:胚胎第七、八周,梨状皮质开始发育,最后逐渐形成嗅球与嗅束。

新皮质:新皮质位于古、旧皮质间,占大脑半球的大部分,胎儿第三个月末,在大脑半球的上外侧面出现一浅凹形大脑外侧窝,并渐变为大脑外侧沟,其底为明显低陷的岛叶,以后邻近各叶皮质迅速生长,遮盖岛叶,整个过程至出生后才完成。在胎儿第四个月以前,大脑半球表面保持光滑状态,以后为适应颅骨内部构造,渐出现顶枕沟、距状沟;第五个月出现扣带沟;第六个月时陆续出现中央沟、中央前沟、中央后沟,额上和额下沟、顶内、颞上和颞下沟,嗅脑沟等,到第九个月脑沟发育处于完善阶段,约25%的皮质面积深埋于沟内。

(三)大脑皮质的组织发生

大脑半球管壁与神经管的其他部分一样,开始由一层神经上皮组成。神经上皮细胞两端分别与内、外界膜相邻,此层细胞称为室层。室层上皮细胞进行增生、迁移与分化,形成一代代的神经元,继而形成神经胶质细胞,一般细胞迁移到目的地后才发育成熟。室层细胞的突起伸向表面形成边缘层,此时大脑皮质由室层与边缘层组成。以后室层细胞继续分裂与分化形成成神经细胞,它们迁移至室层与边缘层间,形成中间层,胚胎第八～十周室层内成神经细胞不断分裂增生并与中间层细胞一起在中间层与边缘层间形成皮质板,此时室层内细胞逐渐停止分裂,在中间层的深部形成室下层。余下细胞分化成室管膜细胞或室管膜下的胶质细胞。室下层细胞迁移经过中间层至皮质板下方成皮质下板。其后边缘层将形成大脑皮质的最外层即分子层,而中间层细胞渐减形成白质,皮质板和皮质下板形成大脑皮质的其他5层:外颗粒层、锥体细胞层、内颗粒层、节细胞层和多形细胞层。最早迁移出来的细胞位于大脑皮质的深部,因此,大脑皮质中最早出现的是5层,至胎儿第六个月时大脑皮质已有6层结构,以后其厚度逐渐增加。

大脑的神经发生大多在足月出生前已完成,但脑的发育过程从妊娠早期直至成年,特别是脑的髓鞘化在出生后头8个月进行得最快,主要与少突胶质细胞增生、分化及生成髓鞘质(myelin)覆盖穿越皮层的神经束有关。髓鞘化特点为:① 近端通路成髓鞘化早于远端通路;② 感觉通路早于运动通路;③ 投射通路早于连合通路;④ 大脑中央位点早于大脑极;⑤ 枕极早于颞、额极。髓鞘化在胚胎期自脑干起直至成年至大脑半球和额叶深部白质止,髓鞘化对缺血损害非常敏感,特别在妊娠32周前。

(四) 神经元的联系

1. 突触的发育　神经元间在结构上无原生质相连,神经元间借突触相连,互传信息。突触即每个神经原的轴突末梢和其他神经原的胞体和突起相接触的部位。可分三类:① 轴突与细胞体相接触;② 轴突与轴突相接触;③ 轴突与树突相接触。完整的突触结构由突触前膜、突触间隙和突触后膜组成,其功能有兴奋性和抑制性两种,类型有电突触和化学性突触两种。

生后第一年起神经元间借突触建立广泛联系,因此,婴幼儿期的心脏手术对神经元突触连接的损伤程度要超过神经原本身增生、移行和白质的形成。生后突触的增加并非简单的数量增加而是根据外界刺激和自身反应有选择地增(overproduction)减(pruning):生后2个月至2岁神经原间突触快速增生,数量为成年的2倍,以后随着生长发育半数突触消失,数量渐与成年时持平。

2. 神经递质　突触传递是通过释放化学递质来完成的,大脑神经原活性由氨基酸类递质谷氨酸和γ氨基丁酸(gamma-aminobutyric acid, GABA)的平衡调节维持。GABA 通过影响神经元氯离子流,使其极化;谷氨酸通过不同受体使神经元去极化。谷氨酸是主要的兴奋性神经递质而 GABA 是主要的抑制性神经递质。它们由突触连接网络中特殊神经元分泌,GABA 源性神经元通常在谷氨酸源性神经元兴奋后激活以防止突触后神经元过度兴奋。同样,为避免过度抑制或昏迷,过量的 GABA 亦不允许到达突触后神经元。当GABA效应被抑制或环境中存在谷氨酸类似物 N-甲基 D-天冬氨酸(N-methyl-D-aspartate, NMDA)时,谷氨酸和 GABA 的平衡被打破,神经元被激活。天冬氨酸是另一类兴奋性神经递质;甘氨酸在脊髓和脑干起抑制性神经递质作用,而在前脑协同谷氨酸使 NMDA 谷氨酸通道开放,起兴奋性神经递质作用。

3. 受体 递质的受体指突触后膜或效应器细胞膜上的某些特殊部分,神经递质必须通过与受体相结合才能发挥作用。中枢内受体复杂,相应的受体较多,且可分为较多的亚型。相对简单的氨基酸神经递质通过多样性的受体发挥了千变万化的复杂性和选择性效应。如兴奋性氨基酸受体可分为:NMDA、天冬氨酸、谷氨酸、AMPA 型谷氨酸、QUIS 型谷氨酸、使君子氨酸(QA)、红藻氨酸(kainic acid,KA)等型,而抑制性氨基酸受体可分为:甘氨酸、GABA$_A$、GABA$_B$等型。

兴奋性氨基酸受体的主要作用是调节"危险的营养分子"(dangerous trophic molecule)、钙离子在细胞内外的浓度。正常情况下,神经元内外的钙离子浓度比为 1:10000,此类受体激活后通过调节膜钙离子通道的启闭,使钙离子得以进入细胞。因其具有营养效应,胎儿和婴幼儿的神经元细胞代谢需要钙离子参与,但如胞内钙离子浓度过高却具有细胞损害作用。通过兴奋性氨基酸受体的克隆研究发现:所有兴奋性氨基酸受体亚型均含有 4 个类似的跨膜片段,而第二个跨膜片段主要决定该通道的钙离子内流量,单个氨基酸的改变可控制整个受体特性。在婴幼儿大脑神经元细胞离子通道的钙流量远大于成人,此与钙离子对未成熟神经元细胞的刺激营养作用相一致。

NMDA 受体通道复合体是处于发育中的婴幼儿大脑的病理生理过程中较为重要的通道之一:谷氨酸刺激与离子通道关联的所谓竞争位点,使离子通道开放。通道允许钠、钙离子流入胞,钾离子流出胞。已知许多药物,如 MK－801,氯氨酮,高浓度镁离子等作为拮抗剂可作用于 NMDA 受体通道复合体的非竞争性位点,使神经元细胞去极化,抑制离子通道开放,具有缺血缺氧脑损害的潜在保护作用。

(1) NMDA 受体与学习和记忆 学习和记忆是两个有关联的神经过程。NMDA 受体-通道复合体的一个特点是其在学习和记忆方面扮演重要角色:NMDA 受体可作为一"同步探测器"(coincidence detector),只当其和谷氨酸-甘氨酸结合的同时感应到膜去极才开放通道。神经元细胞被同步阈值激活,此与感受单个刺激开放 NMDA 通道有很大不同。目前发现当神经元受到神经系统中不同部位的两个神经元细胞的同步刺激时,NMDA 受体通道能编码成对相关记忆:成对刺激开放 NMDA 通道使强钙离子入胞,其所促发的一系列细胞变化导致记忆编码。长时程增强(long-term potentiation,LTP)作为学习记忆的神经基础,部分依赖 NMDA 受体的激活。NMDA 通道开放导致钙离子内流,促发一氧化氮自由基(free radical nitric oxide)等信息物质的释放,逆向增加神经元细胞神经递质的释放。大脑皮质、海马等部位突触前、后神经元的生理变化均由 NMDA 通道开放介导,且能不断增强LTP 及其相关的记忆贮存。

(2) 谷氨酸受体的个体发育 定量自体放射造影显示谷氨酸等兴奋性受体在大脑的数量在不同的胚胎、胎儿发育阶段各不相同,且在婴幼儿大脑多数部位的谷氨酸受体数量要超过成人,尤其在基底神经结。但其神经递质系统的数量却远少于成人,因此实际上婴幼儿大脑的谷氨酸受体数量相对于其递质往往过多(over-supplied)。NMDA 受体-递质系统的发育同样如此。通过分子基因研究发现,未成熟脑的未成熟受体特异性钙离子内流的功效大于成人,婴幼儿递质-受体系统担负调节眼优势环境适应性(ocular dominance plasticity)功能及其他发育演化功能。

(3)受体和神经元选择性损伤　对谷氨酸受体的过度刺激通过兴奋毒作用会造成神经元的损伤。兴奋毒作用产生脑血流改变,其损伤类型与缺血损伤类似。神经毒作用损伤强弱与年龄有关,不同受体的过度刺激在成熟与未成熟的大脑产生的兴奋毒作用各不相同:在NMDA 受体未成熟脑的易损性(vulnerability)大于成熟脑,而对红藻氨酸则反之。提示未成熟脑对兴奋性氨基酸受体过度刺激的易损机制与成熟脑有很大的不同。

(4)缺氧-缺血损伤的关系　受体介导的兴奋毒作用可由缺氧/缺血、癫痫状态、低血糖等状况单独或同时诱发。此类损伤可诱导 NMDA 机制对发育和塑型(plastic)相对较快的大脑部位产生特定损伤。同样,机体对此损伤有着复杂的防卫机制:大脑细胞内的线粒体大量产能,电压依赖钙通道和谷氨酸通道活性增强以隔绝和外排钙离子,来抵抗损伤。但在低温停循环(hypothermic circulatory arrest,HCA)时大脑皮质线粒体功能可能减弱,且兴奋毒作用对受体的刺激不断加强和累积可使损伤达到细胞毒水平(toxic level)。对大脑发育起重要作用的受体机制在婴幼儿代谢障碍时是脑损伤的极为不利因素。

二、先天性心脏病和脑发育

先心病与胚胎、胎儿大脑发育畸形或迟缓无必然的联系,即便非常严重的先心病如左心发育不良综合征(HLHS)在胎内胎儿循环的维持下亦可保证大脑血供。出生后由于体循环、肺循环的重新建立使先心病患儿的大脑血供、氧供受到一定的影响。先心病对大脑发育的影响主要为患儿心内、心外血液分流所造成的血液动力学变化所导致的大脑缺血(大量心内外左向右分流患儿)、缺氧(肺缺血性紫绀患儿)或缺血缺氧(肺充血性紫绀患儿)。

出生后由于先心病,许多患儿存在由于低心排血量或缺氧造成的微循环障碍,可造成大脑细胞氧供和养供受损,脑细胞代谢将受到不同程度的影响。缺血缺氧促发 NMDA 等兴奋性氨基酸损伤机制,对局部受累脑组织,尤其对迅速发育的脑组织损害更大。为对抗缺血缺氧损害形成的大量钙离子内流,脑细胞在提高电压敏感钙通道和谷氨酸通道阈值的同时,线粒体代谢产能增加以期隔绝胞质内钙离子和将其排出细胞,但由于缺血、缺氧和缺养,脑细胞有氧代谢活力受阻,无氧代谢活跃,细胞内环境偏酸性,当无氧代谢产能不能维持细胞生理代谢所需时将造成脑细胞酸中毒,结构和功能受损,神经元细胞神经递质产生减少,神经元细胞间的突触连接形成减少。同样由于氧供和养供受损,神经元细胞蛋白质合成减少,少突胶质细胞增生、分化及代谢所生成的髓鞘质亦明显减少,大脑髓鞘化受损。凡此种种,将对大脑神经元细胞的同步化反应和对外界刺激的反应速度减慢,使患儿对外部环境的适应性和学习、记忆能力减弱。

三、体外循环对脑的干扰和损害

目前先心矫治术中,一般CPB灌注流量在 $2.2\sim2.4$ L/(min·m²)之间,结合低温此流量被看作充足和安全有效的CPB"正常"生理流量,但随着手术时间延长,它并不能完全满足机体正常的代谢需求。虽然CPB技术被引入先心病矫治以来,技术、设备经历了很大的发展,通过增加预充液量等方法,目前有能力使灌注流量达到或超过 3.0 L/(min·m²),但增加了泵流量,同样提升了CPB灌注的危险性。虽然未成熟动物和人类婴幼儿CPB时低温可防止或减少CPB时体循环低氧、低血压或停循环引起的急性脑损伤,但先心病手术的CPB本质上仍是一个控制性的缺血缺氧生理过程。特别是停循环技术应用于先心病手术时包括大脑在内的所有器官将面临缺血-再灌注及潜在的后续性损伤。

(一)缺血缺氧性脑损伤机制

CPB时体循环低氧、低血压或停循环引起的细胞代谢障碍导致的脑损伤是CPB期急性脑损伤和慢性神经损伤的主要原因之一。其本质为缺血缺氧性脑损伤:中枢缺血扰乱了脑细胞氧和底物(葡萄糖)的代谢过程,最终导致脑组织损伤。Siesjo 和 Hossmann 等通过大量动物实验发现,不论脑损伤由单独缺血或缺血缺氧共同引起,其根本原因为脑血流与有氧代谢的解偶联(uncoupling)所致。在病理状态下,脑组织局部或全部血流减少至临界水平,大大削减了脑细胞氧及葡萄糖供给,使细胞有氧代谢向无氧代谢转变。然而无氧糖酵解并不能满足细胞能量需求,高能磷酸盐贮备迅速耗尽,在细胞能量耗尽前、后或同时会发生包括兴奋性氨基酸细胞表面受体激活、胞内钙离子(Ca^{2+})积聚和在特定神经原内产生自由基气体(free radical gas),一氧化氮(NO)等一些其他代谢改变以及伴随一些核糖体解聚、蛋白质降解和游离脂肪酸从磷脂膜释放等细胞异化过程。如果脑血流供应不能迅速和有效地恢复,所有这些代谢过程的改变最终将以细胞分裂而告终。即便脑组织通过自身调节或外界复苏恢复其血液循环和氧供,缺血阶段所造成的组织代谢紊乱在恢复期可能进一步加重。脑代谢和灌注的改变程度是最终决定缺血性脑损伤的存在及严重程度的关键。

近来,许多研究表明缺血造成脑血管功能和代谢紊乱引起脑损伤,主要由于:① 氧化磷酸化解偶联,细胞持续负能债;② 顽固性细胞内酸中毒;③ 胞质内 Ca^{2+} 积聚;④ 氧自由基形成;⑤ 兴奋性神经受体和 NO 过度积聚;⑥ 游离脂肪酸积聚等改变了细胞内环境而使之受损。其中 Ca^{2+} 可能起了关键性作用。

目前,缺血性脑损伤的缺血期损伤机制可用"能债"(energy debt)和"兴奋毒性"(excitotoxic)理论解释。能债是指组织缺血,氧供减少,使细胞内线粒体电子传递链受阻,胞内能耗反应及维持跨膜离子电位必需品 ATP 产生减少,而无氧糖酵解增加,乳酸产生量增加,造成胞内酸中毒,但无氧酵解不能满足细胞能量需求,内源性能源贮备不断减少,最终造成细胞负能债,使细胞内一切能耗反应停止,细胞结构及功能受损。

神经元死亡的兴奋毒性理论最早来源于 Lucus 和 Olney 等的研究,他们发现谷氨酸及其类似物对发育中的视网膜和脑具有毒性作用。谷氨酸及其类似物的细胞毒作用可能通过其对神经元及神经胶质跨胞质膜离子流的改变介导。Rothman 等通过神经细胞培养,发现跨胞质膜离子流介导的神经元损伤机制有二:① 早期为脑缺血发动的主要由谷氨酸诱导的除极期神经元 Na^+ 内流,除极扰乱了 Cl^- 的胞内外平衡,Cl^- 随之内流,$Na^+ - Cl^-$ 内流增加细胞渗透压,水大量内流,细胞水肿,功能紊乱甚至水解死亡;② 在海马区可观察到由 N-甲基-D-天冬氨酸(NMDA)受体介导的过量 Ca^{2+} 内流引起的延迟性神经元坏死:胞质 Ca^{2+} 过负荷同样可激活磷脂酶 C 使氧自由基产生增加,破坏线粒体的氧化磷酸化偶联,细胞能量代谢功能下降。胞质 Ca^{2+} 过负荷,可病态激活一些破坏细胞结构完整性的脂肪酶、蛋白酶、核酸内切酶,最终造成细胞死亡。

近来一些研究还发现氧自由基和 NO 亦参与了缺血脑损伤的发生和发展。如前所述,即使组织通过自身调节或外界复苏恢复血循环和氧供,缺血阶段所造成的组织代谢紊乱在恢复期可能进一步加重,此即所谓的继发性损伤(secondary injury)。氧自由基形成作为潜在的诱因或增强因素在脑缺血继发性损伤机制中扮演了重要角色。在脑缺血期及缺血后期氧自由基主要通过:① 缺血期脑组织氧供减少,低氧阻碍细胞色素氧化酶的电子受纳,从而在电子传递中不断释放自由基,同样由于低氧,代谢过程中所产生的氧自由基不能为线粒体进一步消化而外溢至胞质;② 作为前列腺素及黄嘌呤和尿酸合成的副产品等途径而产生。氧自由基的脑损伤主要通过其对细胞膜脂肪酸部分的攻击:脂质双层的疏水多聚不饱和脂肪酸较易与氧自由基产生过氧化反应,最终造成细胞膜破裂,细胞坏死。细胞内游离脂肪酸和 Ca^{2+} 过负荷,可加速脂质过氧化,加重脑损伤。

而 NO 亦作为一种自由基单独或与其他自由基结合参与缺血脑损伤的发生和发展:NO 作为一种内皮衍生的血管舒张因子,由一氧化氮合酶以 L-精氨酸和氧分子为底物,经电子氧化反应而生成。在大脑,NO 所起作用比较微妙,许多报道描述了 NO 在脑缺血损伤病理机制中的可能作用:一方面在脑缺血时通过产生高度毒性的自由基参与 NMDA、谷氨酸和 Ca^{2+} 介导的细胞毒,且参与细胞的凋亡过程,如大量产生具有神经毒性作用。另一方面 NO 却具有基于在缺血组织中抗血小板聚集、抗白细胞激活,直接消除氧自由基和扩血管作用的组织减损效应(tissue sparing effect)。NO 对缺血脑损伤的作用主要与其在不同的周围环境下的两种不同的活性状态——硝酰基阴离子态(NO^-)和亚硝基阳离子态(NO^+)有关。一般认为 NO^+ 通过抑制 NMDA 受体对抗谷氨酸介导的神经毒性,而 NO^- 与超氧阴离子反应产生过氧亚硝酸根($ONOO^-$)损害脑组织。

(二) 脑缺血损伤的病理和临床特点

脑室周围脑白质软化、选择性神经元坏死、矢状窦旁脑损伤及局灶脑梗死为 CPB 缺血性广泛和局部脑损伤常见的脑损伤病理改变。

1. 脑室周围脑白质软化　在CPB脑损伤患儿中最常见的损伤类型,以侧脑室背侧、侧侧至外侧的多发小坏死囊腔为病理特征。经过数月、1年或更久,囊腔可为星形神经胶质瘢痕替代而消失,造成脑室扩大、脑白质减少,其结果是白质内少突神经胶质分化障碍,神经纤维髓鞘形成障碍(受损)。根据损伤的局部解剖特点,临床表现为双侧痉挛性瘫痪,由大脑皮质散发的支配下肢的运动神经纤维近脑室较易受损,下肢痉挛性瘫痪较上肢多见。病理原因为:由大脑中动脉发出的供应室周脑白质的动脉为终末或近终末动脉,相互侧支连接少,遭受缺血损伤时代偿能力不足,易形成局灶或广泛脑白质损伤。同时可通过缺血损伤时兴奋性氨基酸、自由基、细胞激酶等损伤机制使损伤向周围扩大,造成较广泛的脑室周围脑白质软化(图2-1-1)。

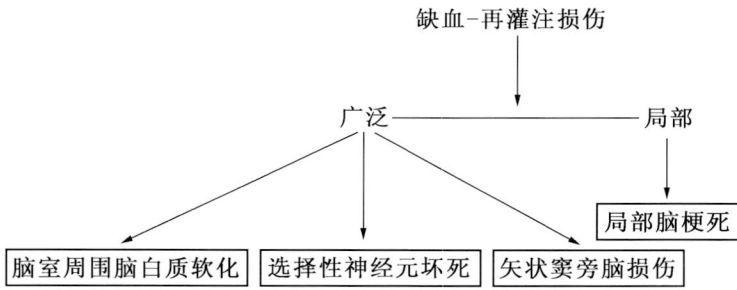

图2-1-1　脑组织缺血-再灌注损伤示意图

2. 矢状窦旁脑损伤　矢状窦旁脑损伤是位于脑室周围脑白质软化后第二好发的与广泛脑缺血有关的限制性脑损伤,以脑皮质上内侧和皮质下白质损伤为主,往往具有双侧性和对称性特点。在急性损伤及其后期通过正电子发射断层摄影(PET)或单光子发射断层摄影(SPECT)检查可发现矢状窦区域旁脑组织血供明显减少。临床神经损伤表现与室周脑白质软化相似,为双侧痉挛性瘫痪,下肢较上肢多见。由于累及脑白质较多,认知障碍发生率亦较高。矢状窦旁脑损伤高发原因亦与矢状窦旁脑组织血供有关:矢状窦旁脑边缘带位于大脑中动脉、前动脉、后动脉血供的终末野之间,在前脑主要的边缘带位于大脑中动脉和前动脉间,而在后脑主要的边缘带位于大脑中动脉、前动脉、后动脉三者间,末梢部分较易受脑血流减少影响,因为后顶枕部边缘带由三支主要脑动脉联合供血,因此缺血损伤以后矢状窦旁脑组织多见。

3. 选择性神经元坏死　选择性神经元坏死在婴幼儿先心手术中是一种较为常见和重要的脑损伤类型,以神经元局部和细胞选择性为特点,海马回CA1区和新皮质部位等特殊区域的神经元较易受损,且神经胶质细胞易受损。选择性神经元坏死是术后认知障碍和惊厥发生的重要原因。婴幼儿基底神经节由于存在丰富的一过性,成熟度依赖的兴奋性氨基酸受体,术后临床表现以舞蹈病、手足徐动多见。兴奋性氨基酸受体的局部解剖分布与选择性缺血性神经元损伤的解剖分布相一致,提示兴奋性氨基酸和兴奋性氨基酸受体的局部选择性分布是广泛性缺血损伤形成选择性神经元损害的原因。兴奋性氨基酸的神经元损害由 Ca^{2+} 介导。局部循环因素对脑沟深部和选择性神经元坏死矢状窦旁脑组织的损伤有一定影响。另外,葡萄糖和能量代谢,Ca^{2+} 平衡,自由基去除能力,可能亦与选择性神经元坏死有关。

4. 局部脑梗死　局部脑梗死是 CPB 后单支血管阻塞的结果,以累及血管分布区域的所有细胞成分遭受破坏为特点。血管阻塞的可能原因为气栓、微血栓或 CPB 炎症反应造成的血管内皮细胞损伤、白细胞激活所引起的血管损伤。在某些婴幼儿临床表现为强直性偏瘫,由于阻塞血管往往是大脑中动脉的分支,以面部偏瘫为最;以上肢较下肢多见。

(三) 低温对缺血缺氧脑损伤的保护效应

由于低温可降低细胞新陈代谢,为了探索低温在缺血缺氧时的脑保护作用,Busto,Yager 和 Towfighi 等通过全身和选择性局部低温脑缺血研究发现低温在未成熟和成熟动物脑缺血时均具有保护作用。在成熟动物浅低温时即有缺血脑损伤保护作用;在未成熟动物脑损伤的发生随局部脑温的下降而呈直线下降趋势,在一定的缺血缺氧范围内中度低温可起到部分脑缺血损伤保护作用,而深低温可完全抵消脑缺血缺氧的损伤作用。

Swain 等发现深低温 CPB 当体温下降至 15 ℃时脑组织 ATP 轻微上升 10%,而且不论血液 pH 值水平如何,脑细胞内 pH 值平行于 α 稳态曲线上升。由于组织损伤的最终机制为细胞酸中毒,保持脑细胞内 pH 值高水平,有助于低温脑组织保护。但低温增加血液与脑细胞内 pH 值梯度的确切机制不明。因此,除了降低脑代谢率,低温脑保护机制有二:增加组织基础能量状态(即,减低机体能耗)和提高脑细胞内 pH 值(减轻细胞酸中毒)。

全身或选择性局部脑低温的脑缺血损伤保护机制主要是与低温相对脑血流的减少成比例地降低了脑组织的能量需求有关。在低温缺血脑灌注减少时,细胞仍必须进行最基础的代谢制造能量,以维持胞内外的离子梯度;随着有氧代谢的降低和 ATP 贮备的耗尽,无氧酵解逐步在细胞能量代谢中占主导地位,但无氧酵解不能满足细胞能量需求,内源性能源贮备继续减少,以至于不能维持胞内外的离子梯度从而造成细胞损伤。因此,在低温脑缺血损伤时脑血流与代谢的失谐(mismatch)随着缺血时间的延长必将发生,低温仅在一定的时间段内具有较好的脑缺血损伤保护作用。

另外,低温时兴奋性氨基酸神经毒钝化(blunt)、自由基生成减少等机制亦参与低温脑缺血损伤保护,此即 CPB 时引入低温的主要原因。

(四) 体外循环对神经系统的影响

许多报道把 CPB 与炎症反应、循环功能失调及生理器官功能失常相联系。一般认为在 CPB 炎症反应时,血液有形成分,特别是白细胞与血管内皮细胞间的相互黏附、激活,对炎症反应进程的调控及其 CPB 时脑组织缺血、再灌注损伤起着重要的作用。

1. 体外循环炎症反应时白细胞-内皮的黏附及缺血-再灌注损伤 CPB 病理生理以血管损伤及后续的炎症反应并导致血管内皮损伤、微血管通透性、微血管张力改变及微循环障碍为特点。血管损伤最终导致不同程度的器官损伤：在 CPB 时由于血液不断接触氧合器、贮血器、过滤器、超滤器、动静脉管道等异常人工界面及吸引泵等的切应力作用，激活体循环补体、凝血、激肽释放酶-激肽等级联反应从而激活白细胞，被激活的白细胞在脑组织微循环通过与内皮细胞表面的选择性蛋白质 CD62、Mac - 1、LAM - 1、ELAM - 1、ICAM - 1、ICAM - 2 等结合，而与内皮细胞进行性紧密黏附，破坏内皮完整性使血管通透性增加，并跨内皮移行至组织间隙，直接或激发白细胞介导的损伤过程。

CPB 时由凝血级联反应(cascade reaction)产生的凝血酶可使内皮细胞内部的 CD62 迅速向表面转移，另外，CPB 血液接触非血管内皮表面亦可使 CD62 在血小板表面，CD18 在白细胞表面表达，引起中性粒细胞、血小板在脑组织微循环聚集及化学吸引剂白细胞三烯跨细胞合成，进一步激活中性粒细胞使其与内皮加强黏附。脑组织微循环中中性粒细胞、血小板的过度聚集可堵塞(plug)微血管，是造成再灌注阶段微循环无灌注血流的主要原因。

如前所述，低温在降低了脑血流的同时亦明显降低了新陈代谢和保护了细胞高能磷酸盐贮备。因此，目前防止 CPB 脑损伤的最有效方法仍是低温。低温实施方法有浅低温、中低温、深低温和深低温停循环等。

2. 常温体外循环对神经系统的影响 常温时由于存在脑血流自动调节机制，如泵流量合适，脑血流(CBF)仍能与脑代谢率保持一致；如脑代谢率保持高水平，则通过 CO_2 脑血管舒张反应和脑血管阻力下降而增加 CBF，此即为流量-代谢偶合。另外，压力-流量自动调节能力在整体常温 CPB 过程中亦保持完整。Swain 等通过核磁共振(MRI)检查发现在常温 CPB 中或 CPB 后脑组织磷酸肌酸(PCr)、ATP 和细胞内 pH 值保持不变。但 $2.2\sim2.4/(min \cdot m^2)$ 之间的低温 CPB 的"正常"流量，在常温 CPB 时并不能满足机体正常的代谢需求，Okano 等发现常温 CPB 较浅低温 CPB(肛温 32 ℃)时颈静脉氧饱和度明显降低，提示常温 CPB 脑氧摄取率有所增加，潜在缺血缺氧危险性增加。目前虽有能力使灌注流量达到或超过正常生理时的 $3.2 L/(min \cdot m^2)$，但增加了泵流量，同样提升了 CPB 灌注的危险性：过高动脉泵压、过快泵转速、血流与氧合器及管道异物表面接触增加及潜在微气栓与微血栓危险性增加等。常温 CPB 对脑组织保护作用不如低温 CPB。常温 CPB 对神经系统的影响主要是 CPB 对血液有形成分破坏造成的微循环微血栓、微气栓栓塞和 CPB 炎症反应造成的脑组织微循环障碍性损伤，或 CBF 相对滞后于常温时脑代谢率造成的相对脑缺血。

3. 浅-中低温体外循环对神经系统的影响 低温在降低了 CBF 的同时亦明显降低了新陈代谢和保护了细胞高能磷酸盐贮备，低温是防止 CPB 脑损伤的最有效方法。

浅-中低温 CPB(肛温 25~34 ℃)对婴幼儿的影响与儿童及成人相似。低温导致体循环血管收缩，通过血流再分配可保证大脑有较多的血液供应。虽然此时有相对较多的血液供应大脑,但 CBF 与脑代谢率仍随着温度下降而下降。常温时存在的 CBF 自动调节仍未消失,CBF 能与脑代谢率保持一致,如脑代谢率保持高水平,则 CBF 通过脑血管阻力下降而增加,流量-代谢偶合在整个浅-中低温 CPB 过程中保持完整。压力-流量自动调节能力即不论平均动脉压大范围改变仍保持有持续 CBF 的调节能力在整个浅-中低温 CPB 过程中亦保持完整。脑血管在低灌注压时能保持舒张,在高灌注压时能保持收缩。

另外,低温 CPB 时随体温的下降则:① 脑组织 ATP 含量有轻微上升;② 不论血液 pH 值水平如何,脑细胞内 pH 值平行于 α 稳态曲线上升,保持脑细胞内 pH 值处于高水平状态,有助于缓冲细胞内酸中毒,有利于脑组织保护。但随着 CPB 时间的延长,CPB 时低温和相对缺氧使内皮细胞功能受抑,白细胞特别是中性粒细胞对血管内皮细胞的黏附和在微循环的聚集,造成内皮细胞功能进一步受制和微循环机械性阻塞,其所形成的无复流现象是浅-中低温 CPB 脑损伤主要原因。

4. 深低温体外循环对神经系统的影响 深低温 CPB(肛温 $<18\sim20$ ℃)由于增加了大脑对缺氧的耐受力,为目前脑保护的主要方法。但在深低温 CPB(α 稳态血气管理)时浅-中低温 CPB 下存在的正常血管反应消失。大脑温度的急剧下降直接损害了血管的舒张功能,并且深低温使脑血管对 CO_2 的舒张反应迟钝,脑血管麻痹,随着泵流量的降低,不能对较低的动脉平均压起舒张反应。体循环压降低导致 CBF 下降。

深低温时 CBF 随温度呈线性下降,与此相对照脑代谢随温度呈指数下降。因此,流量-代谢比在 CPB 过程中随温度下降而上升。在清醒健康儿童,CBF 和脑氧代谢率($CMRO_2$)受大脑各部位不同的代谢需求调节,称为脑血流-代谢偶联。人类的 $CMRO_2$ 在 $3.0\sim4.0$ ml/(100 g·min) 之间,与 CBF $45\sim80$ ml/(100 g·min) 相偶联,$CBF/CMRO_2$ 比在 $13\sim20$。新生儿、婴幼儿由于神经元生长和髓鞘形成的高代谢需求,$CMRO_2$、CBF 和 $CBF/CMRO_2$ 之比较儿童和成人高。

深低温对 CBF 和代谢的影响各不相同。深低温时 CBF 随温度呈线性方式下降,而脑代谢随温度呈指数方式下降。其结果为 CBF 相对过盛,导致流量-代谢偶联丧失,$CBF/CMRO_2$ 比由常温时的 20∶1 上升至深低温时的 75∶1。此为深低温时低流量灌注的理论依据。如能保证充足的脑氧传递,理论上深低温低流量灌注可维持长期有效的脑灌注。为防治脑组织奢灌,泵流量必须随着体温的下降而下降。在婴幼儿设常温时最低可接受的泵流量为 100 ml/(kg·min),则根据 $CMRO_2$ 与体温的指数比方式及 CBF-$CMRO_2$ 比可推算出任何温度时的最低可接受泵流量值。理论上深低温灌注时一般为 $20\sim30$ ml/(kg·min) 即可满足脑代谢需求。但实际可能并非如此,深低温灌注时各部位 CBF 并不均匀下降,而且通常是常温时固有血流(intrinsic flows)越高部位下降越明显,深低温灌注时 $20\sim30$ ml/(kg·min) 的低流量并不能完全满足大脑重要部位的代谢需求。

深低温灌注(18 ℃)患儿 HbO_2(氧合血红蛋白)和 Hb(血红蛋白)与转流前相比无明显下降,提示深低温灌注期间脑氧传递充分。由于血液稀释组织有效血容量(tBV)明显下降,在 CPB 期间,细胞色素 C 氧化酶逐步下降,CPB 后明显下降,提示线粒体氧传递不足,细胞内氧浓度下降,与深低温灌注氧传递时氧分布、弥散障碍或代谢酶氧亲和力改变有关。由于 CPB 后血红蛋白参数(HbO_2,Hb,tBV)及 $CMRO_2$ 恢复正常,大脑对深低温灌注时细胞色素 C 氧化酶低氧化水平的代偿反应基本足够。

深低温 CPB 对神经系统的损害与 CPB 炎症反应,低温损害线粒体有氧代谢及 CPB 血液有形成分机械损伤等因素有关。

5. 深低温停循环(DHCA)对神经系统的影响 机体处于深低温状态时阻断血循环,将使包括大脑在内的全身重要器官面临缺血缺氧的危险。许多学者对深低温时的脑代谢进行了研究,一般认为脑细胞的能量贮备足够维持本身跨膜离子梯度和膜完整性之能量消耗,从而维持脑细胞的生物完整性。$50\sim60$ min 或 $60\sim70$ min 公认为 DHCA 安全时段。但临床观察到 DHCA 在此时段内出现脑损伤,其原因除与手术过程本身(术后低血压,气栓等)有关外,CPB 时炎症反应内皮细胞功能受抑,已激活的与毛细血管内皮黏附的白细胞和已激活聚集的白细胞、血小板与较大的微动脉、微静脉内皮的黏附所造成的再灌注器官无复流现象是深低温停循环脑损伤主要原因。

与浅-中低温 CPB 和深低温持续 CPB 不同,DHCA 后患儿在复温期间和转流后,脑代谢率明显较转流前下降,脑氧摄取和脑血流亦明显低于转流前。提示 DHCA 后脑氧分布、传递或利用受损。Greeley 通过近红外光谱仪(NIRS)检查,发现 DHCA 患儿 $CMRO_2$ 在复温期达到或接近正常水平,在 CPB 后却略有增加,可能为脑细胞在 DHCA 负氧债后能量的重新贮备或对相对较高脑温的过高反应有关。DHCA 后 $CMRO_2$ 的下降,是 DHCA 期间长短的功能体现:短期 DHCA 的 $CMRO_2$ 较高。因此,脑代谢恢复情况是 DHCA 脑损伤的参考标志。实验提示 60 min DHCA 期间,停循环 30 min 后以 100 ml/(kg·min)流量转流 5 min,再停循环 30 min,脑代谢恢复明显好于单纯 60 min 停循环。这与脑细胞再次转流后细胞内 ATP 重新积聚有关。

DHCA 患儿降温期 HbO_2,Hb,tBV 水平无明显变化,停循环末和复温前 HbO_2 明显下降反映组织在无血流时的代谢活动和缺氧结果,CPB 后 HbO_2,Hb,tBV 相对增加,与氧债后脑组织代谢过代偿反应一致,但细胞色素 C 氧化酶氧化还原水平和 $CMRO_2$ 两者在 CPB 后仍有下降,提示线粒体的氧传递或利用受损。由于 DHCA CPB 后 $CMRO_2$ 下降和血红蛋白参数氧化还原状态的改变,DHCA 术后仍损害有氧代谢的恢复。此损害可能由于颅内水分增加或线粒体功能受损使代谢酶在电子传递中与氧结合能力下降而增加了氧-线粒体弥散屏障。

6. 体外循环期间机械、代谢和药物因素对神经系统的影响 不同 CPB 管理方式、降温时间、个体差异、主动脉插管血流特点、心脏畸形修复等都可对脑部降温产生影响,从而影响脑保护的有效性。

(1)升、降温速率对 DHCA 神经系统的影响 降温过快(>1 ℃/min)易过早引起脑血管麻痹,脑血流不足,导致脑部降温不充分,脑部降温不均,存在温差,使脑氧摄取增加,脑代谢率增加。随 DHCA 时间的延长,ATP 贮存耗尽,无氧酵解增加,乳酸产量增加而高能磷酸盐产量减少,造成胞内酸中毒,内源性能源贮备不断减少,不能维持跨膜离子梯度和膜完整性之能量消耗,最终造成细胞结构及功能受损。同样,Grigore 等总结了 165 例临床病例,发现过快的升温速率和过大的温差(血温-鼻咽温差>4～6 ℃),术后神经认知障碍较缓慢、温和升温速率(血温-鼻咽温差≤2 ℃)明显高发。

(2)主动脉插管血流特点对 DHCA 神经系统的影响 在先心矫治过程中不同手术方式和主动脉插管位置对 DHCA 脑损伤亦有不同影响。在新生儿完全性大动脉错位的大动脉转位手术中,由于术中须将冠状动脉移植于主动脉根部,主动脉插管位置较通常手术为高,在此位置的主动脉插管往往造成直接向降主动脉灌注的优势血流或造成 Venturi 效应,形成脑循环窃血,影响脑部有效降温,导致脑部降温不充分或降温不均,存在温差,如停循环时间较长,可能使脑功能受损。而左心发育不良综合征(HLHS)行 Norwood 一期手术的新生儿,由于主动脉极度发育不良,主动脉插管位于肺动脉干,头臂动脉通过动脉导管逆向灌注,同样可造成低温血流在脑循环的不良分布。

(3)代谢因素对神经系统的影响 低温 CPB 时由于低温抑制或损害了胰岛素的产生及其功能,降低了葡萄糖的利用以及应急反应增加了糖原异生激素(肾上腺素、去甲肾上腺素)的产生,同时在 CPB 过程中由于外源性葡萄糖的输注,高血糖情况较常见。CPB 缺血缺氧时过高的血糖水平,使无氧酵解底物增加,无氧酵解增加,细胞内乳酸水平上升,招致高能代谢失衡,离子泵失功,脑细胞膜内外离子梯度不能有效维持,造成不可逆的脂肪和蛋白质分解,脑细胞死亡。深低温停循环前的高血糖较常温 CPB 时对脑组织损害更大。

(4)药物因素对神经系统的影响 某些药物如巴比妥类,由于具有抗惊厥和抗氧化作用,过去认为在 CPB 时具有一定程度的脑保护作用。近来研究表明在低温 CPB 前用药,可升高高能磷酸盐水平,增加高能磷酸盐贮备,具有脑保护意义。但在停循环过程中反而使脑组织高能磷酸盐水平明显降低,而且高能磷酸盐水平降低持续至整个停循环和复温过程。一般认为脑组织高能磷酸盐含量是 DHCA 时脑缺血耐受性的标志,因此在 DHCA 时巴比妥类药物对脑组织具有损害作用;在低温非停循环时对患儿可能具有脑保护作用。

(张海波,徐志伟)

参 考 文 献

1 Blackwood M J A, Haka-IkSe K, Steward I. Developmental outcome in children undergoing surgery with profound hypothermia. Anesthesiology, 1986,65:437-440.

2 Ehyai A, Fenichel G M, Bender H W. Incidence and prognosis of seizures in infants after cardiac surgery with profound hypothermia and circulatory arrest. JAMA, 1984, 252: 3165-3167.

3 Mendoza J C, Wilkerson S A, Reese A H. Follow-up of patients who underwent arterial switch repair

for transposition of the great arteries. AJDC, 1991, 145:40 - 43.

4　McConnell J R, Fleming W H, Chu WK, et al. Magnetic resonance imaging of the brain in infants and children before and after cardiac surgery. AJDC, 1990, 144:374 - 378.

5　Ferry P C. Neurologic sequelae of open-heart surgery in children. AJDC, 1990, 144:369 - 373.

6　Furlan A J, Sila C A, Chimowitz M I, et al. Neurologic complications related to cardiac surgery. Cerebral Ischemia, 1992,10:145 - 166.

7　Park S C, Neches W H. The neurologic complications of congenital heart disease. Neurocardiology, 1993, 11: 441 - 463.

8　Newburger J W, Jonas R A, Wernovsky G, et al. A comparison of the peri-operative neurologic effects of hypothermic circulatory arrest versus low-flow cardiopulmonary bypass in infant heart surgery. N Engl J Med, 1993,329:1057 - 1064.

9　Bellinger D C, Wernovsky G, Rappaport L A, et al. Cognitive development of children following early repair of transposition of the great arteries using deep hypothermic circulatory arraet. Pediatrics, 1991, 87:701 - 707.

10　Miller G, Rodichok L D, Baylen B G, et al. EEG changes during open heart surgery on infants aged 6 months or less: relationship to early neurologic morbidity. Pediatr Neurol 1991,10:124 - 130.

11　Conel J. The Postnatal Development of the Human Cerebral Cortex. Vols. 1 - 8. Cambridge: MA: Harvard, 1939 - 1967.

12　Huttenlocher P R, deCourten C. The development of synapses in striate cortex of man. Hum Neurobiol, 1987, 6:1 - 9.

13　Fagg G E, Foster A C. Amino acid neurotransmitters and their pathways in the mammalian central nervous system. Neuroscience, 1983, 91:701 - 719.

14　Mayer M L, Westbrook G L. The physiology of excitatory amino acids in the vertebrate central nervous system. Prog Neurobiol, 1987, 28:197 - 276.

15　Seeburg P H. The molecular biology of mammalian glutamate receptor channels. Trends in Neuroscience, 1993, 16:359 - 365.

16　Ishii T, Mariyoshi K, Sugihara H, et al. Molecular characterization of the family of NMDA receptor subunits. J Biol Chem, 1993,268:2836 - 2843.

17　Hollman M, Martley M, Heinemann S. Ca^{2+} permeability of KA-AMPA-gated receptor channels depends on subunit composition. Science, 1991, 252:851 - 853.

18　Monyer H, Bumashev N, Laurie D J, et al. Development and regional expression in the rat brain and functional properties of four NMDA receptors. Neuron, 12:529 - 540.

19　Collingridge G L, Bliss TV. NMDA receptors their role in long term potentiation. Trends in Neurosci, 1987, 10:288 - 293.

20　Greenamyre J T, Penney J B, Young A B, et al. Evidence for a transient perinatal glutamatergic innervation of globus pallidus. Neuroscience, 1987, 7:1022 - 1030.

21　D'Souza S W, McConnell S E, Slater P, et al. NMDA binding sites in neonatal and adult brain.

Lancet, 1992,339:1240 - 1242.

22　Sheng M, Cummings J, Rolau L A, et al. Changing subunit composition of heteromeric NMDA receptors during development of rat cortex. Nature, 1994,368:144 - 147.

23　Taylor G A, Trescher W H, Traystman R J, et al. Acute experimental neuronal injury in the newborn lamb: ultrasound characterization and demonstration of hemodynamic effects. Pediatr Radiol, 1993, 23:260 - 275.

24　Campochiaro P, Coyle J T. Ontogenetic development of kainate neurotoxicity: correlates with glutamatergic innervation. Proc Natl Acad sci (USA), 1978,75:2025 - 2029.

25　Stafstrom C E, Thompson J L, Holmes G L. Kainic acid seizures in the developing brain: satus epilepticus and spontaneous recurrent seizures. Dev Brain Res, 1992,65:227 - 236.

26　Simon R P, Swan J H, Griffiths T, et al. Blockade of NMDA receptors may protect against ischemic damage in the brain. Science, 1984, 226:850 - 852.

27　Lipton S A, Rosenberg P A. Excitatory amino acids as a final common pathway for neurologic disorders. N Engl Med, 1994,300:613 - 622.

28　Replogle R L, Gross R E. Renal function during extracorporeal circulation. J Surg Res, 1961,1:91

29　Tarhan S, Moffit E A. Anaesthesia and supportive care during and after cardiac surgery. Ann Thorac Surg, 1971,11:64

30　Treasure T, Naftel D C, Conger K A, et al. The effects of hypothermic circulatory arrest time on cerebral function, morphology and biochemistry. J Thorac Cardiovasc Surg, 1983,86:761 - 770.

31　O'Connor J V, Wilding T, Farmer P, et al. The protective effects of profound hypothermia on the canine central nervous system during one hour of circulatory arrest. Ann Thorac Surg, 1986,41:225 - 259.

32　Hickey P R, Anderson N P. Deep hypothermic circulatory arrest: a review of pathophysiology and clinical experience as a basis for anesthetic management. J Cardiothorac Anesth, 1987,1:137 - 155.

33　Siesjo B K. Cell damage in the brain: a speculative synthesis. J Cereb Blood Flow Metab, 1981,1:155 - 185.

34　Hossmann K A. Treatment of experimental cerebral ischemia. J Cereb Blood Flow Metab, 1982,2:275 - 297.

35　Raichle M E. The pathophysiology of brain ischemia. Ann Neurol, 1983,13:2 - 10.

36　Vannucci R C. Experimental biology of cerebral hypoxia-ischemia: relation to perinatal brain damage. Pediatr Res, 1990,27:317 - 326.

37　Lucus D R, Newhouse J P. The toxic effects of sodium-L-glutamate on the inner layers of retina. AMA Arch Ophthalmil, 1957,58:193 - 201.

38　Olney J W. Brain lesions,obesity and other disturbances in mice treated with monosodium glutamate. Science, 1969,164:719 - 721.

39　Rothman S M, Olney J W. Glutamate and the pathophysiology of hypoxic-ischemic brain damage. Ann Neurol, 1986,19:105 - 111.

40　Dawson V L, Dawson T M, Bartley D A, et al. Mechanisms of nitric oxide-mediated neurotoxicity in primary brain culture. J Neuroscience, 1993,13:2651 - 2661.

41　Furlong B, Henderson A H, Lewis M J, et al. Endothelium derived relaxing factor inhibits in vitro platelet aggregation. Br J Pharmacol, 1987,90:687 - 692.

42　McCall T, White B J R, Boughton-Smith N K, et al. Inhibition of FMLP-induced aggregation of rabbit neutrophils by nitric oxide. Br J Pharmacol, 1988,85:517.

43　Rubanyi G M, Ho E H, Cantor E H, et al. Inactivation of superoxide radicals produced by human leukocytes. Biochem Biophys Res Commun, 1991,181:1392 - 1397.

44　Furchgott R F. Role of endothelium in response of vascular smooth muscle. Circ Res, 1983,53: 557 - 573.

45　Lipton S A, Choi Y B, Pan Z H, et al. A redox-based mechanism for the neuroprotective and neu-rodestructive effects of nitric oxide and related nitroso-compounds. Nature, 1993,364: 626 - 632.

46　Busto R, Dietrich W D, Globus M Y-T, et al. Small difference in intra-ischemic brain temperature critically determine the extent of ischemic neuronal injury. J Cereb Blood Flow Metabol, 1987,7: 729 - 738.

47　Yager J, Towfighi J, Vannucci R C. Influence of mild hypothermia on hypoxic-ischemic brain damage in the immature rat. Pediatr Res, 1993,34:525 - 529.

48　Towfighi J, Housman C, Heitjan D F, et al. The effect of focal cerebral cooling on perinatal hypoxic-ischemic brain damage. Acta Neuropathol, 1994,65:108 - 118.

49　Greeley W J, Kern F-I, Ungerleider R M, et al. The effects of hypothermic cardiopulmonary bypass and total circulatory arrest on cerebral metabolism in neonates, infants, and children. J Thorac Cardiovasc Sury, 1991,101:783 - 794.

50　Michenfelder J D, Anesthesia and the brain. New York, Edinburgh, London, Melbourne:Churchill Livingstone, 1988.

51　Swain J A, McDonald T J, Griffith P K, et al. Low flow hypothermic cardiopulmonary bypass pro-tects the brain. J Thorac Cardiovasc Sury, 1991,102:76 - 84.

52　Norwood W I, Norwood C R, Castaneda A R. Factors influence survival and successful weaning from clinical ventricular bypass with local heparinization and blood filtration: an analysis in 21 con-secutive patients. Trans Am Soc Artif Intern Organs, 1979,25:176 - 181.

53　Swain J A, Robbins R C, Balaban R S, et al. The effects of cardiopulmonary bypass on brain and heart metabolism: a[31] P NMR study. Magn Reson Med, 1990,15(3):446 - 455.

54　Okano N, Owada R, Fujita N, et al. Cerebral oxygenation is better during mild hypothermic than normothermic cardiopulmonary bypass. Can J Anaesth, 2000,47(2):131 - 136.

55　Fox L, Blackstone E, Kirklin J, et al. Relationship of brain blood flow and oxygen consumption to perfusion flow rate during profoundly hypothermic cardiopulmonary bypass. J Thorac Cardiovasc Sury, 1984,87:658 - 664.

56　Greeley W J, Ungerleider R M, Smith L R, et al. The effects of deep hypothermic cardiopulmonary bypass and total circulatory arrest on cerebral blood flow in infants and children. J Thorac Cardio-vasc Sury, 1989,97:737 - 745.

57 Kern F H, Ungerleider R M, Quill T J, et al. Cerebral blood flow response to change in arterial carbon dioxide tension during hypothermic cardiopulmonary bypass in children. J Thorac Cardiovasc Sury, 1991,101:618 - 622.

58 Kety S. Human cerebral blood flow and oxygen consumption as related to aging. J Chron Dis, 1956, 3:478 - 486.

59 Stullken E H Jr. Michenfelder J D, et al. The non-linear response of cerebral metabolism to low concentrations of halothane, enflurane, isoflurane and thiopental. Anesthesiology, 1977,46:28.

60 Stevenson J C, Stone E F, Dillard D H. Intellectual development of children subject to prolonged circulatory arrest during hypothermic open heart surgery in infancy. Circulation, 1974,49:54 - 59.

61 Dickinson D F, Sambrooks J E. Intellectual performance in children after circulatory arrest with profound hypothermia in infancy. Arch Dis Child, 1979,54:1 - 6.

62 Wells F C, Coghill S, Caplan H L. Duration of circulatory arrest does influence the psychological development of children after cardiac operations in early life. J Thorac Cardiovasc Sury, 1983,86: 823 - 831.

63 Brunberg J A, Reilly E L, Doty D B. Central nervous system consequences in infants of cardiac sur-gery using deep hypothermic and circulatory arrest. Cardiovasc Sury, 1974,49:60 - 68.

64 Ferry P C. Neurologic sequelae of cardiac surgery in children. Am J Dis Child, 1987,141:309 - 312.

65 Greeley W J, Bracey V A, Ungerleider R M, et al. Recovery of cerebral metabolism and mitochon-drial oxidation state is delayed after hypothermic circulatory arrest. Circulation, 1991, 84 Ⅲ: 400 - 415.

66 Mault J R, Whitaker E G, Heinle J S, et al. Intermittent perfusion during hypothermic circulatory arrest: a new and effective technique for cerebral protection. Surg Forum, 1992,44:314 - 316.

67 Grigore A M, Grocott H P, Mathew J P, et al. The rewarming rate and increased peak temperature alter neurocognitive outcome after cardiac surgery. Anesth Analg, 2002,94:4 - 10.

第二节　体外循环对肺的影响

一、肺的发育、成熟和生理特点

肺的生长发育过程分为四个阶段,即胚胎期(0~8 周)、胎儿期(9 周至出生)、围产期和儿童-青春期。呼吸系统的发育,其必需结构的形态发生或形成,主要发生在出生前,而生长在出生后继续进行。

1. 胎儿肺的发育　通常可分为四期。

（1）胚胎期　大约始于妊娠 4 周。原始呼吸道从前肠内胚层上皮腹侧向外突起囊样物，并即分裂成两个主支气管即左、右支气管，亦称肺芽。内胚层肺芽连同周围的间充质渐分化为支气管及肺内分支。肺血管系统是由间充质起源的，当肺芽出现后不久即被血管丛包围，而其他结构如胸腺、肺的间隔网、平滑肌、软骨及连接呼吸道的表层结构均起源于间充质。内胚层、间充质两者的关系对调控肺的发育起重要的影响。

（2）假腺体期（5～16 周）　该期组织增生活跃，管壁由高柱状细胞组成。支气管逐级分支，气管分支总数的 45%～75% 在妊娠 10～14 周已确定，到 16 周呼吸道的所有传导区均已出现。以后发育只有长度和管径的增长，而无数目的增加。到本期末，原始气道开始形成管腔，但尚无呼吸功能。此阶段原始气管上皮开始分化，出现了神经内分泌的细胞，纤毛和杯状细胞，同时间充质开始形成软骨和平滑肌细胞。在第八至十二周可见到胎儿呼吸运动，但气体交换部分尚未建立，无气体交换功能。该期的分化过程中如果发生异常如原始呼吸道内长出的上皮嵴发生进行性融合后，气管与前肠分离。这些上皮嵴如果不完全融合可导致先天性畸形发生如气管食管瘘。又如膈膜亦在该期形成，起始部的融合过程中如发生缺陷可发生膈疝，并影响呼吸道及肺血管分支，可造成严重的肺发育不良。

（3）小管期（16～24 周）　支气管分支继续延长，支气管及细支气管管腔变大，小管上皮变薄。毛细血管增生，毛细血管进入小腔。呼吸性细支气管的发育于第十四至十六周左右开始，至第二十四周时各终末细支气管生长出两个以上的呼吸性细支气管，其盲端扩张形成终末囊泡，以后发育成肺泡管。在小管期后阶段Ⅰ型及Ⅱ型肺细胞开始出现，是由内胚层分化出肺泡上皮细胞。Ⅱ型肺细胞较少，但已有开始产生肺泡表面活性物质（surfactant）的信号。血管化及原始肺泡结构开始发育是该期的特征。

（4）终末囊泡期（24 周至足月出生）　具有呼吸性的单位进一步发育，毛细血管床增生，间质组织减少，而有上皮细胞排列的肺泡囊进一步成熟。相似于成人肺泡的结构及所有呼吸性肺泡的表面明显增加。终末囊泡的上皮为极薄的单层扁平上皮，肺泡毛细血管很薄，以利于气体交换。这些变化均受激素的影响。有充分证据证明肺泡分隔的时机及其进展是受内分泌调节的。肺泡表面活性物质系统进一步成熟，在第三十四、三十五周时，肺泡表面活性物质数量才明显上升，这是走向宫外生存最重要的一步。直至出生时尽管肺已具备功能但肺结构仍未成熟，像成人肺那样的气体交换的肺泡单位仍然缺少。肺的呼吸单位肺泡腔的发育持续整个出生后时期，肺体积的增多主要是原始肺泡数目的增加，次为每个原始肺泡体积的增大。出生时肺泡数仅为成人的 1/10。肺泡持续发育直至 8 岁左右，此后至成年人主要是通过已存在的结构的扩大。

肺的不同部位发育的速率有所不同，主要是通过肺泡分隔过程来完成的。与以前观点不同的是该过程在婴儿早期尤为活跃，可在出生后 2 年内而不是出生后 8 年完成。成熟的肺泡,其壁、间质很薄,单个毛细血管网呈多面体,在足月的胎儿约有 5000 万个肺泡,出生后初 3 个月内肺泡的发育速度相对慢些,此后至 1 岁以内肺泡数量迅速增加。3 岁之前约达到相当于成人的 3 亿个肺泡的数量。

2. 肺血管的发育　肺血管的发育包括两个系统:肺动脉系统及支气管动脉系统。在孕期 50 d 之内,中央肺动脉与肺芽内血管丛会合。胎儿时主肺动脉结构与主动脉相同,其壁为同心心的环形连续的弹性蛋白(elastin),出生后肺动脉变成成熟的间断性的弹性蛋白,如果存在肺动脉高压则胎儿型肺动脉结构可延续至成人。

胎儿 19 周之前弹性蛋白可存在至第 7 支气管段水平,此后过渡为肌性化动脉,成人亦在同一水平。胎儿的肌性化动脉的形态与成人不同,其外径相同,而肌肉厚度与外径之比以胎儿型为较大。胎儿完全肌性动脉不向远端延伸,肌层可呈螺旋状,而部分肌性的动脉可向更远端延伸,螺旋状肌层渐变细、消失,以致可见到无肌性动脉。胎儿无肌性动脉在终末支气管即可见到,而成人仅在肺泡水平存在无肌性动脉。

出生后肌性动脉渐渐变薄。胎儿时因肺动脉收缩,肺血管阻力维持高水平。有血管活性作用的类花生四烯酸,低氧血症维持其血管张力。如提高胎儿血液中 PaO_2 水平或应用血管扩张药如硝普钠则可降低肺血管阻力。

支气管动脉发自于主动脉,约在孕期第九至十二周,此前在胚胎发育过程中,暂时性滋养血管直接从背侧主动脉向肺芽延伸。在正常的发育过程中,这些血管可以完全消失。在异常情况下可持续存在称为主动脉-肺侧支动脉。在支气管与肺循环之间,在毛细血管水平可自由交通。然而在正常情况下,前毛细血管交通是很少的。胎儿期如肺动脉血流存在梗阻,前毛细血管交通则可变得较明显。出生后持续存在主动脉-肺侧支动脉,特别需关注 CPB 的安全性,并给予相应的特别处理。

3. 肺液　当声门开放时,胎儿的气道与羊水接触,Jost 和 Policard 首先提出肺可能参与了羊水的形成。实验证明:当结扎胎兔气管后,肺容量增加了。而除非胎儿发生窘迫,羊水本身很少大量进入发育中的肺。肺液是胎儿肺泡细胞主动分泌的液体,其分泌的速度约为 $4\sim6$ ml/(kg·h)。肺液充盈在囊泡及肺泡腔内,随孕期而增加。$20\sim30$ ml/kg 相当于功能残气量,占肺容量 40%。肺液的存在使胎儿肺并非处于完全萎陷状态,对肺腺泡发育是很重要的。如果人工地减少容量可导致肺发育不良,如果容量增加,大的肺可引起Ⅱ型肺细胞不足。如肺液量产生减少,临床上如出现膈疝、Potter 综合征(双侧肾发育不全)或羊水过少则可导致肺发育不良,引起肺功能、气体交换严重障碍,以致引起流产。肺液的成分与羊水、血浆有区别,肺液含大量氯离子(156 mmol/L),而重碳酸盐较低,几乎不含蛋白质,钾离子浓度在接近足月时与血浆相似。氯离子从间质主动泵入肺泡腔,钠、水随之通过。尽管"氯泵"位置不清楚,但可通过多种介质被抑制,包括 β 激动剂、精氨酸加压素、前列腺素 E_2。

出生时胎儿从宫内迁移至宫外,肺必须尽快清除这些液体。该过程在出生前 $2\sim3$ d 即开始,同时肺液分泌量减少。肺液的真正清除是在分娩瞬间。从胎羊实验中获得资料:几乎2/3的肺液清除是发生在分娩过程中的。随着分娩,肺上皮从氯离子-分泌性膜转变为钠离子-吸收性膜,肺液流动方向亦反转,这些改变是主动的代谢过程,包括在上皮细胞中,钠-钾-腺苷三磷酸活性增加,使肺液从肺泡腔进入到间质。因肺液中含蛋白量极少,膨胀压有利于水从肺泡腔进入间质,由此再进入血管腔隙。

出生后随之肺膨胀,水分迅速从肺泡腔转移到间质,进一步通过肺的淋巴管及肺毛细血管吸收。随呼吸建立,肺血流增加,有利于水分再吸收进入血管腔。有些学者认为出生时肺液的减少是因为分娩时通过产道挤压胸部使液体从肺内排出,出生时肺液的清除对维持有效呼吸极为重要。此外,有学者认为β肾上腺素能的刺激,亦影响出生后肺液的转移。如果因各种原因造成新生婴儿肺液残留过多,则可引起呼吸困难,甚至导致呼吸窘迫综合征。

4. 生物化学的成熟　在孕期 24 周之前,肺尚无能力进行气体交换。这与肺泡结构发育未完善、血管分布不足、生物化学尚未成熟有关。胎儿的肺是具有代谢活性的器官,随着成熟其活性增加。

肺代谢的最重要产物是肺泡表面活性物质(pulmonary surfactant,PS),分布于肺泡表面,是以二棕榈酰磷脂酰胆碱为主的磷脂蛋白复合物。其主要作用是降低肺泡表面张力,保持肺泡的稳定性,减少液体自毛细血管向肺泡渗出,具有一定的防御功能。PS 对维持正常肺功能是十分重要的。人类 PS 的成熟是在孕期 35 周。PS 是由Ⅱ型肺细胞产生的,利用充足的胞质糖原贮备,其中脂质占 PS 干重的 90%,蛋白占 10%。磷脂酰胆碱、甘油磷脂是成熟 PS 的主要活性成分。脱辅蛋白质(apoprotein)是主要的蛋白成分,促使表面活性物质附着与展开在肺泡表面。

胎儿肺的生物化学成熟发生在孕期相当后面的阶段(最后 1 个月)。PS 的合成与分泌是受各种荷尔蒙调控的。糖皮质激素是最重要的,其他还包括 E 系列的前列腺素、儿茶酚胺、甲状腺激素、雌激素、表皮生长因子、成纤维肺细胞因子等。在胎儿支气管,肺的神经内分泌细胞产生高水平铃蟾肽(bombesin)(胃泌素释放的肽),可促使Ⅱ型肺细胞生长与成熟。该现象提示肺的神经内分泌细胞亦有调控胎儿肺呼吸单位发育的作用。

糖皮质激素亦参与调控肺结构发育,使呼吸道上皮细胞及间充质变薄,减少糖原,促使Ⅱ型肺细胞成熟。胰岛素可在 PS 产生之前维持Ⅱ型肺细胞糖原含量。在肺成纤维细胞中,通过高浓度还原酶Ⅱ的减少,选择性产生具活性的糖皮质激素——可的松。可的松刺激成纤维细胞释放成纤维肺细胞因子,它是低分子重量的多肽,增加Ⅱ型上皮细胞中 cAMP 及产生 PS。甲状腺激素作用于上皮细胞加强 cAMP 的作用。甲状腺激素本身不影响成纤维细胞,而糖皮质激素不直接作用在上皮细胞,这样糖皮质激素和甲状腺激素在不同水平上起协同作用,促使Ⅱ型肺细胞成熟及 PS 产生。其还具有通过旁分泌调节上皮、间充质的相互作用。至今,这些相互影响在器官形成与早期器官生长方面是很重要的。肺液的产生在出生时突然减少,可能受激素(通过神经肽,neuropeptide)调控。临床上评估胎儿肺的成熟,可通过测定羊水中成熟的 PS。

出生时肺呼吸单位的结构及生化的成熟以及呼吸能力必须能胜任出生后需要,胎儿的呼吸动作在孕期第十周可测得,并受激素控制及受到来自母亲方面多因素的影响。当胎儿呼吸运动时,少量羊水亦可进入肺。肺泡腔内肺液可维持肺膨胀起功能残气量作用。实验性结扎胎儿的气管可引起肺生长异常,它提示无论是肺液或来自羊膜腔的羊水成分可调控肺的发育。

成熟胎儿肺的淋巴管是大而量多,因此可以调节过多的肺液,否则易增加新生儿肺水肿的危险。还有其他因素可引起不成熟的肺形成肺水肿,如毛细血管渗透性增加。最近研究提示在不成熟肺,其肺毛细血管内皮连接可以正常,但通透性增加是由于细胞膜涉及液体转运的微区未成熟。

新生儿肺较易发生肺动脉高压及肺水肿。如果胎儿未成熟则肺泡不稳定。如因心脏结构异常存在主动脉-肺的侧支循环,若进行 CPB 则易发生并发症。

5. 肺泡表面活性物质　PS 是一种磷脂蛋白质复合物,化学成分较多,由 Ⅱ 型肺泡细胞分泌。肺泡壁和空气接触而具有表面张力,呼气时肺泡半径缩小,表面张力增加,可引起肺不张,而 PS 可减少表面张力,呼气时保留一定残气量,防止肺泡萎陷,减少呼吸做功,增加肺顺应性,减少毛细血管渗透性及肺水肿。从成熟动物肺泡灌洗液中获得 PS,其主要成分为:磷脂(phospholipid,PL)占 90%,蛋白质占 8%,糖类占 2%。PL 中,磷脂酰胆碱(phosphatidylcholine,PC)占 45%,不饱和磷脂酰胆碱(unsaturated phosphatidylcholine)占 25%,磷脂酰甘油(phosphatidylglycerol,简称 PG)占 5%,其他磷脂占 5%,中性脂肪占 5%。PC 中的一半为饱和磷脂二棕榈酰磷脂酰胆碱(dipalmitoyl phosphatidylcholine,DPPC),是最具表面活性物质的结构,与 PG 一起对降低表面张力起重要作用。PG 能促进 PC 的吸附和稳定 PS 的结构。DPPC 的无极性饱和脂肪酸端疏水,在液-气界面朝向空气侧,而亲水的单碱基团插入水中,对抗内部水分子引力,从而降低表面张力。

球形气腔防止其萎陷所需压力的公式为 Laplace 公式:

$$p = 2 \times \gamma \times 10/r$$

p—压力(cm H_2O)*;γ—表面张力(N/m);r—半径(μm)

呼气末跨肺压可降至 2 cm H_2O,如果 γ 为 0.01 N/m,气腔半径 > 100 μm 时仍开放,当跨肺压为 2 cm H_2O,较小半径时气腔则萎陷。如表面张力是 0.001 N/m,半径 < 10 μm,跨肺压在 2 cm H_2O 时,气腔则将萎陷。通过降低表面张力,使其近于零,PS 可保证即使最小的气腔亦保持其稳定性。水的表面张力是 0.072 N/m,如由饱和的磷脂酰胆碱分子在肺泡的气-液界面,形成单分子表面膜,表面张力可下降至约 0.025 N/m。呼气时肺泡缩小,磷脂膜层被压缩,较多水分子被挤出,表面张力下降,接近零;当肺膨胀时,这层膜伸展,由于再

＊　1 cmH_2O＝0.098 kPa

伸展较慢,很多水分子再进入表面,不饱和磷脂酰胆碱和磷脂酰甘油有助于再伸展。其他磷脂中的鞘磷脂(sphingomyelin,SM)与总磷脂(PL)的比值,临床上常作为胎儿或早产儿肺成熟度的重要指标。PG 和 DPPC 亦可作为肺成熟度的指标。PS 还具有保护肺抵御上皮、内皮的损伤,保持小气道开放、大气道黏膜-纤毛系统的功能,保护小气道黏膜完整性,降低毛细支气管末端的张力,保持其开放,如该处缺乏 PS,则毛细支气管可发生痉挛和梗阻。

PS 中的小分子蛋白质称表面活性物质蛋白(surfactant protein,SP),可分为 A,B,C,D 四型:SP-A、SP-B、SP-C 和 SP-D。SP-A 具有亲水糖蛋白,相对分子质量 28000,基因定位于第十号染色体的长臂上,表达于 II 型肺泡细胞、细支气管细胞、呼吸道黏膜下腺体细胞,对细菌体表面多糖和病毒表面蛋白有结合作用。SP-A 可活化肺泡巨噬细胞,增强肺泡巨噬细胞的趋化、吞噬作用以及化学发光反应,SP-A 由于对机体的防御功能以及呼吸系统免疫功能的作用而受到重视。SP-B、SP-C 主要功能是降低表面张力。SP-B 为疏水性小分子膜蛋白,由 2 号染色体编码,表达于 II 型肺泡细胞和细支气管细胞,SP-B 缺乏,可导致致命的呼吸窘迫,治疗困难。SP-B 缺乏常由染色体的移码突变引起。SP-C 亦为疏水性小分子膜蛋白,编码基因位于第八号染色体上,只表达于 II 型肺泡细胞,稳定 PS 膜的表面活性。SP-C 的变异可导致婴儿慢性呼吸道系统疾病。而 SP-D 为亲水性大分子糖蛋白,由 II 型肺泡细胞分泌。基因定位于第十号染色体上,对 PS 稳态的调节起一定作用。

PS 由 II 型肺泡细胞分泌。I 型肺泡细胞菲薄,延伸在肺泡外层起封表作用,并和毛细血管接触进行气体交换。II 型细胞在 I 型细胞内层,较大,胞质内有板层小体,是由细胞膜伸入胞质内扭曲包围小体而形成,是生存、贮存磷脂的结构,小体成熟后脱离细胞,沿细胞壁间隙进入肺泡并形成单层方形空管状,展开、吸附在肺泡表面起降低表面张力作用。有学者报道,实验新生兔在分泌 PS 之前细胞内 Ca^{2+} 水平增加,肺膨胀时钙拮抗剂可抑制 PS 的分泌,儿茶酚胺及 cAMP 对 PS 的分泌起重要作用。在分娩及出生时,血循环中儿茶酚胺水平明显增加,刺激 PS 的分泌。经过呼吸的消耗,PS 逐渐消失,其代谢产物大部分由 II 型肺泡细胞再吸收利用;新生婴儿 95%PS 被再循环利用,每小时约 5% 被肺清除,24 h 左右可全部更新一次。PS 的半衰期在成年动物内约 24 h,新生动物肺内可达两三日。板层小体的释放需肾上腺素、肾上腺皮质激素、甲状腺激素、催乳素、前列腺素 E 等刺激。实验证明肾上腺皮质激素先刺激成纤维细胞分泌肺因子,再使 II 型肺细胞释放板层小体。有实验观察到成熟的 II 型肺细胞具有特异的 β 肾上腺受体。药物如茶碱可减少 cAMP 降解,而增加 PS 的分泌。在怀孕后期,肺的肾上腺素能受体增加,提高了对儿茶酚胺的反应,通过儿茶酚胺、甲状腺激素、雌激素,经过蛋白合成的调节,从而增加肾上腺素能受体密度;亦可能通过蛋白激酶 C 和刺激腺苷三磷酸的嘌呤调节 PS 的分泌。亦有人报告通过细胞外 PS,尤其是饱和的 PC 可以抑制 PS 的分泌,这可能是一种反馈控制现象。PS 蛋白亦可抑制 PS 的分泌。胰岛素、高血糖、酮酸中毒、雄激素均可减弱 PS 中蛋白和磷脂的合成。

通常胎儿在 20～24 周时已有板层小体出现,此时量较少,直至 35 周后分泌量才明显增加。下列原因可造成 PS 分泌不足：① 早产儿肺不成熟，30 周出生的早产儿肺内 PS 不到足月儿的 10%；② PS 释放障碍；③ Ⅱ型肺细胞死亡。严重缺氧、酸中毒、肺血减少或低温时，临床上新生儿出生时肺内吸入大量的羊水、胎粪，造成肺通气障碍时可影响 PS 的分泌。近年来研究表明，急性炎症时，炎性细胞因子，如肿瘤坏死因子（TNF）可抑制肺泡Ⅱ型细胞对 PS 蛋白的基因调控和产物表达，进而干扰和破坏 PS 的代谢；炎症时细胞缺氧，炎症代谢产物在肺内对 PS 形态、功能及 PS 合成干扰均会降低肺内 PS 生存及活性。心内直视手术 CPB 尤其是长时间的操作，则术后可导致 PS 的缺乏及功能障碍。

6. 胎儿的呼吸 孕 10～11 周开始，胎儿出现呼吸动作，这与出生后的呼吸不同，与神经调节有关，主要是膈肌运动，其频率与振幅是不规则的。记录到人类胎儿呼吸的频率为 30～70 次/min。肺液潮气量是小的，不足以清除死腔，呼吸暂停（apnea）可持续长达 1 h，在接近分娩时呼吸被抑制，由于血浆中前列腺素（prostaglandin）含量持续上升的缘故，在分娩过程中呼吸仍然受抑制。有的学者认为胎儿呼吸有两种类型，一种为快速有规则的约 60～90 次/min，24 h 中出现时间不超过 40%；另一种为快速而不规则，15 次/min，24 h 内出现不超过 5%，以前者为主。通过实时-超声扫描方法可观察母体内胎儿呼吸运动。

影响胎儿呼吸因素很多，例如某些药物可刺激中枢神经系统增加胎儿呼吸，如咖啡因、异丙基肾上腺素；而麻醉药，巴比妥类药物，乙醇，吸烟则可抑制胎儿呼吸。低血糖或母亲禁食可降低胎儿呼吸，母亲进食或高血糖可刺激胎儿呼吸。轻度胎儿低氧血症，通过作用于中脑的抑制因素可严重降低胎儿呼吸；严重的胎儿低氧血症，直接作用于延髓，使胎儿产生较深的喘息，这说明对低氧敏感的颈动脉体的化学感受器对胎儿已起作用，对呼吸提供不断的刺激。在某些情况下，可通过内源性物质抑制胎儿呼吸，如前列腺素、内啡肽或腺苷。母亲摄入乙醇，可通过前列腺素介导抑制呼吸。低氧血症时可释放腺苷，腺苷拮抗剂如茶碱类可降低因低氧血症对呼吸的抑制作用。多巴胺的拮抗剂可阻滞低氧对胎儿呼吸的抑制作用。这提示通过多巴胺途径可连接中脑抑制因素及延髓的呼吸中枢。高碳酸血症可刺激胎儿快速呼吸，通过提高位于延髓表面的中枢化学感受器氢离子的浓度，CO_2 迅速弥散进入被这些化学感受器包围的脑脊液中。代谢性酸中毒亦可产生类同刺激。上述说明随着肺的发育，呼吸中枢及对呼吸冲动敏感的化学感受器也相应发育。严重的宫内窒息引起血气改变可刺激胎儿的呼吸。

7. 出生时呼吸的建立及维持 出生前胎儿的呼吸系统虽不能进行气体交换，但已具备了建立呼吸及维持呼吸活动的条件。出生前胎儿呼吸的发生依赖低电位的脑皮层电活动状态，出生后呼吸呈连续状并不依赖低电位的脑皮层活动，可能是阻断了中脑的抑制作用。出生后促使呼吸呈持续状的因素是多方面的，包括来自分娩过程中接受了触觉、光照、疼痛、环境温度等强烈的外来刺激，以及来自本体感受器的刺激如肺、肌肉、肌腱、关节等。这些刺激可传至呼吸中枢，增加脑干中神经冲动，导致触发首次呼吸。出生前，胎儿轻度窒息并伴随低氧血症及高碳酸血症，可引起胎儿连续的呼吸；但出生后数日，新生儿对缺氧的呼吸反应为双向性。而高碳酸血症对呼吸影响却很重要,这是由于中枢化学感受器 $PaCO_2$ 阈值迅速调整,通过增加脑干部位神经冲动,在高电位脑皮层活动状态下,中枢的抑制呼吸作用部位被阻断的缘故。

出生时肺发生了迅速的变化,成为气体交换的器官。胎儿肺泡中充满液体,仅接受10%的心排血量,在出生时数秒钟内脱离胎盘,就建立了呼吸及独立的体、肺循环系统。

出生时胎儿自产道分娩胸部受约 70 mm Hg* 以上的压力,此时约 1/3 以上的肺液通过气道被挤出,之后胸廓弹性回缩吸入约 8～42 ml 空气。首次呼吸必须用力去克服终末肺单位壁空气与液体间界面的表面张力及气道中阻力及肺弹性。有人估第一次吸气负压可达 $-25～-58$ mm Hg。正常新生儿肺膨胀通过数次呼吸可完成,足月儿出生后 1 h 内功能残气量可达正常,约为 30 ml/kg。首次肺膨胀后肺泡内液体转移到间质,尤其是血管及支气管周围的间隙,数小时后残留肺内液体被吸收引入血管及淋巴管。如果肺液转移延滞,则可妨碍呼吸气体的交换,引起呼吸窘迫。早产儿肺发育不成熟缺乏肺泡表面活性物质,早产儿肺相对湿,出生后易形成呼吸窘迫综合征,这与肺泡表面张力高,肺液内蛋白质含量高,肺的淋巴回流较低,以及早产儿 β 肾上腺素能受体敏感性较低有关。剖宫产儿因未经产道挤压,肺液排出少,出生后肺液残存较多,亦易发生呼吸窘迫综合征。轻度可表现为新生儿暂时性呼吸困难,严重者明显呼吸窘迫伴肺透明膜形成。

首次呼吸肺膨胀依赖于婴儿吸气能力,可产生高的跨肺压,其次取决于中枢神经的调节;低氧血症、药物或神经损伤可抑制中枢神经系统功能;胸壁稳定性、呼吸肌力量亦可决定跨肺压的大小。未成熟的早产儿,其胸壁顺应性大,肌肉力量弱,肺顺应性较足月儿差。空气进入肺泡后,肺血管阻力逐步下降,肺血流增加。

胎儿肺循环特点为低流量、高阻力。出生后由于终止胎盘循环,随着呼吸建立、肺膨胀,肺泡氧张力增加,新生儿的 PaO_2 较出生前明显提高,从 30 mm Hg 升至 70 mm Hg,$PaCO_2$ 从 45 mm Hg 降至 35 mm Hg。PaO_2 升高直接作用于肺动脉血管平滑肌,扩张肺血管,该现象亦可能同时由局部激素介导,如 5 - 羟色胺、前列腺素、内皮缩血管肽-1(endothelin-1)。例如慢性宫内给予前列腺素合成抑制剂消炎痛,可导致新生儿时期持续高的肺血管阻力。其中较为重要的介质是一氧化氮(nitric oxide, NO),许多研究表明 NO 就是血管内皮细胞舒血管因子(EDRF)。由体内多种细胞中存在的 NO 合酶(NOS)合成,生成内源性 NO。NO 是一种强有力的肺血管扩张剂,通过激活鸟苷酸环化酶松弛肺血管平滑肌。有资料证明吸入外源性 NO 可降低胎儿肺血管阻力,易抑制 NO 合成,使肺血管阻力下降明显减弱。此外,通过 $PaCO_2$ 来改变血 pH 值,后者作用于肺血管平滑肌改变血管阻力。出生后,肺血管阻力下降,体循环阻力增加,肺静脉返回血流增加,左房压上升,卵圆孔右向左分流停止(生后约 2 h),动脉导管功能性关闭(生后 6 ～12 h)。此时肺循环转变为高流量、低阻力。

出生后随肺发育,肺动脉重塑,中层肌层变薄,腔扩大,肺血管阻力进一步下降。出生后

---

* 1 mm Hg＝0.133 kPa

腺泡(acinus)动脉持续增生,直至成人期。肌肉化延伸至腺泡,在肺泡水平可发现肌肉化动脉,肺泡及肺泡毛细血管持续发育至 3 岁。

二、先天性心脏病和肺发育

心血管系统和呼吸系统密切相关,两者协作持续完成气体交换,将氧输送至组织,维持代谢需要。心血管疾病可引起呼吸衰竭。心血管功能状态对气体交换,溶质与水分子的转移及肺功能有重要影响。呼吸衰竭亦可引起心力衰竭。而从胚胎发生方面来看,约在妊娠第四周,原始呼吸道从前肠内胚层上皮腹侧向外突起的囊样物开始形成肺芽,而心脏的开始形成也于此时间段。先天性心脏病(先心病)可同时伴发心脏外畸形,其中包括呼吸系统结构畸形,或累及肺功能。因此术前及时认识和诊断对外科手术、麻醉、CPB、术后监护都十分重要。下面列举某些先心病可伴发呼吸系统先天畸形或肺功能受累及的病例。

1. 肺动脉瓣缺如 肺动脉瓣缺如的婴儿,其肺动脉干瘤样扩张,亦可延及右肺动脉,扩张的肺动脉可压迫相应的气管和支气管。伴严重肺动脉瓣缺如综合征的婴儿在新生儿期即呈现呼吸窘迫、梗阻性肺疾病的症状,如喘鸣和气体在肺泡内滞留。严重者肺内支气管受压,使用支气管扩张剂的疗效甚差,影响手术的成功率及药物治疗效果。这些婴儿有的在新生儿期就夭折,存活的常需机械辅助通气,给予适当呼气末正压或俯卧式通气,有助于打开受梗阻的气道,或用特殊的面罩持续气道正压通气。但这些不能根本长期解决问题,及时手术治疗,才有望恢复心肺功能。

2. 血管环 主动脉弓异常,常可伴有气道梗阻,远端气管软化及缺乏完整的气管环。如双主动脉弓,其右弓大于左弓、气管与食管被双弓环绕,相应气管受到压迫导致气道梗阻。又如左肺动脉起源于右肺动脉,该支气管绕过右支气管行于气管食管间,形成压迫右支气管的"吊"带,在新生儿期即可产生气管压迫症状。伴血管环的婴儿,出生时不论在吸气或呼气期间即可发生喘鸣。这些婴儿喂养困难,其他症状包括咳嗽,反复支气管、肺部感染,致命的窒息,吞咽困难等;一旦手术矫治,症状即得改善。但术后长期随访,发现即使症状消失,仍有约 50%以上的患儿残留肺功能异常。长期肺功能异常是由于残余气管软化,局部气管狭窄,气道高反应性所致。严重的气管软化是一个十分棘手的问题,术后需长期插管,依赖呼吸机,撤机困难。

3. 气管和支气管发育异常 先心病的婴儿若术前伴呼吸道梗阻症状如吸入性喘鸣,应仔细检查,除胸部 X 线片外,必要时选择喉镜、螺旋 CT 等检查以明确是否并存上呼吸道先天性畸形,包括喉软化症、声带功能障碍、声门下狭窄、气管狭窄、气管软化症等;较少见的如后鼻孔狭窄或闭锁,小颌或巨舌症,喉囊肿、喉蹼、声门下血管瘤。与成人不同,小婴儿声门下区域是气管最狭窄处,某些婴儿患有如唐氏综合征,软骨发育不良,或埃-克综合征(即软骨外胚叶发育不良),常并有狭窄的声门下区。

近年来随诊断技术进步,时有小儿先心病病例伴发气管、支气管先天性异常的报道。最近 Chen 等报道,应用三维电子束 CT 技术(three-dimensional electron beam computed tomography,EBCT),在 1245 例小儿先心病病例中发现 160 例先天性气管支气管异常,其发生率达 12.8%。42.5% 为婴儿,男性占 58.1%。异常类型包括:双侧三分支支气管(占先天性气道异常 57%);右上叶气管型支气管(18%);支气管反位(10%);双侧二分支支气管(6%);双侧上叶气管型支气管(2%);气管憩室(2%);左支气管发育不良(1%);右支气管发育不良(1%)。这些气管异常病例中 11.2% 伴先天性气管狭窄,好发于双侧二分支支气管、双侧上叶气管型支气管、气管憩室及右上叶气管型支气管。文献报道先心病中先天性气管狭窄的发生率为 1.4%。上海交通大学医学院附属上海儿童医学中心(以下简称"上海儿童医学中心")资料为 0.17%。先天性气管狭窄可分为:全长狭窄、节段性狭窄(常位于下段),气管上段、下段或入口处呈漏斗形狭窄。从胚胎学上看,节段性狭窄是由于前肠和气管间组织的异常分布所致;发育不良和漏斗形狭窄是由于气管正常生长受阻。伴先天性气道狭窄的患儿,一半病例出生后即可出现症状,2/3 的病例在出生后 1 个月之内可逐渐出现症状。这类患儿表现为吸入性喘鸣,紫绀,呼吸做功增加,胸壁明显的吸入性凹陷,反复呼吸道感染,呼吸费力,甚至突然出现呼吸停止。潴留在狭窄区域的黏液栓子可导致患儿突然死亡。这类病例术前诊断困难,易漏诊;术时插管困难,往往此时才发现异常;术后易并发呼吸机相关肺炎,呼吸机依赖,撤机困难。拔管后再插管率颇高,影响手术成功率,延长 CICU 滞留时间。因此,术前对可疑气道异常尤其气管狭窄病例,应争取早日确诊,螺旋 CT、EBCT 为安全、无创、有重要价值的诊断技术。文献报道内脏异位综合征(heterotaxy syndrome)总伴有严重复杂的心血管异常。如无脾综合征(asplenia)有右房异构,双侧三分支支气管异常(100%),及肺静脉回流异常。而多脾综合征(polysplenia)为左房异构,双侧二分支支气管异常(100%);常伴下腔静脉肝静脉段中断,由奇静脉连接,异常肺静脉回流。伴随先心病的种类包括大血管错位、右位心、右心室双出口、房间隔缺损、室间隔缺损等。有报道右心室双出口中气道异常占 18%;纠正型大血管错位中占 20%;左肺动脉吊带中占 33%;三尖瓣闭锁中占 13%;法洛四联症中 16% 病例亦伴发先天性气管支气管异常,包括气管狭窄、气管支气管狭窄、气管憩室、气管软化等。

气管软化和支气管软化是由于气管支气管软骨发育不成熟,指在呼气时气道的软骨环不能维持支撑,气道塌陷,属少见畸形。文献报道,主动脉弓异常可引起气道梗阻伴远端气管软化及无完整的气管环。这些患儿呼气时出现喘鸣、紫绀、呼吸窘迫,病死率较高,需进行纤维支气管镜、CT 扫描或 MRI 等得以明确诊断。此外,较罕见的是完全性气管未发育,这与脊柱、肛门、心脏、气管、食管、肾、肢体综合征(VACTERL)有关。因器官发生在排卵后第 4～7 周,与气管发育在同一时间,因此胚胎发育的第 30～40 日以前发生中胚层缺陷可导致上述器官的发育异常。这类婴儿出生后很难存活。有人报道,VACTERL 发生率为 0.16/1000,50% 有心脏畸形,最常见的是室间隔缺损及法洛四联症。其他病变包括椎骨缺失,肛门闭锁、气管食道瘘、桡骨发育不良和肾发育不良。

4. 支气管肺发育不良(bronchopulmonary dysplasia，BPD)　有报道先心病伴 BPD 的病例。BPD 是婴儿慢性梗阻性疾病,新生儿时期临床表现为持续呼吸窘迫,依赖氧供及呼吸机。其病理特征:① 肺间质纤维化,肺泡单位数量减少;② 肺水增加(由于异常的肺泡-毛细血管渗透性);③ 小气道收缩和过度肺膨胀(这与慢性炎症、气道水肿、气道萎陷有关);④ 肺血管阻力增加(因结构纤维化改变的缘故),通过卵圆孔未闭(PFO)、动脉导管未闭(PDA)可发生右向左分流。肺血管反应性增高,这与肺动脉过多肌肉化有关。较大的 BPD 婴儿可发生气管及支气管软化,可致急性紫绀。临床上识别先心病婴儿伴 BPD 是困难的。因两者症状相似,都有低氧血症、高碳酸血症、肺血流增加、生长发育落后、反复上呼吸道感染、支气管高反应性等。其病因尚未完全阐明,与氧中毒、机械通气气压伤、早产儿、内源性抗氧化系统缺乏等因素有关。

先心病伴 BPD 围术期处理甚为困难,激素、利尿、机械通气、积极营养支持、防止肺部继发感染是主要的治疗措施。

5. 肺发育不良　肺发育不良是指支气管已发育,但较正常小;肺组织与肺血管发育不良。右肺发育不良常伴有心血管畸形,如动脉导管未闭,右位心伴室间隔缺损,主动脉狭窄及血管环,或其他系统畸形。先天性双侧肺不发育是由于原始肺芽发育停止,肺血管也未发育,相关的心血管畸形发生率高,无一例存活。胚胎肺组织的存在对肺动脉的生长与血管化很重要,因为肺不发育和肺发育不全从临床和发育的角度来看很相似,都没有肺组织和肺动脉,婴儿紫绀,呼吸窘迫常提示并存先心病。单侧肺不发育属罕见,可能与染色体异常有关,可并发先心病。弯刀综合征指右肺发育不良,右位心,右肺动脉和支气管树发育不良和畸形。右肺下叶异常体循环动脉供血以及右侧一叶或三叶肺的静脉引流至下腔静脉、奇静脉或右心房,胸部平片可见心脏的右侧胸骨缘有一个弯形阴影。此综合征的婴儿中 40% 伴有各种不同类型的先心病,患儿有明显症状:紫绀,生长发育受阻与心脏缺损有关的肺动脉高压。这类病例手术治疗困难,病死率高。

6. 肺实质囊性病变　局部肺实质发育异常引起的畸形称肺芽畸形。其中婴儿型肺气肿 14% 合并心脏畸形,相关的非心脏病变包括肋骨或胸骨畸形。婴儿型叶型肺气肿占先天性肺畸形的 50%,指肺的某一段或某一叶中的气体间隙过度膨胀,肺过度膨胀,肺泡间隔断裂。25% 病例有支气管阻塞,其临床表现与毗邻的正常肺组织受压程度有关,该类婴儿出生时表现正常,半数在出生后出现症状包括呼吸急促、咳嗽、呼吸困难、吸气与呼气性喘鸣,有时紫绀。80% 患儿 6 个月前会出现症状,胸部平片显示受累肺叶呈透明度增加,纵隔移向对侧;严重时可出现危及生命的进行性肺功能不全。术时较容易辨认病变肺叶处于过度膨胀状态,不会塌陷如海绵状,受压后能复原状。

7. 肺血管畸形　先天性肺动脉、肺静脉系统畸形相对较少见,不少属于先心病范畴,如肺动脉远端、近端狭窄或闭锁。单侧肺动脉干缺失亦常伴发先心病。先天性血管环、左肺动脉起源异常(肺动脉异常)、弯刀综合征等在前已述。肺动静脉畸形(肺动静脉瘘)是常见的肺循环先天性畸形。

三、体外循环对肺的干扰和损害

肺脏是受 CPB 影响的主要脏器之一。在开展 CPB 技术早期,先心病患儿术后易并发危及生命的呼吸衰竭,即所谓"灌注后综合征"(post-perfusion syndrome)。这种 CPB 造成的术后肺功能障碍是临床的一个难题,这种障碍可表现为亚临床的功能改变到急性呼吸窘迫综合征(acute respiratory distress syndrome,ARDS)。随着灌注技术的不断完善,CPB 术后患儿肺部并发症的发生率和严重程度均显著降低,但 CPB 术后肺功能障碍的发生率仍高达 15%～30%,在先心病合并肺动脉高压(肺高压)的婴幼儿病例尤其突出。

先心病行心内修补术的患儿常存在其他问题。许多患儿术前肺血管床即存在结构异常,术后肺循环极不稳定。许多存在肺高压和肺血流增多的患儿围术期易发生反复的呼吸道感染。此外,增宽的高压性肺动脉压迫近端的气道,造成此类患儿术后呼吸道并发症的发生率增高。

(一)心脏手术后肺损伤的临床特征

CPB 后的肺损伤包括肺功能、生理学、生物化学、组织学等方面的改变。

1. 肺功能受损 形态学研究表明,CPB 后存在大片肺不张,部分病例 PS 发生改变。PS 由肺泡Ⅱ型上皮细胞生成,这类细胞能相对耐受肺损伤的多种形式,包括 CPB 后补体激活诱导、超微结构异常等。动物实验发现,随着灌注时间的延长,PS 活性随之降低,同时肺顺应性也降低。

肺上皮-毛细血管内皮通透性与肺水肿的形成、肺泡蛋白蓄积、促进炎性细胞分离密切相关,所有这些因素均可影响肺功能。CPB 后肺通透性增加可通过测定以下指标的增高来判定:$^{99}Tc^m$ 标记的二亚乙基三胺五乙酸、放射性标记的运铁蛋白的蛋白蓄积指数、体循环与支气管肺泡尿素比值、静脉注射 ^{67}Ga 水平转移结合物以及其他类似的指标。文献报道 CPB 后患儿支气管肺泡灌洗(bronchoalveolar lavage,BAL)样本中的蛋白含量增高了 3～4 倍。此外,CPB 还可影响婴儿和新生儿的肺泡表面物质的活力。但这些改变并非是造成 CPB 后最初阶段的肺损伤的主要原因。

小儿在心内修补术中和术后易发生严重的支气管痉挛的可能因素包括补体激活和低温。C3a 和 C5a 刺激肺巨噬细胞释放组胺,导致支气管平滑肌收缩。研究发现先心病术后再通气时,左心房内的组胺水平高于右心房。寒冷刺激诱导释放组胺引起荨麻疹,提示低温下手术的小儿,低温使其肺内释放组胺增多。有资料表明,10 岁以下的先心病患儿在麻醉期间支气管痉挛的发生率明显高于年长儿。此类患儿发生支气管痉挛的阈值很低,在撤离呼吸机过程中,极易并发支气管痉挛。先心病患儿有时伴有先天性支气管软化或先天性气管狭窄,且往往在术后才被发现。

2. 生理学改变　CPB 对肺脏生理学的干扰可粗略地分成两个方面:气体交换异常和肺力学改变。通过测定下列参数可评价这些功能:肺泡-动脉血氧分压差、肺内分流分数、肺水肿程度(如:肺血管外水)、肺顺应性和肺血管阻力。CPB 后可观察到肺泡-动脉血氧分压差、肺内分流分数增高,功能残气量、一氧化氮转运因子降低。CPB 对肺力学的干扰是指肺静态和动态顺应性降低。儿童和新生儿 CPB 后的肺功能试验还发现其用力肺活量水平、吸气容积和小气道流速降低。

心脏手术后肺泡-动脉血氧分压差明显增加,提示氧传送功能受损。患儿即使术后心功能正常,氧合功能受损可导致呼吸机使用时间延长。比较各类手术病例术后的肺携氧能力,可发现心脏手术患者较非心脏手术者明显下降。这种现象在新生儿和婴儿尤为突出。有资料显示,小婴儿先心病术后并发肺功能障碍的高危因素明显增加。

携氧能力受损主要因肺微血管通透性增加所致。在极严重病例,胸部 X 线平片可表现为肺野模糊。血管外肺水增多,造成肺间质水肿,导致氧弥散能力下降。同时,萎陷和水肿的肺泡造成生理性肺内分流,导致通气/灌注失衡(ventilation/perfusion mismatch)。

水肿导致肺顺应性下降。先心病手术期间,过长时间的麻醉和 CPB 机械损伤对肺的打击,造成患儿的肺顺应性下降;而 CPB 与非 CPB 患儿相比,前者肺顺应性下降更为显著,且 CPB 时间与肺顺应性受损程度呈正相关。肺血流增多和肺充血患儿的肺顺应性在术前已下降。

形态学研究发现,节段性肺不张是造成肺顺应性下降的另一原因;其机制可能为肺泡 II 型上皮细胞功能不良,导致 PS 生成减少。肺顺应性下降造成机械通气时间延长,尤其是新生儿和婴儿病例,进一步引起呼吸道感染的发生率上升。

肺损伤主要的血液动力学特征是肺血管阻力增高所致的肺高压。肺损伤的早期,肺血管阻力增高主要是肺血管平滑肌收缩所致。肺血管张力靠肺血管舒张和血管收缩的平衡来调节。肺血管舒张的细胞机制最终通过环鸟苷酸(cGMP)或环腺苷酸(cAMP)介导。cGMP 介导的肺血管舒张是内皮依赖或非上皮依赖型的。乙酰胆碱为内皮依赖型 cGMP 介导的肺血管舒张介质,通过激活内皮细胞上的蕈毒碱受体,刺激 NO 的合成与释放,作用于邻近的肺血管平滑肌细胞内的鸟苷酸环化酶产生 cGMP。硝基血管扩张剂(如:硝普钠)通过直接刺激肺血管平滑肌鸟苷酸环化酶产生 cGMP 来舒张肺血管平滑肌。另一方面,由 cAMP 介导的介质(如:异丙肾上腺素)通过激活肺血管平滑肌细胞膜受体,激活腺苷酸环化酶,产生 cAMP。急性肺损伤时,肺血管张力增高可能是全身或局部的血管收缩剂增高之故。另一方面,肺损伤时肺血管舒张机制受损可能是肺血管收缩占优势之故。

术后肺循环的不稳定是临床上的一个难题,尤其对左向右分流型先心病合并肺高压患儿而言,此类患儿自胚胎起,肺血管床即发生异构。即使是年龄低于 6～8 月的患儿,根据心内结构异常的不同,其肺血管已发生严重的中膜增厚;有些病例甚至发展至内膜增生。术后即刻,肺动脉压力有所下降,但往往仍高于正常值。若存在严重的中膜增厚,术后肺动脉压易突然升高,肺动脉呈"痉挛"状态,心排血量突然下降,发生肺动脉高压危象(pulmonary hypertensive crisis)。肺动脉高压危象易发生在术后第二、三日。机械通气过程中,氧合良好的患儿发生肺动脉高压危象的主要原因是临床未引起注意的缺氧和代谢性酸中毒。避免肺动脉高压危象的最有效途径是尽可能在婴儿期早期手术。

3. 生物化学改变 各种生物化学改变可反映出 CPB 后存在肺损伤,包括直接或间接造成肺损伤的某些物质(如:中性粒细胞弹性蛋白酶),或肺损伤时组织释放的某些产物(如:胶原蛋白或前降钙素的 7S 蛋白片段),肺正常释放的产物减少(如:一氧化氮)。

Ⅳ型胶原蛋白(基底膜的主要成分)分解的产物(如:胶原蛋白的 7S 蛋白片段)被用于标记肺损伤。CPB 后患儿 BAL 液中的 7S 蛋白增多与基质金属蛋白水解酶(matrix metallo-protease,MMP,一种蛋白水解酶)和中性粒细胞增高相关。另外,肺脏还是前降钙素的丰富来源。肺炎症反应期间,血浆前降钙素显著增加。与其他众多炎症反应标志物相比,增高的前降钙素与 CPB 后 Murray 肺损伤评分有很好的相关性。

CPB 后可观察到呼出气中一氧化氮减少可能是肺损伤的一个指标。CPB 后 NO 生成减少是暂时性肺血管内皮或肺上皮受损之故。Beghetti 等发现 CPB 后呼出气 NO 减少与肺顺应性降低、肺泡-动脉血氧分压差升高、气道阻力增高有关。呼出气中 NO 水平可用于监测 CPB 诱导的内皮损伤以及评估减少这些损伤所用治疗的效果。McMullan 等报道 CPB 后内源性 NO 生成减少,且这种减少呈基因表达独立性。

4. 组织学改变 手术中取肺活检样本证实 CPB 后存在肺泡水肿、红细胞和中性粒细胞外渗,以及肺泡毛细血管充血。CPB 后典型的肺脏光镜表现为:肺小动脉和肺泡毛细血管充血伴有局灶性和弥漫性肺不张,肺泡间隔因充满异常增多的线型细胞、间质单核细胞和多核细胞、充血的小血管而增厚。在肺泡和支气管内偶见新鲜出血和水肿。电镜观察包括毛细血管周围空间和肺泡间隔的弥散现象;上皮细胞、肺细胞和内皮细胞胞质肿胀、坏死,线粒体嵴肿胀、破裂,内质网扩张;且这些结构异常的严重程度与 CPB 时间、患儿术后并发呼吸衰竭密切相关。CPB 后动物模型电镜下也有相似的肺结构改变和损害。

先心病手术愈来愈趋于低龄化,新生儿或小婴儿 CPB 环路的预充量相对较大;因此,CPB 时患儿体内同种异体的血液成分相对较高,其免疫和凝血反应可对肺脏造成负面影响。同时,为了提供一个无血手术野,以及较长的缺血时间,往往采用低流量或无灌注流量、低灌注温度转流技术。低温可减少组织耗氧,但在降温和复温过程中也改变了内皮细胞和平滑肌细胞的结构和功能,造成术后肺血管的不稳定性。紫绀型先心病有丰富的支气管循环,存在大的支气管侧支血流的患儿需高流量灌注以维持体循环有足够的灌注。主动脉阻断期间,肺微循环的高流量和高压力更易造成肺水肿。

(二)肺损伤与体外循环的关系

CPB 后的肺损伤很难证明,但 CPB 后的肺功能障碍可能是 CPB 后多种损害的一种表现,包括非 CPB 因素(如:全身麻醉、胸骨切开、胸膜剪开)和 CPB 因素(如:血液与人工材料接触、加入肝素-鱼精蛋白、低温、CPB 缺血、肺停止通气)。因此,肺损伤只与 CPB 有关是有争议的。为了证实这一点,临床和动物实验通过以下几个方面来观察肺功能障碍程度。

1. 大手术和 CPB 后的肺功能障碍 任何重大手术后都可观察到不可避免的肺功能损害,这可能与全身麻醉有关。利用 CT 扫描技术,研究人员发现几乎在所有患者都可观察到全身麻醉诱导的肺不张。然而,与大手术不同的是,CPB 可造成另外的肺损伤和肺功能恢复延缓,这可能与 CPB 相关的全身炎症反应的损害作用有关。值得注意的是,随着 CPB 材料的不断改进(如:用膜式氧合器替代鼓泡式氧合器)以及麻醉管理的改进(如:尽早拔管、快通道康复),大大降低了肺损伤程度。

2. 低温 CPB 与常温 CPB CPB 期间温度对肺功能的影响是有争议的。Birdi 等发现灌注温度在冠状动脉旁路移植术后对气体交换无明显影响。然而,另一研究中报道在常温组的肺泡-动脉血氧分压差、肺内分流分数降低,提示常温可保护 CPB 后的肺功能。

3. 肺动脉血流中断 CPB 与持续肺灌注 CPB CPB 期间,肺脏仅靠支气管系统灌注,CPB 造成支气管动脉血流减少,极易造成肺缺血损伤。此外,肺循环再建立时,肺内隔离的中性粒细胞大量蓄积,肺缺血-再灌注造成肺内皮细胞结构和功能异常。近期研究报道,先心病合并肺高压患儿,CPB 期间予持续肺灌注,可减少缺血损伤和肺微血管内黏附分子介导的中性粒细胞-内皮相互作用。动物实验也证实,CPB 期间,肺动脉血流中断使肺血管阻力和肺泡-动脉血氧分压差增高、肺顺应性降低,提示肺功能受损。

(三)先心病术后肺损伤的病理机制

先心病术后患儿的两大主要问题是肺血管反应性和通透性增高。肺内皮细胞功能障碍是"灌注后综合征"的核心。肺内皮细胞控制血管通透性和血管张力,帮助调节局部血流。内皮功能因切应力、黏附的活性中性粒细胞释放氧自由基、蛋白水解酶和一些药物而受损。肺高压型先心病患儿的肺内皮细胞往往在术前就不正常。

1. 术前存在的肺内皮功能障碍 肺高压型动物实验证实,肺内皮功能障碍先于形态学异常。先心病患儿术后肺活检提示,术前肺高压增加了 CPB 后肺损伤的程度。相反,术前肺血流少也可造成肺血管床结构异常,主要是血栓形成造成小的偏心的内膜纤维化。

2. 术后肺内皮功能障碍 内皮的最基本作用是屏障功能,阻止过多的液体进入肺泡和肺间质。这种功能通过两种途径实现:细胞旁和经细胞途径。细胞旁转运,主要是水和小分子溶质,由细胞间的紧密连接来控制。经细胞转运由质膜的特定区域和区域内的小泡囊的特性来决定,细胞膜的这些区域有助于控制小分子的转运。在正常肺脏,毛细血管内皮和肺泡基底膜是带负电的,毛细血管基底膜位于它们中间,是带正电的。这三层带电膜对防止肺水肿起重要作用。白蛋白带负电,被内皮排斥;用于中和 CPB 后肝素的抗凝作用的鱼精蛋白带正电,可黏附于内皮的质膜上,中和其负电荷,造成白蛋白漏入间质。内皮负电荷的丢失与肺重量增加有关。新生儿肺较成熟肺更易水肿,可能与出生1周内毛细血管内皮细胞表面电荷不稳定有关。

为确保屏障功能,内皮细胞需黏附于基底膜上,且相互间紧密连接。在内皮细胞内,基质和黏附斑通过多种介质蛋白黏附于肌动蛋白细丝上。肌动蛋白细丝的外聚会导致通透性增高,以及白细胞迁移至血管外间隙。在心脏手术期间,即使肝素化后,凝血酶的活性仍偏高,引起肌动蛋白细丝分解,造成肺血管通透性增高。

3. 肺损伤机制

(1)补体激活　在使用鼓泡或膜式氧合器时,CPB造成的肺损伤的最主要机制是补体激活。CPB的材料是非生物的,尽管有许多改进,但这些材料不可能是完全无害的。当血液与这些人工材料接触时,C3a和C5a由前体产生,经替代途径激活,为强过敏毒素,可促进肺循环中白细胞的聚集,造成许多生物学介质和细胞毒物质的释放,导致肺内粒细胞脱颗粒,肺内皮细胞损害,包括形态学改变和通透性增高。

(2)多形核白细胞激活　众所周知,CPB因机械性剪切力、与CPB环路中的人工材料表面接触,激活多形核白细胞(polymorphonuclear leukocyte,PMN)。前炎性因子因增加PMN激活而加重肺损伤。例如,多种细胞因子如白细胞介素IL-1、IL-2、IL-6、IL-8以及肿瘤坏死因子-α(TNF-α)可促进PMN激活和恢复。另外,血小板活化因子、白血病抑制因子和花生四烯酸衍生的白细胞三烯(LT)B₄也可促进此过程。但是,TNF-α不会造成中性粒细胞在肺内隔离。IL-6在不同条件下的肺损伤中兼有抗炎性作用和前炎性作用。

激活的PMN可进一步释放许多蛋白水解酶和氧化化学产物到体循环和局部的肺组织。这些物质包括降解的MMP、PMN弹性蛋白酶和氧自由基(如:髓过氧化物酶、过氧化物、超氧化物)。这些酶在CPB后肺损伤发展过程中作为工具来破坏肺超微结构,导致肺泡-内皮通透性增高,因此影响气体交换和肺力学。

(3)中性粒细胞介导的肺损伤　在内皮细胞表面,未受刺激的中性粒细胞不会造成内皮细胞受损;一旦被激活,中性粒细胞产生损害内皮的氧自由基、释放包含蛋白水解酶和阳离子肽的小粒。中性粒细胞需黏附于内皮,才被激活;这种黏附作用受表面黏附分子的上调而增加;有三种亚型的黏附分子以及相应的粒细胞功能。内皮细胞和中性粒细胞一样,其细胞表面部分通过上调来促进中性粒细胞黏附。

CPB期间,随着PMN激活,细胞表面黏附分子(如:CD18和CD11b)表达增强,增加了中性粒细胞-肺内皮黏附。随后,造成PMN进一步激活、局部肺中性粒细胞恢复和肺内隔离,中性粒细胞蛋白水解酶释放造成肺损伤。

细胞间的黏附分子-1、CD18的配体,在CPB后肺内皮表达增强时可见,与大量的肺中性粒细胞蓄积有关。同时,补体C3在诱导CD18表达时起主要作用,C5a则与内皮黏附分子P-选择蛋白的生成有关。

CPB结束时,体循环中中性粒细胞弹性蛋白酶水平达峰值,且与术后肺损伤有关。目前,弹性蛋白酶不仅是 PMN 激活的一种标记物,还由于它的蛋白水解活性作用于肺微脉管系统和内皮细胞选择蛋白,造成肺直接损伤。弹性蛋白酶释放可被其他介质如 IL - 6 增加,同时,弹性蛋白酶可作为基质金属蛋白酶(MMP - 9)的激动剂。MMP - 9 对抗蛋白水解酶(如 α_1 - 蛋白水解酶抑制剂,一种弹性蛋白酶活性抑制剂)的作用与弹性蛋白酶和 MMP - 9 之间存在正反馈关系。

(4) 氧自由基损伤 中性粒细胞通过产生高反应性氧代谢产物激活烟酰胺腺嘌呤二核苷酸磷酸(NADPH)氧化酶来损害肺内皮。氧自由基是被激活的氧的高反应性代谢产物,包括超氧化物阴离子(O_2^-)、过氧化氢(H_2O_2)、单线态氧($^1O_2$)、羟基(・OH)和氢氯酸(HOCl),后两种代谢物由 H_2O_2 衍生而来。体外实验研究表明,内皮细胞主动参与自身的破坏。中性粒细胞通过激活 NADPH 氧化酶来损害肺内皮,但内皮细胞自身也通过过氧化氢减少亚铁离子生成有毒的羟基。

尽管有证据表明 CPB 期间肺损伤与补体激活和中性粒细胞隔离有关,但很少有资料表明肺损伤与氧自由基有关。这主要与临床实践中氧自由基产物半衰期过短,不易准确测定有关。此外,它们只作用于微循环,在循环水平中浓度不高。动物实验发现 CPB 前予白细胞滤过可减少肺损伤和氧自由基的产生,支持中性粒细胞氧自由基生成造成临床肺损伤的假说。

体循环和 BAL 液的髓过氧化物酶水平在 CPB 结束时达最高值,但髓过氧化物酶对肺损伤的作用至今仍有争议。有作者认为氧自由基活性增高提示 CPB 后发生急性呼吸窘迫综合征(ARDS)的危险性。事实上,高氧 CPB 广泛应用于心脏手术,氧合是否诱导氧衍生的自由基值得关注。高氧 CPB 与正常氧含量 CPB 相比,增多的氧自由基损害肺脏,通过潮气量和第一秒用力呼气量(FEV_1)水平降低来反映。

(5) 溶酶体酶的损害作用 受刺激的中性粒细胞除释放氧自由基外,还释放多种溶酶体酶,这些酶可诱导血管损伤。CPB 后,嗜苯胺蓝粒标记物-中性粒细胞弹性蛋白酶、中性粒细胞粒标记物-乳铁传递蛋白和髓过氧化酶均增加。细胞毒性分析显示,激活的中性粒细胞加入培养的人微血管内皮细胞,后者受损程度因加入丝氨酸蛋白水解酶抑制剂而减少 60%,而氧自由基清除剂、超氧化物歧化酶、过氧化氢酶、叠氮化钠和硫脲无明显作用。中性粒细胞蛋白水解酶造成的内皮细胞分离呈剂量依赖型,但不造成细胞溶胞。这种分离作用可用蛋白水解酶抑制剂防止,而非氧自由基清除剂。因此,中性粒细胞溶酶体酶和氧自由基对肺内皮细胞的损害作用可能是独立的。

(6) 内毒素介导的肺损伤 内毒素是一种由革兰阴性细菌壁衍生而来的脂多糖,它可诱导严重的低氧血症和肺高压。CPB 期间,患儿血中可检测到内毒素,在主动脉重新开放和 CPB 撤离前间隙,其水平增高。在灌注系统、外科手套和血液透析环路中可能存在无菌的内毒素污染。理论上极少量的内毒素都有可能刺激中性粒细胞,加重氧自由基的损害作用。

(四) 脉管系统与心脏术后恢复

1. 术前肺高压患儿的肺血管反应性 术后并发肺高压的患儿由于内皮-平滑肌作用异

常导致肺血管活性增高。近期的研究证实了在正常发育中肺血管对药物的反应变化很大；循环中血管活性介质会影响肺血管张力。

2. 循环中的血管活性介质 CPB 期间，循环中的儿茶酚胺增多。由于 CPB 的应激造成肾上腺髓质释放的肾上腺素增多。这可能与应激反应中交感神经元释放增多有关。经历短时间 CPB 患者的去甲肾上腺素增多程度与左心转流的患者相似，提示任何 CPB 的使用都造成应激，继而引起肺循环中去甲肾上腺素增多。

内皮缩血管肽是由内皮产生的一种血管收缩剂。肺高压患儿术前循环中的内皮缩血管肽水平是正常的。然而，在所有经历心内修补术的患儿，CPB 术后即刻内皮缩血管肽增高；肺高压患儿增高程度明显高于无肺高压患儿；这可能与肺高压患儿 CPB 期间肺提取内皮缩血管肽障碍有关。CPB 对内皮缩血管肽释放的作用机制尚不清楚，许多因素可刺激内皮缩血管肽释放，包括手术应激、休克和肺泡缺氧等。CPB 期间，这些因素均发挥作用，循环中内皮缩血管肽的增多可造成体循环和肺循环血管张力的增高，尤其对术前存在肺高压的患儿而言。

许多花生四烯酸代谢物有潜在的血管活性特性。前列环素和前列腺素 E_2 可扩张肺血管，而白细胞三烯（LT）- C_4 和血栓烷 B_2（TXB_2）可收缩血管。CPB 后许多介质对肺功能的准确作用仍未完全阐明。在缺血-再灌注后，肺内存在大量 TXB_2，在 CPB 羊模型上观察到 TXB_2 增多与肺功能损伤存在相关性。CPB 后重度肺损伤患儿（Murray 肺损伤评分，Ⅱ级）的血浆前列腺素 E_2 浓度降低，TXB_2 浓度增高，但 LT - B_4 和 LT - C_4 水平无变化。因此，这些花生四烯酸代谢物间的不平衡，而不是它们个体的作用，可能导致 CPB 后肺水肿的发生。有作者认为 CPB 后肺环氧合酶表达增强可能导致这种不平衡的发展。

前列环素和血栓烷 A_2 由内皮产生，血小板是血栓烷 A_2 的首要来源。前列环素是一种血管扩张剂，抑制血小板聚集。血栓烷 A_2 是一种血管收缩剂和前聚集物。近期的研究发现肺高压患儿类花生四烯酸的生物合成不平衡，血栓烷 A_2 合成增多，引起血管收缩和抗血小板聚集。这种类花生四烯酸合成的不平衡是肺血管疾病发展过程中的早期改变，可出现在可逆性肺血管疾病的患儿中，也可出现在进行性不可逆肺血管疾病的青少年病例中。

CPB 期间，血液中的类花生四烯酸物质均增高。在 CPB 开始阶段前列环素代谢物增多；复温、肺再灌注、停 CPB 阶段前列环素代谢物进行性减少；当前列环素减少时，血栓烷 A_2 代谢物增多；当肺再灌注时，达到一个峰值。研究中还发现，动脉和静脉样本中的每种类花生四烯酸无差异。然而，即使血管穿刺也会刺激前列环素释放，提示前列环素增加主要是血管损伤所致。高水平的血栓烷 A_2 与血小板激活有关，不同研究所得到的资料均提示，CPB 期间循环中类花生四烯酸物质的不均衡。此外，CPB 所造成的某种类花生四烯酸如前列腺素 E_1 生成的减少，可能与术后并发 ARDS 有关。

NO 是一种内皮衍生的血管扩张剂，由 L-精氨酸经 NO 合酶催化而成。NO 在不同的病理条件下，可有细胞保护作用，也可有细胞毒性作用。主要的细胞保护作用为抑制中性粒细胞聚集,从而减少炎性细胞释放超氧化物。主要的细胞毒性作用为通过直接作用于血红素酶和非血红素酶来抑制细胞代谢。选择性诱生型 NO 合酶抑制不会减轻 CPB 诱导的炎症反应,经诱生型 NO 合酶催化合成的过多的 NO 可能是 CPB 诱导的炎症反应的一种细胞保护性作用。

3. 其他问题　虽然,大家密切关注阻塞性肺血管疾病,但对 Fontan 手术或心脏移植患儿而言,即使中度的肺血管平滑肌阻力增高也会导致术后严重并发症。Fontan 手术后,肺动脉压力与体静脉压相同,肺血管阻力的任何增加均会造成体循环静脉扩张以及体循环毛细血管渗漏。心脏移植后,当后负荷增加可导致正常供体的右心衰竭。

(五) 体外循环造成的肺损伤的预防

介入治疗或改良措施包括药物(皮质激素、抑肽酶)、白细胞滤过、人工环路改良、持续血液超滤、CPB 期间持续机械通气、CPB 期间持续肺灌注等。

1. 改进体外循环环路中的人工材料　补体激活是肺损伤最基本和最主要的机制,当血液与 CPB 环路中的人工材料一接触就发生。比较不同材料制成的膜式透析器的补体激活反应,可发现铜状物透析器中 C3a 的产生是磺酸聚丙烯腈膜式透析器的 20 倍。使用特定的预充液可避免血中补体和人工材料之间的相互作用。CPB 期间,右旋糖酐 70 可减少补体 C 3 片段的激活。血浆增容剂聚明蚀肽加入预充液中,可减少补体激活。这些作用的可能机制为覆盖了体外环路中补体激活的位点。补体激活的减少可能是改善 CPB 造成肺损伤的一种主要的有效途径。

2. 药物应用减少或防止中性粒细胞激活　许多药物可用于减少 CPB 造成的器官损害,包括类固醇、蛋白水解酶抑制剂,以及自由基清除剂。离子螯合物去铁胺可减少 CPB 期间肺脏中的液态过氧化物。然而,氧自由基生成减少并不改善术后的呼吸功能。抑制肺内白细胞聚集和分离可能是一种有效的治疗方法。CD 18单克隆抗体可防止中性粒细胞黏附于内皮,这种方法目前用于评估多种实验性肺损伤的预防,包括败血症休克、化学损伤、缺血-再灌注损伤以及白细胞激活介质等;阻止内皮细胞黏附分子也是一种治疗方法。

3. 白细胞滤过法　实验研究发现,白细胞滤过可显著减少 CPB 的有害作用,但在临床应用中,这种技术很难推广。CPB 后再输入白细胞和血小板,可改善术后的氧合功能。

4. 肺血管问题　婴儿期早期矫治心内结构异常是确保肺血管疾病最终可逆性的最有效方法。需在术前预测这类患儿的危险性,以降低肺血管反应性。若术后不稳定,可用选择性肺血管扩张剂治疗。

(陈　玲,徐卓明)

参 考 文 献

1　Haddad G G, Fontan J J P. Respiratory system development and function. In: Behrman R E, Kliegman R M, Jenson H B, ed, Nelson Textbook of Pediatric. 16th. edition Singapore: Harcourt Asia, 2000:1235 - 1237.

2　Ferguson T B, Ferguson T B. Congenital lesions of the lung and emphysema. In: Sabiston D C, Spencer F C, eds. Surgery of the Chest. 16th. Singapore: Harcourt Asia. 2001:822 - 884.

3　Hanley F L, Organ development and maturation. In: Jonas R A, Elliott M T, eds. Cardiopulmonary Bypass in Neonates, Infants and Young Children. 1st. Oxford: Butterworth-Heinemann, 1994:5 - 26.

4　Hazinski T A. The respiratory system. In: Rudolph C D, Rudolph A M, eds. Rudolph's Pediatrics. 21st. Abraham: McGraw-Hill, 2003:1905 - 1907.

5　Wyatt J, Walters D. Physiology during the transitional period. In: Jonas R A, Elliott M T, eds. Cardiopulmonary Bypass in Neonates, Infants and Young Children. 1st. Oxford: Butterworth-Heinemann, 1994:27 - 36.

6　Hansen T, Corbet A. Lung development and function. In: Taeusch H W, Ballard R A, eds. Avery's Diseases of the Newborn. 7th. Singapore: Harcourt Asia, 2000:541 - 551.

7　Post M, Copland I. Overview of lung development. Acta Pharmacol Sin, 2002:10(Suppl): 4 - 7.

8　Chen S J, Lee W J, Wang J K. Usefulness of three-dimensional electron beam computed tomography for evaluating tracheobronchial anomalies in children with congenital heart disease. Am J Cardiol, 2003,92:483 - 486.

9　Chen S J, Li Y W, Wang J K. Usefulness of electron beam computed tomography in children with heterotaxy syndrome. Am J Cardiol. 1998,81:188 - 194.

10　Chen S J, Chang C I, Chiu I S. Preoperative diagnosis by electron beam computed tomography and perioperative management of primary tracheal anomalies in tetralogy of Fallot. J Formos Med Assoc,2001,100:26 - 31.

11　Newth C J L, Hammer J. Pulmonary issue. In: Chang A C, Hanley F L, Wernovsky G, ed. Pediatric Cardiac Intensive Care. 1st. edition Baltimore: Williams & Willkins,1998:351 - 367.

12　Chai P J, Williamson J A, Lodge A J, et al. Effects of ischemia on pulmonary dysfunction after cardiopulmonary bypass. Ann Thorac Surg, 1999,67:731 - 735.

13　McMullan D M, Bekker J M, Parry A J, et al. Alterations in endogenous nitric oxide production after cardiopulmonary bypass in lambs with normal and increased pulmonary blood flow. Circulation, 2000,102:172 - 178.

14　Birdi I, Regragui I A, Izzat M B, et al. Effects of cardiopulmonary bypass temperature on pulmonary gas exchange after coronary artery operations. Ann Thorac Surg, 1996,61:118 - 123.

15　Allen B S. The role of leukodepley in limiting ischemia/reperfusion damage in the heart, lung, and lower extremity. Perfusion, 2002,17:11 - 22.

16　Ellison L T, Duke J F. Pulmonary compliance following open-heart surgery and its relationship to ventilation and gas exchange. Circulation. 1967, 35:217 - 225.

17　Taeusch H W, Lu K, Ramierez D. Improving pulmonary surfactants. Acta Pharmacol Sin, 2002,23: 11 - 15.

18　Tokieda F, Whitsett J, Clark J, et al. Pulmonary dysfunction in neonatal SP-B deficient mice. Am J Physiol, 1997,273:1849 - 1856.

19　Atz A M, Wessel D L. Inhaled nitric oxide in the neonate with cardiac disease. Semi Perinato. 1997,21:441 - 455.

20　Asimakopoulos G, Smith P L C, Ratnatunga C P, et al. Lung injury and acute respiratory distress syndrome after cardiopulmonary bypass. Ann Thorac Surg, 1999,68:1107 - 1115.

21　Asimakopoulps G. The inflammatory response to CPB: the role of leukocyte filtration. Perfusion, 2002,17:7 - 10.

22　Suzuki T, Ito T, Kashima L, et al. Continuous perfusion of pulmonary arteries during total cardiopulmonary bypass favorably affects levels of circulating adhesion molecules and lung function. J Thorac Cardiovas Surg, 2001,122:241 - 248.

23　Schlensak C, Doenst T, Preuber S, et al. Cardiopulmonary bypass reduction of brochial blood flow: a potential mechanism for lung injury in a neonatal pig model. J Thorac Cardiovasc Surg, 2002,123: 1199 - 1205.

24　Hayashi Y, Sawa Y, Fukuyama N, et al. Inducible nitric oxide production is a adaptation to cardiopulmonary bypass-induced inflammatory response. Ann Thorac Surg,2001,72:149 - 155.

25　Beghetti M, Silkoff P E, Caramori M, et al. Decreased exhaled nitric oxide may be a marker of cardiopulmonary bypass-induced injury. Ann Thorac Surg, 1998,66:532 - 534.

26　Serraf A, Robotin M, Bonnet N, et al. Alteration of the neonatal pulmonary physiology after total cardiopulmonary bypass. J Thorac Cardiovasc Surg. 1997,114:1061 - 1069.

27　Chai P J, Williamson J A, Lodge A J, et al. Effects of ischemia on pulmonary dysfunction after cardiopulmonary bypass. Ann Thorac Surg, 1999,67:731 - 735.

28　Morita K, Ihnken K, Buckberg G D, et al. Oxidative insult associated with hyperoxic cardiopulmonary bypass in the infantile heart and lung. Jpn Circ J, 1996,60:355 - 363.

29　Morita K, Ihnken K, Buckberg G D, et al. Pulmonary vasoconstriction due to impaired nitric oxide production after cardiopulmonary bypass. Ann Thorac Surg, 1996, 61: 1775 - 1780.

30　Kirshbom P M, Jacobs M T, Tsui S S, et al. Effects of cardiopulmonary bypass and circulatory arrest on endothelium-dependent vasodilation in the lung. J Thorac Cardiovasc Surg, 1996,111:1248 - 1256.

31　Honore P M, Jacquet L M, Beale R J, et al. Effects of normothermia versus hypothermia on extravascular lung water and serum cytokines during cardiopulmonary bypass: a randomized, controlled trial. Crit Care Med, 2001,29:1903 - 1909.

32　Brix-Christensen V, Tonnesen E, Hjortdal V E, et al. Neutrophils and platelets accumulate in the heart, lungs and kidneys after cardiopulmonary bypass in neonatal pigs. Crit Care Med, 2002,30:670 - 676.

33　Fullerton D A, Hahn A R, McIntyre R C. Mechanistic imbalance of pulmonary vasomotor control in progressive lung injury. Surgery, 1996,119:98 - 103.

34　Kirklin J K, Westaby S, Blackstone E H, et al. Complement and the damage effects of cardiopulmonary bypass. J Thorac Cardiovasc Surg, 1983,86:845 - 857.

35　Ng C S H, Wan S, Yim A P C, et al. Pulmonary dysfunction after cardiac surgery. Chest, 2002, 121:1269 - 1277.

36　董声焕.呼吸系统疾病.见:胡亚美,江载芳主编.诸福棠实用儿科学.第7版.北京:人民卫生出版社, 2002:1140 - 1142.

37　金汉珍.呼吸系统疾病.见:金汉珍,黄德珉,官希吉主编.实用新生儿学.第2版,北京:人民卫生出版 社,1997:326 - 337.

38　李正红,王月华.肺表面活性物质的研究进展.新生儿杂志,2003,18:42 - 44.

39　金婧综述.魏克伦审校.肺表面活性物质相关蛋白与临床肺疾病.国外医学·儿科学分册,2003,30: 130 - 132.

第三节　体外循环对心血管的影响

一、心脏的初期发生

(一) 心肌血液供应的发育

人类在孕4周时开始出现原始心管,其发育过程与生成血管的外膜细胞的生长联系在一起。内皮细胞增生形成新的管道,在早期毛细血管化后,形成静脉血管丛。其后形成的动脉结构预示主要的冠状动脉的发育,这些小血管融合以后在大约孕45 d穿过主动脉壁。毛细血管的增生一直持续到新生儿期,此后主要是心肌的发育,其特征为肌纤维和毛细血管的比值逐渐下降。新生儿时期心肌血供充足,因此具有更好的缺血耐受性。可以把心脏的个体发育过程分为以下几个阶段:① 腔隙期,从怀孕到冠状动脉形成,在此期间,心肌细胞直接从心室腔内获得血液供应;② 过渡期,从动脉总干开始发育到冠状血管系统形成,此期心肌细胞血供由心室腔和冠状血管共同承担;③ 冠状血管期,冠状血管完全发育,心肌细胞基本上由冠状血管供应血液。

(二) 心肌能量供应的发育

未成熟心肌对缺氧有较强耐受性的部分原因是其和成熟心肌在能量生成过程上的不同。成人心肌可以利用多种供能物质如脂类物质,糖类,氨基酸和长链脂肪酸(主要供能物质)产生热量,而胎儿心肌仅依靠无氧代谢产生热量。胎儿心肌的这一特点在出生后仍保持一定时期,对暂时性缺氧具有更好耐受性。胎儿和新生儿心肌糖原贮备多也有利于其增加缺氧耐受性,但是糖原贮备量在出生后迅速下降。由于脂肪酸转运和代谢相关的酶发育尚未成熟或者是因为缺乏肉碱,所以未成熟心肌没有利用脂肪酸的能力,而必须经糖酵解产生热量。在新生儿心肌中,贮备的氨基酸含量较高,也增强了无氧条件下产生热量的能力。

(三) 钙处理的发育特点

未成熟心肌对细胞内钙的处理方式是特有的。因为 T 小管和肌浆网发育尚未成熟,肌浆网所释放的钙不足以产生心肌兴奋收缩偶联,使未成熟心肌的兴奋收缩偶联和肌原纤维张力的发生依赖于外源性钙离子。细胞膜上 Na^+/Ca^{2+} 交换的信息核糖核酸表达水平较成熟心肌高 2～3 倍,活性较大,细胞内游离 Ca^{2+} 浓度的调节主要是通过 Na^+/Ca^{2+} 交换完成,随着生长发育,钙通道的 mRNA 表达水平及密度随年龄增加。未成熟心肌更依赖跨膜的钙运输来实现收缩,并且分离钙的能力更低,加剧钙介导的再灌注损伤,有认为对于保护未成熟心肌特别重要。在新生猪的实验中,发现在缺血前采用低钙浓度的灌注液有利于保存心肌的收缩功能和舒张顺应性。

(四) 心肌发育成熟的时限

有文献将哺乳动物心肌成熟的时间限定为豚鼠<2 d,羊<6 d,猪<15 d,新西兰兔<4 周,犬<8 周,人<3 岁。有学者从结构、代谢、内分泌功能和心肌细胞增生能力等方面比较了 24 周龄以内 5 个时间段的新生兔心肌,发现正常兔的新生心肌的结构、功能约在 7 周左右基本趋于成熟,而各观察指标达到成熟期标准时限先后不一,其中结构的成熟稍早于功能成熟,而整体心肌成熟的时间早于性成熟期。对人而言,一般将新生儿、婴幼儿心肌称为未成熟心肌。总的来讲,新生儿心肌发育成熟是一个渐进的过程。对脊椎动物而言,1 周内的变化最大,以后渐趋于稳定,但此规律在不同种属的心肌存在较大差异,并且与心肌成长的环境条件相关。因此,心肌成熟的时限只能针对具体的物种相对而言,尚无统一的定论。

二、胎儿血液循环及其出生后的变化

出生前,胎儿的血液循环(图 2 - 3 - 1)从含氧饱和度 80% 和营养物质的脐静脉开始。脐静脉由肝门入肝。大部分血液经肝脏和静脉管直接进入下腔静脉,少部分血液则经肝窦进入下腔静脉。胎盘血和下肢来的静脉血,混合汇入下腔静脉,下腔静脉将混合血注入右心房。少量的血液与来自头部或四肢的上腔静脉血混合,大部分血液则通过卵圆孔进入左心房,与来自肺静脉的少量血液混合后进入左心室,继而进入升主动脉。冠状动脉和颈动脉,是升主动脉最初的分支。因此,心肌和脑可以得到充分的氧和血液的供给。由上腔静脉来的不饱和血液,经右心室进入肺动脉。胎儿期由于肺血管内的阻力大,肺动脉的血液大部分经动脉导管进入降主动脉。降主动脉的血液有一部分供应腹腔,供盆腔器官和下肢发育,其余大部分则经脐静脉运送至胎盘,在胎盘内与母体血进行物质交换后,再由脐静脉运至胎儿内。脐动脉的氧饱和度约为58%。胎儿时期右心室的排血量约为左心室的2倍,所以右心室负荷大于左心室。

出生时,由于胎盘血液循环停止以及肺开始呼吸,脉管系统发生突然变化,动脉导管壁肌肉的收缩,引起动脉导管闭合,使通过肺血管的血量急速增加,导致左心房压上升,同时,由于胎盘血液被阻断,引起右心房压下降,结果使卵圆孔闭合。如果

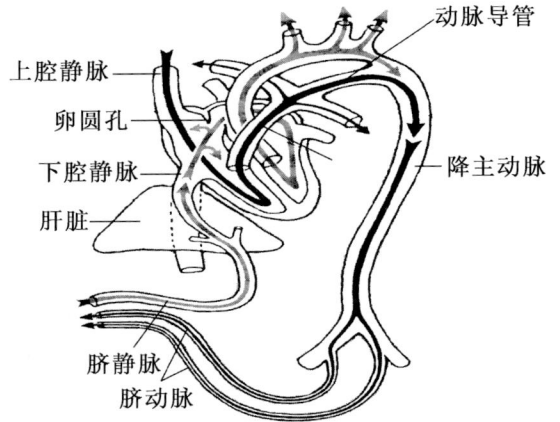

图 2-3-1　出生前胎儿血液循环示意图

有缺氧等刺激,由于肺血管阻力增加,肺动脉压升高,可造成动脉导管再开放。动脉导管的右向左分流,将引起血氧下降。如发生胎儿窒息缺氧,出生后肺血管阻力可不下降,产生持续性肺动脉高压。由于大量右向左分流,可造成严重的缺氧和紫绀一系列损害。

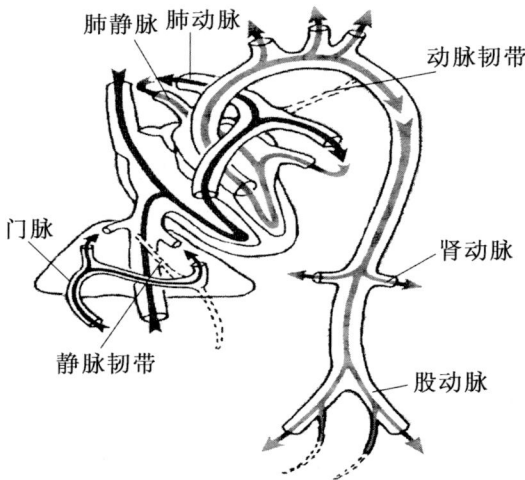

图 2-3-2　出生后血液循环示意图

胎儿出生后,主要的变化为:① 脐动脉的关闭,脐动脉的末梢部,形成脐动脉韧带;近侧一小段,保留成为膀胱动脉。② 脐静脉和静脉管的关闭,脐静脉关闭后形成肝圆韧带,静脉管关闭成为静脉韧带。③ 动脉导管的关闭,出生后,由于肺动脉压降低,动脉导管壁上平滑肌收缩,因而引起关闭。一般在出生后1~3个月,因血管内皮的增生,动脉导管达到解剖学上的关闭。成人后,关闭了的动脉导管,成为动脉韧带。④ 卵圆孔的关闭,出生后,由于右心房的下腔静脉血减少,右心房压下降;同时,肺开始呼吸,肺循环回流量急剧增加,左心房压升高,使卵圆孔瓣与继发隔紧贴而闭合。当肺通气不足或缺氧时,可重新开放,引起右到左分流。出生后1~2d内,这种闭合是可逆的,出生后1年左右,达到解剖学上的闭合,仅在房间隔的左侧,留有一凹,被称为卵圆窝。(图2-3-2)

三、体外循环对心血管的干扰和损害

心脏是体内需氧量最高的组织之一,富含毛细血管网以保证心肌的氧供,心肌细胞的胞质中有着丰富的线粒体和糖原,分别作为细胞氧化磷酸化反应的场所和重要的能源贮备,这些特点决定了心肌对各种引起缺血缺氧的因素非常敏感。一旦心肌缺血发生,将对心肌产生一系列结构、代谢和功能等方面的影响,其严重程度与缺血时间和程度密切相关。而CPB中,特别当主动脉阻断以后,冠状动脉血供停止,引起全心缺血,缺血早期心脏贮备的能量还可以维持心肌代谢,心肌细胞尚能够维持或恢复原有的结构和生理功能,随着缺血时间的延长,一些重要的代谢过程不能顺利进行,最终心肌出现不可逆性病理改变。目前认为,常温缺血 $30\sim60$ min 就会引起不可逆心肌损伤。而且,长时间缺血后,即使恢复供血,心肌损伤反而会进一步恶化,这种现象称为"再灌注损伤"。另外,心脏结构也使得不同部位的心肌所受到的损伤程度不同。心肌收缩时内层心肌较外层心肌的收缩强度大,冠状动脉的灌注压从外层心肌到内层心肌也存在压力递减,因此,靠近心内膜的心肌特别是乳头肌就更容易受到缺血缺氧的损害;肥大的心脏耗氧量常超过正常心脏,对缺血缺氧的损伤也更为敏感。在使用心肌保护液之前,人们使用常温缺血停跳的办法。Cooley 等报道了缺血性挛缩(即石样心)的发生,并指出心肌缺血时应采取必要的保护措施。

(一)缺血对心肌形态学的影响

心肌组织的形态学改变是心肌功能发生改变的基础,两者的改变相一致,因此可以从心肌缺血缺氧后的形态学改变来评估心肌的功能改变。且再灌注时功能的恢复往往慢于组织形态的恢复,这说明组织形态的改变和恢复是功能发生改变和恢复的基础。

心肌细胞形态学的改变取决于缺血缺氧的程度、持续时间、种类以及范围,主要变化是线粒体和胞核以及肌节收缩状态的改变,其中又以线粒体改变最明显,最初是线粒体基质内细颗粒逐渐消失变淡,基质的电子密度减低,随着病变的加重,基质中的致密颗粒消失,使整片基质变得完全透亮。这可能是线粒体从胞质内逐渐吸收液体使基质逐渐变淡,以至变得透明。随着缺血的持续发展,会出现细胞内酸中毒,溶酶体膜稳定性下降,释放酸性蛋白水解酶,线粒体被消化分解,线粒体嵴逐渐断裂并消失,甚至整个线粒体呈囊泡状肿胀,其中包含着一些残存的断裂嵴片等,这是由于富含蛋白质和脂质的线粒体内膜发生分解所致。此外线粒体中开始出现一些大小不等的高电子密度絮状团块,这也表示不可逆性改变的开始,当再灌注时还会出现更多的类似团块。断裂的嵴片有时还可相互紧贴形成多层嵴膜叠累的现象。这可能是由嵴片内膜分解出的蛋白物质和脂质与血液中的钙和磷离子结合而成的复合物。

心肌细胞核的改变稍晚出现。首先呈现核肿胀、核染色质向核膜下聚积,核内逐渐变淡,胞核轻度边移,但有的胞核也可以呈现皱缩状态,染色质亦向核膜下聚积。损伤程度愈重,胞核皱缩的现象越多见。

肌原纤维对缺血的耐受性较低,一般于缺血后 10～15 min 就发生改变,并随缺血时间的长短呈现不同程度的病理性收缩状态,早期肌原纤维松弛,先是肌节间见不到 I 带,A 带出现压缩改变,甚至粗肌丝有穿越 Z 线抵达相邻肌节的现象;不过肌节中粗、细肌丝仍保持整体对位,之后大多数肌节在同一时期处于收缩状态,肌节中出现由肌丝相互融合形成的蛋白团块,进而还会有肌纤维膜甚至核膜、线粒体外膜的破裂,形成收缩带。在可逆性损伤的后期部分肌节单位出现松弛。不可逆损伤期肌原纤维显著松弛,呈波浪状,大部分核严重肿胀,其余的核皱缩,染色质严重趋边。

缺血期间心肌细胞内还出现糖原颗粒逐渐减少,30～40 min 后细胞内的糖原可完全消失;脂滴出现,并随时间延长逐渐增多;缺血 30 min 后出现 T 小管肿胀和肌浆网扩张;缺血后 10～30 min 还可出现闰盘的裂开,随后逐渐加重,这可能与细胞水肿有关。

缺血程度或时间超过一定限度,出现心肌细胞坏死:① 缺血缺氧程度较轻,发生较急的情况下出现凝固性肌溶解,肌纤维呈多发性小灶状的嗜伊红浓染改变,肌细胞内出现大小不等的颗粒状、团块状物质或宽窄不等、染色较深的异常横带,肌细胞核可呈现固缩或碎裂改变甚至溶解消失;② 在缺血缺氧程度较轻但较缓慢的情况下出现液化性肌溶解,病变中肌纤维多出现水肿,在肌原纤维间形成大小不等的空泡,以胞核周围较明显,早期核尚无明显改变,随病变进展空泡逐渐融合扩大,肌原纤维溶解消失,最终胞核也破坏消失;③ 当缺血缺氧程度严重且发生急剧的情况下出现凝固性坏死,病灶内心肌细胞和间质纤维组织均出现坏死改变,此后还出现大量多形核白细胞的浸润。

心肌缺血时还引起各种生物膜包括心肌细胞膜、线粒体膜、肌质网以及溶酶体膜等的功能障碍。肌膜损伤是促使不可逆损伤形成的关键。缺血早期,主要是膜对离子和小分子有机溶质的通透性改变,并可能有少量细胞内酶的丢失;晚期则进一步发生细胞器内酶的丢失,以及线粒体等细胞器的功能障碍。虽然膜的结构与功能受到多种因素的影响,不过目前认为,冠状动脉血流阻断后的脂类代谢异常是引起心肌细胞膜功能变化的主要机制。膜磷脂降解的机制是:由于缺血缺氧及再灌注引起心肌细胞膜上膜磷脂成分脱酰化,而且缺血条件下能量缺乏又抑制了再酰化过程,从而导致膜磷脂降解,实验表明,10～30 min 的心肌缺血一般不引起膜磷脂的丧失,3 h 缺血可引起 15% 的丢失。

心肌缺氧时,还可见心肌细胞内发生长链脂肪酸、脂酰肉碱以及脂酰辅酶 A 堆积。脂肪酸是强有力的氧化磷酸化脱羧偶联剂。部分长链脂酰辅酶 A 蓄积在缺血心肌的线粒体中,可以抑制线粒体的氧化磷酸化作用及腺嘌呤核苷酸移位酶,而影响了 ATP - ADP 通过线粒体内膜的交换。其次,各种脂类对于心肌具有负性肌力作用,并可引起电生理特性的异常。表现为低浓度脂肪酸可能减少了钙离子通道进入肌膜而引起动作电位周期的缩短。这主要见于缺血早期。晚期膜对钙的通透性增加,心肌细胞内钙离子蓄积,这在缺血心脏细胞死亡的发病学中可能起重要作用。

心肌缺血持续必然导致不可逆性损伤的发生,这时心肌细胞一般具有以下四个特点:① 心肌 ATP 几乎完全耗竭;② 线粒体肿胀,内含不定性基质颗粒;③ 肌膜损伤;④ 缺血损伤区出现无电活动区。这些变化已不可逆性恢复,此时,如进行再灌注,不仅不能改善缺血性损伤,反而因再灌注损伤而加重损伤。

造成不可逆性损伤的机制目前尚不完全清楚,可能和细胞膜破坏,膜磷脂降解加速,细胞内钙超载,氧自由基损伤,生物膜上蛋白与磷脂形成交联键,改变膜受体和离子通道形成的膜脂质微环境,使酶类失活以及细胞内能量物质减少有关。

(二) 缺血对心脏代谢的影响

心肌缺血时,组织供氧不足,心肌内氧化产能过程障碍,心肌细胞内的高能磷酸化合物 ATP 和磷酸肌酸(PCr)迅速消耗,心肌对葡萄糖摄取增强,糖酵解增加,细胞内 pH 值同时发生变化,这些变化对心肌收缩有明显的负性影响。无氧酵解产生的能量成为新的高能磷酸盐的唯一来源,糖酵解作为一种缓冲机制,在有足够的底物时,在缺血再灌注转换期间可防止心肌细胞能量耗竭,也可支持心脏的功能和代谢恢复。但其不能提供足够的能量,在严重缺血时,无氧糖酵解提供的高能磷酸盐可占缺血组织所需要的 80%,但由于其产生过于缓慢,不能达到缺血细胞需要的高能磷酸盐水平,从而造成心肌内的能量缺乏。当糖酵解作用不能满足基本的膜保护作用时就会发生心肌细胞死亡。这时为了减少氧的消耗,心肌收缩快速衰退。由于 PCr 的缓冲作用,在缺血早期 ATP 是被保存的,因此心肌收缩衰竭的出现早于 ATP 减少的发生。高能磷酸化合物尤其是 PCr 的快速降低,刺激糖酵解和糖原的分解。随着缺血不断加剧,葡萄糖输送减少,糖原贮存消耗,抑制性代谢产物 NADH、乳酸和 H^+ 增加,抑制糖酵解途径,糖酵解速率反而降低。现推测在缺血后 20 min 时糖酵解减慢,40 min 时停止。在轻度缺血时,糖酵解作用在不同水平上受到刺激,糖酵解产生的 ATP 虽然远不能代替心肌对能量的全部需要,但由于其靠近肌纤维膜的部位,提供的 ATP 可以保持膜两侧的离子浓度梯度。在严重缺血时,乳酸盐增加,可使缺血区收缩活性降低,促进线粒体损伤,减少动作电位持续时间并在甘油醛-3-磷酸脱氢酶水平上抑制糖酵解作用。当糖酵解产生的能量不能维持膜保护作用时,心肌细胞发生死亡。

心肌缺血对代谢的影响包括以下几方面:① 氧化还原过程减弱,高能磷酸盐特别是 PCr 很快降低;② ATP 下降,下降的程度常和心肌酶的释放成正比,可能和 ATP 在缺氧初期尚能维持在一定水平有关,至 30 min 后 ATP 下降 60%,约 2 h 后,ATP 及 PCr 耗尽,腺苷、次黄嘌呤及黄嘌呤明显增高;③ NADH 明显增高,细胞内游离脂肪酸、乙酰辅酶 A、乙酰卡尼汀及溶血磷脂亦增加,后者可能和心律失常有关;④ 三羧酸循环明显减慢,细胞内糖原分解和糖酵解增强。细胞内电子传递明显减慢,尤其是细胞色素 C 明显减少;⑤ 心肌细胞不能利用乳酸使心肌内乳酸明显增多,葡萄糖向心肌细胞内转运增快。这些反应可能由于 ATP 分解产物增多,引起已糖激酶、磷酸果糖激酶及 3-磷酸甘油醛脱氢酶激活,使糖酵解增多,ATP 生成增多所致;⑥ 丙酮酸在心肌内蓄积,使其转向乳酸途径,引起细胞内酸中毒,H^+ 在细胞内明显增多,抑制 3-磷酸甘油醛脱氢酶及磷酸果糖激酶的活性,使糖酵解减慢;⑦ 由于 PCr 减少,使线粒体内的 ATP 无法外移,ADP 及 Pi 蓄积,不能再生成 ATP。细胞酸中毒后,钙离子滞留于胞质溶胶及线粒体内,使心肌收缩减弱或停止;⑧ ATP 减少使细胞膜上离子泵功能减退,使 Na^+、Ca^{2+} 内移,K^+ 外流,导致肌纤维挛缩、细胞水肿及心律失常;⑨ 酸中毒可导致溶酶体稳定性下降,释放酸性蛋白水解酶等物质,引起细胞溶解,最后引起细胞坏死。

(三) 心肌缺血对心功能的影响

心肌血流突然中止或减少,引起心肌舒张和收缩机械功能障碍。在数秒钟内,舒张功能降低,顺应性减低,心室舒张末压力增高,之后心室收缩功能恶化,而后停止局部心肌收缩。有报道,心肌缺血 15 s 后,心脏收缩功能就明显降低,心肌收缩功能下降的程度取决于缺血程度、心肌代谢损害程度及葡萄糖的利用等。心肌血流中止之后,除能量丧失外,其他细胞内的改变,包括酸中毒、减低收缩蛋白对钙的敏感性及磷酸盐和脂质的蓄积,也很快使心肌细胞收缩和舒张功能降低。

心肌对缺血的适应性反应一般有三种:① 当心肌细胞对 ATP 的需要下调至与新的代谢减低的状态,在心肌血流供应恢复时,心肌收缩功能立即恢复,即发生心肌冬眠,这其实是一种心肌的保护机制;② 短暂心肌缺血后,尽管再灌注后心肌血流已完全或几乎完全恢复时,心肌收缩力仍保持在较低的状态,即发生心肌顿抑;③ 反复短暂心肌缺血发作后,对随后的较长时间心肌缺血具有保护作用,可以延长但不能防止心肌梗死的发生,即心肌缺血预适应。

四、心肌缺血中的一些特殊问题

(一) 缺血-再灌注损伤

1. 钙平衡 细胞内钙精确地双向流动介导心肌的收缩和舒张、酶的活性及线粒体功能。如果钙活动受到干扰而发生紊乱会引起心肌兴奋-收缩偶联障碍,进而导致收缩和舒张功能受损。因此 Ca^{2+} 失衡是心肌缺血损伤和泵功能衰竭的病理生理学基础。细胞内钙的控制失调不仅同心肌缺血-再灌注损伤有关,而且和心肌缺血后引起的心肌顿抑和心肌坏死都有密切的关系。

心肌肌浆网膜对缺血性损伤非常敏感,在短暂缺血后,对钙摄取能力明显下降,$Ca^{2+}-ATP$ 酶活性也降低。但是,近来许多研究结果表明缺血-再灌注损伤后,钙并不是通过 L 形钙通道进入细胞,而可能来自于细胞的肌浆网或其他一些细胞器。最可能的机制是肌纤维膜和肌浆网清除钙离子能力下降。由于这两者都是能量依赖的过程,因此缺血以后 ATP 不足会引起肌纤维膜 Ca^{2+} - ATP 酶或肌浆网 Ca^{2+} - ATP 酶不能将细胞内的钙离子浓度恢复至肌纤维舒张所需的基础水平。其导致的结果就是心肌收缩能力降低且同时影响心脏收缩和舒张功能。

细胞内钙离子浓度异常增高时,因肌丝对钙的敏感性改变而使心肌收缩力下降,异常的钙浓度还会产生其他的不良效果,激活 ATP 酶、脂酶,影响线粒体功能并导致自由基生成。不论其机制如何,这些证据表明钙超载引起缺血-再灌注后的心功能下降。由于细胞内钙浓度在缺血阶段基本稳定,而在再灌注后才迅速增加,而未成熟心肌 T 小管和肌浆网发育尚未成熟,导致肌浆网所释放的钙不足以产生心肌兴奋收缩偶联,因此其兴奋收缩偶联和肌原纤维张力的发生依赖于外源性钙离子,因为未成熟心肌更依赖跨膜的钙运输来实现收缩,以及未成熟心肌分离钙的能力更低,这些因素会加剧钙介导的再灌注损伤。一些学者建议灌注中采用低钙溶液,动物试验证实在缺血前采用低钙浓度的灌注液有利于保存心肌的收缩功能和舒张顺应性,而且再灌注时使用低钙溶液也可以促进缺血后的心肌功能恢复。

2. 炎症反应 缺血-再灌注损伤中炎症反应的作用也不可忽视,中性粒细胞是缺血引起组织损伤的关键,受到刺激后的中性粒细胞对刺激产生强烈反应,发生呼吸爆发,脱颗粒释放蛋白消化酶,黏附、聚集、移行并吞噬微生物。这些中性粒细胞通过反应性氧代谢产物的生成和酶的释放及其他多种机制加剧组织损伤。

CPB 手术中,患者体内的中性粒细胞受到诱导刺激,可以在转流后 $3\sim24$ h 产生 O_2^- 和释放弹性蛋白酶。在此期间,后续的刺激可以使中性粒细胞产生细胞毒性,引起器官功能损伤。此外,在 CPB 后 $2\sim3$ d,白细胞内 NADPH 氧化酶生成 O_2^- 的能力低下。这使得机体更容易受到感染,并可能引起迟发性多器官功能衰竭。

CPB 后引起中性粒细胞诱导和激活的机制尚不清楚。目前资料显示 CPB 中机体所产生的内毒素,细胞因子白细胞介素 IL-1,IL-6,IL-8 和肿瘤坏死因子(TNF)等多种产物可以诱导中性粒细胞。不过,这些物质血浆浓度的升高往往是一过性的,难以解释手术以后整个反应的过程。此外,脂质介质也同中性粒细胞在 CPB 损伤后早期的诱导有关。

TNF 的两种亚型具有相似的炎性效应,其中 TNF-β 作用强度较弱,因此此处讨论的 TNF 主要指 TNF-α。TNF-α 和败血症休克,缺血-再灌注损伤以及外伤后引起的器官损伤有紧密的联系。该促炎因子可以促进其自身以及多种小分子炎症介质如血小板活化因子、花生四烯酸和过氧化离子的生成,而且具有趋化和刺激免疫系统细胞成分的作用。此外,TNF 还是内源性致热原,可以刺激 IL-1 等其他内源性致热原的产生。

CPB 后可以观察到人类心肌内 TNF 的升高,而且在心肌细胞和间质细胞内都可以看到 TNF 的上升。局部生成的 TNF 可能是缺血后导致心肌功能不良,凋亡和肥厚的重要原因。TNF 的血液动力学效应是降低心肌收缩力和射血分数,降低血压和全身血管阻力以及使双心室扩张,也可以抑制心肌对肾上腺素的反映。TNF 还可引起代谢性酸中毒,血液浓缩,弥漫性的肺部渗出,血糖和血钾升高,肺和胃肠道出血,急性肾小管坏死甚至死亡,并可诱导心肌细胞凋亡。

TNF 诱导并通过鞘氨醇介导的钙诱导的钙释放紊乱,影响 L 形钙通道的钙内流从而抑制钙的转运,干扰钙的调控影响心肌兴奋-收缩偶联,进而影响心脏收缩和舒张功能。除了钙失衡以外,TNF 引起心肌功能下降的机制还包括直接的细胞毒性、氧化应激、干扰兴奋收缩偶联、心肌细胞凋亡以及诱导其他心肌抑制物质如 IL - 1,IL - 2,IL - 6 的生成。IL - 1 对 TNF 引起的心肌抑制和细胞毒性具有协同作用。

(二) 心肌顿抑

"心肌顿抑"是由 Braunwald 等于 1982 年首先提出的,指经短时间缺血后,心肌尚未发生坏死,但结构、代谢的改变,尤其是收缩功能的障碍在再灌注后数小时、数天或数周才恢复的现象。实验已经证实了心脏手术患者术后绝大部分出现左、右心室射血分数明显下降,术后 4～6 h 最低点,8～10 h 始恢复,24～48 h 基本恢复到术前水平。一些研究在排除了前负荷、后负荷、温度及用药等的影响后证实了心室功能障碍确实是由于心肌收缩异常引起,同时心室功能曲线的改变和左心室壁厚度的减小进一步证实了术后心肌顿抑的存在。

心肌顿抑的发生机制尚不清楚,目前推测可能和以下几个因素有关:

1. 自由基假说 多种不同的抗氧化剂可减轻氧化作用,均起到了抑制心肌顿抑的作用。Bolli 等报道,再灌注 1 min 前应用抗氧化剂可减轻心肌顿抑,而再灌注 1 min 后应用抗氧化剂则无效,说明氧自由基产生于再灌注早期。心肌顿抑时表现出的心肌收缩功能障碍无论机制如何,最终途径必然是兴奋-收缩偶联的一个或几个环节受损,Macfarlane 等认为自由基的作用可能是直接损伤肌纤维蛋白而应影响其功能。也有人认为是通过损伤膜功能引起细胞内钙超载而起作用。

2. 钙超载假说 在再灌注早期,许多非自由基依赖机制可以促成钙超载,其中最重要的可能是 $Na^+—H^+$、$Na^+—Ca^{2+}$ 交换机制,即缺血时细胞内 H^+ 聚集,依 $Na^+—H^+$ 交换,细胞内 Na^+ 超负荷,再灌注后即激活 $Na^+—Ca^{2+}$ 交换,引起 Ca^{2+} 超载,用 $Na^+—H^+$ 交换阻滞剂或酸性灌注液可以抑制钙超载和心肌顿抑。

3. 蛋白降解理论 氧自由基假说和钙超载假说并不互相排斥,自由基可能是心肌顿抑的启动因素,通过引起钙超载起作用。钙超载激活细胞内钙依赖性蛋白酶,此酶激活后可引起肌纤维蛋白降解,肌钙蛋白 I 亚单位的部分降解是引起心肌收缩力下降的直接原因,而随着恢复灌流后肌纤维蛋白的修复,心肌收缩功能逐渐恢复。

心肌顿抑的特点在于其潜在的可恢复性。对于左心功能正常的患者,顿抑心肌的恢复较容易,常无需特殊治疗。但对于原本存在心功能不全等危险因素的患者,心肌顿抑带来的血流动力学紊乱则可能是致命性的,如不处理常难以自行恢复。

对于心肌顿抑的干预有两种途径:① 对未发生的顿抑进行预防;② 对已发生的功能障碍进行治疗纠正。心肌顿抑的机制已如前述,因此对其预防的研究也集中于应用抗氧化剂、钙离子拮抗剂等。心脏手术中良好的心肌保护也十分重要,如采用含血停跳液、不停跳等技术。研究表明非转流下冠状动脉旁路移植术后心肌顿抑较轻微。

心肌顿抑的临床表现为心力衰竭,对已发生的心肌顿抑血管活性药物有着较好的效果。另外,增加前负荷,减少后负荷也十分有效。药物治疗不仅可以改善预后而且有助于临床对顿抑心肌与坏死心肌的判断。不过对于一些重症患者,大量的正性肌力药只能增加心肌ATP的耗竭,不利于ATP的贮存,易使心肌的损伤向不可逆的方向发展。所以正性肌力药剂量超过一定程度时应考虑使用辅助循环。特别在婴幼儿患者中,由于心肌结构与成人不同,大剂量的正性肌力药物更易引起未成熟心肌不可逆损伤,有人建议当肾上腺素剂量超过 $0.2\mu g/(kg\cdot min)$ 时就应当考虑进行机械辅助。

(三) 凋亡

程序性细胞死亡(凋亡)是细胞在非致死性刺激下发生的非坏死性细胞自杀过程。同细胞坏死不同,程序性细胞死亡依赖于受到特殊刺激而开始细胞自杀程序的基因。对许多造血系统的细胞而言,凋亡是其惯例,不过凋亡也可以是由毒性刺激所引起。虽然凋亡最初被认为是免疫系统"安静"地清除不良反应的细胞的过程,但是现在确定凋亡同心血管、神经系统、自身免疫病等许多疾病的病理生理有关。在慢性心力衰竭、缺血、心律失常引起的右心室发育不良(以心肌细胞被脂肪细胞和纤维组织所替代为特点)、病毒性心肌炎和心源性猝死中都有心肌细胞凋亡的发生。

(常德华,青木满,王　伟)

参 考 文 献

1　Thomas W Sadler. Langman's Medical Embryology. 7th ed. Lippin cott Williams & Wilkins; 10th Bk & Cr edition.

2　William J Larsen. Human Embryology. 2nd edition. Churchill Living stone.

3　Manasek F J. Embryonic development of the heart Ⅱ. Formation of the epicardium. J Embryol Exp Morphol, 1969,22;333.

4　Maron B J, Hutchins G M. The development of the semilunar valves in the human heart. Am J Pathol, 1974,74;331.

5　Clark E B. Cardiac embryology: its relevance to congenital heart disease. Am J Dis Child, 1986, 140:41.

6　Coceani F, Olly P M. The control of cardiovascular shunts in the fetal and neonatal period. Am J

Physiol Pharmacol, 1988,66:1129.

7　Coffin D, Poole T J. Embryonic vascular development: immunohistochemical identification of the origin and subsequent morphogenesis of the major vessel primordial of quail embryos. Development, 1988, 102:735.

8　Hirakow R. Development of the cardiac blood vessels in staged human embryos. Acta Anat, 1983, 115:220.

9　Kirklin J W, Colvin E V, McConnell M E, et al. Complete transposition of the great arteries: treatment in the current era. Pediatr Clin North Am, 1990, 37:171.

10　Noden D M. Origins and assembly of avian embryonic blood vessels. Ann N Y Acad Sci, 1990,588:236.

11　Noden D M. Embryonic origins and assembly of blood vessels. Annu Rev Respir Dis, 1989, 140:1097.

12　Skandalakis J E, Gray S W. Embryology for Surgeons. The Embryological Basis for the Treatment of Congenital Anomalies. 2nd ed. Baltimore: Williams & Wilkins, 1994.

13　Dettaan R L, et al. Embryology of the heart. In: Hurst J W, et al (eds): The Heart, 4th ed. New York: McGrarr-Hill, 1978.6.

14　Bartelings M M, Gittenberger-de Groot A C. The outflow tract of the heat-embryologic and morphologic correlations. Int J Cardiol, 1989, 22:289.

15　Kirby M L. Role of extracardiac factors in heart development. Experientia, 1988,44:944.

16　Wenink A C G. Development of the human cardiac conducting system. J Anat, 1976,121:617.

17　Wenink A C G. Gittenberger-de Groot AC: embryology of the mitral valve. Int J Cardiol, 1986, 11:75.

18　Bull C, Deleval M R, Mercanti C, et al. Pulmonary atresia and intact ventricular septum: a revised classification. Circulation, 1982,66:266.

19　De la Cruz M V, Berrazueta J R, Arteage M, et al. Rules for diagnosis of arterioventricular discordances and spatial identification of ventricles: crossed great arteries and transposition of the great arteries. Br Heart J, 1976,38:341.

20　Nakazawa M, Marks R A, Isabel-Jonas J, et al. Right and left ventricular volume characteristics in children with pulmonary stenosis and intact ventricular septum. Circulation, 1976,53:884.

21　Van Mierop L H S. Embryology of the Heart. In:Netter F H(ed). The CIBA Collection of Medical II-lustrations, vol 5 pt, 1.CIBA. NJ:Pharmaccutical Co. Summit, 1969, 112.

22　Anderson R H, Ashley G T. Growth and development of the cardiovascular system-anatomical development. In: Davis J A, Dobbing J (eds). Scientific Foundations of Pediatrics. Philadelphia:WB Saunders, 1974,165.

23　Layton W M, Manasek F J. Cardiac looping in early iv/iv mouse embryos. In: Van Praagh R, Takao A (eds). Etiology and Morphogenesis of Congenital Heart Disease. NY:Futura Publishing Co, Mt Kisko, 1980,109.

第四节 体外循环对肾脏的影响

心脏术后肾功能不全或急性肾衰竭(acute renal failure,ARF)是 CPB 后严重并发症之一,特别是 ARF 的死亡率较高。但随着 CPB 技术的改进,围术期血流动力学的支持及肾功能的保护,其发生率已有所降低。术后肾功能不全从轻度到重度,表现少尿或无尿,其严重程度与死亡率的高低密切相关。小儿心脏术后轻度肾功能不全约 30%,ARF 的发生率约 1.6%~5%,Chesney 等曾报告小儿心脏术后 ARF 发生频率达 8%。死亡率约 50%~67%。近十余年开展早期腹膜透析及血液超滤技术后死亡率降至 40% 以下,但 CPB 期间的肾功能保护仍是心脏手术中的重要任务。

术后肾功能不全与术前心、肺、肾功能,患儿年龄,CPB 设备与转流时间,深低温低流量、低灌注压、缺血-再灌注损伤等有关。尤其是围术期低血压、低心排血量综合征,肾毒性药物及高渗造影剂的应用等,加重肾功能损伤。本章主要介绍 CPB 对肾功能的影响以及有关肾脏的发育与功能,手术中肾功能的保护。

一、肾脏的胚胎发育

肾脏在胚胎发生发育过程中重演种系进化的过程,始发于生肾中胚层,分为前肾、中肾和后肾三个阶段。

前肾是肾脏发育的最原始形态,存在短暂,无功能意义。开始于胚胎第三周末,在生肾节部位形成七八条前肾小管和一条前肾管。到第四周前肾小管相继退化,前肾管向尾部延伸形成中肾管,中肾开始形成。中肾是胚胎发育第四~八周主要的排泄器官,发生于生肾索头部,形成中肾小管和肾小囊,与背主动脉分支共同形成肾小体,外侧与中肾管相通,随后也逐渐退化消失。

后肾于胚胎第五周开始形成,是人体永久存在的肾,它来自两个不同的起源,一为输尿管芽,形成输尿管、肾盂、肾盏和集合小管;另一为生后肾原基。集合小管的分支末端诱导邻近的生后肾组织增生形成许多实性细胞集团,覆于每个集合小管分支末端的壶腹周围,以后逐渐分化形成 S 形弯曲的小管,一端与集合小管的末端连接,另一端膨大凹陷形成肾小囊并与伸入囊内的毛细血管球共同组成肾小体。S 形小管其余部分继续生长延长形成近端肾小管、髓襻和远端肾小管,与肾小体组成肾单位。

从胚胎第八周第一个肾单位开始形成至第三十五周,壶腹停止生长即不再有新的肾单位形成,此时肾单位总数已增加到接近成人的 100 万个单位,若胎儿生长发育迟缓,则出生后肾单位数量将明显减少,甚至减半。近髓肾单位形成最早,以后集合小管的末端继续向肾皮质浅层生长并诱导生后肾组织形成浅表肾单位。出生后肾脏的发育不再是肾单位数目的增加,而是每个肾单位体积的增大和肾脏皮质外层的分化,胚胎第四十周时近髓肾单位的体积是浅表肾单位体积的 2 倍,到 1 岁时近髓肾单位的体积仅为浅表肾单位的 20%。

二、肾脏的功能发育

肾脏的生理功能主要包括排泄体内的代谢产物如尿素、有机酸等,调节水和电解质平衡,维持内环境稳定以及内分泌功能如分泌肾素、前列腺素、红细胞生成素等。但胎儿期肾脏的主要功能是排尿保持羊水量,保证胎儿周围的液体环境不受挤压,其承担排泄废物和维持体内环境稳定的功能与胎盘相比微不足道。胎盘的调节功能即完全能适应胚胎生长发育的需要,因此胎儿期肾脏的发育几乎不受功能需求的支配。

(一)肾血流量

肾血流量(renal blood flow,RBF)与肾功能有着十分密切的关系。胚胎期由于肾血管阻力高,RBF 很少,只有胎儿心输出量的 2%～4%,出生后随着肾血管阻力降低和平均动脉血压升高这个比例快速增加,出生后 1 周增加到 10%,2 岁时达到 20%～25%,接近成人水平。通过 Doppler 超声检查发现胚胎第二十五周时 RBF 是 20 ml/min,第四十周时为 60 ml/min,而正常成人安静时高达 1000～1200 ml/min,相当于其他器官的 5～50 倍。测定肾动、静脉氧浓度显示其氧浓度差极小,仅为一般组织的 25%～35%;同时在肾血流减少所引起肾组织细胞发生缺氧损伤之前,已经出现肾功能的严重改变,因此高流量的肾血流除了供给其组织细胞的自身代谢外,主要用于维持肾血管的灌注压,保持肾小球的滤过,促进肾血管的转运,以执行其复杂而重要的生理功能。早产儿 RBF 的增加速度明显低于足月新生儿。

肾内肾血流的分配是不均匀的。胚胎时肾脏皮质内层、近髓质层的血流量远比皮质外层的血流量大,皮质深层的血流供应占优势,此决定了胎儿肾脏的发育是离心性的。出生后皮质层的血流量逐渐增加,到成人肾皮质的血流量约占 90%,而髓质只占 10%,其中内髓层不到 1%,因此内髓层最易缺血、坏死。同时皮质和髓质的血流速度也不同,这种肾内血流分布的区域性流量差和流速差,对调节钠的排泄和重吸收以及尿的浓缩功能均有重要意义。

肾血流量具有自身调节功能。当成人肾脏的灌注压波动在 80～200 mmHg 时,全肾血流量的维持相对恒定,肾小球毛细血管的压力变化亦不大;然而在胚胎期和新生儿早期仅在很小范围内具有自身调节功能,若血管过度收缩,则容易超过肾脏自身调节能力而影响肾血流的发育并将导致肾低灌注。常见于胎儿/新生儿呼吸窘迫、窒息、低氧血症、代谢性酸中毒、高碳酸血症、高热、低温、正压机械通气和各种缩血管药物的应用等。肾血流量还受神经和各种体液因素的调节。皮质外层血流主要受交感神经、肾素-血管紧张素系统的调节,与钠的排泄和滤过有密切关系;皮质内层和髓质外层血流主要受到前列腺素、缓激肽和血管升压素的调节,与髓质渗透压梯度的形成有关;髓质内层的血流受抗利尿激素的影响。

(二)肾小球滤过率

肾小球滤过率(glomerular filtration rate,GFR)是指单位时间内从肾小球滤过的血浆量。胚胎第八周形成第一个肾单位,第十二周有20%肾单位成熟,肾小球开始具有滤过功能,第二十至三十五周GFR快速增长直到肾单位全部形成,以后随着肾脏重量、胎儿月龄、体重和胎儿体表面积的增加而增长。GFR在胚胎期是非常低的,当发育到最高水平时也只有足月新生儿正常水平的20%~30%;出生后继续增长,尤其头3个月其增长速度最快,以后速度减缓,3~6个月时为成人的50%,6~12个月时为75%,1~2岁时接近成人水平。

胎儿GFR取决于肾小球滤过压、肾小球基膜的渗透性和肾小球基膜的总表面积,其中因肾血管阻力高致肾小球滤过压低是造成肾小球滤过率低的主要原因。许多激素和血管活性物质也同时影响肾小球的滤过状态,主要有肾素-血管紧张素系统,前列腺素,儿茶酚胺,激肽释放酶-激肽系统和心房钠尿肽等。

测定GFR最好的方法是菊粉清除率试验,由于其测定方法繁琐,通常检测内生肌酐清除率。当GFR正常时,两者非常接近。但当GFR降低时肌酐从肾小管分泌增加,结果肌酐清除率将明显高于实际滤过率,此时可通过监测血清肌酐水平来反映肾功能的变化。血清肌酐水平是新生儿期最常用于评价GFR的快速指标,出生1周后的新生儿血清肌酐水平比较高,尤其是早产儿,其水平与胎龄呈负相关。在临床上某些特殊药物的应用应根据早产儿不同的胎龄和新生儿不同出生年龄的GFR来决定药物剂量。

(三)肾小管的功能

肾小管的功能是重吸收原尿中的水、电解质及营养物质如葡萄糖和氨基酸,分泌H^+、K^+及有机物质,排泄废物如尿素和有机酸等,参与尿的浓缩和稀释,调节液体容量。胚胎时肾小管的功能非常有限,出生后其功能迅速成熟,然而新生儿及婴幼儿肾小管的重吸收功能仍较低,对水和钠的负荷调节较差,易致水肿,对营养物质的重吸收亦不充分,可有一过性生理性氨基酸尿和葡萄糖尿。

1. 钠平衡的调节 Na^+是细胞外液的主要阳离子,其总量对于细胞外液量的调节起关键的作用。肾脏对钠平衡的调节一方面是通过改变肾小球滤过率影响滤过的Na^+量来完成,另一方面更重要的是靠调节肾小管对Na^+重吸收的多少而完成。Na^+的重吸收与许多离子相互偶合在一起,包括葡萄糖、氨基酸、HCO_3^-等的重吸收以及H^+和一些有机酸的分泌,等等。正常成人Na^+在肾小管各段的重吸收率是不同的,通常滤液中约65%~70%的

Na^+在近端小管重吸收,25%的Na^+在髓襻重吸收,其余在远端小管和集合管重吸收,不到1%的Na^+从尿中排出。胚胎期肾小管的重吸收功能较差,有13%的Na^+从尿中排出,随着胎儿和新生儿的生长发育,Na^+的排出逐渐减少,早产儿为3%,足月新生儿为1%,这正适合于胎儿和婴幼儿生长及成骨所需要的钠的正平衡。

出生后细胞外液的Na^+浓度在抗利尿激素、醛固酮、心房钠尿肽、前列腺素、缓激肽等的调节下稳定在142 mmol/L,其变动范围成人很少超过$\pm 2\%$,而新生儿对钠的调节幅度有限,在应激状态下极易发生水钠潴留和低钠血症。

2. 钾平衡的调节 K^+是细胞内最多的阳离子,也是体内相当重要的阳离子,对许多细胞代谢活动起作用,包括细胞的兴奋、生长和分裂,以及细胞容量的维持等。体内的钾约98%分布在细胞内,其浓度为$120 \sim 150$ mmol/L;约2%分布在细胞外,正常血浆浓度为$3.5 \sim 4.5$ mmol/L。与血钠一样,血钾平衡也依赖于调节K^+的排出量和摄入量。人体钾主要在胃肠道吸收,最终90%以上的钾通过肾脏排出。血K^+在肾小球自由滤过,约$50\% \sim 55\%$在近端小管主动重吸收,髓襻继续重吸收约$30\% \sim 35\%$并参与K^+的再循环,远端肾小管和集合管具有分泌K^+的功能。一般来说,肾小管重吸收K^+相对恒定,因此调节K^+平衡主要是改变K^+的分泌量。其影响因素包括醛固酮水平、血K^+浓度、血H^+浓度和远曲小管液Na^+浓度等,其中醛固酮水平是调节K^+排出的最重要因素。

胚胎期胎儿每日K^+的累积量在$0.6 \sim 0.8$ mmol/kg之间,其分泌量却很低,胚胎第二十一~二十四周胎儿尿液K^+浓度低于3 mmol/L,这有利于胎儿生长发育所需的正钾平衡。新生儿出生20 d以内血清钾浓度较高,甚至可高达$6 \sim 7$ mmol/L,此后逐渐降低至$3.5 \sim 5$ mmol/L,K^+的分泌量也开始稳定,平均每日分泌$1.29 \sim 1.48$ mmol/kg。由于肾脏保钾能力较差,即使在严重缺钾时仍有$10 \sim 20$ mmol/d的钾从尿中排出,因此对于危重新生儿在应用利尿剂和扩容治疗时,更应预防K^+分泌增加所造成的严重低钾血症。

3. 钙、磷、镁代谢的调节 血浆游离Ca^{2+}参与细胞的许多生命活动,对神经肌肉、心肌兴奋性起了十分关键的作用。通常肾小球滤过液的$98\% \sim 99\%$ Ca^{2+}经肾小管重吸收,其中约90%滤过的Ca^{2+}在近端小管和髓襻上升支伴随Na^+的重吸收而被动重吸收,不到10%在远端小管和集合管主动重吸收。影响肾脏对钙平衡的调节因素有甲状旁腺激素(PTH)、活性维生素D_3、降钙素,血钙、磷、镁的浓度,酸碱平衡和细胞外液容量状况等。但是,胚胎期钙的代谢主要受控于胎盘,Ca^{2+}在母体和胎儿之间主动转运。胚胎第二十六~三十六周,胎儿Ca^{2+}累积量平均130 mg/(kg·d),其血浆Ca^{2+}浓度远高于母体。出生后新生儿的血浆Ca^{2+}浓度迅速下降,尤其是出生后第一个48 h内常出现低钙血症,因为此时维生素D_3、PTH等的作用还不能维持钙的平衡。同样新生儿心肌钙的代谢也不成熟,若CPB中应用大量含枸橼酸盐的血制品则更易加重低钙血症。襻利尿剂同时具有强效利钙作用,在新生儿期大量应用可能导致新生儿肾钙质沉着。

血浆中的磷一部分与脂类结合,另一部分为无机磷,其无机磷浓度随年龄而不同,胎儿为 4.8 mmol/L,足月新生儿为 1.9～3.0 mmol/L,以后逐渐降低,至十几岁时达成人水平为 0.97～1.45 mmol/L。肾小球滤过液中 90% 磷在肾小管重吸收,10% 经尿排出。PTH、糖皮质激素、细胞外液容量、酸中毒等增加磷的排泄,控制肾小管重吸收磷。胚胎第二十六～三十六周胎儿每日积累无机磷 75 mg/kg,其中 80% 存在于骨组织中,并保持正磷平衡。

镁主要为细胞内离子,仅 1% 的镁存在于细胞外。血浆镁浓度为 0.6～1.1 mmol/L,几乎无年龄差别。通常肾小球滤过液中 3% 的镁从尿中排出。细胞外液容量增加、酸中毒、高钙血症、高镁血症均促进镁的排泄,PTH 减少镁的排出。胚胎第二十六～三十六周胎儿每日积累镁约 3.5 mg/kg,出生时血清镁浓度为 0.75 mmol/L,3 d 后迅速增加到 0.9～1.1 mmol/L。新生儿低镁血症与宫内发育迟缓有关,而高镁血症往往是母亲分娩前使用镁的结果。

4. 酸碱平衡的调节　肾脏在机体对酸碱平衡的调节对于维持内环境稳定具有重要的意义。肾脏分泌 H^+ 保碱的功能主要在肾小管完成,包括:近端小管分泌 H^+ 及重吸收 HCO_3^-,形成可滴定酸,以及上皮细胞生成和分泌 NH_4^+;髓襻继续重吸收 HCO_3^-,以及重吸收 NH_4^+ 形成逆流倍增效应;远端小管重吸收或分泌 HCO_3^-,分泌 NH_4^+ 及形成可滴定酸等。该功能与血浆 CO_2 分压,血钾浓度,血氯浓度,醛固酮和 PTH 水平有关。胚胎期肾脏的分泌 H^+ 功能是非常弱的,胎儿的酸碱平衡主要是通过胎盘排泄 H^+ 来维持。出生后由于肾小管发育不成熟,醛固酮水平和活性低下,及分泌 H^+ 功能不足,因此极易产生代谢性酸中毒。早产儿的最大排酸量不到足月新生儿的一半,更易发生代谢性酸中毒。

5. 水平衡的调节　体内的水平衡取决于水的摄入和排出。肾脏主要通过尿的浓缩与稀释来实现对水平衡的调节。它取决于两个方面:一是血浆中抗利尿激素(ADH,又名血管升压素 VP)的浓度,它在远曲小管和集合管对水的通透方面起着开关的作用,另一方面决定于髓质高渗的作用。胎儿和新生儿排出的尿液是低渗尿,即使在缺水的情况下,足月新生儿最大的尿渗透压也只有 700～800 mmol/L,而成人高达 1300～1500 mmol/L。主要是由于胎儿和新生儿肾脏髓质间液渗透压梯度较成人低,这与其肾脏特点有关:① 髓襻的长度是随肾脏的发育而逐渐延伸的,胎儿和新生儿期髓襻尚未发育成熟,髓襻很短,导致逆流倍增效率低,不能很好地形成肾脏髓质高渗梯度;② 肾血流进入髓质部分较成人多,因而带走了较多溶质,减弱了髓质高渗梯度的维持;③ 尿素的生成和尿素循环较慢,影响内髓高渗梯度的形成;④ 血浆抗利尿激素水平和活性较低。因此新生儿并不具备理想的尿浓缩功能。

三、先天性心脏病与肾功能

先天性心脏病的血流动力学改变和心脏大血管的异常可直接影响到肾功能。肾脏的血液供应丰富,心输出量的 20% 以上流经肾脏,其中 90% 以上流经肾皮质。肾脏对搏动性血流十分敏感,当有效血容量减少、心输出量降低、外周血管扩张,或肾血管痉挛、缺氧等因素影响到肾脏时,可造成肾脏的尿液排泄功能和肾小管重吸收功能下降。心脏手术时的肾功能状况直接影响到术后肾功能的优劣与恢复。

(一) 先天性心脏畸形与肾发育异常

先天性心脏病是多基因、多因素所致的畸形,它伴有心脏外畸形不少于 25%。遗传学上的染色体畸变如 13、18 三体综合征、唐氏综合征、Turner 综合征、Holt-Oram 综合征(心指发育不良)和酒精胎儿综合征等为多系统脏器发育障碍,患儿在患有先心病的同时伴有智力低下,呼吸道、消化道、肾、尿道畸形,肢端、脊柱畸形,中枢神经系统病变等症状,可影响到心脏手术的实施。

染色体 13 三体综合征患儿主要的心脏畸形有室间隔缺损(VSD)、动脉导管未闭(PDA)和右心室双出口(DORV)等,其中 50% 伴有肾发育异常。还有些不归于单基因缺损,但常与先心病同时合并肾脏畸形,如:Goldenhar 综合征(半面小身材)、Williams 综合征及 VACTERL(vertebral abnormalities, anal atresia, cardiac abnormalities, tracheoesophageal fistula and/or esophageal atresia, renal agenesis and dysplasia and limb defects)综合征,通常约 50% 伴有肾脏或泌尿系统的缺损,其中又有 35% 患儿表现为单根脐动脉(通常 2 根)而导致肾脏和泌尿问题,在胚胎期这些缺陷严重的不能完全构成双肾甚至单肾,有的泌尿系统排尿梗阻,有的尿液易反流入肾脏。这些问题能够造成早期肾衰竭及可能需要肾移植。绝大多数肾发育不良、肾梗阻型畸形患儿,只要出现肾前性灌注血流量不足,术后极易出现肾衰竭。这些新生儿在胎儿期由胎盘行使肾脏功能,即使肾脏发育不良的胎儿也能维持其体内环境稳定,出生后 5 d 以上,其血清肌酸酐水平才能实际反映其肾功能状态。

对先心病多发畸形患儿,先天肾脏疾病主要有:肾发育不良、多囊肾、肾髓质囊性病、膀胱输尿管反流、肾积水、重复肾、肾融合异常(蹄铁形肾)等。相当一部分泌尿系统畸形患儿术前尿常规完全正常,肾脏 B 超、CT 检查在诊断泌尿系统先天解剖异常方面有着不可替代的作用。

(二) 年龄、心脏疾病因素对肾脏影响

1. 新生儿肾脏的特点　新生儿及婴儿肾小球滤过率(GFR)、肾血流量、肾小管的再吸收及排泄功能均尚未成熟。新生儿出生时肾小球的数目与成人相等,但其滤过率仅为成人的 30%~50%,故过量的水和溶质不能迅速有效排出。肾小管重吸收功能较差,新生儿摄入糖过多或静脉输入大量葡萄糖时可出现糖尿;排泄功能较差,用药种类及剂量均应慎重选择和计算。婴儿肾脏浓缩和稀释功能未完善,如给水不足,尿浓度一般不超过 700 mmol/L,而成人则达 1400 mmol/L。

新生儿肾脏无贮钠能力,钠的丢失多于摄入,足月儿每日钠的交换占体重的 15%,而成

人仅 9％,因此婴儿虽有较多的细胞外液贮量,但更易失去水分。肾脏排磷、氮功能也低,新生儿尿量 50～100 ml/kg,尿渗透压 75～300 mmol/L。早产儿抗利尿激素缺乏,肾小管再吸收、浓缩能力也差,易发生水肿和脱水。

新生儿期心脏手术属危重状态下的急症手术,术前影响肾功能最常见原因是肾脏灌注不足,可因系统性循环血量不足或由肾脏本身低灌注引起。系统性循环血量不足的原因是:① 失血——分娩时孕母出血,胎盘早剥离,婴儿产伤,脐带意外,孪生儿对孪生儿输血,严重的颅内、肺、胃肠道和肾上腺出血。② 体液丢失或再分配——脱水,感染性休克,坏死性小肠结肠炎(NEC)。脱水是由于胃肠道、泌尿道、皮肤过度丧失水分;感染性休克、NEC 时血浆漏入第三间隙,呈现低血容量性肾脏灌注不足。非系统性循环血量减少则是由于:① 分娩期窒息及其他因素致缺氧、缺血,血液再分配从肾脏转移至心脏、大脑。② 充血性心力衰竭,肾灌注不足和应用利尿剂。③ 严重左心系统梗阻性病变,术前即有肾缺血和低灌注,如主动脉缩窄、主动脉弓中断,可以在术前、术中、术后产生 ANF。④ 呼吸窘迫综合征(ARDS)致肾血流下降和肾小球滤过率降低。⑤ 药物影响,如血管扩张药妥拉唑林(tolazoline)可诱发少尿性肾衰竭,动物实验显示,此药在肾血管有 α-紧张效应,引起严重的血管收缩。卡托普列(captopril)用于呼吸机依赖的支气管肺发育不良(bronchopulmonary dysplasia, BPD)的早产儿高血压时,可伴发血压下降和少尿性肾衰竭。吲哚美辛(indometacin)则可减少新生儿的肾血流。在做心脏血管造影或肾脏造影时高渗的造影剂可能造成肾髓质坏死,特别在同时应用强利尿剂的患儿危险系数增大。

此外,紫绀型先心患者有 ARF 发生的风险率。严重的紫绀患儿,由于缺氧及红细胞增多症,使血液黏滞度增高,血流缓慢,黏滞度的改变影响了肾小球的滤过梯度,产生紫绀性肾小球肾炎。紫绀缺氧的严重程度往往决定了肾脏损害的程度,它可以从一般的肾小管功能不全至急性肾小管坏死。紫绀型患儿还易产生高尿酸血症,尿酸结晶可能沉积在肾脏,是术后 ANF 的原因之一。术前感染弓形虫病、先天性梅毒、肾盂肾炎等,也可直接伤害到肾脏。

2. 心衰对肾功能影响　充血性心力衰竭时水、钠潴留和在体内异常分布,神经体液调节异常而影响肾功能。① 肾脏内的血流重新分配使髓襻的回收钠增加。心排血量降低后肾脏内血流分布调整,皮质外层血流量减少,皮质内层近髓质的部分血流量增加,这些部位的肾小球具有较长的髓襻,有更高的钠回收效率,增加了钠的潴留。② 继发性的醛固酮增多。肾上腺皮质激素中醛固酮有很强的潴钠作用,心力衰竭时肾上腺皮质分泌醛固酮增多,使体内一切可以排钠的途径受醛固酮作用而有保钠现象。心力衰竭时肾血流减少,肾动脉充盈不足,刺激入球小动脉壁上的球旁细胞产生前肾素原,经水解修饰后降解为具有生物活性的肾素(renin),肾素分泌增加,加速了远曲小管对钠的回收。③ 利钠激素的缺乏。心房钠尿肽是心脏自身分泌的体液激素,在肾脏和血管中都具有心房肽特异性受体,应用 ^{125}I-心房肽放射自身显影,见到 ^{125}I-心房肽受体反应银颗粒主要分布于肾皮质和髓质交界附近的肾小管上皮细胞和间质中,以及血管平滑肌上;其利钠利水的机制可能为抑制肾小管回吸收与醛固酮的保钠作用抗衡,具有较强的利尿作用。当心房充血扩张时刺激心房钠尿肽释放,如左向右分流、室上性心动过速、肺动脉高压及水肿,均有心房肽分泌增加。但心力衰竭时患者出现肾功能恶化,是由于心房肽对肾脏及血管的效应减弱,受体下调,引起血管收缩,水、钠潴留的神经体液机制被激活有关。与此同时,心力衰竭、低心排如应用高剂量血管活性药物,引起外周血管及肾血管剧烈收缩,会加重肾脏缺血诱发 ARF。

3. 呼吸机正压通气对肾功能影响 许多严重左向右分流型先心病,术前反复呼吸道感染和慢性心力衰竭,需要呼吸机支持呼吸。正压通气尤其是高(小儿≥8 mmHg)呼气末正压(PEEP)所引起的肾功能异常,主要由于胸内压增高、心排血量减少,使肾血流灌注亦减少,并继发肾内血流灌注的改变,血流由肾皮质向髓质重新分布。同时也促使肾素-血管紧张素-醛固酮系统(RAAS)的兴奋性增加,使肾小球滤过率下降,肾小管重吸收增加,致使尿量减少,水钠潴留。长期呼吸机正压通气还可引起抗利尿激素的分泌增加,抑制心房钠尿肽分泌,加重水钠潴留。

单纯正压通气引起的肾功能异常,大多仅表现为轻度氮质血症和代谢性酸中毒,若出现严重的肾功能障碍或尿毒症,则患儿原有疾病恶化,或由于败血症、休克、心力衰竭,或因应用肾毒性药物所致。体内酸碱平衡和电解质失衡可因肾脏并发症的发生而加重和复杂化。不少机械通气新生儿、婴儿在通气数日后,出现面部、球结膜、颈部、背部的水肿,一般认为与正压通气诱发抗利尿激素分泌增加有关,另外也有可能与心功能不全、湿化过度、水分从呼吸道吸收、肾功能受损少尿、营养不良、低蛋白血症等有关。有些水肿患儿同时伴有低钠血症,此多为稀释性低钠。水钠潴留不仅增加心脏、肾脏负担,也使肺内气体交换趋于恶化。

四、体外循环对肾脏的干扰和损害

由于 CPB 常用的转流技术是非搏动性血流灌注,转流过程实际上是一种人工控制的相对低血压状态,易造成机体一系列的神经体液反应。CPB 本身所产生的一些物质会对肾脏造成损害。婴幼儿如果 CPB 时间≥3 h 就可能发生器官的结构和功能方面的损害,加之患儿原有的心脏疾病和心功能不全,已使肾功能有所减退的话,则 CPB 对于肾脏的干扰和损害程度相应增大。CPB 对肾脏损害的原因主要有以下方面。

(一)肾灌注流量及压力

CPB 期间,肾动脉的搏动性血流转变为平直性血流。非搏动性血流灌注影响血压,使得血管舒张压增高,脉压差消失,外周血管阻力升高,肾血流量和肾小球滤过率下降。成年人在平均动脉压约 60 mmHg 时,肾脏的有效血流量将减少 50% 左右,如果平均降压至

40 mmHg 以下,则无原尿产生。CPB 血液降温后,全身的血流分布也有所改变,当体温降到 20 ℃时,肾脏的血流量则为正常时的 8%,肾小球的有效过滤面积减少,超滤系数也下降,使原尿的生成相应减少,因此低温也直接减少肾脏的灌注。当灌注压力进一步降低时,肾小球、肾小管的反馈系统发生应激性反应,肾脏交感神经及肾血管感受器兴奋,促使肾素释放增多。肾素在血管紧张素转化酶的作用下,生成血管紧张素 Ⅱ 和血管紧张素 Ⅲ,其具有强烈收缩血管平滑肌作用,使肾灌注形成恶性循环。肾低灌注又促使抗利尿激素释放,引起液体潴留和收缩血管作用,血管升压素的升高可以维持到术后 48~72 h,使得肾小球的有效滤过率进一步降低。而醛固酮和抗利尿激素的释放增加,也相应增加了肾小管对于水的重吸收,造成少尿或无尿。

肾灌注流量和压力降低时,除了通过肾脏本身的反馈机制引起机体的反应外,还受到体内压力感受器、化学感受器的兴奋影响,以及自主神经系统调节机体的血流分布和血管张力,影响肾脏的排尿功能等。

肾小球的营养物质主要来自原尿和肾小管周围的毛细血管网,如果肾脏的灌注流量很低或相应不足时,易造成肾小管的缺血缺氧和营养不良,肾小管功能受到器质性损害;如发生肾小管细胞肿胀,出现管型或细胞碎片的堵塞和肾小管的回漏现象(transtubular back-leak),均会严重影响肾脏功能。过低的灌注压力和血流量将使肾组织处于低氧代谢状态,机体酸性代谢产物的增多加大了肾脏的负担,氧自由基的局部毒性影响,使各种离子泵和碳酸酐酶等的活性降低,电解质和氢离子的排泄受阻而加重了代谢性酸中毒,使肾功能进一步受损。

(二) 血液微颗粒

CPB 迴路中的多种材料与血液接触时诱发激活凝血酶原,血小板黏附破坏,形成血管内凝血,产生大量微血栓。手术期间的组织碎片、脂肪栓、骨蜡,和 CPB 时的微气栓等各种微颗粒物质均可以阻塞肾小球及肾小管,同时也造成肾小球及肾小管上皮细胞损伤。特别是 CPB 过程中管道的剪切力作用,心内负压吸引,使大量的红细胞破坏而产生过多的游离血红蛋白(超过正常 2~6 倍),造成肾小管的堵塞。如果采用较陈旧的库血预充,则产生更多的游离血红蛋白和纤维素物质,上海交通大学医学院附属新华医院(以下简称"新华医院")曾对不同时间的库血测定其微颗粒,发现血液保存时间越长,血液中形成的栓子颗粒就越多,新鲜血贮藏 1 d 后颗粒数达$(7.3\pm3.7)\times10^9$/L,贮藏 7 d 后颗粒数增到 $(51.1\pm7.4)\times10^9$/L,对肾小管的损伤作用更大。

一些药物如中分子右旋糖酐的不良反应,因分子量<2 万的小分子能自由通过肾小球膜进入肾小管,使肾小管内原尿黏度增高,流量下降,上皮细胞肿胀、空泡化,最终肾小管阻塞。

亚急性细菌性心内膜炎的赘生物脱落,左心房内附壁血栓及黏液瘤的碎片都可随 CPB

血流进入肾小动脉,引起肾血管栓塞。

（三）体外循环时间与方式

肾功能损伤程度与转流时间的长短呈正比,即 CPB 时间越长,肾功能损害的程度越重。Ascione 曾在双向上腔静脉-肺动脉连接手术(bidirection Glenn,BDG)中对比了体外与非体外方式对肾小球和肾功能的影响,结果非体外方式对肾功能的影响小于前者。目前常规的非搏动灌注对肾脏生理干扰大,如转流时间延长,各种炎性因子对肾单位上皮细胞作用和血液有形成分的破坏越多,肾脏组织细胞的损害也就越明显,使肾功能受到严重的伤害。Kron 等也提示长时间 CPB 的小婴儿病死率高达 65%。

深低温停循环(DHCA)方式对肾功能的影响在于肾缺血-再灌注损伤。Dittrich 有计划地评估 DHCA 对婴幼儿肾功能影响,通过监测尿量、尿/血浆肌酸酐比率、肌酸酐清除率、尿蛋白、N-乙酰-β-D 氨基葡萄糖苷酶(NAG),显示 DHCA 组肌酸酐、尿蛋白、NAG 较非 DHCA 组升高($P<0.05$),但是两组尿量、肌酸酐清除无区别。DHCA 对肾缺血-再灌注损伤尽管是温和的,但也显示出肾缺血性伤害。

CPB 术中、术后血液黏滞度改变可能影响肾功能。Dittrich 也研究 CPB 期间血液黏滞度对肾功能影响,发现低温灌注时血液黏滞度上升,影响肾小球的滤过梯度,尿 NAG、尿钠排泄增多,预示肾小管轻度损害。因此,在低温状态下适度血液稀释降低黏滞度,能保护肾脏功能。

（四）体外循环期间组织水肿

CPB 所造成全身性水钠潴留的病理改变,肾脏也不例外。

1. 毛细血管静水压力过高　CPB 时各种因素造成的腔静脉回流受阻,微循环功能障碍,使液体不断流向组织间隙,以致转流时间越长水肿越重,影响全身各组织脏器的功能。

2. 血浆胶体渗透压降低　CPB 开始后因血液稀释,蛋白变性,以及低温使血浆蛋白构型发生改变,炎性因子使血管通透性增加,大量蛋白渗出血管外,胶体渗透压下降,致组织水肿。这种病理现象在婴幼儿更为明显。

3. 全身性炎症反应　CPB 中大量炎性因子的释放,以及手术创伤等引起的一系列全身性炎症反应,对肾脏同样起到病理损害作用。肾脏细胞及间质的水肿进一步加重损害。

（五）血红蛋白引起的急性肾小管坏死

CPB 时管道的机械挤压或过度心内抽吸,易造成红细胞破坏。红细胞溶解后产生大量血红蛋白,一部分在血浆中与结合球蛋白紧密联合,由于其相对分子质量大(280000)而不能被肾小球滤过;另一部分游离的血红蛋白则可被肾小球滤过。滤过的血红蛋白在近曲小管内被上皮细胞重吸收,但这种重吸收是有限的,如果血浆内的游离血红蛋白含量超过150～250 mg/L,血红蛋白就出现于尿中,产生血红蛋白尿。血红蛋白引起急性肾小管坏死(ATN)的原因包括三个方面:① 许多红细胞及血红蛋白的破坏产物,形成了大量管型,堵塞肾小管并增加远端肾小管对血红蛋白的重吸收;② 经肾小球滤过而出现在肾小管中的血红蛋白,被近端肾小管上皮细胞吞噬,经溶酶体降解后,转化为高铁血红蛋白或羟化高铁血红蛋白,后者可催化脂质过氧化物的形成而具有肾毒性,直接损害肾小管上皮细胞;③ 血红蛋白中和内源性一氧化氮,使肾脏内血管收缩导致肾缺血。

患儿表现为急性溶血和贫血、血红蛋白尿,尿呈酱油色,潜血阳性,尿沉淀物一般看不见红细胞,出现少尿、尿闭,急性肾衰竭。红细胞大量破坏后还出现高钾、高磷血症(或低钙血症)及高尿酸血症。对已发生溶血者可在扩容的基础上给予甘露醇及呋塞米静脉滴注。甘露醇有渗透利尿作用,可防止血红蛋白堵塞肾小管,呋塞米与甘露醇并用可增加其疗效。碱化尿液是防治血红蛋白引起 ATN 的另一重要措施,静脉滴注 5％碳酸氢钠[2 ml/(kg·次)],密切监测尿 pH 值使其达 7.0～8.0,防止血红蛋白凝聚堵塞肾小管。此外需要纠正血容量和电解质紊乱,必要时血液透析治疗。

(六) 抑肽酶与肾脏

抑肽酶是一种多肽丝氨酸蛋白酶抑制剂。CPB 时应用抑肽酶可以保护血小板功能,减少转流患者的出血和输血,并可降低全身性炎症反应,在缺血-再灌注损伤中对脏器具有一定的保护作用。这些保护作用的机制与抑肽酶的抗炎和抗趋化性有关。上海儿童医学中心在 CPB 预充液中常规放置抑肽酶。

抑肽酶使用后经肾脏灭活和排泄,肾小管重吸收机制可使药物蓄积在肾小管上皮细胞内,所以理论上对肾脏可能有毒性。但是,抑肽酶能抑制肾脏的激肽释放酶和激肽活性,自激肽产生的前列腺素样物质减少,由于激肽释放酶和前列腺素 E_2(PGE$_2$)、前列环素(PGI$_2$)具有舒张肾脏血管作用,促进钠排泄作用,它的减少可能造成肾血管收缩,加重肾脏的缺血损伤。因此,有人推测应用抑肽酶可能损害肾功能。目前认为在以下情况下应用抑肽酶与肾脏功能损伤有关:① 深低温,损伤程度与温度相关;② 安装左室辅助装置;③ 同时使用肾毒性药物或收缩肾脏入球小动脉药物,如放射性造影剂和非甾体抗炎药物;④ 同时使用血管紧张素酶转化剂Ⅱ(ACEⅡ)抑制剂,或血管紧张素Ⅱ(ATⅡ)受体拮抗剂;⑤ 术前有肾脏病变(如糖尿病性肾病);⑥ 术前有肾功能损害;⑦ 有高危因素的患者使用大剂量抑肽酶;⑧ 对抑肽酶过敏并重复使用者。因此,CPB 应用抑肽酶一般不会对肾血流动力学和功能造成明显的影响,如有影响也仅是轻微、短暂的。

(七) 血管活性药物对肾脏功能的影响

血管活性药物不仅通过整个血流动力学的作用而影响肾脏,而且直接作用于肾脏。正常情况下,肾小球滤过率与肾血流量有良好的相关性。肾脏的自身调节功能使得肾动脉压力在较大范围内变化时,都可维持肾血流量稳定在一个恒定的范围内。肾功能受损后,肾脏的自身调节阈值升高,调节功能减弱甚至丧失,GFR 更依赖于肾灌注压力。血管活性药物对肾灌注压力有较大影响,临床应用血管活性药物也通常根据血压的改变而进行调节。

多巴胺(dopamine)是常用的血管活性药物,除了作为合成去甲肾上腺素的前体之外,还具有调节血管张力,影响钠平衡和作为神经递质。多巴受体广泛地分布在肾脏及其他内脏血管,产生扩血管作用。小剂量多巴胺<5μg/(kg·min)即可产生较强的多巴兴奋作用,而其 β、α 受体作用则小,所以将这个剂量的多巴胺称为"肾脏剂量"而广泛用于临床。近年对肾剂量多巴胺的作用产生较大争议,原因是多年来并没有可靠的临床大系列前瞻对照资料证明,这个剂量的多巴胺对肾脏功能恢复有益。一些发现多巴胺增加 GFR 的报道都提示因多巴胺增加了心排血量,提高了灌注压力所致。也有人认为,多巴胺对肾脏血管的扩张作用是通过刺激前列腺素释放所致。

五、体外循环期间对肾功能的保护

CPB 对不同患者的肾功能有不同程度的负性影响,患者都存在肾功能不足的临床表现。术后需要控制水分的摄入。应用利尿剂,程度较轻者可以在较短的时间内恢复正常,而肾功能损害程度较重者则可能发展为肾衰竭,尤其是术后出现低心排,更易发生肾衰竭。因此,必须重视 CPB 后对肾脏的保护和对肾功能的维护。

肾脏的保护和功能的维护措施有:术前保持患者循环状态稳定,减轻水负荷,给予必要的强心利尿药物;CPB 中尽量保持满意的灌注压力及流量,药物控制和减轻全身性炎症反应,适当血液稀释可减少血微粒产生和血细胞破坏,重症患者手术时应适宜的全身降温以降低代谢率。保持转流时电解质平衡及酸碱平衡,选用对血细胞破坏小的氧合器,质量可靠的微粒过滤器,尽量不用>5 d 库血预充或输血。缩短体外时间,用超滤法提升血细胞比容(Hct)。术后肾功能不全及时应用扩血管药及利尿剂以疏通肾小管,纠正低心排血量综合征待血压升高,心排血量上升,肾脏灌注改善,尿量即可增加。如出现血红蛋白尿,结合利尿剂给予碳酸氢钠,碱化尿液,防止游离血红蛋白尿阻塞肾小管。充分供氧对肾功能恢复十分有益,延长呼吸机支持时间,对发生肾衰竭积极处理,选用腹透或血透。新生儿心脏手术后发生一过性少尿的情况并不少见,一般可在术后 24~48 h 恢复。重症婴幼儿手术后如液体不平衡,选择呋塞米 0.1~0.4 mg/(kg·h)静脉滴注,应用药物无效即给予腹膜透析术。大多数情况下,随着心功能和外周循环的改善,肾脏功能在 24~48 h 内逐步恢复。

(史珍英,周燕萍)

参 考 文 献

1　Brodehl J, Gellissen K, Weber H P. Postnatal development of tubular phosphate reabsorption. Clin Nephrol, 1982, 17: 163.

2　Bueva A, Guignard J P. Renal function in preterm neonates. Pediatr Res, 1994,36:572.

3　Forbes G B. Calcium accumulation by the human fetus. Pediatrics, 1976,57:976.

4　Guignard J P. Renal function in the newborn infant. Pediatr Clin North Am, 1982,29:777.

5　Guignard J P, Torrado A, Da Cunha O, et al. Glomerular filtration rate in the first three weeks of life. J Pediatr, 1975,87:268.

6　Guignard J P, John E G. Renal function in the tiny, premature infant. Clin Perinatol, 1986,13:377.

7　Jeanty P, Dramaix W M, Elkhazen N, et al. Measurement of fetal kidney growth on ultrasound. Radiology, 1982,144:159.

8　Matos V, Van Melle G, Boulat O, et al. Urinary phosphate, calcium and magnesium to creatinine ratios in a healthy pediatric population. J Pediatr, 1997,131:252.

9　Van Den Anker J N, De Groot R, Broerse H M, et al. Assessment of glomerular filtration rate in preterm infants by serum creatinine comparison with inulin clearance. Pediatrics, 1995,96:1156.

第五节　体外循环对消化系统的影响

一、消化系统的发育、成熟及其生理特点

消化系统的主要器官是由胚胎的内胚层演变而来。人胚第三、四周时,卵黄囊背侧的内胚层形成头尾方向的纵行管道称原始消化管。原始消化管分成三段,即前、中和后肠,并由这三段继续分化、演变成为器官。肝脏、胰腺由前肠发生演变而成,肠道主要从中、后肠发生、发育。

(一) 肝脏

1. 发育、成熟　胚胎第三周,前肠末端腹侧面伸出一内胚层囊状突起,称肝憩室,迅速增大同时分头尾两部分,头部较大称肝部,为肝的原基;尾部较小称囊部,将演变成胚囊和胆囊管。胚第五周时已分为左、右两部分,形成左、右叶。左、右叶最初等大,胎儿3个月后,右叶大于左叶。

肝憩室形成分出肝部后,上皮细胞迅速增生并形成肝索,肝索内细胞称为肝细胞,肝索

将经过横膈的左、右卵黄静脉和脐静脉的分支分割形成窦状隙,即肝血窦。肝血窦汇成左、右肝心管,通入心脏静脉窦,来自胎盘的血液都从左脐静脉入肝,后经右肝心管汇入静脉窦左角,在左脐静脉与右肝心管间形成一条直捷道路称为静脉导管,出生后静脉导管闭塞,形成静脉韧带。当卵黄静脉演变成肝静脉和门静脉主干后,中央静脉才出现。

胚 7 周时胚肝部较粗的肝索与肝血窦交错排列,沿门管结构,中央静脉少见,小叶结构不明显。胚 10～12 周时,肝小叶结构已易辨,肝索逐渐演变成肝板。

胎儿期肝细胞功能活跃,8～12 周已能合成和贮备糖原,尤其在胎儿后期糖原贮存增多。胚 8 周时肝细胞质内含有核糖核蛋白,胎儿早期就有合成和分泌多种血浆蛋白的功能,能合成大量甲胎蛋白。胎儿 16～20 周,所有肝细胞均能合成甲胎蛋白。24 周后,仅有中央静脉附近的肝细胞产生甲胎蛋白,相反,合成血蛋白的肝细胞增多。到新生儿期,所有肝细胞均能合成血蛋白,而甲胎蛋白的产量却很少。肝索内毛细血管于胚 5～6 周出现,肝细胞分泌胆汁的功能则从 9 周开始。胎儿第三个月起,肝细胞具有丰富的滑面内质网,才具有解毒功能。另外胚胎期肝具有重要的造血功能,胎儿 15～24 周是肝造血的旺盛期,此阶段造血组织占肝重的 30%～50%,造血组织在胎儿后期逐渐减少,新生儿期仍能观察到少许造血组织灶。

新生儿期由于肝脏酶系统未完全发育成熟,对一些生物或化学物质的生物转化发生障碍,可发生某些病理现象,例如葡萄糖醛酰转化酶不足使新生儿胆红素代谢障碍而有不同程度的"生理性"黄疸。早产儿肝酶系统更不成熟,出现这些情况的可能性更大或表现更突出。

2. 解剖、生理特点　相对地讲,小儿肝脏比成人的大,年龄越小越明显。正常 5 岁以下小儿在右锁骨中线肋缘下可触及肝脏,但不超过 2 cm,剑突下约 3 cm。肝脏相对浊音界的上下径也随年龄而变化,新生儿为 3～5 cm,至 10 岁以上接近成人,约为 10～12 cm。

小儿肝细胞内质网的活力低,尤以早产儿和新生儿药物代谢酶的活力低。出生后 1 个月酶活力显著增高,数月始渐达成人水平。

肝循环来源复杂,既接受肝动脉的高氧合血,又接受富含营养底物的门静脉去氧合血。流经肝脏的血流量较大,占心排血量的 20%,而门静脉又占肝脏血流量的 75%。小儿肝动脉相对成人粗大,肝内血窦较宽,供血丰富。加之小儿心率较快,每分钟通过肝脏的血流量较多,因此肝细胞的含氧量、营养成分供给均较好,故代谢旺盛,再生能力强,受损害后较成人容易修复。

出生后脏器血流供应变化最大的就是肝脏,之所以这样不是肝循环的发育成熟,而是脐静脉-胎盘循环的结果。胎儿期,脐静脉在门窦汇入门静脉,是肝脏的主要血供。肝脏右叶较左叶接受更多的脐静脉血,门静脉血几乎都流经肝脏左叶。肝动脉血在胎儿期较有限,平均分布于肝脏两叶。刚出生时,脐静脉-胎盘循环终止,而此时动脉导管尚未闭合。出生后数日至 1 周内,门静脉血可经动脉导管避开肝脏分流入下腔静脉,会出现肝脏血流明显减少,氧耗仅为正常的一半。随着肝脏发育成熟,1周后,肝脏血流量和氧耗才恢复到胎儿水平。

(二) 胰腺

1. 发育、成熟 胚第四周,从前肠末端的背腹两侧壁上各突出一个内胚层芽,为胰腺的两个原基。背侧芽直接从十二指肠发出,称背胰;腹侧芽则从肝憩室基部的下方发出,称腹胰。胚第七周时,腹、背胰融合为一体,腹胰形成胰头的下份,背胰形成胰头的上份、胰体和胰尾。合并前背胰和腹胰的导管分别开口于十二指肠。大多数主胰管与胆总管汇合后才开口于十二指肠和乳头。

胰腺组织源于背、腹胰的细胞索,其反复分支并中空形成间充质原始胰管。9~10 周胎儿原始胰管的二级或三级导管壁上局部上皮细胞增生,向外突出并脱离导管系统,成游离的管旁细胞团,此细胞团即胰岛原基。12 周时,出现小叶结构,导管末端膨大形成外分泌部腺泡,此后胰腺即可分辨出内分泌部和外分泌部,胰岛的发生早于外分泌部腺泡。

外分泌部在胚 13~14 周出现腺泡,14~16 周,腺泡细胞开始分化,含有糖原颗粒,而胰岛细胞不含糖原。17~22 周,导管上皮内糖原消失,腺泡细胞的酶原颗粒增多。16 周时分泌的胰液含有胰蛋白酶原和胰蛋白酶。24 周时胰液含有胰淀粉酶,胰脂肪酶则于 32 周时出现于胰液。内分泌部发生于 9~10 周胰岛原基。A 细胞于 10 周时出现于胰岛,12 周时 D 细胞出现,13~14 周时 B 细胞出现。B 细胞出现于胰岛中央,A、D 细胞居周边部分。15~17周,胰岛血管系统发育明显,A 细胞分化比 B 细胞早,分泌的胰高血糖早于胰岛素,且 A 细胞又有诱导 B 细胞分泌胰岛素的功能。28~32 周,A 细胞有退化现象。28 周后胰岛内偶尔有 D 细胞和胰多肽细胞。

2. 解剖、生理特点 出生时胰腺重 2~3.5 g,长 4~5 cm,厚 1.2 cm。缺少实质细胞而富有血管,结缔组织发育良好。

胰腺为兼有外分泌和内分泌功能的腺体,外分泌液为胰液,是所有消化液中最重要的一种,对新陈代谢有重要作用,主要有机物为三大消化酶组成,即胰淀粉酶、胰脂肪酶和胰蛋白酶。胰淀粉酶不需要激活就具有活性,作用是分解淀粉为麦芽糖,最适 pH 值为 6.7~7.0。新生儿、婴幼儿的淀粉酶活性低,1 岁后接近成人。胰脂肪酶可分解脂肪为甘油和脂肪酸,最适 pH 值是 7.5~8.5。新生儿肠内脂肪酶活性很低,平均 2.9 μ(lipase unit),1 个月 4.5~4.7 μ,6~12 个月活性渐强,达到成人水平。新生儿胰蛋白酶的活性为成人的 13%~30%,以不具有活性的酶原形式存在于胰液中。胰液的分泌受神经和体液双重调节。

胰腺的内分泌功能主要由胰岛分泌胰岛素、胰高血糖素调节维持血糖浓度,控制糖代谢。胰岛素与胰高血糖素是一对作用相反的激素,它们与血糖水平之间构成负反馈调节环路,两种激素的分泌不仅受血糖影响,而氨基酸、脂肪酸也影响其分泌。这两种激素不仅调节糖代谢,也参与蛋白质、脂肪代谢调节。

(三) 肠道

1. 发育、成熟 肠发生于前肠尾、中肠和后肠。肠的大部分是由中肠发育演变的。初期的中肠与卵黄囊相连,中肠生长迅速,其头端与前肠的尾端形成一"C"形襻,随着胃的转位,"C"形襻转向右侧,形成十二指肠。十二指肠以下的中肠由于增长速度比胚体快,肠管向腹侧弯曲,形成"U"形肠襻,称中肠襻。胚6周,卵黄囊才脱离肠襻。胚10周时,腹腔增大,中肾退化,腹腔负压增加,中肠襻退回腹腔。胚5周时,肠系膜上动脉从系膜内伸向中肠襻的顶部。中肠襻的旋转开始于6～8周,11～12周完成,共逆时针旋转270°。

在中肠复位与旋转的同时,中肠襻继续发育,头支生长快,形成小肠曲,演变成空肠和回肠的大部分。

后肠在胚6周时比中肠细,以后逐渐加粗增长。当中肠襻退回腹腔时,后肠被推向左侧,形成横结肠1/3部分、降结肠和乙状结肠。

胚胎早期大小肠不易区分,肠的分化如绒毛和肠腺的形成,以及上皮细胞分化,均从头端向尾端逐渐进行。

8～9周十二指肠和空肠出现绒毛。肠表面上皮于第九周可见分化中的杯状细胞原基。胰腺分化始于第十二周。胎儿期淋巴小结均无生发中心。肠的肌层出现较早,黏膜肌层出现晚,2周时才形成黏膜肌层,肠壁才具有四层结构。

小肠上皮细胞分化开始于胚6～8周,24周时分化完善。胚3个月开始有肠上皮的吸收、分泌等代谢活动。肠腺的底部含有多源干细胞,它将分化为吸收细胞、杯状细胞、潘氏细胞、M细胞和内分泌细胞。

2. 解剖、生理特点 肠道是物质消化、吸收的重要场所,为机体新陈代谢提供了必不可少的物质和能量来源。

肠道尤其小肠血管神经分布丰富,肠壁吸收面积大、腺体丰富、分泌消化液量大。小肠系膜血管尽管有血管舒张受体如β肾上腺素受体,但更多的是受交感神经支配。肠道血管有较强的自我调节机制,在血管阻力下降和血流量增加的情况下,能避免血管收缩,称为逃逸现象。逃逸现象可能与对血管扩张剂如腺苷有较强的敏感性有关,在新生儿氧耗较大的情况下,如缺氧缺血应激时,表现更为明显。

二、先天性心脏病和消化系统发育

胚胎早期的原始内脏结构本来分不出左右,在第五～六周时许多器官的原基开始进行左右有别的分侧,如肺叶右三左二,胃偏向左侧,肝脏右大左小,原肠开始旋转等。此时原始的心管也开始扭曲,心球与心室朝右环转(D-Loop),所以右室在右侧,左室在左侧。如果胚胎的发育在分左右两侧时有障碍,有研究认为系缺乏内脏位置正常的显性基因,内脏包括心脏都可发生位置和分侧方面的畸形。

内脏包括消化系统与心脏发育相关联,当肠襻退回腹腔时,未转位、转位不够或反向转位,均可引起肠管解剖位置异常,还常伴有胃、肝、胰,甚至心肺的转位。左、右心房的位置与内脏的左、右位置相一致,内脏的左、右位置可以反映左、心房的位置。右位肝脏和左位胃泡提示内脏和心房在通常位。左位肝脏和右位胃泡提示内脏和心房反位。肝脏左、右叶大小相仿,横置于上腹,胃泡位置不定,则为内脏心房不定位。常伴有无脾或多脾综合征。不定位时内脏和心房分不出左右,如伴无脾,心房多为双侧右心房结构;如伴有多脾,则多为双侧左心房结构。胚胎早期下腔静脉回静脉窦,后者参加右心房的组成,所以下腔静脉所回流的心房总是在右心房。如下腔静脉的肝下段缺如而借奇静脉回心,但肝静脉仍在,肝静脉和奇静脉回右心房。

如果内脏位置正常,只有心脏居右,称孤立性右位心。这种情况下,心房心室和大动脉的位置关系正常,可伴有右肺静脉回流到膈下的门静脉或下腔静脉而称为"弯刀综合征"。

如果心脏在左位,内脏是不定位(85%)或反位(15%),称孤立性左位心。如系不定位,常伴多脾或无脾综合征。如果肝脏在左或横位肝,且心脏也在左侧,则右侧膈肌高于左侧。

在有先天性心脏病存在时,消化系统脏器在整个发育过程中不可避免有不同程度的缺血、缺氧、应激损伤。在依赖动脉导管的左心系统疾病,如主动脉缩窄、主动脉弓中断、肝脏存在灌注不足等。在瓣膜性疾病,如严重的三尖瓣反流;并发严重肺动脉高压的先天性疾病,存在肝脏淤血,在出生后即有各种酶如转氨酶和乳酸脱氢酶升高,并且凝血因子(Ⅴ、Ⅶ、Ⅸ)生成障碍,凝血时间(PT)延长,有出血倾向。

三、体外循环对消化系统的干扰和损害

CPB中消化系统并发症发生率为1%,和脑、肺等器官相比,发生率很低,但是危害很大。一旦发生,死亡率在40%~50%。在最近的研究中发现,从腹部的体征出现到医师作出明确诊断,大约需要3 d时间。并且ICU医师往往只注意到心外科手术后心源性并发症而忽略了其他系统的隐性并发症。小儿病情发展快,耐受性差,结果失去了最佳治疗时机。因此,早期诊断、早期治疗非常重要。

CPB期间维持适宜的内脏循环是十分重要的。早在20世纪30年代病理学家已认识到这一点。在对CPB下内脏局部组织灌注动物的研究中,测定常温下高流量(>50 ml/kg·min)和低流量(<50 ml/kg·min)状态狗小肠灌注血流发现,高流量时小肠血流量增加了45%,而低流量情况下仅增加了27%;并且局部血管阻力有下降,氧耗量下降了20%~30%。

Desai等利用电阻抗法测定狗的肝脏血流,常温CPB60 min与非CPB组对照发现,CPB

组肝动脉血流下降 46%,门静脉血流下降 44%,而肝血管阻力有所提高。

Rudy 等发现常温 CPB 低流量灌注期间胃肠道血流增加,但肝动脉血流下降,而胰脏血流无明显变化。

CPB 期间的温度对内脏器官血流有一定的影响。Mori 等对狗深低温停循环模型研究中发现,降温期肝总血流下降,当降温至肛温 20 ℃ 时,肝脏总血流量(比 35 ℃ 时)下降了 54%,胰脏血流亦下降了 33%;而且发现低温 CPB 期间,肝、胰血流不存在自身调节系统。

(一)体外循环消化系统并发症的发病机制

1. 消化道低血流灌注 CPB 是“人工”休克状态,血流重新分布,但大脑等主要脏器的血流基本不变,而腹腔脏器血流骤然减少。年龄越小,脑和神经组织占机体比重越大,消化道低灌注越明显。产生低灌注的原因在不同阶段不同。CPB 初期主要因低血压所致。① 血液稀释,血液黏稠度下降;② 非搏动性血流灌注;③ 大量血液引流到体外;④ 灌注指数低于正常心指数。CPB 中期和后期主要因血管阻力增加,微循环灌注不足所致。血管阻力增加与儿茶酚胺系统、血管紧张素系统、肾素-血管紧张素-醛固酮系统兴奋有关。

小儿肝静脉和下腔静脉开口位置很近,如果插管不当,过深会跨过肝静脉,造成下腔静脉或肝静脉引流不畅。肝静脉引流不畅严重阻碍腹腔脏器回流。一些行 Fontan 手术、Glenn 手术的患者,术后静脉压会明显升高,影响肺血回流,出现渗液。

2. 炎性因子 炎性因子是一类参与炎症反应并具有致炎作用的物质。血液在 CPB 中和异物接触,激活补体系统,释放大量炎性物质,使消化道血管通透性增加,血管内的血浆渗出到消化道,并使消化道内的毒物如内毒素进入血中。激活补体可促进粒细胞释放溶酶体,损害消化道组织和细胞。CPB 明显增加组胺释放,组胺是强大的胃酸分泌促进分子,加速胃酸大量分泌。前列环素(PGI_2)主要抑制胃酸分泌,扩张血管,改善灌注;血栓烷(TXA_2)则相反。CPB 中两者均增加,但 TXA_2 增加明显。CPB 中缓激肽可抑制消化道的环状括约肌,引起肠道运动障碍,严重者可造成肠梗阻。

3. 栓塞 CPB 中的栓塞没有部位特异性。尽管在动脉管道上安装了微栓过滤器,仍可在血液中发现一些栓子,如气体、硅油、脂肪滴、蛋白颗粒、血小板聚合物等。膜式氧合器的使用可大大减少小儿患者手术后消化系统并发症。

(二)体外循环对消化系统的影响

1. 肝脏 肝脏的主要功能是产生葡萄糖和清除乳酸;合成血浆蛋白如血白蛋白、凝血因子、血浆胆碱酯酶;维持非特异细胞免疫;药物和有毒物质的代谢处理等。CPB 期间肝脏的各种功能受到不同程度的影响。

(1)代谢物质 CPB 期间,胰高血糖素分泌增加,并且因糖异生和糖原分解产生内源性葡萄糖,葡萄糖的生成提高,产生高糖血症。但如果肝衰竭发生,肝脏利用糖原或氨基酸产生葡萄糖的能力将大为降低,会导致低糖血症。Jenkis 等回顾性评价 1979 例先心病 CPB 手术,11 例发生肝衰竭,其中 7 例有低糖血症,2 例表现严重,血糖浓度低于 1.12 mmol/L。严重的低糖血症对脑、心功能有致命影响,术后常规测量血糖浓度是有效及时的防治手段。

(2) 蛋白合成 一般患者在 CPB 期间肝脏蛋白合成功能受到的影响较轻,往往无明显临床表现。肝脏依赖性凝血因子因血液稀释浓度下降 40%,与其相应的抗血栓Ⅲ因子、纤维酶原血浆浓度也有所下降,但术后不久由肝脏合成纤维蛋白原使其浓度迅速恢复。Wolk 等认为对于纤维蛋白原浓度变化是否反映了合成功能仍不清楚。

纤连蛋白是一种糖蛋白,具有促进吞噬作用。CPB 期间,纤连蛋白血浆浓度明显下降,原因不明。血浆胆碱酯酶 CPB 期间血浆浓度下降,但术后 1～2 d 渐恢复术前水平。

对于术前存在明显促凝血异常的先心病,尤其是严重缺血紫绀性或单心室患者,由于缺氧造成凝血因子如因子Ⅴ、Ⅵ、Ⅸ合成障碍,CPB 后会出现出血不止。术前检测相关指标,补充维生素 K 和新鲜冰冻血浆可减少和控制症状。

(3) 肝脏药物代谢 药物代谢物形成可作为一种 CPB 期间的肝功能指标。利多卡因在 CPB 期间分解减弱,而别嘌呤、咖啡因、氨茶碱、硝酸甘油、劳拉西泮等药物不受影响。Koren 等研究发现,芬太尼在低温 CPB 期间分解代谢下降,当降到 20 ℃时肝细胞吸收中止。依托咪酯、普萘洛尔在 CPB 期间在肝脏的代谢受影响。

(4) 肝细胞功能受损 CPB 辅助下心内直视手术对肝功能的影响不仅与术前肝功能状况有关,而且与灌注中有关因素、灌注后循环功能相关。肝功能损害程度反映了转流中和转流后的组织灌注状况。传统方法测定血液丙氨酸转氨酶(ALT)、胆红素浓度作为监测指标。术后胆红素血液浓度升高可分别是肝前性的(如溶血)、肝细胞性的(如低流量灌注导致肝细胞缺血、缺氧)、肝后性的(如肝淤血致小叶性水肿及肝窦扩张压迫毛细肝管),与灌注时间、升主动脉阻断时间、灌注流量、中心静脉压相关。胆红素血液浓度升高可导致术后黄疸发生,但报道不一。国外报道 10%～20%。中国人民解放军总医院回顾研究 89 例 CPB 下心脏手术患者,发现 50.5%患者术后第一日的总胆红素高于术前。直接胆红素过高一般在术后 2 d 至 1 周内恢复。进行性出现术后黄疸者,预示存在急性肝衰竭,甚至致命。

CPB 后 ALT 明显升高的报道也不一。上海新华医院、上海儿童医学中心报道术后早期 ALT 明显升高者占 0.6%,但有报道高达 67.7%。ALT 升高的幅度与转流时间、术后心功能状态及病变的复杂性有关。

2. 胰腺 胰腺是兼外分泌和内分泌功能的胰体。外分泌为胰液,主要成分为淀粉酶。血液中淀粉酶明显升高可作为胰损害的指标。淀粉酶-肌酸酐清除率(amylase-creatinine clearance ratio,ACCR)也可作为评价胰腺损伤的指标。CPB 期间 ACCR 的变化反映肾、胰腺功能变化。

胰腺内分泌功能主要有 α 细胞分泌胰高血糖素、β 细胞分泌胰岛素。低温期间,两者功能都受到抑制。胰岛素在 CPB 后 1 h 渐恢复正常浓度维持血糖,胰高血糖素较晚些,在术后数日恢复正常。之所以不同,可能与 α、β 细胞对 CPB、低温和麻醉的反应程度有关。

胰腺与肝脏相似,具有很强的代谢率,但在 CPB 时,对血流量无自身性调节系统,而且对胰腺灌注功能很难检测。尽管 CPB 后胰腺炎的发生率不高,约 1.1%,但有报道血清淀粉酶升高者达 27%。Feine 等报道一组早期死亡 209 例尸解分析发现,16% 存在胰腺炎。严重胰腺炎术后发生者其死亡率高达 67%～100%。Tikanoja 等报道 186 例先心病体外手术患者,术后数日内胰淀粉酶升高 10 倍者达 34%,这些患者的死亡率达到 21%。Leijala 等报道先心病体外术后胰淀粉酶升高 15 倍者死亡率达到 43%。Syed 等认为 Fontan 手术后的患者更易并发胰腺炎,从 1996 年到 2001 年 40 例行改良 Fontan 手术者,4 例术后并发胰腺炎,其中 2 例死亡,指出术前舒张功能受损和心排血量下降是 Fontan 手术患者并发胰腺炎的高危因素。

转流后胰腺炎发生的风险因素为转流时间过长、低血压和围术期使用钙剂。钙剂的使用引起胰腺炎的可能机制是氯化钙会激活胰蛋白酶原活性肽,导致胰腺组织损害,同时促使淀粉酶分泌增强,另外当细胞内钙超常时,氧自由基清除障碍,引起细胞坏死。

3. 胃、肠道 CPB 引起胃、肠道并发症的发生率在 1%～2%,上海新华医院、上海儿童医学中心报道发生率为 0.8%,包括消化道出血、肠系膜缺血等。

上消化道出血是 CPB 后最常见的消化系统并发症,应激性溃疡是其主要原因。CPB 过程中的低灌注、低氧等使胃肠道黏膜血流减少,继之发生动脉痉挛,pH 值下降,白细胞激活释放大量生物活性物质,黏膜屏障破坏,细菌和内毒素经胃黏膜进入门静脉和体循环,加上肝素应用,凝血因子破坏,再灌注时氧耗增加,低温减少肝乳酸的清除和丙酮酸的代谢,正性肌力药物的应用等,这些都是导致应激性溃疡发生的基础。但这些变化在大多数患者有自限性,只有当胃肠黏膜血流低于保持黏膜屏障内外稳态的正常值,临床上才表现为出血或血流不止、内毒素血症。

存在主动脉病变的新生儿,如依赖动脉导管的主动脉缩窄、主动脉弓中断,在术前都存在不同程度的胃肠道缺血,CPB 更易导致胃肠系膜缺血缺氧。Booker 等研究 24 例新生儿 CPB,其中 12 例是依赖动脉导管的主动脉病变,12 例为对照。发现相对于对照组,有主动脉病变的患者术前,黏膜灌注流量和黏膜内 pH 值明显降低,认为有主动脉病变的患者在 CPB 后更易发生胃黏膜缺血。

肠系膜缺血是 CPB 手术中仅次于胃肠出血的胃肠并发症,发生率 0.06%～0.5%,死亡率极高,约 85%～94%。肠系膜上动脉非阻塞性病变是心脏术后肠系膜缺血的常见原因。Garofalo 等对一组 3992 例 CPB 心脏手术后患者进行回顾性分析,发现 19 例发生急性肠系膜缺血(0.5%),均为非阻塞性肠系膜动脉缺血,且均为主动脉阻断时间过长及使用大剂量升压药物者。

目前认为急性肠系膜缺血发生的高危因素包括急症手术、CPB 时间、主动脉阻断时间、大量使用升压药、低心排血量、使用主动脉内球囊反搏(IABP)等。发生机制可能为 CPB 中的低灌注使肠系膜动脉血流减少、肠系膜氧供减少，加之术后为维持血流动力学稳定而使用大剂量升压药，使肠系膜动脉持续收缩痉挛和内脏微循环障碍。另外 CPB 可产生血管紧张素Ⅱ及引起血管内皮细胞功能紊乱，使内皮依赖的血管收缩因子如内皮缩血管肽增多，内皮依赖的血管舒张因子（一氧化氮）分泌减少。致肠系膜血管收缩、痉挛。

　　CPB 术后肠系膜缺血的死亡率极高，早期诊断和治疗至关重要。诊断明确后应用血管扩张药可减轻症状和增加内脏血液灌注量。

（龙　村，严　勤，陈会文）

参 考 文 献

1　Jonas R A, Elliott M J(Editor). Cardiopulmonary Bypass in Neonates Infants and Young Children. Boston：Butter Worth-Heinemann ltd,1994.

2　Bravlee G P, Davis R F, Kumsz M, et al(Editor). Cardiopulmonary Bypass Principles and Practice. 2nd ed. Philadelphia：Lippincott Williams and Wilkins, 2000.

3　Stephenson E R,Myers J L. Pediatric cardiopulmonary bypass. Ann Thorac Surg, 2001,72:2176－2177.

4　Fujita Y,Sakai T,Ohsumi A,et al. Effects of hypocaphia and hypercapnia on splanchnic circulation and hepatic function in the beagle. Anesth Analg, 1989,69:152－157.

5　Gleman S,Fowler K C, Bishop S P, et al. Cardiac output distribution and regional blood flow during hyp ocarbia in monkeys. J Appl Physiol, 1985,58:1225－1230.

6　O'Dwyer C,Woodson L C, Convoy B P, et al. Regional perfusion abnormalities with phenylephrine during normothermic bypass. Ann Thorac Surg, 1997,63:728－735.

7　Hasisjackl M,Birnbaum J,Redin M,et al. Splanchnic oxygen transport and lactate metabolism during normothermic cardiopulmonary bypass in humans. Anesth Analg, 1998,86:22－27.

8　Wan S, Leclerc J L, Schmartz D, et al. Hepatic release of interleukin－10 during cardiopulmonary bypass in steroid pretreated patients. Am heart J, 1991;133:335－339.

9　Christenson J T, Schmuziger M, Manrice J, et al. Postoperative visceral hypotension the common cause for cjastrointestinal complications after cardiac surgery. Thorac Cardiovasc Surgeon, 1994,42:152－157.

10　Landow L, Andersen L W. Splanchnic ischemia and its role in multiple organ failure. Acta Anaerthesiol Scand, 1994,38:626－639.

11　Biddington DW, Venkatesh B, Boivin C M, et al. Intesind permeability, gastric intramucocsal pH, and systemic endotoxemia in patients undergoing cardiopulmonary bypass.JAMA, 1996,275:1007－1012.

12　Martinez-Pellus A E, Merino P, Brum , M, et al. Endogenous endotoxemia of intestinal orgin during cardiopulmonary bypass. Intensive Care Med, 1997,23:1251－1257.

13　Booker P D, Romer H,Franks R. Gut mucosal perfusion in neonates undergoing cardiopulmonary bypass. British J Anaesth, 1996,77:597－602.

14　Syed A U, Border W L, Michelfelder E C, et al. Pancreatitis in Fontan patients is related to impaired ventricular relaxation. Ann Thorac Surg, 2003,75:153 - 157.

15 Jenkins J G, Lynn A M, Wood A E, et al. Acute hepatic following cardiac opertion in children. J thorac Cardiovasc Surg, 1982,84:865 - 871.

16 吴瑞萍,胡亚美,江载芳主编.实用儿科学.北京:人民卫生出版社,1995.

17 刘斌,高英茂主编.人体胚胎学.北京:人民卫生出版社,1995.

18 李佳春,李功宋主编.体外循环灌注学.北京:人民卫生出版社,1993.

19 姜辉,王辉山,汪曾炜.体外循环心脏手术后肠系膜缺血的诊断和治疗.中华胸心血管外科杂志,2004,20(6):380 - 381.

第六节 体外循环对血液系统的影响

一、血液系统的发育、成熟及其生理特点

血液中的有形成分主要是造血细胞,包括红细胞系统、粒细胞系统和巨核细胞血小板系统,其他还包括单核-巨噬细胞系统、淋巴细胞、浆细胞系统等。能够生成并支持这些血细胞分化、发育成熟的组织器官称造血组织(或器官)。造血细胞起源于胚外中胚层的原始间叶细胞。在胚胎时原始血细胞起源于卵黄囊,这种造血功能很快由肝脏代替,在即将出生及出生后则由骨髓承担全部造血功能,主要是粒、红、巨三系细胞的生成和发育。除骨髓外,淋巴细胞、单核细胞的生成和发育主要是在脾、淋巴结及胸腺中完成的,因此造血器官主要是指骨髓、脾、淋巴结及胸腺。在正常情况下,出生后的肝脏不再承担造血任务,故一般不称肝脏为造血器官。但出生后在某些病理情况下,肝、脾、淋巴结等骨髓外器官内也会出现粒、红、巨核细胞系中的一系、两系或三系造血细胞增生现象,这时则称为髓样化生或髓外造血。人体造血发生过程分为① 胚胎及胎儿造血期,其中包括卵黄囊造血期、肝脏造血期和骨髓造血期;② 出生后造血期。

(一)胚胎及胎儿造血期

1. 卵黄囊造血期 人胚发育到第二周末时,在卵黄囊壁上的胚外中胚层细胞,局部聚集成团称血岛(blood island)。血岛是血管和原始造血细胞发生的原基,血岛周边的细胞分化为扁平的血管内皮,内皮细胞是心血管形成的基础。中央部分的细胞变成圆形的、游离状态的原始血细胞,功能上称作造血干细胞(hematopoietic stem cell)。最初的原始血细胞为原红细胞样细胞,胞体巨大、染色质疏松、胞质嗜碱性、核仁数个、线粒体不发达,巨幼样外观,但不能分化为成熟的红细胞,原始血细胞只能合成胎儿血红蛋白(HbF)。血岛内不含粒细胞和巨核细胞。随着胎龄的增长,原始血细胞随血流不断迁移到身体其他组织,当到达适当的微环境内(即肝

脏和骨髓)时,即可发生增生、分化。血岛的造血功能也逐渐被其他造血组织所代替。至胎龄第六周时,血岛以及其中的原始血细胞明显减少,至第十周时血岛基本消失。在血岛逐步消失的过程中胚胎肝内造血细胞则逐步增多,以后肝脏代替了卵黄囊造血功能。

2. 肝脏造血期 胚胎肝于第五周开始即有造血功能,3～6个月的胎肝为体内主要的造血场所。胎肝的原始造血细胞由卵黄囊血岛中的造血细胞迁移而来,也可由肝内未分化多能性间叶细胞直接分化形成。胎肝造血主要是产生红系细胞,其次是粒系细胞,巨核细胞最少,这三系造血细胞所需微环境是不同的。5个月左右的胎肝红系造血细胞及粒系造血细胞最丰富,临床采用胎肝移植方法治疗再生障碍性贫血时,取4～5个月的胎肝是最佳的供体。8～9个月的胎肝造血细胞已明显减少,而巨核细胞几乎难以见到。但也有人报告肝脏造血可保持到出生后1～2周。在胚胎肝脏造血最旺盛的第四个月,骨髓已具有初步的造血功能,为以后取代肝脏的造血功能奠定了基础。出生后在某些病理情况下,肝脏的造血功能恢复,发生髓外造血。

在妊娠2个月后胚胎脾开始造血,但以产生淋巴细胞、单核细胞为主,是否能生成粒、红、巨三系造血细胞仍有不同看法。有人通过免疫组织化学方法研究证实胚胎脾不是一个造血器官,有人则认为胚胎脾有造血功能,但是是短暂的,在胚胎第五个月后即停止造血,但产生淋巴细胞、单核细胞的功能仍可保持终生。脾也是出生后髓外造血的常见部位。

胚胎胸腺与胚胎脾一样是淋巴细胞生成的器官,主要产生淋巴细胞,并促进T细胞分化发育成熟。胸腺还具有粒系细胞的生成功能,幼稚粒细胞(原粒细胞及早幼粒细胞)造血岛主要分布在胸腺小叶间区及浅皮质附近。其次,胸腺细胞(包括上皮样细胞)所产生的某些因子具有造血调控作用。

胎儿淋巴结的造血功能与骨髓的造血功能几乎同时出现。主要与淋巴细胞及单核细胞生成、发育和转化有关,一般不具粒系、红系、巨核三系造血细胞生成的能力,但出生后也是髓外造血较常见的部位。

3. 骨髓造血期 胚胎3个月开始,长骨的骨髓已出现造血细胞,5个月时更加明显,7个月时所有骨髓腔均充满造血组织,于8个月后骨髓增生呈极度活跃,缺乏脂肪细胞呈红色故称红骨髓(红髓)。以粒系造血细胞增生占优势,其次为红系细胞,巨核细胞数量较少。这种骨髓增生状态一直保持到出生后5岁左右。

(二) 出生后造血期

出生后至3～4岁全身骨髓均具有红髓,到青春期前,管状骨内的骨髓造血细胞逐渐减少,脂肪细胞逐渐增多,这种演变过程呈向心性,即从四肢远心端长骨骨髓内开始,发生脂肪细胞增多及造血细胞减少。由于红髓内脂肪组织增多,肉眼观察呈黄色,故名黄骨髓(黄髓)。随着年龄增大,黄髓逐渐向四肢近心端扩展,成人的红髓与黄髓约各占一半,成人的红髓主要分布在扁平骨、椎骨及管状骨的干骺端的骨松质中,黄髓主要填充管状骨、长骨骨髓腔中,当机体需要时黄骨髓又可很快变成红髓恢复造血功能。

成人骨髓的总量约占体重的 3.4%～5.9%,平均约 2600 g,是人体最大的造血器官,相当于该个体的肝脏的重量,老年时红髓呈生理性减少的趋势。正常成人骨髓,每日约生成 10^{11} 个红细胞,每个巨核细胞可生成约 2000 个血小板,生成与破坏(死亡)保持平衡。骨髓也有参与抗原加工、细胞免疫反应、抗体合成、识别及清除衰老或异常血细胞等功能。

二、先天性心脏病血液系统的特点

先心病患儿血液系统的发育与正常儿童有很大的不同,主要表现在红细胞系统和出凝血系统。

在患有紫绀型心脏病的患儿,因动脉血液氧饱和度低,单位血红蛋白携带的氧气较少,因此骨髓造血功能代偿性增加,特别是红细胞系增生活跃,使血液中红细胞增多,血红蛋白浓度和血细胞比容高于正常,重症患儿的血红蛋白浓度可超过 200g/L,血细胞比容超过 70%。由于血液中血红蛋白浓度较高,使单位动脉血液的含氧量增加,部分代偿了因低氧饱和度造成的携氧不足。但是在红细胞增多的同时,血液的黏滞度也大大提高。按照血液流变学的原理,在剪切速率较低的微循环系统,红细胞增多造成的血液黏滞度提高尤为明显。增高的血液黏滞度会大大增加循环阻力,使微循环不畅,造成酸性物质堆积。其次,较高的血液黏滞度和较低的血流速率,易引起重要脏器,特别是脑组织血栓栓塞性疾病。为了维持血管中血液的通畅,防止血栓形成,机体的凝血机制也会发生代偿性变化,使血液处于一种低凝状态和高纤溶状态,可表现为血小板减少、出血时间延长、ADP、肾上腺素和胶原诱导的血小板聚集能力下降、血小板的释放能力异常,以及血液凝血指标异常。上述血液凝血机制的异常与紫绀型先心病手术后的出血倾向有一定的关系。据文献报道,紫绀型先心病患儿手术前的红细胞增多程度与手术后的出血量有显著的相关性。

在左向右分流的非紫绀型先心病患儿,血液系统的特点则与紫绀型先心病完全不同。由于大量的肺充血,造成喂养困难和反复呼吸道感染,此类患儿都有不同程度的营养不良和贫血,表现为低血红蛋白血症和低血细胞比容。这些患儿 CPB 时都需要使用较多的库血。其次,在一些非紫绀型患儿中还发现有血浆 von Willebrand 因子(vWF)多聚体的丧失,一定程度上影响了血小板的黏附功能。

三、体外循环对血液系统的干扰和损害

CPB 是一非生理过程,许多因素均可造成血液系统的紊乱,包括红细胞系统、白细胞系统、巨核血小板系统以及可溶性血浆蛋白质的改变。其中,CPB 因血液稀释及血细胞破坏造成的低血红蛋白血症及其处理将在 CPB 技术的有关章节中详述,CPB 对白细胞的影响将在 CPB 与

全身炎症反应一节中详述。本节主要讨论在 CPB 中与血液止血机制有关的血小板及凝血因子的改变及其机制。

(一) 机体正常的止血机制

1. 血管因素在止血过程中的作用　正常的血管壁由衬在血管内腔表面的内皮细胞层、内皮下组织、中层和外膜组成。内皮细胞层由单层连续的细胞组成,覆盖在整个血管内腔表面,内皮细胞的管腔表面存在突起的微绒毛,膜上含有硫酸类肝素蛋白聚糖,和内皮细胞的抗血栓特性有关,细胞间由黏合质紧密相连;内皮下组织包括基底膜和结缔组织,含有丰富的胶原、弹力蛋白、微纤维、层粘连蛋白、vWF、凝血酶敏感蛋白等,除了对血管起支撑作用外,胶原和微纤维是内皮破损处引起血小板黏附、聚集和释放反应的主要成分;中层是血管壁的中间层,由平滑肌细胞、纤维蛋白及弹性蛋白组成,平滑肌由神经支配,毛细血管和毛细血管后静脉无中层平滑肌细胞;外膜连接血管及其周围的结缔组织,含有较多的弹性纤维和胶原纤维,平滑肌纤维较少。

在生理情况下,内皮细胞层完整,血液在血管内呈液体状态流动,既不溢出血管外引起出血,也不会在血管内形成血栓。各种因素一旦损伤血管引起出血,血管立即发生止血反应,受损血管在止血过程中主要发挥下列作用:

(1) 血管收缩　血管受损时,立即发生明显的收缩。在较大的动脉,这种收缩作用较持久而明显,历时 20 min 以上,在较小的动脉,收缩反应历时 5 min 以上。血管收缩反应可通过神经轴突反射实现,体液因素对刺激血管收缩也具有重要作用。儿茶酚胺、5-羟色胺、血管紧张素、血管升压素、内皮缩血管肽、TXA_2 等都具有强烈的收缩血管作用。血管收缩作用可使受损的血管缩小甚至闭合,血管收缩后还可使血流减慢,有利于血小板和凝血因子在受损部位堆积形成血栓,使出血停止。

(2) 血管壁的抗血栓特性减弱　在正常情况下,血管的抗血栓形成作用占优势。如果血管壁受损,局部抗血栓形成优势减弱,主要表现为局部血管内腔表面负电荷消失,有利于血小板的黏附反应。局部内皮细胞合成、表达和释放的前列环素(PGI_2)、内皮细胞舒血管因子(EDRF)、抗凝血酶Ⅲ(AT-Ⅲ)、组织因子途径抑制物(TFPI)等含量减少,有利于血栓形成和止血。

(3) 促进血小板黏附、聚集反应　血管内皮受损后,血小板立即黏附到暴露的内皮下组织,这一过程主要是通过血小板膜糖蛋白 Ib(GPIb)、vWF 和内皮下微纤维或胶原组织之间的结合反应实现的。黏附后的血小板随即发生聚集、脱颗粒释放反应。血小板和内皮细胞释放的 ADP、TXA_2、β血小板球蛋白、血小板活化因子(PAF)、纤维蛋白原、vWF、钙离子等反过来促进血小板在局部黏附和聚集,形成逐渐扩大的血小板栓子,堵住血管破损处,达到止血目的。

(4) 激活凝血过程　一旦血管受到损伤,受损的血管内皮细胞合成和表达大量因子Ⅲ(组织因子),因子Ⅲ和血浆中的因子Ⅶ结合并使之活化,因子Ⅲ-Ⅶa 复合物继之可激活因子Ⅸ和

Ⅹ。因于ⅠⅩa和辅因子Ⅷ结合在磷脂表面,在 Ca^{2+} 存在下也激活因子Ⅹ。细胞表面结合状态的因子Va、因子Ⅹa、Ca^{2+} 可使凝血酶原变成凝血酶,直至完成整个凝血反应。因子Ⅹa可反馈性促进因子Ⅲ-Ⅶa复合物形成。因为临床上缺乏因子Ⅻ无出血症状,目前经典的内源性接触激活机制受到挑战,因为因子Ⅺ的激活机制仍不清楚,可能通过两条途径:即通过凝血酶激活和通过因子Ⅺ自身激活。凝血酶形成后一方面使纤维蛋白原变成纤维蛋白、纤维蛋白聚合交联;另一方面,凝血酶作为强烈的血小板诱聚剂促进血小板聚集反应。血液凝固后,活化的血小板收缩蛋白系统可使血块回缩,形成牢固的凝血块。

2. 血小板因素在止血过程中的作用　血小板的主要功能是参与以血小板作用为主的初期止血反应。初期止血反应包括受损血管壁的收缩反应、血小板在 vWF 存在下黏附于受损血管壁暴露的内皮下组织、黏附的血小板随之发生的释放反应以及血小板与血小板之间在纤维蛋白原的作用下相互聚集成团几个步骤。血小板参与初期止血的功能与血小板的黏附、变形、释放、聚集等反应密切相关,血小板的这些反应统称为血小板的活化反应。

（1）血小板的黏附反应　血小板是一个十分敏感的细胞,在体内或体外受到刺激后立即发生黏附或变形反应。黏附反应是指血小板黏附于血管壁或其他异物表面的特性,目前认为除了流变学因素外,在血小板黏附,即血小板与损伤血管壁相互作用过程中起作用的主要成分有三个:血管内皮下组分、vWF 和血小板膜糖蛋白。

血管内皮下组织由各种大分子结缔组织成分组成,其中胶原和微纤维可能是促进血栓形成的主要成分;vWF 在血浆中不仅作为因子Ⅷ的载体,而且与血小板的黏附功能有关,在内皮下胶原与血小板膜糖蛋白 Ib(GPIb)之间起桥梁作用;血小板膜 GPIb 是参与血小板黏附的主要糖蛋白,它起了 vWF 受体的作用,最新的研究表明血小板膜糖蛋白Ⅱb/Ⅲa(GPⅡb/Ⅲa)也参与了血小板的黏附反应,它通过识别 vWF 上 RGD 序列亦能与 vWF 结合。当血管壁损伤后,内皮下胶原和微纤维暴露,血小板通过 GPIb 在 vWF 的桥梁作用下与内皮下组织发生接触黏附,这导致了血小板的活化,发生变形反应并暴露 GPⅡb/Ⅲa 的受体部位,GPⅡB/Ⅲa 可通过 vWF、纤维蛋白等黏附蛋白的作用使血小板伸展黏附。

（2）血小板的聚集反应　血小板黏附于受损血管壁后,随即发生聚集反应。聚集反应是血小板与血小板之间的相互作用,相互靠拢,形成疏松的血小板血栓(白色血栓),初步堵住血管创面。血小板膜糖蛋白Ⅱb/Ⅲa(GPⅡb/Ⅲa)、血浆纤维蛋白原和细胞外钙离子在血小板聚集过程中起重要作用。血小板膜 GPⅡb/Ⅲa 是纤维蛋白原的受体,当血小板黏附于血管破损处或受到激活剂作用后即被激活,在钙离子的参与下,激活血小板的膜 GPⅡb/Ⅲa 暴露出纤维蛋白原受体,与纤维蛋白原结合。由于一个纤维蛋白原分子可以同时和至少两个 GPⅡb/Ⅲa 结合,因此血小板能通过各自表面的 GPⅡb/Ⅲa 结合而聚集成团。在血小板聚集过程中,释放出各种血小板生物活性物质,并通过血栓收缩蛋白,使已形成的血块收缩,最后使进一步聚集的血小板得到局部形成的纤维蛋白的加强和巩固,形成非可逆性纤维蛋白血小板血栓(红色血栓),堵住伤口,使出血停止。

（3）血小板的释放反应　　血小板在活化过程中将其颗粒内容物释放到细胞外称为释放反应。大部分的血小板功能是通过释放反应时形成的或释放的物质所产生的生物效应而得以实现的。几乎所有的血小板聚集诱导剂均能引起释放反应,但各种诱导剂的作用强度不同,有的只能引起 α 颗粒或致密颗粒释放,有的则可同时引起溶酶体内容物的释放。通常 α 颗粒与致密颗粒的释放同时进行,而溶酶体内容物的释放则出现较晚。一般认为,释放反应发生在血小板的一相聚集以后,释放反应中释放的物质或形成的物质导致了血小板的二相聚集。

3. 血液凝固机制在止血过程中的作用　　血液凝固简称凝血,是血液由液体状态转为凝胶状态的过程,它是哺乳类动物止血功能的重要组成部分。凝血系统包括凝血与抗凝两个部分,在正常情况下两者间处于动态平衡,维持体内血液的流动状态。血管壁受损后,通过外源性和内源性两条途径,激活凝血过程。整个凝血进程可分为凝血活酶的形成,凝血酶的形成及纤维蛋白的形成三个阶段。

（1）凝血活酶的形成　　凝血活酶的形成是凝血过程的第一步,它有两个生成途径,即外源性途径和内源性途径。内源性凝血途径所参加的凝血因子全部来源于血液,这一凝血途径通常是因血液与带负电荷的异物表面,如胶原等接触而启动的。当血管壁损伤,内皮下组织暴露,血液与胶原等内皮下组织接触,即可激活因子Ⅻ,继而启动内源性凝血系统的级联反应,使血液中存在的尚未具有活性的凝血因子相继被激活,并导致凝血活酶形成,这一过程约需 3～8 min 时间;外源性途径激活形成凝血活酶的因子并非全部存在于血液中,有的来自于血液以外的组织,即组织因子。在正常情况下,组织因子不与血液接触,当血管内皮损伤及其他某些病理情况下,组织因子得以与血液接触,启动外源性凝血系统,在 Ca^{2+} 的参与下,8～10 s 内便可形成凝血活酶,这一过程受体内组织因子途径抑制物的调控。

（2）凝血酶形成　　在内源性凝血途径和外源性凝血途径中,因子Ⅹ分别被因子Ⅸa-Ⅷa复合物和因子Ⅶa-Ⅲ复合物激活为因子Ⅹa。因子Ⅹa生成以后的凝血过程是两个凝血过程所共同拥有的通路,故称为凝血的共同通路。因子Ⅹa在 Ca^{2+} 的存在下与因子Ⅴa结合形成1∶1复合物,成为凝血酶原酶复合物,它的作用是激活凝血酶原使之转变成凝血酶。凝血酶除了能使纤维蛋白原裂解成纤维蛋白单体外,还可使血小板发生不可逆聚集及血小板因子的释放,其次它还能激活纤溶酶原,使纤维蛋白降解。

（3）纤维蛋白形成　　凝血酶作用于纤维蛋白原分子,分解出带有负电荷的两个纤维蛋白肽 A 及两个纤维蛋白肽 B,留下的物质称为纤维蛋白单体,在凝血酶及血小板第二因子作用下,纤维蛋白单体聚合成纤维蛋白聚合体,当聚合体的浓度达一定程度后,出现胶冻现象。纤维蛋白丝状细网将血液中所有有形成分包裹在内,形成红色血栓,使出血停止。止血栓形成后即开始收缩而释放出血清,血栓的收缩能使损伤的血管壁互相接近和吻合,更有利于止血。止血栓的收缩能力与血栓中聚集的血小板的多少成正比,而与血栓中的纤维蛋白原的含量成反比。

纤维蛋白血栓形成后,在血液纤溶酶的作用下逐渐溶解,这一过程可历时数日,保证修复后的血管再通.但是在纤溶系统亢进时,这一纤溶过程加快,严重时纤维蛋白可一面形成,一面随即溶解,使出血不止。

(二)动脉系统和静脉系统止血机制的特点

由于动脉系统与静脉系统血流特点的不同,血管损伤后局部止血机制有很大的区别。动脉系统压力高,血管很小的损伤就能迅速造成大量出血和血肿的形成,因此需要一种机制能迅速有效地封闭伤口,达到止血作用。血小板是机体快速止血反应的主要物质,它通过在出血部位的黏附与聚集,封住创面,控制出血,然后提供一种界面,使凝血因子沉积并形成纤维蛋白,最终使出血完全停止。与动脉系统不同,静脉的压力较低,血流较慢,血管破损后出血的程度也大大轻于动脉,对于机体快速止血反应的要求也较低,因此对于静脉系统的出血,血小板的作用并不明显,事实上,控制静脉出血的最主要的反应是凝血酶的生成。

动脉和静脉系统止血机制的不同与其血流特点有关。血液中的细胞在流动血液中的分布是不均匀的,特别是在流速较高的动脉。血液在动脉血管中的流动呈现一种明显的层流的特点,即血管中央部分的血流速率最高,然后依次下降,在靠近血管壁的血流流速最为缓慢。血液在血管中的流动产生一种切应力,这种切应力与血流的速率成反比,因此越是靠近血管壁,血流产生的切应力越大。这一血流切应力的特点造成了血细胞在血管内的不均匀分布,即血液中较大的细胞如白细胞、红细胞均处于血流的中央部分,而较小的血小板都分布在血流的外周部分,靠近血管壁。当动脉血管受损后,分布在层流外周部分的大量血小板可迅速与血管下组织发生黏附反应,起到快速止血的功能。这一现象证明了血小板在控制动脉性出血过程中的重要作用,无论是血小板数量减少,还是血小板功能下降,均会影响动脉系统的止血过程。反之,静脉血管血流较慢,血流切应力大大小于动脉血流,因此各种血细胞在流动血流中的分布比较均匀,靠近血管壁的外层血流中的血小板数较少,在静脉血管受损出血时,血小板参与止血的作用相对较小,而静脉血管的修复更多依赖于血浆凝血因子。

(三)体外循环对正常止血机制的影响

CPB是一种非生理的过程,尽管近年来在改进CPB材料的生物相容性方面作了很大的努力,但对于循环血液成分来说,CPB系统所用高分子材料仍属一种异物。在异物的刺激下,作为机体的保护机制,凝血系统被激活,以此来隔离血液成分与CPB系统材料的直接接触,并通过激发炎症反应对其进行攻击。一旦凝血系统被激活,形成大量纤维蛋白,将可能造成微循环大量堵塞的严重后果。因此,能施行CPB的前提是必须防止因异物引起的凝血系统的大量激活。理想的情况是,在CPB转流过程中,凝血系统和免疫系统能处于一种静止状态,这样既能维持管道和循环的通畅,又可防止免疫系统激活造成的炎症反应引起机体损伤,一旦停机后又能迅速恢复机体正常的凝血和免疫功能。目前,临床上普遍采用肝素进行抗凝,转流后用鱼精蛋白中和肝素的作用,恢复正常凝血机制。然而,采用现有的技术,CPB时凝血系统的"静止"

只能是相对的,转流结束后凝血功能的恢复也常常是不完全的,CPB仍可造成凝血系统的一定损伤,有时这种损伤可达到严重的程度,表现出术后难以控制的大出血。同样,尽管采用了一系列的药物干预措施,CPB中免疫系统的激活也难以完全避免。炎症反应对止血功能也有一定的损伤作用,其作用可一直持续到术后。CPB中多种因素均可影响术后的止血功能,术后的出血并发症往往不能以单一因素所解释。虽然某些因素如性别、术前抗凝药物的应用、转流中肝素的用量等可能与术后出血量有关,但其确切的机制并不完全清楚。其次,各患者的基础状况存在着较大的差异,机体对CPB的反应程度也不尽相同,某些患者CPB后可主要表现出某一种因素异常并达到一定程度,引起严重出血,而某些患者则可同时出现几种因素异常并协同作用,引起严重出血。目前临床上尚无十分可靠的血液学检查参数可提示术后的出血危险,处理术后出血也常常并不完全依赖于实验室检查的结果,而更多的是根据临床经验。CPB影响正常止血机制的原因主要有以下几个方面:

1. 血液抗凝、血液稀释、低温与止血机制异常 完整的内皮细胞能主动分泌类肝素物质,防止自发性血栓形成,以维持血管通畅。任何人工材料包括CPB管道,都缺乏内皮细胞的上述功能,因此都可不同程度地激活凝血系统。因此,在血液接触CPB管道前必须首先进行深度抗凝处理。肝素是CPB常用的抗凝药物,它主要是通过与血液中三种重要的凝血因子,即因子IIa(凝血酶)、Xa和IXa结合并使其失活,达到抗凝的作用。肝素在体内以两种形式存在,大部分肝素与白蛋白结合存在于血浆中,一部分则与组织细胞结合。停CPB后一般都用鱼精蛋白中和肝素的作用,但鱼精蛋白的这种作用仅限于血浆中与白蛋白结合的那部分肝素,而与组织细胞结合的那部分肝素则不能被鱼精蛋白中和。CPB后,与组织细胞结合的未被鱼精蛋白中和的肝素的释放,可能是引起术后肝素反跳和出血增加的重要原因。

除了与凝血因子结合达到抗凝作用外,大剂量肝素还有直接的和间接的抗血小板作用。当血浆中肝素浓度超过2 u/ml时,可通过与血小板GPIb竞争vWF结合位点,有效地防止血小板GPIb与vWF结合,使其不能与损伤的血管内皮下组织黏附。肝素对GPIIb-IIIa依赖的血小板-vWF的结合无上述抑制作用。CPB肝素化后vWF和GPIb依赖的血小板黏附能力的减弱是导致出血时间延长的原因之一,但肝素的抗血小板作用在CPB后出血,特别是在肝素反跳中的作用程度目前尚不完全清楚。

CPB时采用的血液稀释技术是影响止血机制第二个重要因素。血液稀释的程度目前因不同的患者、不同的手术、不同的CPB管道系统以及不同灌注师的经验和习惯而不尽相同。但一般认为,CPB中血细胞比容维持在20%～25%一般是适宜的。由于大部分可溶性凝血因子稀释至正常值的20%～40%时不会出现出血症状,大部分患者血小板计数降低到正常值的40%～50%也应在可耐受的范围,而不出现出血症状或出血时间延长,因此在成人或大龄儿童,CPB血液稀释本身导致的止血机制异常的作用是比较轻微的,而且血液稀释还可提高由肝素化引起的凝血系统的"休眠"状态。但是CPB后任何其他原因引起的出血倾向,均可因血液稀释造成的凝血因子的临界状态和血小板减少而加重。

CPB 时机体的另一个重要生理改变是低温。研究表明,22 ℃的低温可明显抑制血小板的活化和凝血酶诱导的血小板聚集反应。其次,低温还可影响凝血级联反应,甚至可使出血局部血管的收缩功能降低,加重出血。

2. 血小板改变与止血机制异常　CPB 可引起循环血小板的一系列改变,最常见是转流后血小板数量迅速下降,而且其下降的程度明显超过了血液稀释的程度。一般认为,血小板数低于 $50×10^9$/L 会造成出血倾向,是输血小板的指征,而 CPB 虽可引起血小板数量减少,但一般不低于此水平。然而,有时血小板计数虽在正常范围,但血小板功能却因 CPB 而明显受损的患者,也可表现出术后出血增多,需要补充新鲜血小板。CPB 引起血小板功能改变,表现为血小板对大部分激活剂的刺激反应性降低,需更大剂量的 ADP、胶原、凝血酶及其他血小板激活剂方可使血小板产生不可逆的聚集。临床研究表明,血小板数量减少及其功能下降是造成大多数 CPB 后出血的主要原因。

CPB 中大量血小板被激活,此可通过测定血清中血小板释放颗粒得到证实。活化的血小板黏附于暴露的内皮下组织及 CPB 管道系统,或者与循环中的单核细胞或中性粒细胞结合,导致血小板计数明显低于按血液稀释度计算估计的血小板数,这可能是血小板减少程度与血液稀释度不成比例的重要原因。体外实验表明,血小板在受到某种激活剂刺激,其胞内颗粒释放,当再次受到同一种激活剂刺激时可产生耐受,因其胞内容物耗尽而无法形成血小板止血栓。电子显微镜观察 CPB 中的血小板,除了可见部分或完全脱颗粒外,还可见血小板原先的盘状形态发生了改变。CPB 中可采用血小板抑制剂,使循环血小板在转流过程中对激活物刺激无反应,以期达到增加其术后功能的作用。许多报道使用可逆性血小板抑制剂前列环素或其衍生物 iloprost 可达到有效减少术后出血和保护血小板功能的作用。但是,此类药物可引起低血压的副作用,限制了在临床上的广泛应用。

血循环中存在着不同胞龄的血小板,其功能间存在很大差异。与成熟血小板相比,刚从骨髓中新生成和释放的幼稚血小板对外来的刺激反应更为强烈。CPB 中持续、低强度的血小板激活剂首先激活这些幼稚血小板,使其从循环血流中丧失,因此 CPB 后循环血液中成熟血小板比例增加,他们的功能相对较弱,这一现象在长时间 CPB 时特别明显。血小板数量的减少可刺激骨髓加速生成和释放新的幼稚血小板,但这一过程一般需数小时时间,因此临床上常可见 CPB 后早期的血小板功能不全,而这段时间维持正常的止血机制对于减少出血是十分重要的。

CPB 时儿茶酚胺大量生成。肾上腺素和去甲肾上腺素均是较弱的血小板激活剂,但通过与血小板表面的 α 腺苷受体结合可使血小板对其他激活剂的反应能力大大增强。CPB 中儿茶酚胺诱导血小板激活,是造成术后早期血小板功能下降的重要原因。随着转流时间延长,循环血小板的 α 腺苷受体丧失,其对儿茶酚胺的反应性也降低,这又进一步影响了术后血小板的整体功能。

转流开始后数分钟,血液中的纤维蛋白原就在 CPB 管道的内表面产生沉积,结合的纤维蛋白原形态发生改变,更易于与血小板表面的 GPⅡb/Ⅲa 受体结合,在一定程度上使循环血小板丧失。随着转流时间延长,部分与管壁结合的血小板脱落,但脱落血小板的一部分 GPⅡb/Ⅲa 受体仍黏附于管壁,结果造成循环血小板表面纤维蛋白原受体,即 GPⅡb/Ⅲa 中等程度地减少。

CPB 后血小板介导的血块收缩能力受到了影响,此与术后出血量增加也有一定的关系。血块收缩能力影响了在高切应力的作用下血块的附着力和对血液纤溶作用的抵抗力。因此,任何原因引起 CPB 后血块收缩力的下降,均可使富含血小板的血块易受高切应力的作用而脱落,也更易受纤溶酶的作用而溶解。

3. 内皮细胞被激活与止血机制异常　CPB 中内皮细胞被激活,使组织纤溶酶原激活物(tPA)增加。tPA 是作用强烈的纤溶激活剂,它可使无活性的纤溶酶原转变成有活性的纤溶酶。纤溶酶对血小板有明显的损伤作用,纤溶酶的抑制剂如抑肽酶等均可有效地保护血小板的功能,减少手术后出血。作者曾采用试管内纤溶模型证实,外源性或内源性纤溶酶可使血小板的黏附能力明显下降,其下降的程度与纤溶酶的浓度有关,当纤溶酶的含量达到一定程度时,血小板的黏附能力可被完全抑制。事先经抑肽酶孵育的血小板能抵抗纤溶酶的上述作用。纤溶系统激活使血小板功能下降是因为纤溶酶可使血小板膜 GPIb 减少。关于这种作用的机制,一般认为是因纤溶酶对血小板膜 GPIb 有较强的水解作用,造成血小板膜 GBIb 减少;但也有作者认为,纤溶酶还可使血小板膜表面 GPIb 内趋化,进入胞内,使测得的血小板膜 GPIb 值减少。

Bernard-Soulier 综合征患者先天性缺乏 GPIb,其血小板的黏附能力降低,但含有大约 50%受体的杂合子并不表现出明显的出血倾向,表明只要维持血小板膜 GPIb 的数量不低于正常值的 50%,就不会明显影响其功能。除了一些紫绀型先心病患者,绝大多数的患者在 CPB 中血小板膜 GPIb 的下降均不会超过这一程度,因此并非术后出血的主要原因。但是,在血小板数量减少,聚集功能下降的情况下,GPIb 的中等度的丧失可加重血小板的功能不全。

4. 可溶性凝血级联的激活与止血机制异常　尽管 CPB 中采用了肝素深度抗凝,但血液中的各种凝血因子仍因与 CPB 管道的接触而不同程度地被激活,甚至可生成部分凝血酶。首先是接触激活系统(传统称作为内源性凝血系统)被激活,其过程与自然接触激活物如细胞外基质、细菌脂多糖等引起的凝血系统激活途径相似。激活接触系统的启动因子是因子Ⅻ,它被酶切形成Ⅻa,启动内源性凝血途径的级联反应。因子Ⅻa 同时还可使激肽释放酶原成激肽释放酶,高分子激肽原成缓激肽,激肽释放酶和缓激肽进一步放大了凝血系统和炎症系统。激肽释放酶还是一种中性粒细胞的激活剂,缓激肽则是一种强烈的血管收缩肽,同时还有抑制血小板活性的作用。因子Ⅻa 还可通过经典途径激活补体。

凝血系统的组织因子途径(传统称为外源性途径)在 CPB 中也被激活。有证据表明在 CPB 中逃避肝素的抑制作用而形成的凝血酶大多是通过组织因子途径生成的。手术中血管受损,造成了内皮下组织因子的暴露,与血液接触,引起了凝血系统的激活。可溶性凝血级联的激活使 CPB 后血浆凝血因子减少,同时形成的凝血酶造成血小板激活,使 CPB 后血小板减少和功能下降。

5. 补体激活与止血机制异常   补体是因血液与非生物材料接触而被激活的最原始的生物系统之一。虽然,传统意义上补体系统总被认为是一种前炎症系统,但激活的补体成分在凝血通路的激活过程中起了一定的作用。研究表明,血清中补体激活标记物的增加与术后出血有关。CPB 中补体系统旁路途径被激活,生成调理素 C3b、共同通路过敏毒素 C3a 和 C5a,最终形成膜攻击复合物 C5b - C9。停机后鱼精蛋白的应用引起了又一波补体系统的激活,其机制可能是通过肝素-鱼精蛋白复合物的作用激活了经典途径。上述生物活性物质放大了因与 CPB 管道接触被激活的止血和炎症通路。而炎症级联反应的产物进一步又激活了白细胞、血小板和内皮细胞。研究表明,补体级联中的 C5b - C9 及其以后的终产物是激活中性粒细胞的重要物质;C3a 还可激活单核细胞;膜攻击复合物 C5b - C9 则又是血小板的强烈激活剂,引起血小板 α 颗粒的释放前凝血剂微颗粒形成,负离子磷脂酰丝氨酸残基暴露,而后者在凝血级联的激活过程中起了十分重要的作用。体外研究表明,被 C5b - C9 激活的血小板,其 GPⅡb/Ⅲa 受体不能与纤维蛋白原结合,产生类似于 CPB 造成的血小板聚集功能的下降。

6. 白细胞激活与止血机制异常   上述提及的补体系统、接触系统等均可激活免疫细胞、单核细胞和中性粒细胞,进入器官后引起组织损伤。白细胞黏附受体 CDⅡb/CD18 上调,使其与内皮细胞黏附并向细胞外间隙迁移。白细胞活化后还释放破坏性成分,包括氧自由基、弹性蛋白酶、组织蛋白酶 G。除了具有前炎活性外,弹性蛋白酶、组织蛋白酶等还有降解纤维蛋白的作用,可能与新形成的凝血块的不稳定有关。CD11b/CD18 依赖的白细胞黏附于纤维蛋白和向细胞外间隙迁移加速了上述细胞介导的纤溶。细胞介导的纤溶对于 CPB 后的凝血块的不稳定的作用尚难确定,但最近有研究结果显示,CPB 中白细胞数大量增加的患者,往往术后 24 h 内的出血量明显增多。但究竟是增加的白细胞本身参与了术后止血机制的异常,还是仅仅是放大的炎症反应的标志目前还不清楚。

总之,没有一种单一的因素可完全解释 CPB 后止血机制异常的原因。更好地了解 CPB 和止血机制潜在的病理生理学,将有利于更好地控制 CPB 引起的出血,这涉及多学科的发展,包括改进 CPB 系统材料的生物相容性、改进 CPB 中凝血系统、免疫系统的休眠措施、改进诊断方法,以便迅速查找出血原因,更有效地治疗和控制出血,其次,还应大力发展高效的止血药物。

(黄惠民)

参 考 文 献

1 Gravlee G P, Davis R F, Kurusz M, et al. Cardiopulmonary Bypass:Principles and Practice. 2nd.

Baltimore：Lippincott Williams & Wilkins，2000.

2　Huang H M, Ding W X, Su Z K, et al. Research on mechanism of preserving effect of aprotinin on platelet function and its use in cardiac surgery. J Thorac Cardiovasc Surg, 1993,106:11-18.

3　Wang W, Huang H M, Zhu D M, et al. Modified ultrafiltration in pediatric cardiopulmonary bypass. Perfusion, 1998,13:304-310.

4　Almony G T, Lefkovits J K, Topol E J. Antiplatelet and anticoagulant use after myocardial infarction. Clin Cardiol, 1996,19:357-365.

5　Despotis G J, Filos K S, Zoys T N, et al. Factors associated with excessive postoperative blood loss and hemostatic transfusion requirements：a multivariate analysis in cardiac surgery patients. Anesth Analg, 1996,82:13-21.

6　Williams G D, Bratton S L, Riley E C, et al. Coagulation tests during cardiopulmonary bypass correlate with blood loss in children undergoing cardiac surgery. J Thorac Cardiovasc Surg, 1999,13:398-404.

7　丁文祥,苏肇伉.小儿心脏外科学.山东:山东科学技术出版社,2000.

8　邓家栋,杨崇礼,杨天楹等.邓家栋临床血液学.上海:上海科学技术出版社,2001.

9　阮长耿.血小板:基础与临床.上海:上海科学技术出版社,1987.

第七节　体外循环对内分泌、代谢和电解质的影响

　　CPB下矫治儿童的先心病会引起严重的应激反应,对全身各器官系统都产生一系列的影响。就内分泌系统而言,麻醉、手术、CPB所引起的应激状态导致全身各内分泌器官所分泌的激素在体内的浓度发生明显的变化;血液同人工材料表面的接触造成血浆蛋白的吸附,改变了组织激素的释放、细胞的亲和力和蛋白的结合特性;非搏动血流对脏器灌注产生显著的影响,内分泌腺灌注不足也改变了内分泌激素的分泌情况;血液稀释改变了激素同血白蛋白的结合比例,低温状态也影响激素在组织所发挥的效应。此外,麻醉及CPB过程中所使用的各种药物,同样干扰着体内各种激素的分泌及其产生的效应。与此同时,这一严重的全身应激状态使体内营养物质的代谢产生巨大的变化,对机体内环境稳定的干扰也对全身的各种代谢途径产生相应的影响。

一、内分泌系统的发育、成熟及其生理特点

　　儿童特别是新生儿婴幼儿的内分泌正处于不断发育成熟的过程中,这一过程使儿童对CPB刺激的反应与成人有所差别,以下就体内同CPB有关的几个内分泌器官的发育状况及其相应激素的生理作用等作一简单介绍。

（一）垂体

胎儿在孕 4～5 周时已可检查出垂体始基,孕 20 周时已有成熟的下丘脑-垂体单位。胚胎第四周时,口咽的外胚层上皮向背侧突出一个囊,称为颅颊囊,后者向胚胎的脑部伸展,形成垂体的口腔部。颅颊囊与口腔分开后迅速扩大,并逐渐与间脑的漏斗突相连接,囊前壁上皮细胞分化成垂体的远部,囊前壁向上发展成为结节部。囊后壁与后叶相连,生长较慢,形成垂体中间部,人类这一部分的细胞分散到前叶中去,成为促肾上腺皮质激素(ACTH)分泌细胞。颅颊囊的囊腔为前叶细胞所充满而逐渐消失,幼年时可为一裂隙,该裂隙到成年时才完全消失。个别人成年时仍有此囊的残余,在神经垂体的前缘形成含有胶质的囊肿。另外,颅颊囊下端的细胞可残留在蝶骨下,形成咽垂体。它也能分泌垂体激素,而且可以转变为腺瘤。

腺垂体分泌 ACTH,生长激素(GH),促甲状腺激素(TSH)以及催乳素、促黄体生成激素和促卵泡成熟激素。神经垂体还分泌血管升压素(VP)又称为抗利尿激素(ADH)和催产素。在这些激素中 ACTH、VP 和 GH、TSH 等同儿童 CPB 有密切的联系。

ACTH 主要促进糖皮质激素的分泌,对醛固酮的分泌也有一定的促进作用,但不如对糖皮质激素的调节重要;ACTH 还具有使脂肪组织产生脂解的作用。ACTH 在血循环中的半衰期为 7～12 min。正常情况下,ACTH 的分泌具有昼夜周期的变化,早晨达高峰,午夜降至最低。应激状态可刺激 ACTH 的分泌,而且超过正常昼夜周期变化的水平。生理量的皮质激素不能阻断 ACTH 对应激的反应,但大剂量外源性皮质激素则对其有阻断作用。

VP 是由视上核和室旁核细胞合成的九肽激素,贮存于神经垂体的特殊神经细胞和轴突的膨隆部,当视上核及室旁核兴奋后,引起动作电位,导致激素的释放。血循环中 VP 浓度一般为 0.5～4.6 pmol/L,随血液晶体渗透压变化而波动,其中 10％～20％排泄于尿中,VP 半衰期约为 8 min,70％在肾脏、30％在肝脏代谢。最早在妊娠 12 周就可用放射免疫法测到胎儿的 VP。胎儿的 VP 水平在整个胎儿期是比较高的,这种状况一直持续到出生后的新生儿期。

VP 有许多生理作用,其中最主要的作用是增加肾远曲小管及集合管上皮细胞对水的通透性,促进水的重吸收,使尿量减少,保留水分,使血浆渗透压相对稳定并维持在正常范围。VP 对心血管系统也有相应的作用,可使血管平滑肌收缩,以小动脉和微血管收缩为甚,包括皮肤血管和腹腔血管,因而导致血压上升。同时 VP 还可使冠状动脉和肾动脉收缩引起心肌缺血和肾衰竭。在大量 VP 作用下,心率及心排血量降低。

在内分泌代谢方面,VP 可促使腺垂体释放 ACTH,其机制可能由于其化学结构与下丘脑 ACTH 释放因子相似。最近报道在应激情况和胰岛素引起的低血糖时,VP 是 ACTH 释放的主要介质。此外,VP 还有类似胰岛素的作用,使血浆游离脂肪酸降低。

VP 在血浆渗透压的调节下,由神经冲动直接控制而释放入血,发挥其生理作用。当机体缺水、血浆渗透压升高时,颈内动脉和下丘脑视上核的渗透压感受器受到刺激,VP分泌增加,尿量减少,保留水分。渗透压对其分泌的调节作用敏感而迅速,细胞外液渗透压的微小变化,即可引起尿量的明显变化,例如血浆渗透压增减1%,可使尿量减少或增加数倍乃至10倍。这样使体内水分和血浆渗透压保持相对稳定。当体液容量减少时,促使VP分泌增加的因素主要为头部血流灌注量,同时体液容量刺激位于右心房的容量受体,使VP分泌增加,尿量减少,因而血容量及动脉压得以恢复。肾素-血管紧张素系统对VP的分泌调节也起作用,小量血管紧张素可促使VP释放,以此调节机体水及电解质代谢。VP的分泌不仅受着体液容量和渗透压变化的影响,神经系统对VP的分泌也有明显的作用。疼痛、声音、情绪激动、感官刺激等各类刺激都可兴奋VP的释放,体温升高时,VP分泌也增加,肾上腺素能药物则对其有一定的抑制作用。

GH促进骨骼生长,使机体长高。3个月以上的婴儿GH的分泌也存在昼夜周期规律。对机体代谢来说,其抑制组织摄取葡萄糖,加速氨基酸进入细胞,促进蛋白质合成,动员脂肪,使脂肪酸生成增多,促进酮体生成。应激状态下GH分泌增多。

TSH刺激甲状腺滤泡细胞的碘摄取、激素合成及T_3和T_4的释放。各种应激性刺激可在下丘脑-垂体的不同水平影响其分泌,但其实际的结果不同:急性寒冷可引起TSH释放增多,而其他的刺激则抑制TSH分泌,使血中TSH水平降低。

(二) 甲状腺

人类甲状腺在胚胎期第三周时出现。发源于咽部内胚层,开始为一正中突出,以后向腹侧发展,此后分为二叶状芽突,继续向颈部下方迁移。随着始基的发育和芽突末端细胞的增生,形成左右两个细胞团,以后演变成甲状腺的两个侧叶,中间则成为峡部。在甲状腺发育过程中,来源于神经嵴的神经外胚层细胞与甲状腺靠拢并入甲状腺,这些细胞以后演化成甲状腺滤泡旁细胞,分泌降钙素。至胚胎14周时,整个甲状腺已基本发育完成,其大小和重量随年龄而不同,新生儿仅1.5g,10岁的儿童约10~20g,青春发育期甲状腺发育完全,达20~25g,成人约20~40g。

甲状腺基础功能单位是甲状腺滤泡。其具有圆形的泡状结构,直径为15~500μm,滤泡周围包有基膜,滤泡壁是单层的甲状腺细胞,即滤泡细胞。滤泡细胞旁有少量体积较大能分泌降钙素的滤泡旁细胞,即C细胞。滤泡细胞的形态随年龄及腺体功能状态而变化,幼儿为高柱状,成人为立方形,静止时是扁平的,功能活跃时呈柱状。滤泡腔内含有大量胶状物质,胶质内贮存有滤泡细胞分泌的甲状腺球蛋白。甲状腺功能正常的人,甲状腺内贮存的激素可供100d之用。滤泡周围有丰富的微血管网,通过甲状腺的血流速度很快,约为5 ml/(g·min)。

甲状腺球蛋白贮存在滤泡腔内,甲状腺激素的分泌过程是甲状腺球蛋白先从滤泡腔转运进入滤泡细胞,经过蛋白分解释放出激素,再将激素释放到血液中去。甲状腺激素包括甲状腺激素(四碘甲腺原氨酸,T_4)和三碘甲腺原氨酸(T_3)。甲状腺分泌的激素主要是 T_4,以分子数计算,腺体分泌的 T_4 约为 T_3 的 20 倍,但从生物活性上相比,T_3 的作用比 T_4 强大约 5 倍左右。血液循环中仅 10%～20% 的 T_3 是甲状腺分泌的,其余则是在末梢组织中由 T_4 脱碘而生成。正常小儿尤其是新生儿血浆中的游离 T_3、T_4 和 TSH 水平明显高于成人。T_4 脱碘生成 T_3 或反 T_3,然后再代谢为二碘甲腺原氨酸(T_2),反 T_3 和 T_2 没有生物活性,很快由肾脏将其从血液中清除掉。甲状腺激素(T_3 和 T_4)在血浆中,大多与蛋白结合,只有 0.04% T_4 及 0.4% T_3 在血循环中处在游离状态,只有游离激素才能进入细胞产生有效的生理作用并被代谢分解,也只有游离激素才对垂体具有反馈抑制的作用。

甲状腺激素对心血管系统的作用与儿茶酚胺相似,可促使心率加快,心肌收缩力增强、心搏量增加。其机制为甲状腺激素同心肌细胞膜上存在的甲状腺激素受体结合后促使心肌细胞内 cAMP 增多。T_3 还可通过扩张外周血管,降低心脏后负荷来改善心功能。甲状腺激素也可使心肌细胞内儿茶酚胺受体数目增多,并增强儿茶酚胺在受体后的作用。甲状腺激素使许多组织内的糖和脂肪氧化分解活动增强,耗氧量、产热量和三磷酸腺苷(ATP)产生均增加,使全身组织出现相对性缺氧,引起血管扩张,外周阻力降低,因而收缩压升高,舒张压正常或降低,导致脉压增宽。另外,甲状腺激素还使红细胞的 2,3-二磷酸甘油酸生成增多,使血红蛋白和氧的亲和力降低,使氧易于释放到周围组织中去。甲状腺激素也可促使蛋白质合成,但当其分泌过多时,反而使蛋白质大量降解。小剂量甲状腺激素促进糖原合成,大剂量时则加强糖原分解,甲状腺激素还可加强肾上腺素促进肝糖原分解的作用。

成人在应激状态时,由于 T_4 转化为 T_3 的反应受到抑制,虽然血清 T_4 浓度正常或稍增高,但 T_3 浓度极低,而反 T_3 增多,TSH 正常。严重病例则 T_3 和 T_4 同时降低。对于这些患者,使用 T_3 和 T_4 治疗是否有效尚无定论。有研究认为,这种异常代谢可能是机体的一种适应作用,以防止在患严重疾病时,体内甲状腺激素引起的过强代谢作用。一旦原发病治愈,甲状腺激素的代谢可以恢复正常。

(三) 甲状旁腺

胚胎第八至十周时,甲状旁腺从第三、第四鳃囊开始发育。第三鳃囊发育成胸腺和下部甲状旁腺,第四鳃囊发育成上部甲状旁腺和甲状腺侧叶中的滤泡旁细胞。甲状旁腺的数目和位置都有一定的变异。正常甲状旁腺细胞有主细胞、嗜酸性细胞和明细胞,其中主细胞是唯一表达甲状旁腺激素(PTH)基因的细胞,其分化状态影响 PTH 的合成。主细胞内,完整的 PTH 分子贮存于分泌颗粒和合成池中,释放后被快速清除,半衰期<4 min。血浆中的 PTH 仅 5%～30% 为完整结构,70%～95% 为相对分子质量 4000～7000 之间的 C 片段,半衰期 20 min。PTH 大部分由肝巨噬细胞摄入水解,小部分由肾小球滤过后经小管重吸收后降解。

PTH 在肾脏阻断磷的重吸收并增加钙在远曲小管的重吸收,提高尿磷浓度,钙的重吸收在远曲小管完成，PTH 还通过 cAMP 激活 1-α 羟化酶，形成活性的 $1,25-(OH)_2D_3$，并使其分解减少，间接调节钙磷代谢。PTH 还促进破骨细胞生成，增加破骨细胞的数目和活性，导致骨溶解，释放钙磷，维持血钙磷平衡。

PTH 的合成和分泌主要受细胞外钙离子浓度和 $1,25-(OH)_2D_3$ 的调节。低钙水平增加 PTH 的合成和释放，主要机制是增加基因转录和释放贮存的激素。甲状旁腺对于钙的变化非常敏感。低钙的时间和程度决定甲状旁腺反应的层次和方式。低钙最初数秒钟，腺体中已经合成的 PTH 释放增加，15～30 min 内增加 PTH 的合成，减少细胞内降解，增加有活性的完整 PTH 分子。而 $1,25-(OH)_2D_3$ 则抑制 PTH 基因的转录。其他如皮质激素、雌激素、α 肾上腺素能激动剂和血磷酸盐升高，生长激素、降钙素分别直接或间接刺激 PTH 合成和释放，而慢性镁离子浓度下降，西咪替丁和 β 受体阻滞剂则抑制 PTH 合成与释放。

(四) 肾上腺皮质

肾上腺皮质起源于中胚层，2 个月胎儿的肾上腺皮质已可被识别为独立的器官。此时肾上腺皮质可分两部分，胚胎皮质和永久性皮质，后者等同于成人的肾上腺皮质。肾上腺皮质生成很快，在妊娠中期它比肾脏还大，此时肾上腺皮质主要由胚胎皮质所占据，若按其与总体重相关计算，相对比成人肾上腺皮质要大。妊娠中期胚胎皮质受 ACTH 的调节，但缺乏 3-β 羟类固醇脱氢酶，所以主要生成脱氢表雄酮及硫酸脱氢表雄酮。永久性皮质合成许多类固醇，胚胎期的皮质激素主要是由它合成的。

出生时胚胎皮质仍占肾上腺的大部分，永久性皮质只是很薄的一层。出生后，胚胎皮质开始退化；出生后第三个月时肾上腺皮质重量明显减轻；出生后第一年末胚胎皮质消失。在胚胎皮质退化时永久性皮质开始分化，出生后 2 年开始出现网状带，至 6 岁后发育完全。最终肾上腺皮质形成三个带，即球状带、束状带及网状带。外层的球状带缺乏 17-α 羟化酶，主要功能是合成盐皮质激素而不能产生糖皮质激素和雄激素，其分泌主要受肾素-血管紧张素系统及血钾浓度的调节。中层的束状带最厚，胞质内富含脂肪泡，是贮存胆固醇的重要场所。束状带和网状带缺乏 18-羟类固醇脱氢酶系统，只能产生皮质激素，雄激素和少量雌激素。网状带分泌的皮质激素和雄激素维持正常的基础分泌水平，当 ACTH 刺激增强时，两者分泌都增多。束状带和网状带受 ACTH 调节，ACTH 缺乏时，皮质激素和雄激素分泌减少，反之则增多。ACTH 刺激后的几分钟内血浆肾上腺皮质激素的水平就开始升高，血清 ACTH 和皮质激素两者的浓度平行。

由于全身组织细胞的胞质内均有糖皮质激素受体，其对机体代谢的各个方面都产生一定的影响，主要是影响机体的糖代谢，促进糖异生和肝糖原合成，抑制外周组织对葡萄糖的摄取。此外，还可刺激脂肪组织分解，PTH 释放，兴奋骨髓，使中性粒细胞从骨髓中释放增多，半衰期延长，减弱中性粒细胞向血管外转移的能力，阻碍免疫及炎症反应中各种效应物的释放。对于心血管系统，糖皮质激素使心排血量增加，提高末梢血管张力。应激状态下，血浆 ACTH 和糖皮质激素有显著的变化。低血糖或手术能在数分钟内引起血浆 ACTH 及皮质激素水平显著增高,若应激的持续时间较长,可使昼夜周期分泌变化消失。同时,应激时胆固醇酯分解加速,肾上腺皮质从血浆脂蛋白中摄取的胆固醇增多,并且合成的胆固醇也增多。若在应激前使用大剂量皮质激素则血浆 ACTH 及皮质激素的反应消失。

肾上腺皮质球状带合成的醛固酮是主要的盐皮质激素,其主要受肾素-血管紧张素系统的调节(详见肾素-血管紧张素-醛固酮系统)。

(五)肾上腺髓质

肾上腺髓质是交感神经系统特殊分化的组织,在应激和内环境稳定失调时才发挥作用,而交感神经系统的其他部分则时刻对体内各种生理效应进行调节。胚胎约于孕期 5 周时,形成交感神经链,部分神经细胞向前移行,形成其余的神经节。孕 6 周时,这些原始细胞中的一部分移行到肾上腺皮质的中间,形成肾上腺髓质。孕 8 周时,胚胎中即可分辨出肾上腺髓质,此时,肾上腺髓质含有交感神经原细胞即嗜铬母细胞,后者成熟后形成嗜铬细胞,这些细胞排列成玫瑰花样,较原始的细胞占据中央部位。孕 12 周时,用电子显微镜可以见到这些细胞中有贮存颗粒。嗜铬母细胞即嗜铬细胞也可以在主动脉两侧形成旁神经节,这些细胞主要聚集在肠系膜下动脉水平,并在前面融合形成主动脉旁体。主动脉旁体在胚胎期已很明显,出生后第一年它是儿茶酚胺的主要供给来源,以后逐渐萎缩。嗜铬细胞还分散地分布在所有腹部交感神经丛及交感神经的其他部位中。

肾上腺髓质中嗜铬细胞主要分泌儿茶酚胺类物质。肾上腺素、去甲肾上腺素和多巴胺是体内最重要的儿茶酚胺类物质。合成儿茶酚胺的原料是酪氨酸,儿茶酚胺的合成和分泌是平行的,分泌增多时合成也相应增快。肾上腺髓质分泌的激素经循环系统在全身发挥作用,但其仅在应激或内环境失调时方见分泌增多。

儿茶酚胺激活心肌 β_1 受体,使心肌兴奋性增强,心肌收缩力增加,心率增快,同时,儿茶酚胺还通过兴奋 α 受体使血管平滑肌收缩。当儿茶酚胺释放或注射儿茶酚胺类药物时会引起心率增快,心输出量增加及末梢血管收缩,结果使血压升高;血压升高可反射性地引起心率减慢及心输出量减少。儿茶酚胺还使热的消耗增多,产热也增多,同时促进贮存脂肪及糖原分解,生成脂肪酸及葡萄糖供机体利用。一般情况下,儿茶酚胺通过 α 受体作用抑制胰岛素分泌,当 α 受体被阻断时,β 受体激活使胰岛素细胞分泌增多。儿茶酚胺还通过 β 受体的作用使甲状腺激素、降钙素、甲状旁腺激素及胃泌素分泌增多。

外科手术、出血等应激状态均可刺激肾上腺髓质,使儿茶酚胺分泌增多。但是不同的应激对肾上腺素和去甲肾上腺素的作用略有不同。大多数应激反应如低血糖等使肾上腺髓质分泌的肾上腺素明显多于去甲肾上腺素,然而当窒息和缺氧时,却选择性地刺激髓质分泌去甲肾上腺素。低温可降低去甲肾上腺素同其受体的结合力并延缓其分解,增加去甲肾上腺素在血液中的浓度。在血液循环中儿茶酚胺类物质的半衰期较短,去甲肾上腺素在组织中的半衰期约为 8 h。

(六) 胰岛

胰岛起源于上皮细胞索上特殊的芽形突起。约妊娠第三十周时,胰岛已具有很高的密度(600~700 胰岛/cm³ 胰腺)。且在出生后数月内,胰腺仍继续成熟。据估计,出生时胰岛实质重量大约占胰腺重量的 10%;婴儿期,此比例下降到 7%,成人期则为 2%~3%。胰岛中至少有四种细胞,即 A、B、D(α、β、δ)和 PP 细胞。不同胰岛细胞 B:A:D:PP 的比率婴儿期为 45%:32%:22%:1%,成人期为 68%:10%:20%:2%。

A 细胞位于胰岛的周边部,分泌胰高血糖素。B 细胞主要见于胰岛的中央部,主要分泌胰岛素,胰岛素是人体内调节糖代谢的重要激素。除了糖代谢以外,它也参与脂肪和蛋白质代谢;胰岛素对这些物质代谢的作用,有一个总的趋向,就是促使这些代谢性营养物质以不同形式保存起来。其中对糖代谢的作用最为重要,可促进葡萄糖进入细胞,强化氧化磷酸化过程,促进糖原合成和糖酵解,抑制糖原异生作用。

胰岛素能加速葡萄糖合成为脂肪酸,把葡萄糖的热量,以脂肪的形式贮存起来,增强脂肪细胞摄取血中脂肪酸的能力和合成脂肪的能力,又能抑制体内脂肪的分解。胰岛素还具有刺激白蛋白合成的作用。一方面通过激活氨基酸进入细胞的转运过程,促进氨基酸进入细胞,为蛋白质的合成提供原料;另一方面,胰岛素能促进 RNA 的表达,即刺激了基因转录过程。胰岛素能明显地增强核蛋白体翻译过程,并可促进蛋白质合成过程中某些酶类活性,从而增强蛋白质的合成。

血浆葡萄糖是调节胰岛素释放最主要因素。高血糖时胰岛素释放增多。反之,低血糖时胰岛素释放就减少。氨基酸也可刺激胰岛素的分泌,血中脂肪酸和酮体对 B 细胞的兴奋作用较弱。

肠道黏膜分泌的多种消化道激素,例如胃泌素、促胰液素、胆囊收缩素、抑胃肽等,可刺激胰岛素分泌;生长激素对胰岛素合成、分泌有刺激作用;ACTH、TSH 也可刺激胰岛素分泌,但这种作用必须依赖葡萄糖的存在。肾上腺素和去甲肾上腺素都可明显地抑制胰岛素的分泌,这种抑制作用是通过 B 细胞上的 α 受体起作用。

胰岛内存在着肾上腺素能神经与胆碱能神经。交感神经兴奋时,通过去甲肾上腺素作用于 α 受体,使胰岛素的分泌受抑制。

胰高血糖素是动员营养物质进入人体的激素,即在饥饿时起维持血糖浓度的作用,在正常情况下,胰高血糖素和胰岛素之间保持一定的动态平衡以维持体内血糖水平。胰高血糖素升高血糖的直接原理是促进肝糖原分解,使肝脏产生葡萄糖增多进入血中。胰高血糖素促进三酰甘油水解为甘油和游离脂肪酸,进而从脂肪细胞内释出,使脂肪分解,从而提高血中脂肪酸的水平;使蛋白质分解增加和合成降低,因而使组织蛋白质含量降低。胰高血糖素可使心肌细胞 cAMP 增加,使心跳加快,心输出量增加,平均动脉压升高,增加心肌耗氧量,降低左室舒张末期的压力,增加心肌收缩力。

胰高血糖素分泌主要受葡萄糖和蛋白质的调节。血糖降低可刺激胰高血糖素分泌,血糖升高则抑制其分泌。进食蛋白质可发现血中胰高血糖素水平升高。血中游离脂肪酸含量升高可反过来抑制胰高血糖素的分泌。

刺激下丘脑腹内侧核和交感神经,或刺激内脏神经和支配胰腺的混合神经均可引起胰高血糖素分泌增加。给予肾上腺素或刺激交感神经或者刺激迷走神经或者给予乙酰胆碱,都能刺激胰高血糖素的分泌。胰岛素和胰高血糖素之间具有相互促进作用。

(七) 肾素-血管紧张素-醛固酮系统

肾素-血管紧张素-醛固酮系统是体内范围最广的血管功能和水盐代谢调节系统,当钠离子浓度下降,血容量减少,肾脏灌注不足时,肾素分泌增多;疼痛、应激状态下,交感神经系统可刺激肾素的分泌。目前研究表明,除循环中的肾素-血管紧张素外,尚有独立的组织肾素-血管紧张素系统,如心脏、大脑等,属自分泌或旁分泌现象,在此不作介绍,部分内容见心房钠尿肽。循环肾素主要来源于肾脏中肾小球旁器的颗粒细胞,体内其他器官如脑、黏膜等也产生少量肾素。肾素的生理活性主要是作用于肝脏合成的血管紧张素原,使后者由 14 肽氨基酸降解为 10 肽的血管紧张素 I,它可在转化酶的作用下进一步裂解为 8 肽的血管紧张素 II。目前还发现血管紧张素可在紧张肽(tonin)的作用下直接生成血管紧张素 II,血管紧张素 II 在转化酶 A 的作用下变为 7 肽的血管紧张素 III。

血管紧张素的生理活性遍布全身,包括心血管、内分泌、代谢以及行为效应,都是通过靶细胞浆膜的特异受体和钙离子介导而发挥生理作用,但由于其相对分子质量和结构不同,生理作用也各不相同。其中以血管紧张素 II 的作用最受人关注,作用主要为:① 直接收缩组织的血管床,以肾脏、脾脏和皮肤血管床对其最为敏感,它还可以直接影响大脑和交感神经系统而升压,总体升压作用较肾上腺素强 10～20 倍;② 具有很强的促进醛固酮分泌的作用;③ 抑制肾素的分泌,轻度降低肾小球滤过作用,促进钠的重吸收;④ 刺激 VP 的分泌;⑤ 大剂量时能增加皮质激素的分泌。

醛固酮是甾体激素,来源于胆固醇,是肾素-血管紧张素-醛固酮系统的重要调节成员,其分泌呈冲动式释放,也存在类似皮质激素的昼夜节律,但不如皮质激素变化显著。醛固酮的分泌主要受血管紧张素的刺激;其次,细胞外液或动脉血管内血容量减少间接促使肾素分泌,导致血管紧张素 II 生成增多,也会使醛固酮分泌增加。其他如钾离子浓度的升高、ACTH、肾上腺素能及多巴胺能系统以及心力衰竭、应激时醛固酮分泌也增多。醛固酮的生理作用是维持血液中正常的钠、钾浓度及细胞外液容量,促进原尿、汗液、唾液及胃液中钠的再吸收,引起尿排钾增多及尿液酸度增加。其作用机制是醛固酮可与靶细胞胞质内的受体结合,形成复合物,并向胞核移动,引起 mRNA 转录,诱导生成新的蛋白,提供能量促使钠离子进入细胞外液。

（八）前列腺素和血栓烷

前列腺素类物质包括前列腺素（PG）、血栓烷（TX）和前列环素（PGI$_2$）等，均为花生四烯酸在肺内的代谢产物，具有很强的生物活性，在肺血管床内主要生成的前列腺素是 E$_2$ 和 I$_2$。肺脏还参与前列腺素 E 和 F 的代谢，两者在一次通过肺循环时即几乎全被灭活。许多研究表明，前列腺素类物质代谢紊乱与肺损伤关系密切。

PGI$_2$ 是该类物质中主要的一种，PGI$_2$ 和 TX 影响止血过程和血管的张力。前者有很强的抑制血小板聚集的功能，可分散血小板，同时也有强烈的扩血管效应。而 TX 具有相反的功能，其主要产生于血小板、巨噬细胞、中性粒细胞，可促进血小板聚集和血管收缩，导致肺血流动力学和流变学异常，趋化中性粒细胞，增加 CD18 的表达，提高肺毛细血管通透性，诱导呼吸道平滑肌收缩，导致通气功能障碍，并可促进 TNF 的释放。正常情况下，局部血管内的 PGI$_2$ 的浓度高于血栓烷 A$_2$（TXA$_2$），两者相互拮抗，在体内处于动态平衡状态，可防止血小板的聚集和血栓形成，一旦两者的平衡失调，就会引发一系列的病理生理变化。另外，花生四烯酸最终可脱氧生成白细胞三烯，可引起白细胞的转移和趋化，使血管强烈收缩，抑制 PGI$_2$ 的合成而促进 TXA$_2$ 释放。

其他前列腺素也有其各自的生物效应，前列腺素 E$_2$ 有强烈的舒张血管的作用，并影响肾的内分泌和排泄功能；前列腺素 D$_2$ 和 F$_2$ 可使肺血管收缩。

（九）心房钠尿肽

心房钠尿肽包括一组具有生物活性的多肽，最早由心房中提取出来。心房扩张是该类物质释放的主要诱因。心房钠尿肽的主要作用是降低血压及利尿排钠。该物质虽然能使平滑肌松弛，但对整体动物而言，其降低血压的作用主要是通过减少心输出量来实现的。心房钠尿肽还和心脏肾素-血管紧张素系统一起调节冠状动脉的收缩和舒张，并且具有抑制肾素、醛固酮及 VP 的分泌以及减少儿茶酚胺的合成的作用。心房钠尿肽的排钠利尿作用主要是通过对肾小球的作用，使肾小球滤过率增加而肾血流量却没有持续增多，这提示心房钠尿肽可能作用于出球小动脉，使其产生收缩，也可能使肾小球膜的通透性增强。血容量及心房内压的增加均伴有血浆心房钠尿肽水平的增高，引起利尿排钠作用及血压下降。

二、体外循环对内分泌系统和代谢的干扰和影响

CPB 期间机体产生的一系列血液动力学变化、外周血管反应和代谢改变等，是包括外界刺激在内的一系列复杂的神经内分泌变化的结果。对于 CPB 过程中体内各种激素以及各类物质代谢的研究有很多，但是由于诸如温度、预充、心肌保护及麻醉和术中药物使用等研究条件的不同，对此进行总结存在相当的难度。

（一）体外循环中内分泌激素的变化

1. 血管升压素　神经垂体分泌 VP,主要调节肾脏水钠代谢水平,高浓度时可引起外周血管阻力增高,心肌收缩力降低,冠状动脉血流减少。在 CPB 过程中由于手术刺激以及血浆胶体渗透压下降,儿茶酚胺、血管紧张素分泌增加以及心房容量降低等刺激都会引起 VP 分泌增加。

VP 浓度在一般手术中仅有一定程度的上升,而在 CPB 过程中其升幅远高于一般手术,最高可达基础值的 20 倍。麻醉诱导时,VP 浓度无明显变化或仅有轻度的增高,当手术开始和打开胸腔时其浓度开始上升,CPB 开始后 VP 浓度迅速上升,其原因可能是 CPB 开始时一过性的血容量降低,以及儿茶酚胺稀释引起的一过性低血压。转流 15 min 后 VP 达峰值,在整个 CPB 过程中以及术后数小时内,VP 浓度一直保持在较高的水平。引起 VP 升高的原因十分复杂,最重要的影响因素是转流中儿茶酚胺水平的增高,两者协同引起强烈的血管收缩反应。其次,CPB 开始时血容量减少,血液稀释使血浆胶体渗透压明显下降,以及动静脉阻断和左心房减压,使左、右心房容量明显减少,心房压明显下降,心房内的压力感受器受到相应的刺激,都会引起 VP 的分泌。此外,外周压力感受器所受的刺激可能也是 VP 分泌增加的原因之一,不过这并非是主要原因,因为研究显示即使在平均动脉压没有变化的患者中仍然可以发生 VP 浓度的明显升高。

心内直视手术常规采用深度麻醉的方法以减轻疼痛的刺激和儿茶酚胺的分泌,这可能对减少 VP 的产生有一定的作用。使用大剂量的强效合成阿片类麻醉剂(如芬太尼等)也可降低 VP 的浓度,但 VP 分泌的减少并不引起尿量的增加。对搏动灌注的研究显示搏动灌注能减小 VP 的上升幅度,缩短其持续升高的时间,并推测该作用是通过外周压力感受器介导的,不过目前对于这个结论尚存在一定的争议。

现有的研究表明,心脏手术围术期,VP 的升高可增加肾血管阻力,减少肾脏的血流,而且还刺激 vWF 的释放,这提示高浓度的 VP 可能和凝血功能障碍有关。目前,对于高 VP 水平会对患者的预后产生何种影响尚不完全清楚。

2. 儿茶酚胺　儿茶酚胺主要包括肾上腺素和去甲肾上腺素,心脏手术开始后两者的血浆浓度即开始升高,CPB 中升高更为明显。CPB 开始时往往有一过性的低血压,其中原因之一是由于突然的血液稀释使循环中儿茶酚胺水平下降,降低外周血管阻力,这一过性的低血压可反射性地刺激儿茶酚胺的释放。低温 CPB 时,肾上腺素的浓度可达术前 10 倍,去甲肾上腺素浓度也可升至手术前的 4 倍。不过,两者到达最高浓度的时间有所不同,前者出现在降温末,后者则发生在主动脉开放后。在心脏和肺部重新获得血液灌流后,儿茶酚胺浓度开始下降,但两者的高浓度均维持到转流后,肾上腺素约在术后 24～48 h 恢复正常,而去甲肾上腺素直至术后 3 d 仍维持在较高的水平。儿茶酚胺在 CPB 期间及术后引起外周血管收缩和器官内血流重分布,有时还会导致心内膜下缺血、低心排血量和肾功能低下等不良反应。

　　麻醉方法的选择和麻醉的强度可影响儿茶酚胺的分泌。使用大剂量的麻醉药物可以减少其升高程度,在新生儿复杂先心病手术中选择大剂量芬太尼进行麻醉较氟烷-吗啡的麻醉方法更有利于缓和肾上腺素和去甲肾上腺素的升高幅度,减少乳酸性酸中毒的发生,降低新生儿心脏手术的死亡率。如果在手术中持续使用丙泊酚(propofol)也可在一定程度上降低儿茶酚胺的浓度。

　　灌注温度也影响儿茶酚胺的生成。常温 CPB 中,肾上腺素和去甲肾上腺素的浓度较低温灌注时为高。深低温可降低儿茶酚胺的升高幅度,但在深低温停循环后的再灌注过程中儿茶酚胺又可大量释放,深低温低流量转流中儿茶酚胺的生成强度弱于停循环时。至于搏动灌注对儿茶酚胺浓度是否有影响目前仍存在争议。

　　3. 肾上腺皮质激素　一般手术中,肾上腺皮质激素在手术开始时迅速升高,术后逐渐下降,术后 24 h 基本恢复至基础水平。但是在心内直视手术中,肾上腺皮质激素变化程度更大,持续时间也更久。可的松和皮质激素浓度在手术开始时就有所升高,CPB 开始时,由于血液稀释出现一过性的下降,此后其浓度迅速升高至峰值,随着 CPB 的进行,皮质激素的浓度有所下降,但 CPB 结束时仍明显高于基础水平,手术结束后皮质激素浓度再次升高出现第二次高峰,术后 2～6 d 肾上腺皮质激素浓度仍维持在较高水平,以后其浓度逐渐恢复至正常水平。

　　同儿茶酚胺反应相似,深度麻醉也可缓和皮质激素的生成。用芬太尼替代氟烷-吗啡进行麻醉可降低其升高程度,手术过程中合并使用硬膜外麻醉也能够减轻可的松对应激的反应。儿童 CPB 中,可的松和 ACTH 在转流开始时明显上升,此后逐渐下降,至术后 24 h 以后逐渐恢复至基础。

　　Hume 等的实验显示,非 CPB 手术的患者注射了 ACTH 后,可的松浓度没有增加,这提示肾上腺的分泌已达到最高限度。而 Amada 和 Diago 在 CPB 的患者中则发现注射 ACTH 可提高血液内可的松的水平,这表明转流过程中脑垂体不能分泌更多的 ACTH,或者说肾上腺皮质对 ACTH 反应处于抑制状态。虽然目前尚未证实 CPB 会引起肾上腺皮质功能的减退,但已明确外源性糖皮质激素可以部分缓解转流所引起的应激和炎症反应及其所致的器官功能下降。临床上还可以观察到糖皮质激素的使用可以增加心脏指数,减低外周血管阻力。有关炎症反应的研究也显示地塞米松或甲基强的松龙可降低白细胞介素-1、-6、-8 和补体等的升高幅度,大剂量的甲基强的松龙还可以阻断中性粒细胞表面黏附分子受体的上调,而地塞米松则可以减少内皮细胞产生的黏附分子的数量。临床上发现使用糖皮质激素后心排血量上升,外周阻力降低,组织灌注增加。

　　可的松升高的幅度同转流温度相关,温度越低,可的松升高的程度也就越小。一般认为,搏动灌注对可的松及 ACTH 的浓度变化没有显著的影响。不论是搏动灌注或者是平流灌注,这两种激素和醛固酮的浓度都是先上升,在转流过程中逐渐下降,转流结束后又再次升高。不过也有报道认为搏动灌注时血浆总皮质激素浓度上升,而非搏动灌注时则下降。近来还有人观察到仅使用芬太尼或地塞米松都不能减少 ACTH 在转流中的升高幅度,而当两者合用时,能使 ACTH 的浓度下降。

总之,目前一般认为 CPB 开始时,可的松和 ACTH 迅速升高,加深麻醉或合并使用硬膜外麻醉可以缓和这一反应,而搏动灌注对可的松和 ACTH 浓度的变化没有影响。但是阻止肾上腺皮质激素的反应会对手术预后、创伤愈合等产生何种影响目前尚不明了。

4. 肾素-血管紧张素-醛固酮 在正常情况下,肾素-血管紧张素-醛固酮系统通过调节外周血管的紧张程度和钠离子的排出量,维持机体的电解质平衡以及正常的血管内容量和血压。

CPB 中不仅肾素水平上升,而且肾素的活性轻微升高,转流温度对此没有影响。术后早期肾素水平轻度下降,肾素活性于术后 5 h 恢复至基础水平。非搏动灌注时,血管紧张素 II 和醛固酮在 CPB 开始后短期内迅速上升,前者可升高达正常值的 4 倍以上,术后 4~24 h 内其水平很快下降。后者最高可升至正常值的 20 倍,并持续至术后早期。搏动灌注可降低术中和术后肾素活性的提高幅度和术后血管紧张素 II 及醛固酮的增加程度。有人认为,血管紧张素 II 仅在非搏动灌注时升高,但有些研究结果并不支持这一结论。也有人认为这三种成分在搏动和非搏动灌注中的变化没有明显差别。麻醉加深可略微减小醛固酮的升高幅度。

血管紧张素转化酶在围 CPB 期变化很大。灌注伊始该酶活性迅速降低,20 min 后达到一稳定状态,较基础水平低 1/3 左右,灌注停止后 10 min 血管紧张素转化酶水平恢复至基础水平的 90%,然后再次下降,在术后 1~5 h 内明显低于基础水平。这可能同灌注后早期肺脏所分泌的血管紧张素转化酶数量减少、功能减弱有关,该转化酶的水平在术后 24 h 内恢复正常。

CPB 中肾素、血管紧张素和醛固酮对维持血压和外周血管张力的作用尚不清楚。术前使用转化酶抑制剂阻断肾素-血管紧张素系统,并不削弱其在麻醉和灌注中对血压的调节作用,也不能防止冠状动脉架桥术后的高血压。在冠状动脉架桥患者中使用前列环素可使血管紧张素 II 增加更多。

至于肾素-血管紧张素对术后高血压的作用也有很多争议,有人认为术后高血压及术后 3h 对血管扩张药物的需要可能同血管紧张素水平有关,但也有研究表明其浓度同术后血压的升高没有相关性,且发现即使阻断血管紧张素 II 也不能降低术后高血压,并认为术后高血压与血浆肾上腺素和去甲肾上腺素有密切关系。

目前的研究结果表明,肾素、血管紧张素和醛固酮的水平对术后尿量、尿液成分和术后高血压的发生率并没有明确的关联。转流温度,搏动血流和麻醉深度对这三种成分有各自不同的影响,但这些影响对预后有何联系目前尚不清楚。

5. 甲状腺激素 近来,对 CPB 中甲状腺功能和甲状腺激素浓度的变化进行了一些研究,目前认为 CPB 可引起甲状腺代谢异常,而且术后逐渐加剧。CPB 后约有 10% 的患者出现甲状腺功能的异常,但这一异常与术后恢复没有明显的联系。

CPB 前抗凝药物肝素的注入导致游离脂肪酸增加,使甲状腺激素从结合的蛋白分子上脱落下来,引起游离 T_3、T_4 的升高,有研究表明肝素注射后 15 min 血浆游离 T_4 水平可增加 5～6 倍。CPB 开始时,虽然游离脂肪酸进一步增加,但由于血液的稀释,T_3,T_4 浓度下降,术后 24～48 h T_3、T_4 水平降至最低点,分别下降约 70% 和 60% 左右,用白蛋白浓度对 T_3 浓度进行校正发现 T_3 浓度在转流过程中没有改变。此后两者浓度逐渐回升,术后 5～6 d 恢复至术前的水平。反 T_3(RT_3)在术后 3 d 达到最高,上升约 70%,也于术后 5 d 恢复。TSH 则在术后 24 h 达最低,下降 75%,术后 3 d 恢复至正常水平,5 d 反跳升高至术前的 2 倍,术后 10 d 恢复正常。小儿 CPB 预充液中游离 T_3、T_4 水平高于机体本身,因此转流开始时有一个一过性上升的过程,此后的变化同成人相似。新生儿手术转流中游离 T_3 无变化,术后明显降低,5 d 开始回升,7 d 左右恢复正常。低温转流开始时 TSH 降低,在灌注过程中逐渐上升。术后 1 d 仍低于正常,术后 3 d 基本恢复正常。常温灌注时 TSH 无明显变化,但术后也出现甲状腺激素水平的降低。TRH 在转流中及术后早期都降低,术后 5 d 则明显高于正常。

下丘脑-垂体-甲状腺轴:术后早期,TSH 对外源性 TRH 的反应性降低。深低温停循环的患者在术中和术后早期反而保持了 TSH 和 T_3 的相关性,保持了该轴的功能,但是该现象是一过性的,在术后 24 h,TSH 和 T_3 水平同常规转流相似也都低于正常。平流灌注中给予 TRH,TSH 的反应低于正常,搏动灌注可保持 TSH 对 TRH 的反应处于基本正常状态,减轻术中游离 T_3 和总 T_3 的降低程度。

现有的研究结果表明,术后 T_3,T_4 和 TSH 水平高的患者预后较好,而术后 T_3,T_4 未见回升的患者其并发症发生率和死亡率都较高。转流温度、搏动灌注、麻醉方法和药物对 T_3,T_4 和 TSH 的变化都有一定的影响。如低温可降低垂体对 TRH 的反应,多巴胺可延迟 T_3,T_4 的恢复等。研究还发现小儿先心病术后游离 T_3 和游离 T_4 比值进行性下降,术后 12～24 h 达最低,术后 5 d 恢复至术前的 80%,说明外周 T_4 向 T_3 的转化明显减少。动物实验表明 CPB 后使用 T_3 治疗可增加心肌收缩力,但临床实验的结果并不完全一致。值得注意的是,术后使用 T_3 治疗,有加重心肌缺血的可能性,甚至有可能导致肾上腺功能不全。

总之,甲状腺激素在 CPB 开始后迅速下降,术后仍维持在较低的水平。不过目前尚不清楚这一现象是由下丘脑、垂体或甲状腺中哪个腺体所引起的。

6. 前列腺素和血栓烷 通常情况下,肺脏作为重要的代谢器官参与 PG 和 TX 的合成和灭活,CPB 中,肺脏被隔离在循环之外,对这些物质的代谢有很大的影响。

无论在成人或儿童手术中,在主动脉和心房插管后,前列腺素的稳定代谢产物 $PGF_{1\alpha}$ 即开始升高,主动脉阻断期间仍不断上升,在肺部恢复灌注后逐渐下降。但心脏手术患者无论是否进行 CPB,其浓度没有明显差异。CPB 开始时,PGE_2 急剧升高,而且由于肺脏被隔离在循环之外,因此动静脉的浓度差很小。在肺循环恢复后 PGE_2 的浓度迅速下降。

PGI_2 和 TXA_2 在转流 30 min 时已有明显升高,持续一段时间后,呈波动性下降或继续升高达最大值。CPB 中特别是 TXA_2 和 PGI_2 的比值升高对机体尤其不利,是影响肺循环的主要因素。TXA_2 的相对升高对术后肺损伤以及早期肺高压的产生具有重要的影响,其作用机制主要是通过收缩肺毛细血管所致,TX 引起血小板聚集,阻塞毛细血管也是导致肺部并发症的原因之一。灌注中 PGI_2 和 TXA_2 的主要代谢产物 TXB_2 的水平有密切的联系,PGI_2 在灌注开始和主动脉阻断后有明显上升,并持续整个灌注过程,但在复温,肺恢复灌注以及灌注停止后水平逐渐降低。TXB_2 在转流过程中也有升高,其升高的时相略晚于 PGI_2,当 PGI_2 开始下降时,TXB_2 的水平仍继续上升,至停止转流时达到峰值。停止转流后,PGI_2 和 TX 的水平都逐渐下降。同成人相比,儿童术后 TXA_2 代谢产物升高的持续时间更长。

PG 和 TX 的变化可能同内皮细胞损伤、血小板的丢失和肺阻力的改变有关。CPB 中使用蛋白酶抑制剂抑肽酶可降低转流中 TX 的峰值,但对 $PGF_{1\alpha}$ 无影响,这同抑肽酶保护血小板功能减少术后出血的效果有关。围术期给予先心病肺高压患者 TXA_2 合成抑制剂或 PGI_2,可望缓解肺动脉高压或减少术后并发症。CPB 中使用双嘧达莫可降低 TXA_2 和 PGI_2 的比,从而避免或减轻 TXA_2 增加对机体产生的不良后果,并有助于发挥 PGI_2 抑制血小板聚集,保护细胞完整性的作用。

7. 心房钠尿肽 研究表明 CPB 时心房钠尿肽浓度下降,特别是在低温状态和主动脉阻断时下降尤为明显,术前心房钠尿肽浓度就有升高的患者其下降程度更为显著。主动脉开放后心房钠尿肽浓度明显上升,可基本恢复到基础水平,有些患者术后还有一定程度的上升,可能是术后引起尿量增加的原因之一。目前研究认为,心脏手术围术期心房钠尿肽浓度和心房压的变化没有关联,至术后 24 h 两者的关系恢复正常。

8. 组胺 组胺在体内可引起血管扩张和血压下降。心脏手术过程中引起组胺释放的因素很多,如阿片类麻醉药,肌松剂,抗生素甚至 CPB 所必需的肝素和鱼精蛋白都会导致组胺的释放。成人 CPB 前肝素化即可引起血液中组胺的升高并贯穿整个转流过程。小儿 CPB 中常需要使用血液制品来减少血液稀释的程度,Marath 测量到使用外源性血液或血液制品的预充液中组胺水平高于正常,大量的外源性组胺进入人体可能对小儿产生不良后果。在儿童转流过程中主动脉开放时会再次引起组胺水平大幅度的上升,该现象可能是肺部再灌注所致。在麻醉诱导过程中给予甲基强的松龙以及在灌注过程中给予 PGI_2 可降低组胺水平。

9. 垂体 CPB 后有很少量病例可能出现垂体卒中,其后果严重,主要发生在患有垂体腺瘤的患者中,表现为眼睑下垂、眼肌麻痹、瞳孔扩大、视力下降和视野缺损以及体内某些激素缺失。其发生机制同转流引起的缺血缺氧、出血和水肿有关,可通过 CT 或 MRI 来明确诊断,并采用激素替代疗法或垂体切除进行治疗。有些研究表明,CPB 中及术后早期脑垂体功能及其对甲状腺和肾上腺皮质的调节作用受到抑制,搏动灌注可较好地维持垂体功能。

（二）体外循环对物质代谢的影响

机体的基础代谢率随着年龄的增加而下降，但是无论用体表面积还是体重计算，年龄为9～12个月婴儿的单位基础代谢率最高。CPB 期间，由于多种刺激因素导致应激激素的大量释放，对机体的代谢状态有极大的影响。而且由于全身血容量的重新分布，即使流量充分，机体仍可能出现代谢性酸中毒。一般情况下，在转流中保持静脉混合血氧饱和度不低于70%，可以认为灌注流量能够基本满足机体代谢的需要。CPB 后，在中枢神经的介导下，机体中心温度升高，从而使机体的代谢率升高。

1. 糖代谢　糖类的代谢受到多种因素的影响，包括胰岛素、高血糖素、可的松、生长激素、去甲肾上腺素等。糖类中以葡萄糖代谢在 CPB 中最为重要。

在低温非搏动 CPB 时，血糖浓度随转流的开始而升高，并随时间的延长和温度的下降进一步增加，峰值可以超过 11.2 mmol/L，甚至达 22.4 mmol/L，延续时间可至术后5～12 h。其原因在于① CPB 中肾上腺素的升高增加糖原分解，并抑制胰腺对血糖升高的反应性；② 低温使胰岛素促进细胞膜增加对葡萄糖通透性的能力受到抑制，糖经细胞膜的转运速度下降，且葡萄糖利用的限速酶葡萄糖激酶催化的速度下降，外周组织对血糖的利用下降；③ 可的松浓度上升；④ 外周血管收缩减少细胞的糖供应等。

CPB 中还出现胰岛素分泌减少，该现象的原因有：肾上腺素浓度增加使胰岛素分泌减少。CPB 中经常出现的低钾状态抑制胰岛素释放，低温也抑制胰岛素的分泌，使胰岛素对高血糖的反应性明显降低等。复温后胰岛素的水平虽然迅速上升至较高的浓度，但与此同时葡萄糖浓度仍不断上升。

在转流过程中即使使用大剂量胰岛素也不能完全控制血糖水平，这表明低温状态下胰岛素的效应有所减弱，组织对胰岛素敏感度降低，糖耐量减低，出现胰岛素耐受。有研究显示 CPB 手术时，胰岛素耐受始于麻醉和手术创伤，并且在 CPB 时明显加重。应激激素的升高是胰岛素耐受的重要原因，糖原分解、血糖升高是产生胰岛素耐受的标志。

CPB 中发生胰岛素耐受时，糖代谢降低，脂肪代谢加强，表现为高血糖和血浆游离脂肪酸浓度升高。应激反应时，适度的胰岛素耐受所引起的血糖升高具有维持正常血糖水平的生理意义，可保证重要脏器糖的供应，但 CPB 时强烈的刺激导致了严重的胰岛素耐受，持续存在的高血糖对机体造成不良影响。CPB 中非搏动灌注，血液稀释等原因使组织供血不足，糖酵解加强，乳酸生成增多，导致机体酸中毒，细胞内渗透压增加，细胞肿胀。此外，乳酸堆积还对神经系统产生毒性。术后随着胰岛素耐受的逐渐减弱，过高的血糖使糖氧化增加，二氧化碳产量明显增多，呼吸商增加。但此时患者呼吸代偿功能大为减弱，二氧化碳的增多增加了肺功能的负担，严重者可致术后呼吸功能不全。

胰高血糖素在转流期间变化不大，术后上升，在术后 6 h 左右达高峰。

由于搏动灌注时胰腺灌注更充分，可改善胰岛素对高血糖的反应性。采用搏动灌注时，血糖的升高幅度有所降低,术后恢复至基础水平的时间也较短。这主要与搏动灌注时,血浆胰岛素浓度、C 肽以及胰岛素同高血糖素的比值较高有关。

常温 CPB 时血糖浓度和胰岛素水平的变化同低温相比有所不同。Lehot 比较低温 (25 ℃)和常温转流发现,转流 30 min 时,低温组血糖升高 15%,常温组则升高 39%,转流结束时,低温组转流时间 102 min,血糖浓度升高 46%;常温组转流时间 53 min,血糖浓度升高达 48%。胰岛素在低温转流 30 min 时降至术前的 60%,而复温时几乎达到基础值的 4 倍,而常温转流过程中,体内胰岛素水平则没有明显的变化。

在儿童 CPB 中使用洗涤红细胞代替浓缩红细胞进行预充,可以使转流过程中的血糖浓度升幅降低。这主要是因为浓缩红细胞保存液中的葡萄糖浓度可以高达 22.4 ～ 39.2 mmol/L。转流中的高血糖可导致血液渗透压的变化,有可能引起新生儿颅内出血和直接损伤中枢神经元。此外,麻醉的深度也影响转流中血糖的浓度,Ellis 等发现在儿童低温转流过程中,芬太尼的使用剂量同血糖浓度成反比。Anand 等也发现使用舒芬太尼可降低术中的高血糖程度,促进胰岛素的释放,并可降低乳酸的升高幅度。

目前,高血糖对术后心、脑功能的影响日益受到关注。最新研究表明,高血糖增加心肌细胞内皮素的生成,而后者可加重心肌细胞的缺血-再灌注损伤,并且术中高血糖的程度和 CK - BB 之间存在相关性。术后高血糖对不同年龄的患者影响有所不同,对成年患者高血糖可加重缺氧引起的神经系统损伤,但在新生动物的实验中显示高血糖有助于大脑耐受缺血缺氧状态。此外,需要注意的是术后高血糖引起的渗透性利尿有时会被误认为是心功能良好的标志。

2. 脂肪代谢　CPB 中发生胰岛素耐受时,机体转向以脂肪供能为主。CPB 中采用肝素抗凝,灌注过程中儿茶酚胺和生长激素浓度的增高等均使脂肪组织内脂肪水解并释放游离脂肪酸。因此转流过程中血浆三酰甘油减少,而游离脂肪酸增加,可达正常 2～4 倍。脂肪代谢不全产生的过多的酮体也对机体造成不利的影响,可引起酮血、酮尿、pH 值下降,严重时引起代谢性酸中毒。血中游离脂肪酸与糖的利用呈负相关,血浆游离脂肪酸增高可抑制葡萄糖的利用,加重胰岛素抵抗所引起的高血糖。

采用搏动灌注时游离脂肪酸的变化同平流灌注相似,只是三酰甘油有所上升,目前推测该现象预示搏动灌注时存在极低密度脂蛋白的合成,部分取代了游离脂肪酸的氧化。

3. 蛋白质代谢　儿童 CPB 中有关蛋白质代谢的研究较少,即使在成人 CPB 中类似的研究也不多见。虽然手术后机体可维持血液中丙氨酸浓度无明显变化,但一般认为心内直视手术后蛋白质的分解代谢增强,机体处于负氮平衡状态,CPB 中蛋白分解所释放的氨基酸也可被利用作为能量基质。成人患者进行中低温 CPB 后的前 5 d,每 100 kg 体重丧失氮约 80 g。一般手术后,蛋白质分解的主要来源是肌肉,但是有人发现 CPB 手术后肌肉内蛋白质的分解代谢反而较术前有所下降,进一步的研究表明该现象主要同低温、肌松剂应用等因素有关,而同 CPB 转流没有必然的联系。近来有研究表明,在婴幼儿手术后给予脂肪进行肠道外营养,有助于促进蛋白质合成。

(三) 体外循环对电解质的影响

1. 钾　钾离子是体内最重要的电解质之一,CPB中影响钾离子浓度的因素很多,包括预充液,心肌保护液的成分,体内代谢和激素的变化等都影响钾离子的浓度,心脏手术中及术后以低钾血症的发生率为高,有统计结果显示心脏手术后有40%的患者发生低钾血症,而高钾血症一般只在肾功能损伤或糖尿病的患者中出现。常温转流时由于使用的心肌保护液量较多,较易引起高钾血症。

CPB引起低钾的常见原因有:① 尿量增多,导致尿钾排出过多;② 低温使钾离子浓度降低,复温时钾离子浓度有所回升;③ CPB中糖皮质激素、醛固酮、儿茶酚胺的浓度增加都可引起低钾。前两者促进尿钾排出,而儿茶酚胺则促进骨骼肌吸收钾离子;④ CPB中血糖增高,复温时胰岛素浓度逐渐升高,促进钾离子向细胞内转运。

总之,钾离子浓度异常在CPB中经常发生,术中及术后都要常规监测血钾浓度,特别在主动脉开放后,保持适当的钾离子浓度有利于心脏的自动复跳。在术后初期,也往往需要补充钾离子以保持正常血钾浓度。

2. 钙、镁　血钙浓度由甲状旁腺激素(PTH)对骨、肾的作用进行调节,并受到维生素D、镁离子和其他成分的影响。由于CPB中预充液成分不同,CPB对钙和镁离子浓度的影响较难评估。CPB虽然引起血液稀释,但对总钙和游离钙浓度的影响因素主要受预充液中钙、镁离子的浓度以及钙同枸橼酸和白蛋白结合的程度的影响。

无血预充时,在CPB开始时钙离子浓度即出现下降,如使用白蛋白,其下降程度更为明显。总钙、总镁、可滤过镁和总蛋白在CPB中也下降,维生素D在转流中仅有轻度变化。转流过程中,PTH对钙离子浓度变化的反应属正常。

考虑到枸橼酸和白蛋白有螯合钙离子的作用,有些医疗中心在预充液中加入一定量的钙离子,而大多数医疗机构使用无钙的预充液配方,以减轻钙离子对心肌细胞的损伤。目前的研究证明,降温阶段保持较低的钙离子浓度有利于保护心功能,防止冷挛缩。

CPB应用肝素,可使游离钙的浓度下降约10%,并引起PTH的上升。许多研究表明,CPB开始后,总钙、游离钙和白蛋白、总蛋白浓度同时降低。同时由于血液稀释,PTH浓度也有短暂的下降。此后由于离子钙浓度下降使PTH浓度迅速上升,在CPB结束时可高达11.8 pmol/L。一般成人在CPB结束后离子钙浓度和PTH浓度均基本恢复正常。小儿患者因机体内钙的贮存较成人为少,因此CPB中钙浓度的下降更为明显,使用库血(枸橼酸保存)更易导致钙浓度的明显降低,即使补充一定的钙剂,小儿转流后1 h仍存在低钙。儿童患者转流中PTH的变化则同成人相似。

血液中的镁可分为三个组成部分,分别为离子镁(55%)、螯合镁(15%)和蛋白质结合镁(30%),前两者可统称为可滤过镁。镁离子可扩张冠状血管,调节心肌代谢,防止儿茶酚胺引起的心肌细胞坏死,阻止转流中血小板聚集和血栓形成。CPB 中血浆镁的浓度下降,下降程度同可滤过镁的百分率的下降一致,其原因不仅是血液稀释,而且和镁离子同白蛋白等血液成分结合,以及摄入不足、尿液排出增加等因素有关。由于缺乏特殊的激素调节,镁离子在术后恢复正常的时间较长,如在转流中不加以补充,转流结束后相当的一段时间血镁仍维持在较低的水平。不过由于细胞内外的镁离子处于动态平衡状态,因此即使存在低镁,血镁浓度仍可保持正常。低镁可导致术后心律失常发生率增加,其机制可能与镁的下列作用有关:① 对心肌细胞膜产生直接效应;② 直接或间接的影响细胞内钠、钾离子的浓度;③ 抑制冠状血管的痉挛,拮抗儿茶酚胺效应;④ 改善心肌氧的供求比例;⑤ 抑制心肌动作电位平台期的钙离子内流;⑥ 拮抗缺血诱导的细胞内钙离子的聚集。有人建议在转流中每小时补充 $1\sim2$ g 硫酸镁使血镁保持在 1 mmol/L 以上,可以维持血镁浓度接近正常,而对血压没有明显的影响。除了肾功能不全的患者可能由于高镁引起反射减弱,呼吸抑制外,一般认为该方法安全可靠,无需监测血镁浓度。虽然镁离子浓度对 PTH 的释放和活性有影响,但在 CPB 中使用硫酸镁纠正低镁对 PTH 和离子钙的浓度没有明显影响。

3. 锌、铜、铁　在非特异性急性反应中血浆锌和铁浓度下降,而血铜含量有所上升。在成人 CPB 中,血锌浓度在转流开始时即下降,在术后 $1\sim3$ d 内仍处于较低的水平,直至术后 7 d 完全恢复正常,但是在此过程中尿液锌没有变化。铜离子也随 CPB 的开始而下降,一般认为是由于血液稀释所致,于术后 $2\sim3$ d 恢复正常,在术后 $3\sim9$ d 可能有一个轻度的升高过程。CPB 中铁离子的浓度也有下降。

儿童 CPB 中微量元素的变化较迅速,血锌和血铜浓度在术后 6 h 左右达低谷,术后 48 h 基本恢复正常。

温度对微量元素也有一定的影响,实验显示 20 ℃转流时,锌和铁的浓度下降程度较 28 ℃转流时轻微,这可能是由于低温所引起的血液酸碱度变化所致。由于在转流中使用铁螯合物可以减少机体自由基的生成,因此有人认为转流过程中铁离子浓度的降低有一定的保护作用。

总之,CPB 是一个非生理的过程,多种原因引起体内神经内分泌的显著变化,这些变化与手术后患者康复有着密切的联系。但是,目前对于 CPB 中的神经内分泌反应以及体内物质代谢的状况还有许多问题需要进一步研究和探讨。

（王　伟,黄惠民）

参 考 文 献

1　George B, Francis P D, Samuel K, et al. Glucose and insulin changes in infants and children undergoing hypothermic open-heart-surgery. Am J Cardiology, 1983,52:133 - 136.

2　Firmin R K, Bouloux P, Allen P, et al. Sympathoadrenal function during cardiac operations in infants with the technique of surface cooling, limited cardiopulmonary bypass, and circulatory arrest. J Thorac Cardiovasc, 1985,90:729 - 735.

3　Faymonville M E, Deby-Dupont G, Larbuisson R, et al. Prostaglandin E_2, prostacyclin and thromboxane changes during nonpulsatile cardiopulmonary bypass in humans. J Thorac Cardiovasc Surg, 1986,91:858 - 866.

4　Srinivasan G, Jain R, Pildes R S, et al. Glucose homeostasis during anesthesia and surgery in infants. J Ped Surg, 1986,21:718 - 721.

5　Maddens M, Sowers J. Catecholamines in critical care. Crit Care Clin, 1987,3:871 - 882.

6　Anand K J S, Hickey pr. Halothane-morphine compared with high-dose sufentanil for anesthesia and postoperative analgesia in neonatal cardiac surgery. New Eng J Med, 1992,326:1 - 9.

7　Salter C R, Dyke C M, Wechesler A S. Triiodothyronine (T_3) and cardiovascular therapeutics: a review. J Card Surg, 1992,7:363 - 374.

8　Kennedy D J, Butterworth J F. Endocrine function during and after cardiopulmonary bypass: recent observations. J Clin Endocrin Meta, 1994, 78:997 - 1002.

9　Takala J, Uusaro A, Parviainen I, et al. Lactate metabolism and regional lactate exchange after cardiac surgery. New Horiz, 1996,4:483 - 492.

10　Jakob S M, Ensinger H, Takala J. Metabolic changes after cardiac surgery. Curr Opin Clin Nutr Metab Care, 2001,4:149 - 155.

11　Leanne G, Butterworth J F, Claudine L, et al. Intraoperation insulin therapy does not reduce the need for inotropic or antiarrhythmic therapy after cardiopulmonary bypass. J Cardiothorac Vasc Anesth, 2002,16:405 - 411.

12　李佳春,李功宋主编.体外循环灌注学.北京:人民军医出版社,1993.

13　丁文祥,苏肇伉主编.小儿心脏外科学.济南:山东科学技术出版社,2000.

14　龙村主编.体外循环临床实践.北京:人民卫生出版社,2000

15　刘先义等.小儿体外循环心内直视手术血浆前列腺素和血栓素变化的观察.中华麻醉学杂志,1990,10:270 - 272.

16　林峰等.体外循环中血栓素、前列腺素变化及潘生丁对其影响的临床研究.中华心胸血管外科杂志,1992,8:22 - 24.

第八节　体外循环对免疫系统的影响

一、正常免疫系统

免疫系统由免疫组织与免疫活性细胞组成。免疫组织由胸腺、骨髓、淋巴结、脾、扁桃体等组成。免疫活性细胞主要指分布于全身的淋巴细胞和巨噬细胞。免疫系统是机体保护自身的重要防御性结构。对侵入机体的微生物、异体细胞和大分子物质,即抗原,机体可通过免疫细胞的相互作用,释放出各种效应物质,进行复杂的免疫反应或免疫应答,维持机体免疫的自身稳定。参与免疫应答的免疫细胞主要是巨噬细胞、B 细胞和 T 细胞、杀伤淋巴细胞、自然杀伤细胞等。免疫应答过程大体分为三个阶段,即感应阶段、增生和分化阶段,以及效应阶段。机体正常的免疫应答可分为非特异性免疫防护和特异性免疫防护。非特异性免疫防护又称一级免疫应答,是一种先天性免疫,是自然生成的,对外来抗原无特异选择性。特异性免疫防护又称二级免疫应答,是一种获得性免疫,是机体受到抗原刺激后激活免疫活性细胞而产生。产生的免疫效应物质主要有细胞因子、免疫球蛋白、补体等。

二、免疫系统的发育

免疫系统是随着个体的生长、发育而逐渐成熟的,小儿期的免疫生理特点与成人明显不同,在小儿期的不同年龄段也存在着差异。

(一)淋巴组织

1. 胸腺 是胎儿较早出现的淋巴组织。发生自胚胎的第三、四对咽囊腹侧。自胎龄第六周开始分化,第八周出现淋巴细胞,第十至十一周可区别开髓质和皮质,约在第十八周髓质中出现胸腺小体,此时胸腺的形态基本发育成熟。随着胎龄的加大,胸腺重量与体重的比值呈直线增加。出生时比值最大。通常在第二十四周以后胸腺增长速度逐步减慢。胎儿胸腺在出生时约重 $10 \sim 15$ g,此后,胸腺与体重比值随年龄而逐步缩小。胸腺的绝对重量在 $6 \sim 13$ 岁时最高,可达 309 g 左右,以后逐渐萎缩。胸腺是中枢性免疫器官,在小儿出生时,其处理干细胞成为 T 细胞的功能已基本发育健全。

2. 脾脏 脾脏的发生起始于胎龄第五周,$12 \sim 17$ 周时脾脏开始出现淋巴细胞,约在第二十周左右完成雏形的发育,但其免疫功能待出生后相当一段时间才发育完全。小儿出生后 3 个月脾组织的生发中心及滤泡基本形成。脾脏重量与体重的比值与胸腺的发育趋势近似。出生时脾重约 $5 \sim 10$ g。成年人约 $100 \sim 300$ g,老年期稍有缩小。

3. 淋巴结 在胎龄第七周左右,胎儿淋巴管道开始出现淋巴结的雏形。一般到小儿出生若干周后,其髓质和皮质才分化明晰。在受抗原刺激后逐步形成生发中心。青春期淋巴结发育到最高程度。淋巴结的衰老和退化较慢。

4. 淋巴细胞 淋巴细胞最早出现于胎龄 3 个月的末梢血中,12 周时可达到 10^9 个/L,此后迅速增加,约在 $20 \sim 25$ 周时达 $(7 \sim 10) \times 10^9$ 个/L,为人生生理最高值。出生后其数目稍减,待 $6 \sim 12$ 个月后回升。胎儿干细胞约于第八周进入胸腺产生表面抗原,11 周时已分化出可结合羊红细胞的 CD11。$12 \sim 15$ 周时胎儿胸腺和脾的淋巴细胞能分别识别同种异体淋巴细胞,具备抗原识别能力。13 周时出现移植物抗宿主反应,14 周时可被植物血凝素刺激产生增生反应,并有细胞毒作用。出生时,细胞免疫功能已基本发育健全。一般早产婴儿的 T 细胞百分数低于足月婴儿,新生儿低于母亲。体外试验证明,胎儿 T 细胞能抑制丝裂原刺激后的成人 T 细胞增生反应和 B 细胞产生抗体的反应。这种抑制活性在胎儿 12 周时出现,并可持续到出生后 1 年。

B 细胞在胎儿发育中首先出现于肝脏,14~15 周时脾和外周血中出现带表面 IgM 抗原的 B 细胞,10~12 周间先后出现带 IgG 及 IgA、IgD 的 B 细胞,15 周时与成人相近。早产儿、足月低体重儿以及受应激的胎儿成熟更晚。

(二)单核吞噬细胞系统

中性多核粒细胞和单核细胞是血液中具有吞噬功能的细胞。中性多核粒细胞于胎龄 2 个月开始发育,单核细胞于胎龄 4 个月开始发育,至出生后 12 h 可达 $(8~13)\times10^9$ 个/L,72 h 后下降至 4×10^9/L,维持一定低水平,2~3 周后再度上升达正常。小儿时期血清中的促吞噬因子在超微结构上与成人相似,但外形上较僵硬,因此中性粒细胞的游走能力及吞噬功能差,介导炎性作用的能力受限。

(三)体液因素

正常体液中有多种非特异性抗微生物的物质,如补体、溶菌酶、乙型溶解素、备解素及干扰素等均处于一种低水平,比如补体 C3 在胎龄 5.5 周开始发育,但在新生儿期其水平仍低于成人水平的 50%~75%。

(四)免疫球蛋白

1. IgG IgG 是体内含量最高的免疫球蛋白,是唯一可以通过胎盘传给胎儿的免疫球蛋白。胎儿在 10~12 周可自身合成 IgG,但含量很少,绝大多数由母体通过胎盘传递,供给量随着胎龄增长而不断增加,胎龄 8 个月时为成人的 56%,9 个月时为 88%,足月新生儿脐血 IgG 含量可超过母体,而早产儿 IgG 含量较足月儿低得多。出生后 IgG 逐步消耗,而自身合成能力尚不足。至 1~3 岁时相当于成人的 60%,10~12 岁后基本达成人水平。

2. IgA 胎龄 30 周左右开始合成极少量 IgA,IgA 不能通过胎盘,新生儿的 IgA 来自母亲初乳。出生后 1 个月含量仅为成人的 2.6% 左右,4~6 个月约为 9.3%,1 岁时约为 20%,3 岁时约为 22%,4~6 岁时约为 36%,7~9 岁时约为 62%,10 岁左右达成人水平,性别间无差异。

3. IgM 胎儿最早合成的免疫球蛋白,10~12 周开始合成,26 周时可在胎儿体内测到。出生时约为成人的 10%,以后上升迅速,2~3 个月约为 54%,4~6 个月约为 63%,1 岁时约为 75%,1~2 岁达成人水平。IgM 不能通过胎盘,宫内感染时 IgM 含量升高。

4. IgD 胎龄 31 周开始出现,其自身合成较少,不能通过胎盘,生后脐血含量仅为成人的 1％,以后合成迅速,2～3 岁达成人水平。4～5 岁时可稍超出成人水平,11～16 岁时达到最高峰。

5. IgE 人体 IgE 的血清浓度甚微,仅微量可通过胎盘。胎龄 11 周开始合成,出生时约为成人的 1％～15％,1～5 个月约为 25％,1 岁时约为 30％,1～3 岁约为 50％,3～5 岁约为 63％,7 岁左右达成人水平。

(五) 细胞免疫

胎龄 15 周时,T 细胞即随血流从胸腺迁移至全身周围淋巴组织,并参与细胞免疫反应,但其功能尚欠成熟,出生时,T 细胞功能已近完善,但因从未接触过抗原,因而须较强抗原刺激才有反应。辅助性 T 细胞功能在新生儿期尚不成熟,因此辅助 B 细胞合成抗体能力较差。

三、体外循环与免疫

CPB 作为心内直视手术的重要辅助工具,随着设备和技术的改进,已大大降低了先心病外科矫治的并发症发生率和死亡率,但 CPB 诱发全身炎症反应,对免疫功能的影响始终是研究的焦点之一。

(一) 炎症反应和全身炎症反应

感染或非感染等致病因素作用于机体,可引发各种炎性因子的释放,后者如能维持在适当的水平,则有利于感染的消除和机体的恢复,但若炎性因子过量释放或失控,则可能导致全身炎症反应综合征(systemic inflammatory response syndrome ,SIRS)。SIRS 被认为是创伤、烧伤、休克、微生物等始发因素发展到多器官功能衰竭的共同途径,临床死亡率较高。连锁的级联反应包括促炎细胞因子产生,炎症细胞移行、外渗,炎性因子大量产生以及凝血、纤溶系统激活,微血管通透性增加,最后导致 DIC、多器官功能衰竭和死亡。Bone 将典型的 SIRS 分成五个时期:第一期为局部反应期,炎症反应局限于感染或损伤局部;第二期为全身炎症反应始动期,早期的促炎及随后的抗炎介质进入体循环;第三期为全身炎症反应期,出现一系列典型的病理生理变化;第四期为代偿性抗炎反应综合征(compensatory anti-inflammatory reaction syndrome, CARS)期,抗炎反应过度,导致免疫功能抑制和对感染的控制和抵抗能力下降;第五期为免疫不协调期,表现多器官功能紊乱,临床病死率高。基于对 SIRS 发生发展机制的认识,机体炎症反应调控的研究成为危急医学领域的热点问题。

CPB 诱发全身炎症反应综合征由 Kirklin 在 20 世纪 80 年代初期首次全面提出,被认为首先是由于血液成分与 CPB 管道非生理性人工界面的接触而引起。这种接触首先导致凝血、纤溶和血小板系统的激活,随之中性粒细胞和补体系统也被激活,继而包括巨噬细胞、单核细胞、淋巴细胞、内皮细胞等细胞防御系统也被激活。这些被激活的系统释放出包括细胞因子（TNF，IL-1，IL-8 等），脂类代谢产物（白细胞三烯、前列腺素合酶、血小板活化因子等），蛋白酶（弹性蛋白酶、胶原酶），氧中毒产物（超氧化物、H_2O_2 等），黏附蛋白（selectin，ICAMs，CD11/18）以及补体等炎症介质。起初是作为一种机体防御机制，但过多的激活会导致组织损伤和器官功能障碍。其中中性粒细胞的激活在引起组织损伤方面起着重要作用。激活的中性粒细胞能通过黏附分子增加对内皮细胞的亲和力，并大量集聚在肺组织当中，释放出超氧化基团和弹性蛋白酶等炎症介质，导致组织水肿、肺泡出血，是心脏术后体液系统失衡、心肺保护不全及多器官功能衰竭等并发症发生的主要原因，也是死亡的重要原因之一。国外 Gott 及 Cremer 等报道心脏手术 SIRS 的发生率分别为 40% 与 10%。

（二）体外循环对免疫系统的影响

1. 体液免疫　CPB 开始后，血液与管道接触及应用鱼精蛋白中和肝素等，通过经典途径或旁路途径激活补体系统。在 CPB 过程中，首先通过旁路途径激活，即补体被生物材料激活，它的激活不需要特异抗体。经典途径是由 C1 与抗原-抗体复合物相作用诱发，也可与肝素-鱼精蛋白复合体相作用。两者都形成特异性酶复合体 C3 转换酶分解补体的第三成分 C3，产生过敏毒素 C3a 及分裂碎片 C3b，C3b 分子改变 C3 化解酶的特异性，使变为 C5 转换酶，引起的 C5 化解，C5a 的产生及终极作用因子 C5~C9 的动员。有实验证明在 CPB 刚开始的时候血浆中开始出现 C3a，并随着 CPB 的进程 C3a 的水平开始升高直到 CPB 结束。而 C5a 易与多核巨噬细胞和血小板结合，在血浆中没有测到。通过跨肺两侧的白细胞梯度证明在 CPB 过程中大部分中性粒细胞淤滞在肺循环中。血液与异物表面接触，激活补体 C3 导致 C3a 和 C3b 两种产物，同时 C3b 会通过共价与异物表面结合经旁路途径进一步激活补体。在用鱼精蛋白拮抗后可通过经典途径激活补体。CPB 会诱导血浆中的补体水平的降低。同时大量的补体激活会直接影响白细胞的功能。而未被激活的 C3a 是通过白细胞与表达的 C3b 受体结合的。携带有 C3b 受体的白细胞浸润的形式没有有效的病理杀伤作用。因此在肺循环内大量聚集和浸润的白细胞只能在 CPB 后给肺组织带来损伤。

免疫球蛋白是免疫系统中最重要的部分，它们在过敏反应、自主免疫应答、中和毒素和抵御感染中起主要作用。免疫球蛋白是浆细胞的产物，而后者来源于骨髓 B 细胞。抗体的产生涉及巨噬细胞、T 细胞和 B 细胞之间的复杂反应。根据他们的重链成分分为 IgG，IgM，IgA，IgD 和 IgE，其中 IgG，IgM 和 IgA 对抵御感染最为重要。抗体可中和细菌毒素，与补体联合可使细菌更易被白细胞或巨噬细胞所摄入。

CPB 后显示，85% 的患者对大肠杆菌的杀菌能力降低，69% 的患者对金黄色葡萄球菌的杀菌能力降低。杀菌能力的减退伴随着补体总量、IgG、IgM 和 IgA 的减少。

CPB 开始时的血液稀释导致血白蛋白浓度降低,白蛋白和球蛋白在 CPB 期间会持续降低,补体、IgM、IgA、IgG 和调理素水平也随之降低。对灌注达到 3 h 的系列研究表明 α_2 球蛋白和 β 球蛋白的浓度降低,而 α_1 球蛋白和 γ 球蛋白的浓度升高。这提示泵氧合器可使血白蛋白变性和积聚,这种集合物能被单核吞噬细胞系统摄取或清除,继而可引起部分网状内皮阻塞和磺溴酞钠潴留。

对行 CPB 和非 CPB 患者的免疫球蛋白比较研究发现,CPB 患者的 IgM 水平在术后 6～8 d 后增加,IgM 增高可能代表对外界异物蛋白的抗体反应。

蛋白变性发生在气-液界面,静电表面张力引起球蛋白重新排列,二级和三级蛋白分子结构断裂,大分子生成,易形成絮状沉淀物。由于蛋白变性,CPB 期间血浆黏度增加,尽管这种变化会由于血液稀释而抵消。蛋白分子也可能致使游离脂质增加,微血管微栓形成。蛋白变性是补体激活的刺激因素之一。

2. 细胞免疫 CPB 对细胞免疫的影响有直接和间接两方面。白细胞和淋巴细胞数在 CPB 开始时下降,白细胞被过敏毒素 C3a 和 C5a 激活后在组织中的沉淀增加。由于肺血管床的滤过作用,CPB 结束时右心房内血中的白细胞数超过左心房。白细胞激活伴随有弹性蛋白酶和乳铁蛋白的血清浓度增加,后两者可引起组织损伤。

CPB 可导致白细胞数的减少,应用鼓泡式氧合器比膜式氧合器更明显。白细胞减少后即刻有白细胞代偿增多、未成熟白细胞和有核红细胞的出现。CPB 也可动员骨髓,导致骨髓中髓样成分增加。

CPB 终止后,尽管免疫球蛋白和补体水平仍相当低,但白细胞数经常增加。CPB 结束后即有骨髓样组织细胞有丝分裂的增加。细胞变化包括小管化、核溶解和病理颗粒出现。单核细胞轻微增加的同时骨髓中的淋巴样细胞快速增加。白细胞的吞噬能力直到 CPB 结束后 15 d 仍低下。红细胞系列受影响较轻微。

血液经过泵氧合器,残留细胞的功能已明显改变。白细胞吞噬和摄入细菌的能力明显下降,利用葡萄糖和氧合能力降低。这些细胞的形态学改变包括扭曲和融合;核变化包括玻璃样变形、核物质均匀化、空泡形成和核外形参差不齐,胞质减少和外形参差不齐,一些细胞变小。多核细胞和单核细胞均减少,但单核细胞减少的量居多。动物和临床的实验研究发现骨髓中释放白细胞引起的白细胞增多可能发生在 CPB 晚期。

CPB 后粒细胞的随机迁移能力降低,趋化运动在术后 1 周才恢复正常。粒细胞的吞噬功能及吞噬摄入细胞内微粒的能力减弱,比如白细胞的杀菌能力在 CPB 结束后明显降低。中性粒细胞摄入白色葡萄球菌的能力在手术后 1 周内降低。其他研究也显示白细胞的代谢功能降低。手术野吸引和鼓泡式氧合器能抑制血清的调理能力,而膜式氧合器则对此影响不大。同时膜式氧合器较鼓泡式氧合器能较好保持血清的杀菌能力。也有研究指出中性粒细胞的杀菌能力在手术后数小时内是正常的,在术后第三日大于正常。

一些淋巴细胞在 CPB 后的变化类似输血后反应。自然杀伤细胞是淋巴细胞的一个亚群,CPB 后其数量和功能都受到抑制。

3. 细胞因子 细胞因子是由机体各种细胞分泌的具有调控细胞生长分化、调节免疫功能和生理活性并参与病理反应的小分子蛋白质,活化的淋巴细胞、单核/巨噬细胞、自然杀伤(NK)细胞、成纤维细胞、上皮细胞、内皮细胞等均可分泌。CPB 开始后,由于管道、内毒素、缺血-再灌注等原因的刺激,导致细胞因子的激活和产生。细胞因子引起白细胞与血管内皮细胞黏附,释放炎症介质,引起器官损伤。与 CPB 期间和 CPB 后有关的细胞因子包括 TNF-α、IL-1β、IL-2、IL-6 和 IL-8 等。

(1)肿瘤坏死因子(TNF) TNF 是炎症反应中释放最早、最重要的内源性介质,主要来源于单核/巨噬细胞和 T 细胞。在血液单核细胞、腹膜和肺泡巨噬细胞、肝巨噬细胞、肥大细胞、内皮细胞和淋巴细胞都可检出 TNF-α 活性。肿瘤坏死因子分两类,TNF-α 和 TNF-β。TNF-α 由活化的巨噬细胞、单核细胞、T 细胞产生,TNF-β 由活化的 T 细胞和 NK 细胞产生。TNF 是天然和获得性免疫介质,也是特异性免疫应答与急性炎症反应之间的一种重要介质。在单核巨噬细胞中,TNF 最初被认为是由一种分子量约 25000 的无糖基跨膜蛋白合成的,膜 TNF 的定位是很不正常的,因为其氨基末端在细胞内,跨膜部分是接近氨基末端,而其羧基末端在细胞外,一个包括羧基末端分子量为 17000 的片断被蛋白分解酶切下单核-巨噬细胞的浆膜而产生分子量为 51000 稳定的同源三聚体分泌型进入循环。与 CPB 有关的主要是 TNF-α,半衰期为 2 min,在体循环中化学特性易受多种因素的影响。TNF-α 的生理作用是通过结合于细胞表面受体的可溶性三聚体而启动的,它有两个不同的 TNF 受体,TNFR-Ⅰ(分子量为 55000)和 TNFR-Ⅱ(分子量为 75000)。TNF 受体几乎存在于所有细胞表面。可溶性 TNF 受体是 TNF 受体的可溶性形式,在细胞因子(包括 TNF-α 本身)诱导下,由金属蛋白酶裂解细胞膜受体的胞外脱落部分,TNFR-Ⅰ 和 TNFR-Ⅱ 分别脱落形成的 sTNFR-Ⅰ 和 sTNFR-Ⅱ 分布于各种体液中。和 TNF-α 相比,sTNFR 半衰期长,而且不易受到化学因素的影响,易检测。一般认为在 CPB 其间 TNF-α 的浓度水平是升高的,但也有人认为在 CPB 中 TNF-α 的浓度并没有增加或较少增加或仅仅能检测到微量痕迹。这种不同可能与手术复杂程度,CPB 时间长短,sTNFR 清除 TNF-α 的水平以及前列腺素 E_2 的调控有关,更重要的原因可能与 TNF-α 半衰期短,易受到化学因素以及不同测试方法等人工方式的影响,造成检测困难等有关。Naki 等使用 Sandwich 方法可以检测到的血浓度为 3 ng/L,有效地解决了这一问题。TNF-α 可引起低血压、发热、急性期蛋白产生增加以及血清白蛋白减少。心脏手术期间 TNF-α 水平增高程度报道不一,仅少量研究发现 TNF-α 水平下降。

(2)白细胞介素(interleukin, IL) IL 是介导白细胞间相互作用的细胞因子,迄今已发现 IL-1 至 IL-26。IL-1 有 α 和 β 两型,两者结构很相似,IL-1α 是膜结合型,而 IL-1β 是分泌型,它们结合于同一种受体,单核细胞、B 或 T 细胞、嗜酸性和中性粒细胞、成纤维细胞和星状细胞均有 IL-1 受体,可被激活而参与反应。IL-1 是触发 CPB 过程中炎症反应最为重要的介质。IL-1血浓度高峰出现于CPB结束后的24 h,随着体温的增加而增加。IL-1可引起发热、嗜睡、低血压等临床症状;可促进诱导型一氧化氮合酶表达,增加前列腺素合成,抑制脂蛋白脂酶;可增强凝血作用,增加急性期蛋白合成。TNF-α能刺激IL-1合成,而IL-1又可激活其他致炎因子如IL-6产生。正常情况下,在循环中不能测到IL-1α。IL-1β 80%以上都位于细胞内,若循环中出现IL-1β即反映有组织破坏。据报道CPB期间测得的细胞因子中IL-1β作用最弱,因而治疗意义也相对较小。

IL-2:细菌或病毒等微生物进入单核细胞先产生IL-1,然后带微生物抗原的细胞与T细胞接触,前者再产生IL-1,两次生成的IL-1在一定的条件下可使辅助性T细胞合成IL-2。IL-2的作用是动员和参与机体的免疫反应。心脏手术后辅助性T细胞数量减少,IL-2水平下降或无变化,细胞合成IL-2的能力受损,细胞免疫反应下降。

IL-6:大多数由单核细胞生成,在适合的条件下也可由成纤维细胞、上皮细胞、角质细胞或B细胞、T细胞生成。IL-6有诱导抗病毒的作用,与粒-巨噬细胞集落刺激因子联合一起促使粒细胞和巨噬细胞增生,诱导T细胞的祖细胞形成细胞毒性淋巴细胞,刺激浆细胞增生,诱导活性B细胞产生免疫球蛋白;而糖皮质激素可阻止IL-6的合成。CPB心脏手术期间IL-6的作用尚不十分明确,可能是作为致热原,急性期蛋白合成的激活剂及心肌抑制因子等。与其他细胞因子TNF-α和IL-1β改变不同,IL-6在心脏手术期间均呈增高趋势。

IL-8:其特点是调节嗜中性粒细胞趋化性,促使中性粒细胞移出内皮细胞,以及与中性粒细胞有关的血浆丧失。这些作用提示IL-8可能在心脏手术期间引导多形核细胞参与全身炎症反应中起重要作用。小儿和成人心脏手术期间血浆IL-8浓度增加均有报道,循环中IL-8水平峰值在IL-6之前或相一致,TNF-α可刺激IL-8释放。心脏手术期间血浆IL-8出现,与白细胞激活后溶酶体颗粒中所含的弹性蛋白酶(胰肽酶E)释放入血增加有关,后者可导致多器官功能衰竭。IL-8对温度敏感(随着降温和复温而增加),这对高危患者(如细菌性心内膜炎或肺炎患者)可能有不利影响。

4. 黏附分子 黏附分子(adhesion molecule,AM)是一类介导细胞与细胞,细胞与细胞外基质间黏附作用的膜表面糖蛋白。目前在CPB中研究较多的主要有:免疫球蛋白超家族成员细胞间黏附分子-1(ICAM-1)及血小板内皮细胞黏附分子-1(PECAM-1),主要分布于内皮细胞(EC);整联蛋白家族的CD11a/CD18(LFA-1),CD11b/CD18(Mac-1)及CD11c/CD18,仅表达于白细胞表面;选择蛋白家族的E-选择蛋白(E-selectin,E-S),P-选择蛋白(P-S)和L-选择蛋白(L-S),前两者主要表达于内皮细胞,后者主要表达于白细胞表面。

CPB开始后血液与管道表面的接触引起凝血系统、纤溶系统、激肽系统及补体系统的激活,细胞因子增加,一方面激活内皮细胞,使内皮细胞表面黏附分子(ICAM-1等)合成上

调,另一方面激活白细胞,使其表达整联蛋白(CD11b/CD18 等),ICAM－1 与 CD11b/CD18
等相互作用触发了内皮细胞-白细胞的相互黏附,这是炎症反应的关键环节。当白细胞与内
皮细胞黏附并迁移至血管外时,白细胞被激活,释放细胞毒性蛋白酶及氧自由基,从而导致
术后心肺功能失常。

5. 网状内皮功能　单核吞噬细胞系统在清除循环血中的细菌、乳糜微粒、血浆血红蛋
白、凝血酶、纤维蛋白、纤维蛋白降解产物、促凝血酶原激酶、纤维蛋白溶酶原激活物等起了
重要作用。CPB 可造成网状内皮吞噬功能抑制和内皮阻塞。吞噬功能的下降是由于血浆
和血细胞接触泵、氧合器及其他异物界面所致。细胞破坏和蛋白积聚导致内皮阻塞。动物
实验研究显示 CPB 后狗不能清除克雷白产气杆菌,死亡率在 16%,而对照组无死亡。有实
验研究认为单核吞噬细胞系统的代谢和吞噬功能在 CPB 后 3 d 恢复。

(三) 体外循环后的感染

心脏手术后并发细菌和真菌感染的发生率远大于其他类型手术。感染的危险因素包括
CPB 时间、胸骨切开、异体材料、术后免疫抑制、内置导管和气管插管、吸引器的应用等。术
前发生细菌性心内膜炎、转流时间超过 3.5 h、术后低心排血量、神经系统并发症和弥散性血
管内凝血是术后发生严重感染的高危因素。

预防感染的措施包括预防性应用抗生素、尽量避免感染、严格手术室消毒等。但手术中
的血液吸引、热交换器、氧供源等仍是污染的主要来源区。有调查发现 75% 的氧合器内可
培养到微生物。有证据证明伤口、心脏切口和切除的瓣膜、人工瓣、供血、导尿管等都可以培
养到污染源。据估计在 2 h 的手术过程中,污染伤口的细菌可达 1000 个左右。呼吸机也是
污染的另一个来源,尤其是革兰阴性细菌。

手术室内约有 10 个/m³ 或更多个细菌。细菌的数量与手术室内的人数、通气系统、手
术室门开关的次数等有关。减少污染的方法包括空气过滤、气流更新、吸引控制、氧供控制、
人员流通控制、心脏手术室与其他手术室隔离等。

应用膜式氧合器和尽量避免心内吸引可明显减少感染的发生率。鼓泡式氧合器能严重
损害患者的免疫系统,动物实验发现应用鼓泡式氧合器后感染的发生率在 50%,而应用膜
式氧合器感染率明显降低。CPB 时血液贮血器内细菌阳性培养率在两种氧合器内无明显
区别。

氧合器污染的来源包括不完全消毒、心内吸引、预充液、气体供应、患者及血管内置导管
等。减少手术室内的各种污染因素可明显降低氧合器的感染率。

术后感染与患者的关系较密切。纵隔感染与术后出血较多、再次开胸止血,及较长的
CPB 时间等因素有关。

如果心脏外科手术中发生院内感染,必须采取多项一系列措施切断传染源。

术前应用抗生素的效果已得到广泛证实,并且术前应用 2 d 抗生素的效果与 5 d 是无差

别的。术前应用抗生素不但减少并发症的发生率,而且也可降低住院费用。

四、体外循环诱发全身炎症反应综合征的防治

(一) 药物应用

1. 糖皮质激素　CPB 预充液中加入糖皮质激素能降低包括像 IL-6、IL-8、TNF-a、CD-HB、白细胞三烯 β_4 等炎症介质的释放。

2. 补体抑制　由于补体在 CPB 所产生的全身系统性炎症反应中很早即被激活,其与 CPB 术后肺损伤的发生关系密切。近来研究较多的是在补体激活的各个水平封闭或阻断它的作用。可溶性补体受体-1(SCR-1)是一种很强的 C3 和 C5 抑制剂,在动物实验中发现它能抑制 CPB 后 2 h 肺血管阻力的增加。最近有学者使用 SCR-1 同时加用肝素结合的 CPB 管路技术从而达到完全的补体抑制,起到保护内皮功能、防止肺水肿的作用。

3. 中性粒细胞抑制　中性粒细胞的激活在引起 CPB 术后肺损伤过程中起着极其重要的作用,抑制中性粒细胞激活及其释放的炎症介质的研究正方兴未艾。使用白细胞黏附抑制剂 NPC15669,可减少中性粒细胞黏附分子(CD11b/CD18)的产生,从而改善肺功能。单克隆抗体技术能直接抑制某些特定的炎症介质,具有良好的发展前景。已有使用抗 CD18 单克隆抗体减轻 CPB 术后肺功能障碍的报道;也有动物实验证实,使用 P-选择蛋白(一种促进中性粒细胞黏附的炎症介质)单克隆抗体 ARP2-4,其术后 IL-6、IL-8 以及呼吸指数值都有明显降低。

中性粒细胞介导的肺损伤机制之一是其激活后释放的蛋白酶和氧自由基。联合应用超氧化物歧化酶和分解酶,可及时将中性粒细胞激活后释放的氧自由基清除掉,对肺组织产生一定的保护作用;抑肽酶是一种非特异性的丝氨酸蛋白酶抑制剂,可减少与 CPB 相关的炎症反应,还有减少术后出血的作用;ONO-5046Na,一种多形核中性粒细胞弹性蛋白酶抑制剂,能够使 CPB 术后肺功能指标明显改善;改进的四环素(CMT-3),能通过降低弹性蛋白酶和基质金属蛋白酶的活性来阻止 CPB 术后肺损伤。

4. 巨噬细胞、单核细胞抑制　巨噬细胞、单核细胞在 CPB 系统性全身反应中的作用已越来越为人们所了解。目前认为:巨噬细胞激活后,分泌出的细胞因子、细胞毒性代谢产物产生对中性粒细胞、单核细胞具有诱附作用的诱附蛋白如巨噬细胞炎性蛋白-2、单核细胞诱附蛋白-1(由 TNF-α、IL-1 介导产生),使激活的中性粒细胞黏附在肺内皮细胞。此前单核细胞也进入肺组织,产生毒性作用或者转变为巨噬细胞,激活的单核细胞和内皮细胞导致肺损伤的进一步加剧。在 CPB 术后肺损伤的动物模型中使用可溶性的 TNF 受体结合蛋白(TNFRbp),结果发现可明显降低血浆中的 TNF 水平并改善术后肺功能。

5. 血小板抑制　血小板在导致 CPB 术后肺损伤中的作用仍然不太清楚,尽管所得结果并不一致,许多研究还是表明 CPB 术后肺损伤过程中伴随有血小板的激活。激活的血小板有可能通过直接释放细胞因子,也有可能通过激活中性粒细胞来造成对肺的损伤。通过对血小板活化因子或血小板代谢产物 TBX(血栓烷)的抑制,可达到减轻 CPB 术后肺损伤的目的。

6. 内皮细胞抑制　大量研究结果显示,CPB 后,肺内皮细胞功能、形态受损。但 CPB 后内皮细胞损伤的机制仍未完全阐明。内皮细胞可能由补体、细胞因子、内毒素等炎症介质和缺血-再灌注损伤等因素激活,进而加剧肺组织损伤。近年来研究较多的是内皮细胞受损后对 NO 生成的影响。NO 能抑制白细胞对内皮细胞的黏附,还有降低血管紧张性的作用。CPB 后,肺内皮细胞损伤,呼出 NO 水平下降,结果气道阻力增加、肺顺应性下降。吸入外源性 NO 可明显缓解肺的缺血-再灌注损伤。肺泡表面活性物质由肺泡 II 型细胞分泌,能降低肺泡的表面张力使肺泡保持干燥和扩张的状态,Griese 等发现 CPB 后,因肺内皮细胞损伤,导致间质水肿,进而造成上皮细胞肿胀及变形,肺泡表面活性物质发生生化和功能异常。使用外源性肺泡表面活性物质治疗 CPB 术后肺损伤目前仍处于临床试验阶段。

(二) 体外循环技术的改进

尽管目前大多数的研究还处于动物实验阶段,但 CPB 技术的改进,有可能大大降低术后肺损伤的发生率,尤其能使那些术前肺功能不佳的患者广为受益,具有良好的应用前景。

在 CPB 动物模型中,不使用人工氧合器而用双心室转流加自体肺氧合的方法与应用膜式氧合器的传统 CPB 方法相比较,结果发现前者术后肺血管阻力、肺血管外水、肺顺应性等肺功能参数都明显改善,提示此方法对术后肺功能有较好的保护作用。在 CPB 中加用肺动脉插管用氧合血对肺进行持续灌注,结果发现:与对照组相比,灌注组患者术后 PaO_2/FiO_2 比值明显增高,而术后气管插管留置时间明显缩短,肺内皮中性粒细胞积聚也明显减少;说明 CPB 中持续的肺灌注对防止术后肺损伤有一定的保护作用。还有学者在 CPB 主动脉阻断后向右肺动脉灌注含 L-精氨酸、抑肽酶等抗炎症反应物质的肺保护液,结果与对照组相比,灌注组术后气道峰压、肺血管阻力明显降低,而静脉氧张力明显增加,肺组织学检查显示,灌注组与对照组两组动物的左肺都有明显的水肿和大量的中性粒细胞积聚,而灌注组的右肺实质表现正常,对照组右肺却有一定程度的损伤。

CPB 中的呼吸管理也日益受到人们的重视,有动物实验揭示:CPB 引起的肺不张是造成术后低氧和肺内分流的主要原因,CPB 结束前按照个体的肺活量膨肺并维持 15 s,可使塌陷的肺泡重新扩张从而降低肺损伤的发生几率。

(三) 体外循环系统的改进

1. 肝素涂层技术　肝素涂层的体外管路能改善其与血液的生物相容性,减少血液与异物表面引起的炎症反应。在接受心脏或心肺移植的患者,使用肝素涂层的体外管路比起不使用者,主动脉阻断 1 h 后,其血浆 IL - 6、IL - 8 及 IL - 10 水平明显降低。临床研究揭示,术前肺功能正常的冠状动脉架桥术患者,使用肝素涂层的体外管路,其术后肺内分流、呼吸指数值比起不使用者,都明显降低。

2. 白细胞滤除技术　对白细胞滤除在降低 CPB 术后肺损伤的研究更加证实了中性粒细胞在引起 CPB 术后肺损伤过程中起着极其重要的作用。尽管有人发现,使用了白细胞滤除的方法,在自由基产量、补体激活程度、肺组织病变程度等方面与对照组相比并无多大差异,但大部分的研究还是表明,CPB 中使用白细胞滤除的方法,在动物和人身上,都能起改善术后肺功能的作用。

(陈会文,黄惠民)

参 考 文 献

1　Saatvedt K, Lindberg H, Geiran O R, et al. Complement activation and release of tumour necrosis factor alpha, interleukin-2, interleukin-6 and soluble tumour necrosis factor and interleukin-2 receptors during and after cardiopulmonary bypass in children. Scand J Clin Lab Invest. 1995, 55:79 - 86.

2　Jonas R A, Elliott M J. Cardiopulmonary Bypass in Neonates, Infants and Young Children. Oxford: Butterworth-Heinemann, 1994.

3　Tarnok A, Schneider P. Pediatric cardiac surgery with cardiopulmonary bypass: pathways contributing to transient systemic immune suppression. Shock, 2001, 16 Suppl 1:24 - 32.

4　Misoph M, Babin-Ebell J, Schwender S, et al. Response of the cellular immune system to cardiopulmonary bypass in vivo. Thorac Cardiovasc Surg, 1997, 45(5):217 - 223.

5　Siminelakis S, Bossinakou I, Antoniou F, et al. A study of the effects of extracorporeal circulation on the immunologic system of humans. J Cardiothorac Vasc Anesth. 1996, 10(7):893 - 898.

6　Wan S, LeClerc J L, Vincent J L. Inflammatory response to cardiopulmonary bypass: mechanisms involved and possible therapeutic strategies. Chest, 1997, 112(3):676 - 692.

第九节　体外循环与全身炎症反应

全身炎症反应综合征(systemic inflammatory response syndrome, SIRS)是一种由感染、创伤、手术、缺血-再灌注等多种因素引起的综合征。1991 年,由美国重症监护学会(Society of Critical Care Medicine)和美国胸内科医生学院(American College of Chest Physicians)召开会议确定 SIRS 的定义为"对多种严重临床刺激的反应(感染性或非感染性)"。

其诊断标准(成人)是存在以下两种或两种以上情况:① 体温> 38.0 ℃,② 呼吸次数> 20次/min,或 $PaCO_2$(二氧化碳分压)<32 mm Hg,③ 心率> 90 次/min,④ 白细胞计数> $12×10^{12}$/L或<$4×10^9$/L,或幼稚型粒细胞> 10%。根据上述标准,SIRS 不是一个单纯的临床实体,而是一个从程度相对较轻到较重甚至威胁生命的包括多种病理变化而且范围广泛的反应过程。

CPB 产生 SIRS 是一个非常复杂多样的过程,主要与动脉系统血液灌注模式的改变、血液与非生理性物质界面的接触、血液成分受到的机械切应力、血液稀释和低温等有关,其次缺血后再灌注、内毒素血症和手术创伤均可能是引起 CPB 后 SIRS 的原因。CPB 条件下的全身炎症反应曾有多个不同的名称,如败血症样综合征、灌注后综合征、心脏切开后综合征和多器官功能障碍综合征。一般认为,CPB 可造成对心血管系统、中枢神经系统、血液系统、呼吸系统、消化系统肝和泌尿系统等的重要脏器的不同程度的损伤,严重的可导致多器官功能衰竭。对于这种特定病理状态下的炎症反应,有的学者称之为“转流后全身炎症反应”(systemic inflammatory response after bypass,SIRAB)。

大多数小儿先天性心脏病都需在 CPB 辅助下进行心脏畸形的手术矫治,目前关于小儿SIRAB 的研究资料远较成人少。一项临床研究证实,小儿 CPB 后有大约 50% 会出现不同程度的心血管和呼吸功能障碍,3%～7% 出现肾功能不全,而神经系统疾病的发生率约为30% 左右。由于相对较多的血液暴露于管道的非生理性人工材料界面和心内吸引,以及器官的结构和功能发育尚不成熟,免疫功能尚不完善,使小儿 CPB 产生的 SIRS 可能较成人更为明显和严重。其次,患儿术前是否存在低氧血症、充血性心力衰竭等症状以及病变程度和种类对 CPB 后 SIRS 具有重要的影响,这也是与成年患者的不同点之一。CPB 后 SIRS 经常通过检查外周血液中炎症标记物如细胞因子、急性期蛋白质和免疫活性细胞的颗粒内容物来评价。

一、全身炎症反应的发生

应用目前的 CPB 技术,转流时正常的动脉搏动性血流被滚柱泵所产生的非搏动灌注所替代。尽管对这两种灌注方式孰优孰劣尚存在争议和分歧,但是越来越多的证据表明搏动灌注更符合生理,对组织的灌注和保护器官功能有利。因此,广泛应用的非搏动灌注可能会导致外周血管阻力增高,微循环灌注不良,器官组织水肿,无氧代谢增加和机体酸中毒的发生。

CPB 开始后血液与非生理性物质界面的接触可能是造成全身炎症反应的一个重要方面,凝血纤溶系统、补体系统和多种激素、细胞因子水平都发生较大变化。另外,机体对这种变化的反应在 CPB 结束后还持续存在,可能是术后脏器功能障碍的原因之一。

CPB 期间,血细胞暴露在切应力影响下,这种切应力主要是由于人工心肺机血泵对血液挤压产生的机械损伤,负压吸引装置对血液的机械破坏和血液变速运动以及动脉插管头端周围的"气穴"现象等引起。血细胞破坏后有形成分减少,并且释放出相应的细胞因子,介导多种病理生理反应。

二、体液级联扩大系统在体外循环炎症反应中的作用

体液级联扩大系统(humoral amplication system)是血浆蛋白对局部和全身刺激起反应并且放大过程的复杂系统,这一系统的激活可能主要是由于血液同非生理物质界面的接触造成的,因此许多文献中称之为"接触激活"(contact activation)。主要包括凝血系统、纤溶系统、激肽释放酶系统和补体系统。

(一) 凝血系统

正常的凝血过程是通过内源性和外源性凝血两种途径进行的。内源性途径是血液与非内皮细胞界面接触使因子Ⅻ激活成Ⅻa,外源性途径是血管外组织中的因子Ⅲ和因子Ⅶ在 Ca^{2+} 参与下进行的。CPB过程中会出现严重的凝血机制紊乱,转流开始后,血液与缺乏正常内皮细胞的非生理性界面广泛接触,首先激活因子Ⅻ,从而触发凝血系统的内源性激活途径。血纤肽A(fibrinopeptide A,FPA)是纤维蛋白分裂的第一个肽类,能够准确地反映出过多纤维蛋白的产生。抗凝血酶Ⅲ(AT-Ⅲ)是一种抗丝氨酸蛋白酶,是存在于正常血浆中最重要的抗凝物质之一。CPB中经常应用大剂量肝素进行抗凝,但是仍然发现CPB过程中FPA水平逐渐增高而AT-Ⅲ水平降低。这就表明,尽管已全身肝素化,但是人体内的凝血系统仍然被一定程度地激活,生成纤维蛋白,可引起微血管内血液凝固。

(二) 纤溶系统

纤溶系统和凝血系统是一对矛盾的统一体,两者相互联系又相互制约,保持体内凝血和抗凝过程的平衡。纤溶系统包括纤溶酶原、纤溶酶、纤溶激活物和抑制物四种成分。纤溶酶原被激活物激活后产生纤溶酶,纤溶酶分解纤维蛋白或纤维蛋白原。接触激活后,因子Ⅻ转化为Ⅻa,后者能够激活前激肽释放酶,所产生的激肽释放酶也可激活纤溶酶原。另外,循环中出现的血纤维凝块可使血管内皮细胞释放大量激活物,包括血管激活物和组织激活物。纤溶酶原转化为纤溶酶后,纤溶酶通过降解纤维蛋白凝块,除了产生致炎的纤维蛋白裂解产物外,还可以直接激活因子Ⅻ而放大炎症反应。激肽-激肽释放酶通路的部分因子也可以通过上调纤溶酶水平来增加纤溶通路的激活。缓激肽能够促使内皮细胞释放组织纤溶酶原激活物(t-PA),作用于纤溶酶原,使之转化成有活性的纤溶酶。激肽释放酶也可以水解纤溶酶原,当其与高相对分子质量激肽原协同作用时,可以水解前尿激酶产生尿激酶,然后激活尿激酶型纤溶酶原激活物(u-PA),从而使纤溶酶的生成增加。在CPB期间,由于纤溶酶

的过度产生使纤溶活性相应增加。文献报道,最高的 t-PA 水平出现在 CPB 的开始或 1 h内,但也可能随主动脉的开放出现第二高峰。同时,手术开始时,随肝素的应用,纤溶酶活性迅速升高,然后在转流期间降低到中等水平,手术结束时回到基线。纤溶酶水平可以通过测定纤溶酶抑制物水平来评价,CPB 期间,可以观察到约 60% 的游离纤溶酶抑制物(α_2抗纤溶酶)的损耗,反映了纤溶系统的激活。纤溶酶-抗纤溶酶复合物的形成在 CPB 早期达到高峰,保持增高水平到 CPB 后 2 h,CPB 后 24 h 降到正常。CPB 期间纤维蛋白的降解也增加,纤维蛋白降解产物可能会影响纤维蛋白形成,造成血小板功能障碍和内皮分解从而导致毛细血管损伤。

(三) 激肽释放酶-缓激肽系统

CPB 条件下,因子Ⅻ接触非生理界面后被激活,产生因子Ⅻa 和因子Ⅻf。在高相对分子质量激肽原存在的条件下,Ⅻa 将前激肽释放酶转化为激肽释放酶,然后通过正反馈环路,激肽释放酶和Ⅻa 再共同激活更多的因子Ⅻ。

血浆激肽释放酶水平可以通过测定激肽释放酶和 C1-INH 抑制因子复合物来反映,从而可评价因子Ⅻ的激活。CPB 后 60 min,激肽释放酶- C1-INH 水平高于术前 1.75 倍。转流开始时激肽释放酶抑制因子活性下降,提示全身的激肽释放酶不平衡,这种不平衡持续到 CPB 后大约 2 h。在模拟 CPB 中,激肽释放酶- C1-INH 复合物仅在 20 min 后就达到高峰,增加到基础值的 12.5 倍。这表明随着血液与外界材料的接触,因子Ⅻ的活化增加,激肽释放酶的产生增加。实际上,激肽释放酶的激活几乎在 CPB 开始时即发生。这可以通过前激肽释放酶水平的显著降低,激肽释放酶样活性的增高和激肽释放酶抑制因子的耗竭来证实。CPB 后多器官衰竭的发生可能与增高的激肽释放酶活性有关。一种激肽-激肽释放酶级联反应的产物是缓激肽,它是一种强血管扩张剂。CPB 时缓激肽水平逐渐增高,在 CPB结束后不久接近正常。因此,缓激肽的前体激肽原在 CPB 期间显著降低。缓激肽的过多产生能够增加血管的通透性,促进血浆蛋白的移动,激活中性粒细胞进入组织,可能导致弥漫性组织器官水肿。这些作用扩大了炎症反应和全身组织损伤。

(四) 补体系统

炎症过程中最重要的免疫学机制之一就是补体系统。补体系统包括大约 30 种血浆和膜蛋白质,其功能包括介导炎症反应、调理抗原物质、加重病原体对细胞膜损伤,其中几乎有半数的蛋白质属于调节因子。补体系统的各种成分相互作用,一个反应的产物可以作为下一个反应的激酶,从而产生瀑布样反应。其激活通过经典和替代途径,经典激活途径通常是通过抗原抗体复合物在合适表面上的结合发动的,补体 C1 能够识别抗体上的 Fc 受体,产生经典途径的 C3 转换酶(C4b2b);而替代激活途径是由于血液暴露于异质界面引发,在CPB 中作用的重要性要远远大于经典途径。在正常生理情况下,C3 与 B 因子、D 因子等相互作用,可产生少量的 C3b 和替代途径的 C3 转化酶(C3bBb),但是迅速被 H 和 I 因子灭活。激活物质和异质界面出现时,为 C3b 和 C3bBb 提供了一种不被灭活的保护性微环境,使替代途径从准备阶段进入激活阶段。这两条途径形成两种不同的 C3 转化酶,分解补体系统的中枢性组分 C3,产生有活性的 C3a 和 C3b。C3b 激活 C5 产生可溶性分子 C5a 和结合于细胞表面的 C5b。随后,附于膜上的 C5b 开始启动 C5b 到 C9,最终形成膜攻击复合物(MAC)。MAC 能够形成一个跨膜通道,允许离子和水内流入细胞,导致细胞内外的渗透压和化学平衡失调。另外,MAC 还可以促进血小板凝血酶原酶的活性及白细胞与血小板的结合。

补体系统的激活产生了许多活性蛋白质。循环中的 C3a、C4a 和 C5a 能够刺激肥大细胞和嗜碱性粒细胞脱粒,释放组胺和其他炎症介质,还可以直接作用于平滑肌和内皮细胞,引起血管通透性增加和平滑肌收缩。C3a 还可能在心动过速,冠状血管收缩和心肌收缩力降低中起作用。C5a 是一种强化学诱导物,刺激中性粒细胞的聚合及其与内皮细胞的黏附,上调 C3 的受体 CD11b/CD18 或 MAC-1。另外,C5a 还触发中性粒细胞释放溶酶体酶,氧自由基和白细胞介素。

CPB 产生的大量补体激活主要是通过替代途径进行的。在 CPB 开始 2 min 内,血浆 C3a 水平即明显增加,其升高的程度与 CPB 持续时间有关。主动脉阻断钳的去除和复温以 C3a 水平升高为特点,在 CPB 结束时达到高峰,约 5～15 倍于术前水平。术后 18～48 h C3a 水平降到正常。CPB 后的多器官功能障碍和总死亡率与升高的 C3a 水平有明显相关性。其他补体蛋白在 CPB 时也有升高,MAC 于转流结束时升高,可持续到术后一段时间。

(五) 其他信号转导途径

丝裂原激活蛋白激酶/细胞外信号调节激酶(MEK/ERK)参与多种应激反应,并可能在 CPB 后的并发症产生中起到中枢性的作用。动物实验证实,ERK 的抑制因子丝裂原活化蛋白磷酸激酶(MKP-1)水平在 CPB 期间增高,表明 MEK/ERK 通路受到抑制,这可能就是导致炎症反应和心肌功能障碍的原因之一。

三、细胞在体外循环炎症反应中的作用

(一) 白细胞

白细胞对切应力十分敏感,机械损伤会引起白细胞结构和功能障碍,导致白细胞的聚集、趋化和吞噬能力下降。其中,中性粒细胞是调节炎症反应的核心细胞成分,其激活和细胞毒性作用是机体防御炎症的重要屏障。另外,中性粒细胞通过与激活的血管内皮之间的相互作用可能是导致 CPB 后 SIRS 主要原因之一。CPB 产生的体液级联反应激活血管内

皮细胞,引起细胞表面黏附分子产生增加,促进中性粒细胞与血管内皮细胞的黏附,这一过程需要多种血浆蛋白质参与,主要是通过 L-选择蛋白、E-选择蛋白和 P-选择蛋白结合于半糖介导。中性粒细胞受到炎症介质刺激后,首先变形卷曲、游走速度减慢,然后沉积并紧密贴附在内皮细胞表面,然后通过微血管的内皮细胞屏障进入到组织间质中。被激活的中性粒细胞除吞噬病原体和破碎的组织碎片外,还能够自身脱粒,释放毒性物质、蛋白水解酶和炎症介质,从而引起更多的白细胞聚集。另外,中性粒细胞外溢的先决条件是整联蛋白将卷曲的粒细胞紧紧黏附在微血管系统。整联蛋白是一种包括一个独特 α 链和一个普通 β 多肽链的异源二聚体。目前已有包括 LFA-1(CD11a/CD18)和 Mac-1(CD11b/CD18)在内的 6 种白细胞整联蛋白被发现,它们结合于诸如细胞间黏附分子(ICAM)-1 和 2 的免疫球蛋白超家族分子,激活的内皮细胞能够上调其功能。另外,Mac-1 还参与其他的炎症反应过程,包括趋化反应和氧自由基的产生。

中性粒细胞的激活、紧密贴附和隔离能够引起毛细血管的阻塞和局部缺血。另外,活性细胞释放的细胞毒性物质还可以直接造成细胞损伤。中性粒细胞内的细胞毒性物质包括两部分,一部分是已经存在于细胞颗粒内的成分,另一部分是细胞新合成的生物分子。中性粒细胞含有初级颗粒和次级颗粒,前者包括多种蛋白酶和髓过氧化物酶,主要在细胞内起作用,在有氯化物存在的条件下,能够将过氧化氢转化为次氯酸,并且介导中性粒细胞的外溢、组织渗透和内皮细胞损伤,后者包括有许多细胞表面分子和可溶性炎症介质,比如 C3b 分解产物和化学趋化物的受体,以及 C5 组分和巨噬细胞趋化物的激活因子等。膜组分还原型烟酰胺腺嘌呤二核苷酸磷酸(NADPH)氧化酶复合体存在于次级颗粒中,被激活后能够催化过氧化物阴离子的产生,这是其他氧自由基,比如过氧化氢、氢氧根和次氯酸根的前体物质,能够与髓过氧化物酶协同催化细胞溶解性次氯酸的产生。更为重要的是,这种过氧化物阴离子易于穿过细胞膜,在膜外引起相应的代谢改变。

除了阻塞小血管,释放细胞颗粒内活性物质外,中性粒细胞还能够自身合成一些新物质,比如白细胞三烯和活性氧中间体,它们与缺血-再灌注损伤有关。CPB 时,组织和器官的血液灌注减少会产生缺血性损伤。当缺血组织器官的血液供应重新恢复时,会产生更为严重的缺血-再灌注损伤。缺血损伤时,次黄嘌呤能够降解细胞腺苷三磷酸使之耗竭,导致细胞内能量代谢障碍。正常情况下,次黄嘌呤在黄嘌呤脱氢酶的作用下被氧化为黄嘌呤,而缺血时黄嘌呤脱氢酶转变成了黄嘌呤氧化酶,影响了次黄嘌呤的转化。

CPB 对白细胞功能有显著影响。由于血液稀释和白细胞黏附于 CPB 的管道上,CPB 开始时就有白细胞计数的迅速下降。然后循环中中性粒细胞有明显的增加,主动脉阻断钳开放后,有大约 50% 的中性粒细胞滞留于肺毛细血管内,这种滞留与肺毛细血管内皮细胞和肺泡 Ⅱ 型细胞的损伤有关。在分子水平,CPB 时调控中性粒细胞活动的蛋白质上调,L-选择蛋白水平 CPB 后即开始增高,CPB 结束后下降,E-选择蛋白和整合素的表达在 CPB 期间也有升高,其次中性粒细胞 Mac-1(CD11b/CD18)在 CPB 时也增加,主动脉阻断钳开放时至停机达到高峰。

CPB 时,中性粒细胞释放弹性蛋白酶、乳铁蛋白和髓过氧化物酶(MPO)。乳铁蛋白和 MPO 转流期间增高,CPB 终点时达高峰,术后迅速降低到术前水平。与之类似,血浆弹性蛋白酶 CPB 中增高,手术结束时达到峰值,但至少保持升高到术后 24 h。同时,CPB 中弹性蛋白酶-α_1-蛋白酶抑制剂复合体也有升高。术后并发多器官功能障碍综合征的患者较无此并发症的患者在停机时弹性蛋白酶水平明显高。此外,幼稚中性粒细胞与中性粒细胞总数的比值(IT ratio)在 CPB 后并发败血症的儿童病例中明显增高,可以作为败血症的敏感指标。

(二)血管内皮细胞

在安静状态下,血管内皮层是一种相对"惰性"的生理表面,它调节血管内物质向血管外转运,保证细胞和血液成分在血管内的顺利流动。CPB 产生的炎症信号,比如补体、缺氧、细胞因子、氧自由基和内毒素等能够引起基因表达变化,导致内皮细胞被激活,释放细胞因子和表达相关蛋白质。生理情况下的内皮细胞激活促进局部的中性粒细胞聚集和凝血以防止感染扩散,而 CPB 诱发的这种反应是在全身范围内进行的,细胞因子的释放和中性粒细胞的聚集脱粒作用也更加广泛。因此,血管内皮细胞的激活引起了全身性的白细胞黏附分子和组织因子表达,导致器官损伤、微血栓形成和凝血因子消耗,手术和术后死亡率增高。

(三)血小板

CPB 的多种相关因素能够引起血小板结构和功能的改变,包括物理因素比如低温和切应力,与非生理性界面接触,以及某些药物的应用和内源性化学物质的释放等。

与常温转流($> 35\ ℃$)相比,低温转流($27 \sim 28\ ℃$)能够降低血小板的聚集能力,而且低温时血小板计数也明显降低。心内吸引在气-液界面产生的切应力能够激活血小板,当血小板通过体外管道时,切应力还会导致细胞表面分子的丢失。血管内皮细胞能够合成前列环素和其他化学和肽类物质,是一种非凝血的生理性表面,而体外转流管道是由光滑无毒的材料制成的非生理性界面,能够直接激活接触激活系统的蛋白质和血小板。Gemmell 等应用体外模型,证实血小板的激活是血小板表面糖蛋白 Ⅱb/Ⅲa(GPⅡb/Ⅲa)受体参与并且依赖于钙离子的反应过程,缺乏 GPIIb/IIIa 的血小板则不能够结合于 CPB 管道的异质界面。CPB 中总是要加入肝素防止血液凝固,肝素作用于纤溶系统使纤溶酶产生增加,后者结合于血小板表面,导致血小板内 α 颗粒的释放。鱼精蛋白也能够激活血小板,引起血小板暂时聚集,在肺内滞留,产生暂时性的血小板减少。凝血系统和补体系统的激活也为血小板提供了大量的刺激因子,凝血酶可以通过激活血小板蛋白激酶 C 来上调血小板的 P-选择蛋白水平,GTP(鸟苷三磷酸)结合蛋白可能在其中起到重要作用。补体 C5b~C9(MAC)、细胞因子白细胞介素-6(IL-6)和白细胞介素-8(IL-8)也能够引起 P-选择蛋白表达,激活血小板。

CPB 对血小板表面的分子水平影响较大，GPⅠb 水平在转流开始后降低，大约 120 min 时下降到最低点，为转流前的 64%±26%，3 h 后恢复到转流前水平。GPⅡb/Ⅲa 水平在转流开始后不久也有明显下降。GPⅣ受体与血小板刺激素介导的聚集稳定性有关，并且作为血小板-胶原相互黏附的受体起作用，在 CPB 期间和 CPB 后表达增加。另外，血小板表面的主要组织相容性复合体Ⅰ和人白细胞抗原 HLA-ABC 在 CPB 后 2～4 h 也增加至高峰水平，这可能与隔离的血小板在转流停止后大量释放入血有关。CD31（血小板内皮细胞黏附分子-1/PECAM-1）在 CPB 期间水平降低。

P-选择蛋白（CD62）在转流开始后 5 min 内表达已有增加，120 min 时达到转流前的 1.4 倍，术后第一日降低到术前水平。血小板还可能在 CPB 期间释放大量的可溶性 P-选择蛋白进入血液循环，转流过程中，血小板 α 颗粒内的可溶性 P-选择蛋白和血浆 β 血小板球蛋白水平上升。CPB 后，包括 GPⅠb，GPⅡb，GPⅡa 和 GPⅡb/Ⅲa 等的血小板受体减少，表明这些表面糖蛋白在 CPB 期间降低。

转流期间血小板不仅能够自身聚集，并且可以与红细胞和白细胞相互结合。Rinder 等发现血小板-单核细胞结合体在 CPB 期间增加而在转流后减少。同样地，血小板-中性粒细胞结合体在转流开始后 10 min 增加到高峰，然后可能由于中性粒细胞的激活使两者结合的配体丧失，其结合体水平逐渐下降。血小板-淋巴细胞结合体水平在转流时是下降的。

转流时血小板计数减少，血液稀释固然是一个重要因素，但是转流中的机械损伤、血小板黏附于管道表面以及在脾、肺组织内滞留可能是导致循环中血小板减少的主要原因。血小板在介导血凝块收缩的过程中起了重要作用，转流后血小板的收缩功能降低，这可能是 CPB 后出血增多的重要原因之一。

血小板在炎症反应中也发挥一定作用，可以通过释放诸如纤溶酶原和纤维蛋白原等介质来参与炎症反应，活化的血小板还可以结合于微血管内皮，通过分泌中性粒细胞化学诱导物 IL-8 和单核细胞化学诱导物 MCP-1 参与中性粒细胞和单核细胞的聚集。中性粒细胞与凝血酶激活的血小板的结合类似于中性粒细胞与内皮的结合，中性粒细胞需要 P-选择蛋白来附于表面粘连的血小板上，另外，整合素 Mac-1 与血小板表面糖蛋白Ⅱb/Ⅲa（CD41a/CD61a）的相互作用能够产生 Mac-1 纤维蛋白原配体，也会造成中性粒细胞在局部滞留。

四、细胞因子在体外循环炎症反应中的作用

细胞因子主要是由单核细胞、巨噬细胞、淋巴细胞和内皮细胞等产生的分泌蛋白质。根据其浓度、靶细胞类型和受体，以及与其他因子的相互作用可以对靶细胞产生保护性或损伤性作用，它能诱导局部靶细胞生长、分化、凋亡或使其产生趋化作用。一种细胞因子及其与

靶细胞间的协同作用可以通过吸引白细胞到达损伤局部和刺激分泌另一种细胞因子释放来放大炎症反应。CPB 中细胞因子的相互作用非常复杂,不同水平的炎症和抗炎因子的变化已有许多相关的报道,细胞因子作用的程度与 CPB 时间、主动脉阻断时间和患者的年龄等因素有关。根据目前的研究,一般认为与 CPB 相关的最重要细胞因子有肿瘤坏死因子 α(TNF-α)、白细胞介素-6 和 8(IL-6、IL8),以及抗炎因子白细胞介素-10(IL-10)和白细胞介素-1 受体拮抗因子(IL-1ra)。

小儿心脏手术 CPB 中炎症因子释放方式不一,血浆浓度变化也较大,这与成人 CPB 中炎症反应过程有所不同,后者持续时间较短,炎症因子的变化比较稳定。其次,先心病患儿可能在术前就有细胞因子水平的增高,术后出现毛细血管渗漏综合征与术前弹性蛋白酶和补体 C3d 和 C3 水平增加有一定关系。

1. TNF-α CPB 中 TNF-α 主要是由激活的单核细胞和巨噬细胞产生的,能够通过诱导细胞表面黏附分子表达而在白细胞-内皮细胞的相互作用和多形核中性粒细胞对氧自由基的释放中起到重要作用。TNF-α 能增加微血管通透性和引起组织损伤,其水平一般在 CPB 结束后 2 h 显著增高,可以达到转流前水平的 2~3 倍,可呈现双峰形态,第二峰值在 CPB 后 18 h 出现。TNF-α 在转流后 2 h 的峰值与心肌壁异常运动的程度相关。另外,与灌注后综合征呈正相关的肺功能损伤的指标,即术后氧耗量增加时 TNF-α 水平也增高。动物实验表明,即使很少量 TNF-α 也会引起心肌功能障碍,这就提示,人体内轻微 TNF-α 水平变化就可能影响到术后心功能的恢复。有文章指出,TNF-α 和 IL-1β 能够协同作用,通过鞘氨醇介导的机制来抑制心肌收缩功能。心肌细胞暴露于 TNF-α 后就能够迅速释放鞘氨醇,阻止 Ca^{2+} 从肌浆网中释放而产生负性肌力作用。在一组接受大动脉转位手术的婴儿中,CPB 期间 TNF-α 合成和组胺释放均有增加,并且与患儿的毛细血管渗漏综合征有关。

2. IL-6 IL-6 由 T 细胞、内皮细胞和单核细胞等产生,介导对损伤的急性期反应。它能够较好地预测临床预后,并可能与组织损伤的程度有关。正常情况下,IL-6 在健康人的外周血中不能够测出,但是有些先心病患儿术前的 IL-6 水平已有升高。CPB 后 2~4 h 内血浆 IL-6 水平持续增高,术后 4~6 h 达高峰,以后略下降,但在术后 12~18 h 又上升,达第二高峰。IL-6 水平与心指数和全身血管阻力有一定关系。与 TNF-α 相似,早期 IL-6 高峰与经食管超声观察到的心肌壁异常运动呈相关性,而第二高峰与心电图上的心肌缺血性表现有关。

3. IL-8 IL-8 是最早识别的一种特异性作用于中性粒细胞的强力化学趋化物,能够刺激中性粒细胞黏附分子的表达。实际上,IL-8 被认为是介导 CPB 后肺内中性粒细胞的主要炎症因子,可以在 CPB 患者的支气管肺泡灌洗液中检测到肺泡巨噬细胞表达 IL-8。儿童 CPB 早期即能检测到血浆 IL-8,其水平与缺血-再灌注时间、总转流时间和术后早期心率呈正相关,而与 pH 值呈负相关。另外,IL-8 还与心肌壁运动异常有关,其峰值浓度与经食管超声观察到的左心室壁异常运动程度呈正相关。

4. IL-10 和 IL-1ra　IL-10 和 IL-1ra 是两种抗炎因子,在儿科和成人 CPB 期间和术后均有增加,但是它们的释放似乎并非血液同非生理性管道表面接触而引起。婴儿心脏手术中,转流开始后 10 min 就有 IL-10 水平的增高,转流期间保持稳定性高水平,加入鱼精蛋白后回落到正常,而在转流结束后又有增高,术后 24 h 达到峰值,术后 2 d 恢复到正常。有研究表明,IL-10 水平的变化与 TNF-α 和 IL-8 水平呈负相关,表明 IL-10 可能在转流中和转流后下调炎症因子,减轻炎症反应起了重要作用。而另一项研究则发现,IL-1ra 的产生与 IL-6 和 IL-8 炎症因子的产生相一致,可能 IL-1ra 的水平增高并非炎症因子所诱发。

5. C-反应蛋白(CRP)　CRP 是一种急性期蛋白质,能够通过下调多形核白细胞的趋化作用抑制炎症反应。在感染或外科创伤中,CRP 经常作为一种非特异性标记物。儿童患者 CPB 后第一天到第三天 CRP 水平增高,但这可能不仅仅是由于 CPB 所引起,有研究表明麻醉和手术本身就能够引起血浆 CRP 水平的增加。

近期的研究表明,炎症因子和抗炎因子之间的平衡对 SIRAB 患儿的预后极为重要,单纯某一种因子浓度的变化并不足以解释复杂的 CPB 炎症反应。低氧血症的患儿术前就存在炎症因子和抗炎因子(IL-6/IL-10)失衡,这是导致术后并发症和死亡发生率增高的原因之一。在简单的先天性心脏病手术中,CPB 后炎症因子和抗炎因子的平衡恢复大约需数天时间。由于 CPB 引起的细胞因子的反应变化多端,个体差异较大,使得目前许多研究结果并不完全一致。

五、其他因素在体外循环炎症反应中的作用

1. 转录因子　核因子 κB(NF-κB)是一种广泛存在于胞质内的转录因子,能够调节多种炎症基因的早期表达。NF-κB 被认为是最重要的一种转录因子,是调节机体免疫反应、应激反应、炎症反应和细胞凋亡的中心环节,可以被多种不同刺激所激活。安静情况下,NF-κB 在内皮细胞和白细胞等不同细胞胞质中与其抑制蛋白质 IκB 结合而处于非活性状态。当受到刺激被激活,在两种特异性激酶(IKK-α/IKK-1 和 IKK-β/IKK-2)的作用下,NF-κB-IκB 复合体发生磷酸化,IκB 从复合体上解离失活,NF-κB 即由胞质移入胞核中,结合于特定的 DNA,介导多种炎症因子、黏附分子和诱导型一氧化氮合酶(iNOS)的表达。缺血-再灌注损伤可以迅速降低胞质内 IκB 水平,导致 NF-κB 向核内转运。IL-10 能够通过抑制 IκB 磷酸化和 NF-κB-DNA 结合阻断 NF-κB 的活性,引起炎症因子的表达减少。最近的研究表明,小儿 CPB 前后心肌组织内都有 NF-κB 的激活和迁移,这可能是炎症因子产生增加的原因之一。

2. 内毒素　由体外转流和全身性缺血-再灌注损伤引起的另一种炎症反应过程是内毒素血症,CPB 后血清中经常能够检测到高浓度的内毒素水平。内毒素是补体系统和内皮细

胞激活的强刺激因子,能够上调黏附分子和细胞因子活性,而且还能够促进巨噬细胞释放 TNF-α。尽管 CPB 后内毒素血症的确切机制尚不明确,但是在 CPB 全身应激和内脏器官缺血影响下,由肠道转移的细菌可能在其中起到重要作用。内毒素还与"高动力性循环"和全身血管阻力降低有关。最近的研究报道,内毒素能够通过抑制 β₁ 受体降低机体对肾上腺素刺激的反应性,引起心肌功能障碍。另有文献指出,内毒素对心肌收缩力的影响是通过 G 蛋白(鸟苷结合蛋白)介导的。在一组 30 例复杂先心病手术患儿,40% 术前就存在内毒素血症,CPB 后有 96% 的患儿出现了内毒素血症的临床表现。内毒素血症的存在可以通过测定脂多糖(LPS)直接确诊或通过测定脂多糖结合蛋白(LBP)间接反映。术前内毒素血症产生的原因,可能是由于心脏畸形导致心排血量不足或者紫绀型动脉血对肠道的灌注引起肠道缺血缺氧,从而小肠壁细胞的通透性增加,细菌内毒素迁移所致。这也可能是患有先心病的足月新生儿坏死性小肠结肠炎的发生率较高的原因之一。

3. 一氧化氮和一氧化氮合酶 炎症因子和内毒素能够通过诱导型一氧化氮合成酶(iNOS)诱导内皮细胞和平滑肌细胞产生 NO。正常情况下,结构型一氧化氮(cNO)通过钙元素依赖性 NOS 由内皮细胞作用于 L-精氨酸而产生。在搏动性血流和切应力等生理性刺激下,NO 能够对血管收缩功能进行调节。由于 NF-κB 等转录因子的激活,iNOS 能够产生大量的诱导型 NO(iNO),在炎症反应的血管扩张和血管通透性增加中起重要作用,对 CPB 后器官功能障碍有直接影响。TNF-α 也能够诱导 iNOS 的产生,增加肺血管的通透性,对 iNOS 的选择性抑制能够预防血管屏障的功能障碍。iNO 能够引起心肌顿抑,而 cNO 则具有保护作用,CPB 情况下,cNO 的释放受到抑制。

4. 缺血缺氧和再灌注损伤 CPB、主动脉阻断和停循环能够造成心肌缺血缺氧,这也是导致炎症反应的刺激因素之一。在其他因素如补体、组胺、炎症因子、内毒素和凝血酶的作用下,心肌缺血参与内皮细胞和白细胞的激活,引起炎症性细胞毒性反应。另外,无氧代谢能够引起体内乳酸堆积和细胞稳态变化,细胞膜两侧的离子梯度消失。CPB 时一系列的生物化学反应产生活性氧中间体,这些物质会造成再灌注损伤。氧供减少使过氧化物离子增多,这些毒性物质能够穿过细胞膜转化为毒性更强的物质。再灌注期间,氧自由基抑制内皮细胞释放 NO,引起血管收缩,易于白细胞和血小板的聚集导致微血管阻塞。CPB 时经常有黏附分子表达的短暂增高,这可能与术后多器官功能障碍有关,在主动脉开放后再灌注早期存在黏附分子和炎症介质的相关关系。

5. 细胞凋亡 细胞凋亡是一种以 DNA 破碎为特征的程序性细胞死亡。CPB 能够通过凋亡机制加重再灌注损伤、诱导细胞死亡。其中,Fas/FasL 系统起到了重要作用。Fas(CD95)是一种相对分子质量为 45000、属于 TNF 受体家族的 I 型膜相关糖蛋白,在多种细胞,如心肌细胞、血管内皮细胞和免疫细胞中都有表达。FasL 是 Fas 的配体,一种相对分子质量为 40000 的 II 型膜糖蛋白,与炎症因子 TNF-α 同属一个家族,主要出现在激活的 T 细胞和 NK 细胞上。当 FasL 结合于 Fas 就能够产生细胞凋亡。可溶性 Fas(sFas)和 FasL (sFasL)是两种蛋白的存在形式之一,与炎症反应、缺血-再灌注损伤和血管内皮完整性有关。Joashi 等发现在婴儿 CPB 后 sFas 的释放增加,并且与转流时间有关,但是 sFas 的表达却没有明显变化。另外,从转流后患者中获取的血清也能够诱导内皮细胞凋亡。因此,细胞凋亡可能在 CPB 所致的组织损伤中起到重要作用。

6. 肌钙蛋白　心肌肌钙蛋白 I(CTn-Ⅰ)是细胞内的特征性肌细胞蛋白质,能够抑制肌动蛋白-肌球蛋白形成横桥结构,血液中 CTn-Ⅰ 的释放是提示心肌损伤的高度特异性标记物。降钙素原(procalcitonin,PCT)是人类肌钙蛋白的前体物质,其水平的增高表明存在严重细菌或真菌感染,通常在健康人体内检测不到,而 CPB 后的先心病患儿在术后当日就能够检测到 CTn-Ⅰ 和 PCT 水平增高,CTn-Ⅰ 与 CPB 时间、主动脉阻断时间和患儿年龄有关,是检测术前术后心肌损伤的敏感指标。PCT 一般在术后第一日达到高峰,第四日下降到正常,可以作为术后感染的标记物。

7. 勒帕茄碱　最近的研究发现,主要由脂肪细胞分泌的勒帕茄碱(瘦素,leptin)可能在 SIRAB 中起到一定作用。其结构类似炎症因子 IL-6 家族,除具有营养和生殖的调节功能外,勒帕茄碱还与急性应激反应有关,调节下丘脑-垂体-肾上腺轴、心血管和交感神经反应,以及免疫反应等。CPB 期间勒帕茄碱下降到术前的 51%,于 CPB 后 12~18 h 达到术前的 120%,术后 24 h 回到正常,其水平变化与血浆中皮质激素水平变化呈反比。但是勒帕茄碱对 SIRAB 的预后和治疗的作用还需要深入研究。

SIRAB 是一种非常复杂的病理生理过程,上述多种机制参与其中并且相互影响、相互作用。血管张力变化、毛细血管液体渗漏和白细胞外溢等均能引起 CPB 后多种器官、系统的功能障碍,但是临床上患者的表现却不尽相同,有的表现为过度的血管扩张而需要应用血管收缩剂,有的则表现为低心排血量。文献对成人的 SIRAB 叙述较为详尽,而有关小儿 SIRAB 的报道却相对较少。小儿先天性心脏病种类多样,严重程度不一,术前的状况远较成人复杂,况且,由于小儿全身各系统脏器发育尚不成熟,对炎症刺激的反应也具有其独特性。因此,患儿术前状态,如年龄、畸形类型及其严重程度等都会影响其对 CPB 的反应性。另外,个体遗传素质也可能是在相似刺激下产生不同程度炎症反应的原因之一。

(杨　波,黄惠民)

参 考 文 献

1　Kenneth M, Taylor F R C S. SIRS—the systemic inflammatory response syndrome after cardiac operations. Ann Thorac Surg, 1996,61:1607-1608.

2　Brix-Christensen V. The systemic inflammatory response after cardiac surgery with cardiopulmonary bypass in children. Acta Anaesthesiol Scand, 2001,45:671-679.

3　Saatvedt K, Lindberg H, Michelsen S, et al. Activation of the fibrinolytic, coagulation and plasma kallikrein-kinin systems during and after open heart surgery in children. Scand J Clin Lab Invest,

1995,55:359 - 367.

4 Wendel H P, Jones D W, Gallimore M J. FⅫ levels, FⅫa-like activities and kallikrein activities in normal subjects and patients undergoing cardiac surgery. Immunopharmacology, 1999,45:141 - 144.

5 Prodinger W M, Wurzner R, Erdei A,et al. Complement. In Paul W E, ed. Fundamental Immunology. Philadelphia: Lippincott-Raven, 1999,967 - 985.

6 Rinder C S, Rinder H M, Johnson K,et al. Role of C3 cleavage in monocyte activation during extracorporeal circulation. Circulation, 1999,100:553 - 558.

7 Stiller B, Sonntag J, Dahnert I,et al. Capillary leak syndrome in children who undergo cardiopulmonary bypass: clinical outcome in comparison with complement activation and Cl inhibitor. Intensive Care Med, 2001,27:193 - 200.

8 Araujo E G, Bianchi C, Sato K,et al. Inactivation of the MEK/ERK pathway in the myocardium during cardiopulmonary bypass. J Thorac Cardiovasc Surg, 2001,121:773 - 781.

9 Asimakopoulos G, Kohn A, Stefanou D C, et al. Leukocyte integrin expression in patients undergoing cardiopulmonary bypass. Ann Thorac Surg, 2000, 69:1192 - 1197.

10 Arjuna Weerasinghe, Kenneth M. Taylor. The platelet in cardiopulmonary bypass. Ann Thora Surg, 1998, 66:2145 - 2152.

11 Duval E, Kavelaars A, Veenhuizen L, et al. Pro- and anti-inflammatory cytokine patterns during and after cardiac surgery in young children. Eur J Pediatr, 1999, 158: 387 - 393.

12 Brix-Christensen V. The systemic inflammatory response after cardiac surgery with cardiopulmonary bypass in children. Acta Anaesthesiol Scand, 2001, 45: 671 - 679.

13 Seghaye M, Duchateau J, Bruniaux J, et al. Interleukin-10 release related to cardiopulmonary bypass in infants undergoing cardiac operations. J Thorac Cardiovasc Surg, 1996, 111: 545 - 553.

14 Hovels-Gurich H H, Schumacher K, Vazquez-Jimenez J F, et al. Cytokine balance in infants undergoing cardiac operation. Ann Thorac Surg, 2002,73:601.

15 Lequier L L, Nikaidoh H, Leonard S R, et al. Preoperative and postoperative endotoxemia in children with congenital heart disease. Chest. 2000,117:1706 - 1712.

16 Joashi U, Tibby S M, Turner C, et al. Soluble fas may be a proinflammatory marker after cardiopulmonary bypass in children. J Thorac Cardiovasc Surg, 2001,123:137 - 144.

17 Aebert H, Kirchner S, Birnbaum D E, et al. Endothelial apoptosis is induced by serum of patients after cardiopulmonary bypass. Eur J Cardiothorac Surg, 2000, 18,589 - 593.

18 Hammer S, Loeff M, Reichenspurner H , et al. Effect of cardiopulmonary bypass on myocardial function, damage and inflammation after cardiac surgery in newborns and children. Thorac cardiovasc Surg, 2001, 49:349 - 354.

19 Moses D M, Ehrlich S, Kanety H,et al. Circulating leptin and the perioperative neuroendocrinological stress response after pediatric cardiac surgery. Crit Care Med, 2001, 29:2377 - 2382.

20 朱德明. 体外循环技术. 见: 丁文祥,苏肇伉主编. 小儿心脏外科学. 济南:山东科学技术出版社,2000. 180 - 182.

第三章

体外循环几个基本技术的原理和研究进展

第一节　血液稀释和儿童体外循环

儿童体外循环(CPB)灌注较成人更为复杂,特别是复杂性先天性心脏畸形的矫治手术往往需要长时间的转流甚至需要停止循环或低流量技术的支撑。无论是紫绀型或非紫绀型先天性心脏病(先心病)患儿在手术中都处于严重的血液稀释状态,最小的患儿体内的血容量甚至被稀释了2～3倍。某些紫绀型先心病的患儿为满足自身代谢的需求,其术前血细胞比容已增加到80%以上,并且他们的机体也适应了高血细胞比容的状态。在常规CPB中一般维持20%～25%血细胞比容,这种状态对体内器官有何影响目前尚不清楚。

本文讨论血液稀释在儿童CPB中的作用以及减轻血液稀释影响的措施。

一、患者的年龄和管道的选择

选择合适的管道是减轻儿童转流中血液稀释的首要步骤。由于在儿童病例中预充液量可以等于甚至超过患儿体内的血容量,因此设计恰当的管道在儿童转流中具有非常重要的作用。儿童病例的体重变化范围很大,既有不足 5 kg 的新生儿,5～10 kg 的婴儿,10～40 kg 的儿童,甚至还包括超过 40 kg 的青少年。由于患儿体重相差很大,因此灌注师必须配备各种规格的氧合器,贮血瓶和管道,从中选择合适的设备满足每位患者对氧供和灌注流量的不同要求,同时又做到预充量很少。儿童病例所使用的整个循环回路的预充量可从 300 至 1200 ml。表 3 - 1 - 1 列举了 CPB 部分常用设备及其预充量。

由于降低预充量对于减轻血液稀释非常重要,因此减少管道的长度以及选择最细的管道是非常必要的。管道过长和不合适的管道内径会明显增加预充量。一个 2 kg 的患儿体内仅有 170 ml 的血容量(参见表 3 - 1 - 2 儿童体内的血容量),而按照设计其 CPB 回路则需要预充 300～500 ml。由此可见患儿越小,其血液稀释的程度越高,使用何种预充液配方也显得更加重要。

表 3-1-1　CPB 中部分设备技术参数

设　备	制造商	预充量(ml)	表面积(m²)	血流量(L/min)
氧合器	Sorin/Dideco Lilliput D901	60	0.34	0.8～1.0
	Sorin Infant Masterflow 34	120	0.62	<2
	Sorin Pediatric Masterflow 51	165	1.0	<3.5
	Cobe VPCML	455	1.25	<4
动脉过滤器	Terumo/Dideco 或 Pall	30～50		
血液浓缩器(超滤器)	Minifilter Plus	15	0.08	
	Dideco Pedi	22	0.2	
	Hemocor Plus 400	27	0.3	

表 3-1-2　儿童体内血容量计算表

儿童体重(kg)	血容量指数(ml/kg)
≤10	85
10～20	80
20～30	75
30～40	70
>40	65

二、预充液

对于灌注师、麻醉师和手术医师而言,选择适宜的儿童 CPB 回路很重要,你必须按照患儿的体重匹配合适的管道。不能把患儿视为缩小的成人,对小儿 CPB 过程中的血液稀释度应当随时加以关注。儿童病例所承受的血液稀释度是成人的 5～10 倍,因此在成人 CPB 中凝血因子,血小板的稀释度较小,而儿童病例中重度的稀释就可能引起一系列的相关问题。此外,一旦转流开始,血液稀释、毛细血管渗出和大量的预充液会导致胶体渗透压降低及全身水含量(total body water,TBW)增多,进而引起心肌水肿、肺水增多、多脏器功能受损以及由于凝血因子稀释所导致的术后出血。在小婴儿中,术后体内增加的水分可高达术前体重的 20%。超滤技术和抑肽酶的使用虽然可以在一定程度上减轻血液稀释的影响,但是预充液的量和成分对转流后结果更为重要。

预充液的调制类似"鸡尾酒",要依据患儿的大小决定预充液的组成成分。不同年龄患儿其预充液的量也不同,根据患儿的大小可从 300～1200 ml 不等。其基础液可以是晶体平衡液如勃脉力 A(plasmalyte-A;Baxter),大年龄的儿童可以使用勃脉力 A 和胶体如赫斯(hespan)、人体白蛋白等;小年龄的儿童由于大量预充液加入到血液中,因此更应慎重对待预充液配方。基础液仍可使用勃脉力 A,但是经常需要加入血液和人体白蛋白,以保证转流中合适的组织灌注和液体平衡。

很多医疗机构都选择勃脉力 A 作为 CPB 基础液,其他成分选择则各不相同。但白蛋白、抑肽酶、钙、碳酸氢钠、可的松和(或)甘露醇都是常规挑选对象。白蛋白和其他血浆蛋白的使用可以减轻由血管内液体外渗引起的组织水肿。Boldt 等还报道在预充液中加入白蛋白可以增强转流后的血小板功能。使用甘露醇主要是因为该药物的利尿作用。

三、预充液中的血液

虽然已尽量减少 CPB 中预充量,但是在许多小婴儿手术中仍然需要加入血液以保持转流中合适的血细胞比容。近来的许多研究都推荐在 CPB 预充中使用新鲜全血或保存时间不超过 48 h 的全血。如果没有新鲜全血,冷藏保存的血液能较好地保存血小板和凝血因子的活力,改善术后的凝血功能。

数年前,在大多数儿童医学中心中,转流时的血细胞比容维持在 20% 左右,有些中心甚至在转流中仅保持血细胞比容 13%。但现有的研究显示,显然低血细胞比容能满足低温时机体的代谢要求,但在降温初期机体尚未降温时,已经造成一定的损伤。因此,现在建议在转流中采用较高(25%~30%)的红细胞比容。转流中的血细胞比容以及需要使用的血液量可以使用公式 1 和 2 来计算。

公式 1:

$$转流中血细胞比容(Hct)=\frac{患者血容量×患者血细胞比容}{患者血容量+预充量}$$

公式 2:

$$转流中需加入的用血量(ml)=\frac{目标血细胞比容(患者血容量+预充量)-(患者血细胞比容×患者血容量)}{血制品中红细胞比容}$$

四、紫绀型病例的血液稀释

引起术后出血的重要原因包括血液同 CPB 中非生理性界面的接触和凝血系统受到 CPB 中血液稀释的严重影响。特别在新生儿病例中,由于重度的血液稀释,在转流开始时,体内的凝血因子下降 50%,而血小板下降 70%。所以,大多数患儿术后需要使用血制品以恢复凝血功能。

对于大量紫绀型先心病患儿,他们所面对的问题更加严峻。紫绀型患者本身就可能存在低凝血因子水平、血块收缩不良、血小板减少、弥散性血管内凝血以及血小板功能不良等病理状态。这些情况往往是全身低氧状态阻碍了肝脏或相关脏器的成熟,以及高血黏度影响微循环的结果。血液稀释对这些高血细胞比容病例可以改善全身和微循环的灌注,但也进一步降低了凝血因子和血小板的浓度,加剧凝血功能的异常。

五、讨论

患儿CPB中的血液稀释问题一直受到广泛的关注。许多儿童医疗机构致力于改进预充液成分以减轻水肿、防止伴随血液稀释而产生的胶体渗透压的过分降低。使用白蛋白仅在一定程度上逆转这种状态,因此必须在这方面作出更多的努力。如今,大多数患儿由于体重轻和CPB回路预充量大而造成的血液稀释,在术后需要输注全血和血制品以逆转凝血因子浓度降低的状态。使用改良超滤和平衡超滤虽然在很大程度上减轻了水肿,增加了凝血因子的浓度,但也并非尽善尽美,仍需进一步地改进。许多生产厂商也在不断努力改进适合患儿用的CPB回路,以进一步减少预充量。随着技术的进步,装备的小型化和预充液配方的不断改进,可以减轻血液稀释所带来的不良影响,尤其是在新生儿人群中。

在CPB中要达到减少血制品用量需通过多方面的努力,而且是所有参加治疗的人员的共同任务。设备的选择和预充液仅仅是其中的一个部分。麻醉师应控制静脉的输入,外科医师应保持患儿良好的凝血状态,血液保存技术和超滤技术也是其中不可或缺的部分。

(Gina Lindley,Craig Volcelka)(张 蔚 译)

表 3 - 1 - 3 患儿 CPB 回路中使用的预充液成分

预充液成分	剂 量
Plasmalyte-A*	400～1200 ml
红细胞	0～600 ml
15%甘露醇	1 g/kg
25%白蛋白	50 ml
碳酸氢钠	25 mEq/L
氯化钙	30 mg/kg
肝素	2 U/ml prime
总预充量	700～1200 ml

* Plasmalyte-A:勃脉力 A

参 考 文 献

1 Molina J,Gorney R. Essentials for decreasing primes. Protocol:Children's Medical Center of Dallas.

Dallas: TX,1997.

2　Reed C C,Clark D K. Cardiopulmonary Perfusion. Houston: Texas Medical Press,TX,1975.

3　Riegger L,Voepel-Lewis T,Kulik T J,et al. Albumin versus crystalloid prime solution for cardiopulmonary bypass in young children. Crit Care Med,2002,30(12):2649 - 2654.

4　Maehara T,Movak R K H,Elliot M J. Perioperative monitoring of total body water by bio-electrical impedance in children undergoing open heart surgery. Eur J Cardiothorac Surg,1991,5:258 - 265.

5　Hallowell P,Bland J,Dalton B,et al. The effect of hemodilution with albumin or Ringer's lactate on water balance and blood use in open heart surgery. Anesth Analg,1978,25:22 - 29.

6　Boldt J,Zickman B,Ballesteros B,et al. Influence of five different priming solutions on platelet function undergoing cardiac surgery. Anesth Analg,1992,74:219 - 225.

7　Rigen S,Dillon M,Kind P,et al. The beneficial effect of mannitol on postoperative renal function in children undergoing cardiopulmonary bypass surgery. Clin Nephrol,1984,21:148 - 151.

8　Utley J,Stephens D,Wachtel C. Effect of albumin and mannitol on organ blood flow,oxygen delivery,water content and renal function during hypothermic cardiopulmonary bypass. Ann Thorac Cardiovasc Surg, 1989,98:751 - 756.

9　Manno C S,Hedberg K W,Haewon K C,et al. Comparison of the hemostatic effects of fresh whole blood, stored whole blood,and components after open heart surgery in children. Blood,1991,77:930 - 936.

10　Gurbuz A T,Novick W M,Pierce C A,et al. Impact of ultrafiltration on blood use for atrial septal defect closure in infants and children. Ann Thorac Surg, 1998,65:1105 - 1109.

11　Stein J I,Gombotz H,Rigler B,et al. Open heart surgery in children of Jehovah's Witnesses: Extreme hemodilution on cardiopulmonary bypass. Ped Cardiology,1991,12:170 - 174.

12　Buckley M,Austen W G,Goldblatt A,et al. Severe hemodilution and autotransfusion for surgery of congenital heart disease. Surg Forum,1971,22:160 - 162.

13　Kern F H,Morana N J,Sears J J,et al. Coagulation defects in neonates during cardiopulmonary bypass. Ann Thorac Surg, 1992,54:541 - 546.

14　Henriksson P,Varendh G,Lundstrom N. Haemostatic defects in cyanotic congenital heart disease. Br Heart J, 1979,41:23 - 27.

15　Friesen R H,Campbell D N,Clarke D R,et al. Modified ultrafiltration attenuates dilutional coagulopathy in pediatric open heart operations. Ann Thor Surg, 1997,64:1787 - 1789.

16　Journois D,1srael-Biet D,Pouard P,et al. High volume,zero-balanced hemofiltration to reduce delayed inflammatory response to cardiopulmonary bypass in children. Anesthesiology,1996,85:965 - 976.

17　Pediatric extracorporeal circuit prime components. Protocols and guidelines for pediatric perfusion. University of Michigan Medical Center,1998.

18　Groom R C,Akl B F,Albus R,et al. Pediatric cardiopulmonary bypass: a review of current practice. Int Anesthesiol Clin, 1996,34(2):141 - 163.

19　Mora C,ed. Cardiopulmonary Bypass Principals and Techniques of Extracorporeal Circulation. New York: Springer-Verlag Inc,1995.

第二节　温度与体外循环

1953 年 Gibbon 第一次在 CPB 下成功地修补了房间隔缺损,至今已整整半个世纪。CPB 支持下实施心脏直视手术的成功与发展是不言而喻的。

在心脏直视手术所采用的 CPB 装置中有一体化的变温系统,这样可以使心脏手术时体温控制在所要求的范围内。心脏手术中低温仍是现阶段 CPB 心脏直视手术的主流。在某些复杂手术时为防止中枢神经系统缺血损伤,深低温以致停循环也有应用。然而由于外科手术的进步,CPB 装置、材料、工艺的改进,CPB 灌注师管理技术的提高及对 CPB 病生理改变认识的进一步深入,低温主流心外科的观念已经逐步发生了改变,常温、浅低温、中低温、深低温手术各有不同的应用,甚至用高温治疗某些特定性疾病也不断有临床报告。

一、体温调节的生理基础

人类与各种哺乳动物属恒温动物。所谓恒温动物是因为其体内存在着完整的体温调节机制,即不论外界环境温度如何变化,始终维持自身温度在 37 ℃左右。下丘脑内有体温调定点的神经元和对体内温度变化敏感的神经元以及调节体内各种产热、散热过程的体温调节中枢,如温度感受器感受到皮肤变冷,冲动传导到下丘脑,触发了交感神经反射,皮肤血管收缩,减少了由于对流造成的体温下降,同时骨骼肌血管床扩张,增加了肌肉紧张和震颤活动产热,内分泌系统活跃,氧耗量增加,心率、心输出量增加,血压增高。为维持机体温度的恒定,产热和散热过程是平衡的。热的产生取决于细胞代谢活动的需求,与体重大小成比例;散热过程也与体表面积相关。新生儿具有特殊的结构,称为棕色脂肪,环绕于肩胛和主动脉之间,这种深部结构富有高密度线粒体和交感神经支配,如遇冷的环境,线粒体呼吸刺激氧化磷酸化反应而产热。当组织缺氧、酸中毒或在麻醉时,应用镇静剂时产热反应就会受到抑制。早产儿缺乏棕色脂肪,因而难以防御低温。周围环境温度增高,机体可以通过对流、热传导、辐射及蒸发的方式散热,维持体温在正常范围。

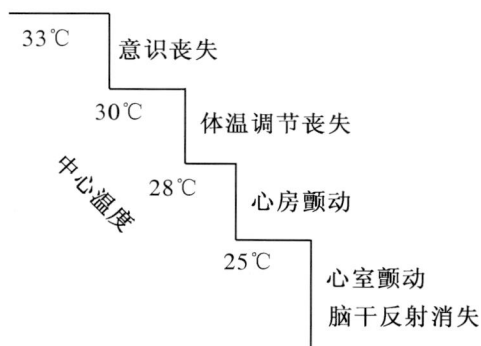

图 3-2-1　低温对人体的影响

在非控制状态下,人体对温度的变化会产生相应的反应,当中心温度降至 32.8 ℃时,人就会失去知觉,温度降至 30 ℃时,机体则失去对体温的调控,温度继续下降至 28 ℃时心房颤动就可能发生,25 ℃时心室颤动就会发生,脑干反射消失,进入昏迷状态(图 3-2-1)。

二、低温与心脏直视手术

在医学发展的历史中,低温术的应用可以涉及许多领域。20世纪初,拿破仑和俄罗斯之战,法国军医在战场上用冰冻肢体降温麻醉进行截肢术。1938年,Temple Fag医师开始进行低温在临床应用的研究,如用低温减轻肿瘤转移的疼痛、治疗脑部创伤等。二战期间德国纳粹分子曾残酷地用战犯做过冷冻和复苏的实验。1953年,Lewis和Taufic首次应用体表降温和停循环的方法为一个5岁的女孩施行房间隔缺损修补手术,停循环时间为5.5 min,获得了成功。此后,1955年,Swan采用同样的方法施行了100例手术。1957年,Sealy等报告用冷水浸泡降温法及CPB相结合深低温停循环(deep hypothermia circulatory arrest,DHCA)技术。1959年,Drew等用两个泵行左右心同时转流,采用血流变温装置使患儿鼻咽温降至15 ℃,停止循环进行心内手术;并且指出采用此方法的安全期限为1 h。此后30余年中,随着泵及人工肺系统的不断进步,许多著名的心脏外科医师如Kirklin,Horiuchi,Mohri Barratt Boyes,Riffenhouse等人先后报道了许多采用深低温停循环技术施行婴幼儿复杂性心脏手术成功的临床经验。他们认为,深低温停循环技术主要应用于出生后头几个月急需施行直视手术的患儿。采用深低温停循环技术和心肌保护方法,在停循环之后可拔掉静脉插管,为术者提供一个安全无血的、无任何妨碍的手术野,对某些复杂的心脏畸形可进行一次性矫治,避免二次手术,其中包括Senning,Mustard和各类肺静脉畸形引流矫治手术。目前,这种方法已在世界各地许多心脏中心得到较广泛的应用。国内丁文祥等也于1973年首先开始应用深低温停循环技术。

心脏外科手术中,CPB结合全身温度降低,允许在一定程度上降低泵的灌注流量,相对常温而言,有益于心肌保护,降低了血液破坏的可能性,对器官的保护优于常温。CPB中混合静脉血氧饱和度的监测可以判断灌注流量是否满足代谢的需求;不同温度时不同灌注流量可以

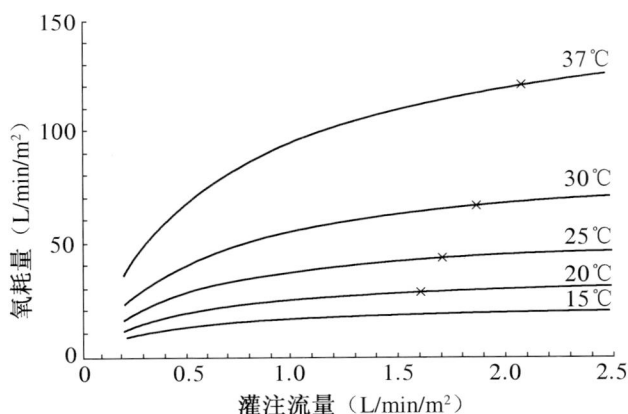

图3-2-2　不同温度条件下灌注流量与氧耗量的相关曲线图

评估组织灌注是否充分。图3-2-2显示了动物实验中不同温度时灌注流量与氧耗量的相关关系,横坐标表示临床采用的灌注流量。降低流量为外科医师提供了良好的手术视野,减少了支气管动脉、肺动脉及冠状动脉的回流。这些回心血量使心肌温度回升,不利于心肌保护。

三、低温的病理生理学改变

低温可以降低细胞和组织的代谢率,从而保护机体和器官的安全,这是临床应用的一个最基本的原则。低温使机体整体或某个器官对缺血有更好的耐受性。然而低温的影响不仅局限于此,低温对机体而言,的确产生许多生物物理、生物化学方面的改变。无疑有些改变有益于对缺血损伤的保护,然而并非所有这些影响对机体都是有益的。

(一) 低温对细胞的影响

低温的基本原理是进行性降低分子运动,在温度降至绝对零度时($-273\,℃$),分子运动可能会停止;温度在$4\sim37\,℃$范围内,温度对分子运动的影响是渐进的。早在1884年,Van'f Hoff就研究了温度对分子运动的影响。他描述了温度与器官生化反应的相关性,特别是酶的反应,即Q_{10}的概念,表示温度每降低$10\,℃$,生化反应速率就减半;而温度每增加$10\,℃$,可使多种生化反应加速2倍以上。但有些生化反应过程,特别是位于细胞膜上的生化反应,在某些特定的温度下会出现突然的变化速率,称为相变(phase transition)。通常认为这是在细胞膜上从液体到凝胶体的突变过程。哺乳类动物的液体-凝胶液的相变在$25\sim28\,℃$,此时可能会影响细胞膜的稳定性。生物物理过程也会受到温度的影响,比如渗透压和水的弥散。通常温度变化在$10\,℃$,其变化线性相关性大约为3%,如果温度达到水的冰点,冰在组织内形成,溶质浓缩,在高渗透压的未冻成冰的水中,导致了明显的水的转移和细胞膜的破裂。哺乳类动物当其组织遭受冰冻后,即使解冻组织功能也不能恢复,从这种意义上讲,应用低温必须限定在一定范围内。

(二) 低温时重要器官功能的变化

低温导致全身各个器官血流量降低,某些部位降低会更明显,如骨骼肌及肢体,其次是肾、脾、心、脑。尽管血流量减少,但检测发现动、静脉血氧含量轻度降低或无变化,这表示在当时状态下,氧的供给可基本满足器官代谢的需求。

随着温度降低,心率逐步减慢,但心收缩力不改变,甚至增加,但可能出现各类心律失常,如结性心律、室性期前收缩、房性传导阻滞、心室颤动或停搏。这可能是由于低温造成的电生理干扰,或不均匀的降温或心脏自主调节的失衡,但由于冠状动脉的血流量是足够的,因而不会发生心肌缺氧性改变。

肺组织在低温时的特征是伴随温度降低,通气量降低,生理和解剖死腔随支气管的扩张而增大,气体交换能力下降。

肾脏在低温期间较其他器官来说,血流量降低更显著。低温增加了肾血管的阻力,肾皮质血流量和氧的供给降低,肾小管对钠、水和氯传送浓缩能力受损,肾小管重吸收减少。低温时肾脏对葡萄糖的控制失常,通常尿糖可呈阳性。低温 CPB 期间,采用血液稀释时可改善肾的血流量,保护肾小管的功能。

一般来说,低温对肝功能的直接损伤较罕见。低温时,肝血流量降低与心排血量相关。低温对肝的影响主要表现为代谢率降低和排泄功能的降低,通常可以观察到药物的作用或需求量随肝功能的改变而变化。随着温度的回升,肝功能会很快恢复。

血糖增高是低温 CPB 的特征。内源性胰岛素生成减少,肝糖原分解及糖原异生作用会由于儿茶酚胺的释放而增加。低温期间,即使使用外源性胰岛素,也不会有明显效果,血糖增高仍会进行性加重。有些学者将该现象称之为"胰岛素抵抗"。

低温期间,很难把低温与血液稀释和 CPB 的作用区别开来。低温 CPB 期间,由于血液稀释导致组织含水量增加,细胞肿胀水肿,引起细胞内钠和氯的聚积,以至于降低了细胞膜钠-钾激活腺苷三磷酸酶($Na^+ - K^+$ ATPase)的活性。低温降低了自由水的清除率,导致血浆钾和胶体渗透压的降低。

(三) 低温对心肌的影响

心脏直视手术期间对心肌保护的研究是多年来重点关注的问题之一。因而低温对心功能影响的研究可能更多一些。结果表明应用心脏停搏液可以使心脏停搏并保持其低温。但对心脏本身而言,低温与停搏液的作用是协同的。

低温对心脏的基本作用如同对其他器官一样在于降低代谢活动,降温过程中可见心率逐渐减慢。Chitwood 指出,心脏电机械活动时其能量需求占总能量的 $80\% \sim 85\%$ (图 3-2-3)。不同温度不同心脏状态其耗氧量有所不同,显然,心脏缺血停搏期间低温加强了对心肌的保护作用。

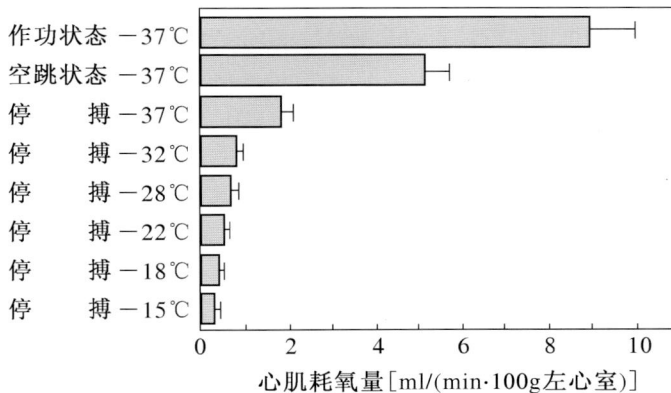

图 3-2-3 心肌耗氧量与电机械活动的关系

135

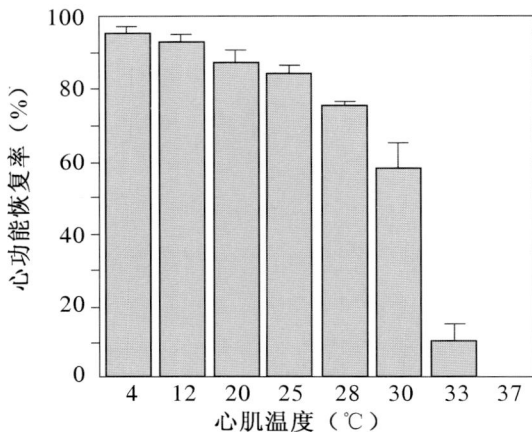

图 3-2-4 心脏停搏 60 min 后,停搏期间维持不同心肌温度与恢复循环后心功能恢复率的比较

Hearse 在动物实验研究中证实,在心脏停搏 60 min 内,维持不同的温度显示出与心功能的恢复有相关性(图 3-2-4)。实验结果显示,心脏停搏期间心肌温度维持在 28 ℃左右,心脏功能恢复较好;而进一步降低心肌温度,没有发现明显的附加保护效果。

在心脏停搏期间究竟维持在何种温度范围内对心肌保护最为理想,一直存在不同意见。Swanron 比较了停搏液温度在 4~15 ℃范围内对体外心脏进行灌注,显示在不同缺血时间内心脏温度维持在 4 ℃比 15 ℃时能较好地保存心脏功能。Kao 及 Rosen-feldt 等的研究也显示维持心脏温度 4~12 ℃时心脏代谢和功能维持良好,同时也指出心肌温度降至-2 ℃,将导致心肌细胞线粒体的损伤,心功能难以恢复。

(四) 低温对脑的影响

脑是人体对氧需求量最大的器官,也是极易损伤的器官。由于这一特点,脑本身具有较完善的自主调节机制,以保证自身的氧供。在常温下,脑缺血超过 4 min,将发生不可逆的损伤。这是因为缺血的神经细胞很快释放神经兴奋性氨基酸,特别是谷氨酸盐,这些毒性物质的积聚导致了钙通道的开放,破坏了多种酶的活性;而低温延缓了这一毒性反应的进程,减缓了钙的内流,保持了细胞膜的相对稳定性。

温度下降时全身血管收缩,血流量重新分配,此时脑灌注流量比例增加,但实际上脑血流量仍随温度和代谢率降低而下降。脑血流量取决于脑代谢状况,如代谢率高,脑血管阻力下降,则脑血流量增加。压力和流量的调节也维持一定的关系。尽管全身动脉压力可以在很大范围内波动,脑血管却保持着低压时扩张、高压时收缩的能力,维持脑血流量的相对比例。在深低温状态下,脑血管自主调节机制丧失,此时温度下降与脑血流量(CBF)呈线性关系(图 3-2-5),脑氧代谢率($CMRO_2$)下降与温度呈指数关系(图 3-2-6)。

常温时 CBF 与 $CMRO_2$ 间的比例为 20:1,中低温时比例为 30:1,而低温时增加到 75:1,也就说温度下降,脑血流量相对丰富。这就是低温状态下低流量灌注的可行性及安全性的理论基础。

理论上,低温状态下如能满足脑的氧耗量,就可以有效地进行脑保护,Kern 指出,假定在常温状态下婴幼儿可以接受的最低灌注流量为 100 ml/(kg·min),用下述公式可以计算出不同温度下可接受的最低灌注流量。

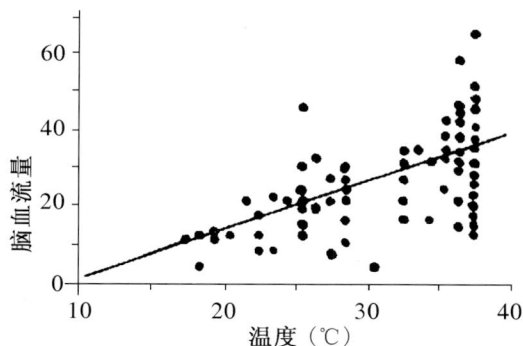

图 3-2-5　脑血流量的下降与
温度下降呈线性相关

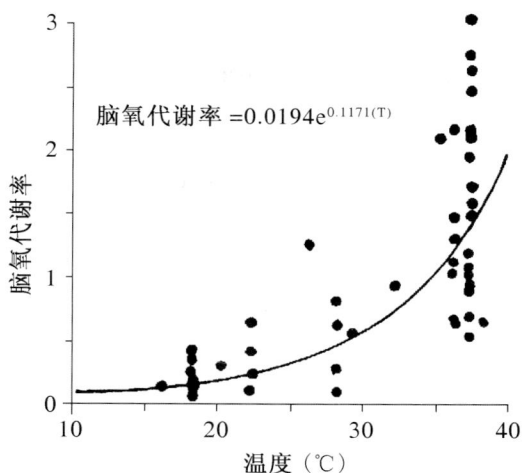

脑氧代谢率 $=0.0194e^{0.1171(T)}$

图 3-2-6　脑氧代谢率的变化与
温度波动呈指数相关

$MPFR(T) = 100 \text{ ml}/(kg \cdot min) \times 0.0194\, e^{0.1171(T)}/0.0194e^{0.1171(37℃)}$

计算结果表明,在低温状态下,8～11 ml/(kg·min)的流量可以满足脑代谢的需要(表 3-2-1)。

表 3-2-1　不同温度的脑灌注流量

T(℃)	脑氧代谢率 [ml/(100 mg·min)]	预计最低脑灌注流量 [ml/(kg·min)]
37	1.480	100
32	0.823	56
30	0.654	44
28	0.513	34
25	0.362	24
20	0.201	14
18	0.159	11
15	0.112	8

四、不同温度条件下的体外循环

在临床心脏直视外科手术中,由于患者自身罹患疾病种类的不同,外科医师手术操作技术的娴熟程度,以及在特殊情况下意外情况的发生,对 CPB 过程中温度的调控有所差别。

临床实践中大体上分为深低温(<20 ℃)、中度低温(25～30 ℃)、浅低温(32～34 ℃)以及常温 CPB(35～37 ℃)。个别情况下亦采用高温 CPB 技术。

(一) 深低温与体外循环

尽管 DHCA 对于机体存在损伤机制,各家医疗中心对这种方法的认识也有不同观点,但在某些复杂和困难条件下 DHCA 仍为外科医师提供了安静无血的手术野,是小儿和成人外科采用的保护方法之一。

DHCA 的实施方法不尽相同,波士顿儿童医院在多年的实施中总结了一些经验,可供广大外科医师作为参考。

1. DHCA 及低流量转流技术 患者进入手术室前,置变温毯于手术台上,并启动变温水箱维持温度 42 ℃。患者入室后停止变温毯水循环,预调变温水箱水温至 10 ℃。患者麻醉后采用冰袋包裹头部,启动变温水箱逐步降温至 3～4 ℃。

预充人工心肺系统,在预充液中加入肝素,剂量为 100 单位/kg。启动变温水箱保持与室温相同。

心肺转流开始后进行血流降温,变温水箱温度每 5 min 降低 5 ℃。在降温和复温期间,对于 2.5～10 kg 的患儿,灌注流量维持 150 ml/(kg·min)。转流早期应用以下药物:抗生素、酚妥拉明 0.2 mg/kg、呋塞米 0.25 mg/kg 以及甲基强的松龙 30 mg/kg。

如果计划实施 DHCA 时,持续降温至肛温低于 18 ℃(鼓膜温度大约在 15 ℃)。如使用低流量时,肛温维持于 18 ℃,流量不低于 50ml/(kg·min)。

DHCA 期间维持氧合器等设备自循环,循环水温为 18 ℃。

复温开始阶段再次给予酚妥拉明 0.2 mg/kg,以及甘露醇 0.5 g/kg。复温期间水温应与血温温差保持在 10 ℃ 以内。肛温达到 28 ℃ 时,补充葡萄糖酸钙,无血预充时给予 500 mg,血液预充时剂量为 1 g。以后每增加 1 单位库血追加 500 mg 钙剂。复温阶段如果血压超过 70 mmHg,可重复使用酚妥拉明 0.2 mg/kg。如果血压低于 30 mmHg,可适当给予去甲肾上腺素。

2. 温度与停循环的安全时限 低温可降低氧耗量,但只要组织和器官尚存活,其代谢活动就不可能停止,代谢活动的持续是导致组织缺氧损伤的因素。因此,采用 DHCA 必须限定在一定的时间内。脑是全身耗氧量最大的器官,脑细胞对缺氧最敏感,因而所引起的损伤远较其他器官严重。

身体不同部位的温度,如鼻咽温度、直肠温度、纵隔温度、鼓膜温度、肢体及皮肤温度,都可以用于观察 CPB 期间患者体温变化,因为鼻咽温度及鼓膜温度更接近于脑的平均温度,故在 DHCA 期间更注重这两个部位温度的监测。

所谓停循环的安全时限,是指在停止循环后的一段时间内,脑的功能和结构未发生不可逆的损伤性改变。产生这种不可逆性损伤的因素很多,诸如降温方法、停循环时的温度、降温的速度、停循环的时间、复温时的温差和复温速度等因素均有关。

Fisk 及 Kramer 等的实验和临床经验证明,脑温度降至 15～20 ℃时停循环 30 min 不会产生脑的功能和结构的不可逆损伤性改变。Kramer 还指出在上述温度时停循环 30 min 后,脑内 ATP 含量降至正常的 35％,再灌注开始后可迅速恢复至正常水平。Treasure 等的研究证明在上述温度范围内停循环 45 min 也是安全的。停循环温度 15～18 ℃,停循环时间在 60 min 或更长时间内,实验动物虽然可以生存、无不可逆严重脑损伤性表现,但脑组织学检查已显示脑损伤性改变。Kramer 对停循环 45～60 min 后的动物进行 ATP 含量的测定,发现恢复灌注后有一半动物 ATP 含量未恢复正常水平。Wragg 等指出 DHCA 超过 50 min是术后脑并发症的高危因素。

本文作者对 12 只 DHCA 后犬的脑皮质以及海马回部位脑病理切片观察,表明脑损伤程度与停循环时间及停循环的温度直接相关。温度 16 ℃停循环小于 60 min,温度 20 ℃停循环不超过 30 min 时,脑病理改变轻微,超过这一时限,动物病理切片均可见损伤性改变,其程度与停循环的温度和时间呈正相关。

3. 深低温停循环手术围术期脑损伤的原因以及监测 虽然已有大量动物实验和临床观察都说明低温可提高脑组织对缺氧的耐受力,可以延长缺血时间,但与 DHCA 相关连的脑损伤仍然十分令人关注。

舞蹈手足徐动症(choreoathetosis)是 DHCA 患者术后的早期并发症,多见于术后 2～6 d,随着时间延长症状逐渐减轻。症状轻微者可以痊愈。文献报告发病率约为 1％～12％。有些患者术后会留下永久的并发症,其原因可能是由于 DHCA 时间超过 60 min。但也有人报告有些婴幼儿应用深低温但并未使用停循环技术,也会有舞蹈病发生,认为这可能是由于较长时间用相对高的流量灌注脑的后果。基于此,有作者指出,动脉血的温度不应低于 15 ℃。Egerton 报告持续用 10～12 ℃低温灌注,可产生中至重度脑损伤,舞蹈病发生率为 63％(10/16)。

Kirklin 报告术后癫痫发病率为 2％～10％,多发生在术后早期,其发生原因与舞蹈病有相同之处。Lamberti 观察认为 DHCA 1 h,如果患儿手术成功,术后无并发症,一般不会产生癫痫或其他神经系统并发症。

气栓或微粒子栓塞也是导致术后脑损伤的重要原因。更严重的神经系统损伤如偏瘫、昏迷甚至死亡等与 DHCA 的相关性难以定论。有些患者由于围手术期血液动力学不平衡,术后严重低心排血量,甚至心脏骤停,或由于婴幼儿患者的体温调节系统不健全,代谢异常特别是血糖和血钙水平异常都是导致术后精神症状的敏感因素。

肌酸激酶-BB(CK-BB)是磷酸肌酸的同工酶,在脑中含量很高,在脑损伤或脑功能异常状况下,外周血中 CK-BB 含量升高,是反映脑缺血损伤的特异性指标。Ekroth 观察发现 DHCA 术后患者 CK-BB 水平与血糖浓度的关系,指出 DHCA 时间与 CK-BB 的升高呈正相关,血糖浓度也与 CK-BB 正相关。Rossi 观察到小儿 DHCA 后颈内静脉血中 CK-BB 含量增高也与脑损伤程度呈正相关。文献中有关脑损伤的生化指标还包括神经元特异性烯醇化酶(NSE),但由于它同时存在于血小板和红细胞上,因此即使是少量的溶血亦可造成血中浓度的显著增高。这限制了其在 CPB 术中或术后早期作为评价脑功能的一项敏感、有效指标的应用。另一类是 S-100 蛋白。Sellman、Johnson 等将 S-100 蛋白与 NSE 联合应用可以敏感地检测出临床上检查不出的轻度脑损害。但由于 S-100 蛋白并非脑组织所特有,因此一些学者对于 S-100 蛋白作为神经系统损伤的监测指标表示质疑。

有学者用术后智商(intelligence quotient,IQ)评分来估计脑的损伤。Dickinson 观察了 38 名 DHCA 术后患者,有 4 名得分偏低,但对 7 例停循环 30～39 min 和 8 例停循环 60～90 min 患者进行比较发现,组间无明显差异。Haka-Ikse 对 17 名 DHCA 17～22 min 的患者进行 IQ 评分,发现得分略低,但与患者同胞兄妹间比较,差别非常显著。Stevenson 也对 32 名 DHCA 术后患者进行了 IQ 评分,确有一部分患儿得分低于正常,但认为尚难以得出结论,因为这些患者术后过程存在许多其他因素的影响。多数人认为,DHCA 对术后 IQ 影响不显著。IQ 评分能否作为判定术后神经系统损伤的标准仍存在争议,某些紫绀型先心病患儿,缺氧本身就可对神经系统的发育造成不可忽视的损伤与影响。一般讲,停循环时间越长,表明畸形越复杂。国内也有作者报告说明,在先天性心脏病患儿中,早产儿智能发育低下者较正常儿童比例高。此外,IQ 与儿童生活环境、父母及监护人教育水平有极密切的关系。因而 IQ 难以作为衡量 DHCA 对中枢神经系统损伤的确切指标。

4. DHCA 的适应证 尽管学者们对 DHCA 持有不同观点,实施方法亦不尽相同,但毫无疑问,对一些特殊病例或在某些特定情况下,DHCA 仍是一种基本的 CPB 技术,可提供确切的脑保护。

DHCA 在临床应用最多的是心脏直视手术,特别是新生儿与婴幼儿患者,心脏只有核桃大小,心脏插管妨碍了手术野,采用 DHCA 技术可以暂时去除插管,使得外科医师可以在无血的手术野进行心内畸形的矫治。

Patterson,Michenfelder,Vihlein 等在 20 世纪 60 年代早期,就开始使用经外周血管插管的 CPB 血流降温,循环停止后,在无血的手术野进行颅内巨大血管瘤切除获得成功。

1975 年 Grieep 首先在主动脉弓部动脉瘤的手术中采用 DHCA 技术,为主动脉瘤手术,特别是弓部动脉瘤手术开辟了成功之路。

一般来说,DHCA 技术可以应用于各个年龄组的患者,外科手术组应全面平衡利弊,以决定是否采用这一技术。应用得当有助于提高手术成功率,并应采取必要的保护措施,以降低其损伤。尽管一些文献认为 DHCA 超过 30 min 即可能发生术后认知功能障碍,但目前多数研究人员仍然认为温度 18～20 ℃时,DHCA 45～60 min 是比较安全的。一些学者建议如果需要更长时间的停循环时间,则应该在 DHCA 30 min 期间采用相对高流量灌注 5 min,使得大脑组织获得一定程度的 ATP 补充,改善脑组织对进一步缺血的耐受性。而另外一些学者如 Kirklin 则认为在条件允许的情况下,应该尽可能采用低温低流量[0.5L/(m² · min)]灌注,可以使得脑组织持续得到血液灌注,这无疑将优于 DHCA。

但德国 Tassani 最近的一项研究显示,低温低流量的术后脑保护效果并不优于单纯 DHCA,但该研究成果尚需要进一步研究证实。

5. DHCA 期间的药物保护　对于选择应用 DHCA 的患者,药物对于大脑以及重要器官的确切保护作用尚无定论。但一些药物在保护细胞膜的稳定性、降低脑组织代谢率、减轻脑水肿方面无疑会起到一定的作用。

甲基强的松龙(methylprednisolone)是糖皮质激素,一般认为其对于维持细胞膜的稳定性和减轻脑水肿有一定效果。DHCA 期间组织缺氧、细胞膜的通透性增加,可以导致组织水肿。推荐使用甲基强的松龙剂量为 30 mg/kg,可于降温和复温阶段各用一半,无明显副作用。

硫喷妥钠(thiopental sodium)是巴比妥类药物,可以降低脑的电机械活动和氧耗量,推荐剂量为 7~15 mg/kg。但有人认为深低温状态下,相对小的剂量即可维持脑的电机械活动静止,也可减少其对心肌的抑制作用,但如用于维持麻醉,则需较大剂量。

异氟烷(isoflurane)降温期间持续向氧合器内吹入,其作用与巴比妥药物相似,可以降低脑代谢和氧耗量,并有扩张血管的效果,可以加快降温速度,并使组织降温均匀,复温期间可以很快挥发,不致加深麻醉,对心肌无抑制作用。

在 DHCA 前给予呋塞米,复温阶段给予甘露醇可以保护肾功能。呋塞米可以增加水和钠的排出,释放前列腺素 E,使肾血管扩张,有益于预防脑水肿。而甘露醇可以产生很强的渗透性利尿作用,降低血液黏滞度,改善皮质的血流量,并有清除自由基的作用。

DHCA 后血糖水平高,可以加重中枢神经系统的损伤,使用胰岛素保持血糖水平低于 11.2 mmol/L,对中枢系统可能有保护作用。

6. DHCA 期间的一些脑保护辅助技术　虽然 DHCA 的实施为婴幼儿以及儿童的复杂性畸形,及一些成人特殊病种的手术提供了安静无血的手术野,并在相对安全的时间内保护或减轻脑损伤。但对于一些复杂手术则难以在限定的时间内完成,如主动脉弓部动脉瘤等,单纯 DHCA 就显得不足。现在一些医疗中心在 DHCA 的基础上实施选择性脑灌注或逆行脑灌注,据报道近期临床效果均良好。

(1) 选择性脑动脉灌注　20 世纪 60 年代,Cooley 曾报告了在 DHCA 期间经双颈动脉或无名动脉或左颈总动脉插管灌注,目前仍有报告应用这一技术。这种方法对需要长时间停循环时是一种保护大脑免受缺血损伤的有效方法,关于灌注流量及压力等问题,文献中也有不少报告。单纯 DHCA 或 DHCA 时附加选择性脑灌注脑保护,在临床都已应用多年,但这两种技术都不完善,停循环的时间仍受限制。选择性脑灌注操作较复杂,使原较复杂的大血管手术更增加了难度,同时头臂干血管的解剖和插管技术也容易造成血管壁损伤及远期狭窄等并发症。也有报告认为选择性灌注与脑血管意外的发病相关性也增高。近年来北京协和医科大学附属阜外心血管病医院孙立忠等医师报告经右锁骨下动脉插管实施全身灌注,在需要进行弓部修复时,阻断无名动脉后即可灌注脑。这一插管技术在一些医疗单位也得到了应用,使得选择性脑灌注方法得到简化,更有利于临床操作。

（2）经上腔静脉逆行灌注脑保护　Mills 于 1980 年报告经上腔静脉（SVC）逆行灌注方法用于 CPB 过程中大量气栓的治疗。1982 年 Lemole 首先用间断 SVC 逆行脑灌注（retrograde cerebral perfusion，RCP）保护施行主动脉弓部动脉瘤切除术。1990 年日本医师 Ueda 采用连续 SVC 逆行灌注，为 8 名主动脉弓部动脉瘤患者进行了手术治疗。Sasaguri 报道最长逆行灌注达 135 min，术后无神经系统并发症。1991 年另外一位日本医师 Yasurra 报告经 SVC 和下腔静脉（IVC）逆行灌注，进行停循环脑保护和肝、肾等重要器官的保护。1994 年作者在动物试验的基础研究中，采用核素$^{99}Tc^m$－ECD，逆行灌注 3 min 后脑 γ 照相显示核素在整个大脑、小脑及延髓分布均匀，并证明在逆行灌注 120 min 后脑白质和灰质含水量的增加显著低于单纯 DHCA 对照组。初期 12 例的临床应用证明，连续 SVC 逆行灌注可以延长 DHCA 的安全时限（最长 1 例为 81 min）。同时逆行灌注期间可以实施升主动脉远端开放式吻合，有利于外科操作。在进一步的研究中采用荧光素眼底血管造影检查（FFA）进行逆行灌注期间的脑内血液灌注观察，结果显示逆性灌注 2 min 30 s 视网膜中央静脉出现血液灌注，15 min 后动静脉系统均匀显像。彩色 Doppler 超声波检查显示 RCP 期间各血管内均探测到明确的血流信号。由于视网膜位于眼的后方，和中枢神经系统的其他区域一样，是由神经管发育而来，是脑的一部分。视网膜的血管来源于脑循环，眼底血管是脑循环中唯一可直接观察的血管，因而是观察脑循环的窗口，实验充分证实了 RCP 对脑组织的血液灌注。日本学者 Ono 在临床观察采用 FFA 技术，同样证实了 RCP 对脑组织的效果。作者回顾性总结 1985～2002 年北京安贞医院的动脉瘤 CPB 策略，共计 488 例胸主动脉瘤患者实施外科矫治，61 例患者术中采用经上腔静脉逆行灌注脑保护，逆行灌注时间 16～81 min，平均（43.43±18.52）min，与以往单纯 DHCA 相比，神经系统并发症由 20％降至 3％，保护效果良好。

（二）中度低温全流量体外循环

患者进入手术室前变温毯温度维持 42 ℃。患者入手术室后关闭变温毯，并将水温调至 10 ℃。

预充人工心肺系统，加入肝素，剂量同前。

血液稀释度决定于计划采用的温度，即血细胞比容绝对值与转流温度大致相当。如果计划在 25 ℃，血细胞比容维持于 25％左右为宜。CPB 开始后即行血液降温，变温水箱同肛温的温差不宜超过 15 ℃。

灌注流量根据体重而不同，较大体重儿童和成人可用体表面积计算，通常采用的流量为：

0～3 kg	200 ml/kg/min;
3～10 kg	150 ml/kg/min;
10～15 kg	125 ml/kg/min;
15～30 kg	100 ml/kg/min;
30～50 kg	75 ml/kg/min;

>50 kg   50 ml/kg/min。

在降温和复温期间应该使用全流量,在低温心内操作期间根据需要适当降低灌注流量。如果患者体温高于或低于预计温度,应酌情间断开启水箱进行调节。

药物的应用同前。

(三) 低温阶段酸碱平衡的管理

低温可直接影响酸碱平衡,因而低温期间对 pH 值和 PCO_2 的管理尤为令人关注。通常酸碱平衡和血气的管理有两种方法,即 α 稳态和 pH 稳态。

既往的许多报告都证明在中度低温状态下,在成人和儿童患者使用这两种稳态结果无明显不同,似乎对于手术以及预后无明显影响。但近 10 年来,有关这两种稳态在低温 CPB 中的应用一直存在争论。

α 稳态的支持者认为,采用 pH 稳态时脑部相对高的血流量使得微气栓的可能性增加,脑水肿、颅内压增高也是脑损伤的因素。对于原先就存在脑血管病变的患者很可能进一步降低脑的血流量。

pH 稳态的支持者认为,应用 pH 稳态可增加 DHCA 实施前的脑血流量,这可使脑部降温均匀,脑血流比例增加,使血流到达脑的深部如丘脑、脑干以及小脑等结构。

也有作者报告,在 DHCA 后用 α 稳态管理的患者,较采用 pH 稳态的患者脑代谢恢复较快。这些不同的观察结果使得一些研究人员交叉使用这两种管理方法。即在降温初期 10 min 使用 pH 稳态,以增加脑血流量,使脑部迅速均匀降温,此后改为 α 稳态,利于消除酸性代谢产物的聚积,这种联合应用在动物试验中显示出较好的结果。

选用何种方法管理酸碱平衡,对于一些存在着较大量体-肺侧支循环的患者十分重要。因为这些患者大量的分流可能导致脑部降温的不确定。

Jonas 等在小于 9 个月的婴儿实施大动脉转位矫治术的 DHCA 研究中发现,应用 pH 稳态较使用 α 稳态患者脑电图恢复时间明显提前,病理性脑电波出现频率有减少的趋势。对于这组患者的术后随访观察显示,pH 稳态组术后正性肌力药物使用量减少,心排血量增加,较少发生低血压和酸中毒,术后呼吸机的使用以及 ICU 的停留时间都有所缩短。尽管这组病例数尚不多,但这的确对既往人们所普遍接受的 α 稳态更具脑保护效果的观念提出了挑战。

为什么应用 pH 稳态在成人和儿童会有如此大的不同? Hamman 分析可能是 CPB 时脑损伤机制在成人和儿童存在区别。在成人患者,脑损伤的主要原因是气栓与微栓,假定使用 α 稳态,脑内血流量相对减少,可以降低这种危险因素;但在婴幼儿病例,脑损伤的原因多为低灌注及激活神经毒性反应,应用 pH 稳态使得脑血流量增加,改善脑的降温,降低脑耗氧量,增加其对于 DHCA 的耐受性。

显然目前学术界对于这两种稳态尚没有一致的意见,围绕这一问题的争论仍将继续。

(四) 常温体外循环

自 1953 年第 1 例 CPB 开始至今,心脏外科领域得到了突飞猛进的发展。外科医师的手术技巧、麻醉以及 CPB 管理水平乃至术后监护管理日趋成熟,人工材料组织相容性和制作工艺得到了很大改进。一些非复杂手术可以在很短时间内完成。传统意义上,心脏外科手术多在中度低温状况下完成,某些特殊患者则需要在深低温低流量或者停循环状态下才能完成。对于低温的应用,研究人员在肯定其积极的保护作用的同时,低温本身所带来的弊端也日益得到重视,如低温时可影响 $Na^+ - K^+$ ATPase 酶、钙 ATP 酶的活性,改变了细胞容量的自动调节,产生细胞水肿,降低了细胞膜脂质以及膜相关酶的活性,改变了细胞膜的稳定性,从而使得膜的电机械活动和能量转运功能受损。当温度低于 25 ℃时,离子泵的活性降低,导致蛋白变性,细胞受损,温度变化可使离子移动降低,细胞内外液的 pH 值在很大范围内波动。当 pH 值低于 4 时,可造成严重的细胞内结构损伤而引起渗透压改变。低温还可以影响血小板、白细胞以及凝血系统的功能。

低温使细胞代谢率降低,糖的利用、ATP 生成为负平衡;由于基础氧需求减少,氧离曲线左移,降低了氧输送,形成相对组织缺氧。低温时钙通道的异常也会加重缺氧。

注意到低温造成的潜在性损伤,自 20 世纪 80 年代后期,温血外科开始兴起。Hearer 对体外鼠心脏进行不同方法保护,证明常温心肌保护与其他心肌保护方法比较,结果最佳,可使心功能恢复至对照组的 115%,心肌能量贮备增加到术前的 170%。在外科临床实践中,一些中心开始使用常温 CPB,在心肌血运阻断期间持续 37 ℃高钾含血停搏液进行心肌保护。Berhard 和 Buckery 研究证明在常温下,心肌电机械活动停止可使其氧耗量较正常工作状态时下降 90%,这一结论为常温心脏外科提供了依据。但在常温时如果发生心室颤动,持续有电机械活动,或停搏不完全时,心肌的氧耗量仍然是很高的,也会产生心肌损伤。Liehtetein 于 1990 年报告了 200 例温血心脏直视手术获得满意的临床效果,其中一些长时间心肌血运阻断的患者并未出现停机困难,术后很容易恢复窦性心律,一般不需要用正性肌力药物和主动脉内球囊反搏辅助支持。笔者认为温血外科的关键在于心肌保护。常温心肌血运阻断时,心肌电机械活动很容易被钾离子阻滞,持续温血灌注提供了氧的供应;另外温血心肌保护避免了低温所导致的损伤,使阻断期间心肌细胞的自身修复得到一定的保证,因而 Liehtetein 的经验指出,电机械活动停止的心脏如能得到持续温血灌注,是近乎理想的心肌保护方法,此时的阻断钳只是把高钾的心肌灌注和身体其余部位的灌注分隔开来,这样可以减轻心肌再灌注损伤。

近年来,国际国内有许多医师应用不停搏心脏外科手术(不包括非 CPB 下冠状动脉旁路移植术),采用常温 CPB,开始即用变温水箱维持全身温度在 36～37 ℃,或 CPB 开始后体温自然下落,至浅低温 33～35 ℃,此时不用血流降温,待心内修补结束后,开启变温水箱使温度回至正常。不停搏心脏外科手术适用于部分简单只需要切开右心或 CPB 支持下不停搏冠状动脉旁路移植术。

常温心脏外科与中低温或深低温外科手术相比,的确缩短了 CPB 时间,避免了低温对机体产生的不利影响。Marfin 等的研究证实,常温手术与低温组比较,术后患者全身血管阻力明显降低,心排血指数增高;常温组失血量明显少于低温组;酶学检查也提示常温组不会给机体带来不利影响。笔者认为温血外科的临床实践证明的确有上述优点,但也存在一些问题。首先,机体不能贮氧,所以灌注血必须持续地向组织和器官供氧以满足氧代谢需求。在常温下组织氧耗量为 80~125 ml/(m² · min),所以常温时(37 ℃),2.2 L/(m² · min)的流量基本满足代谢需求;但为了确保组织及微循环的灌注,多数人通常都采用2.5 L/(m² · min)的灌注流量,以避免乳酸及代谢性酸中毒。高流量相对而言血液成分的破坏就会加重。

连续温血灌注心肌保护时,有时会因手术野血多而妨碍视野,不得不暂时停止心肌灌注,常温下心肌缺血对心肌的损害是肯定的。

CPB 支持下不停搏心脏手术适应证的选择应慎重,并应由较多经验的外科医师完成。不停搏心脏手术后的中枢神经系统并发症也是一个非常值得关注的问题。

此外,人工心肺机系统发生电或机械故障时,低温可提供相对长的处理故障的时间;常温可能会导致更严重的损伤。

总之,常温外科技术目前还处于发展中,基础研究还在不断深入,严格地选择适应证,谨慎术中操作,对心外科工作者来说十分重要。

五、体外循环温度调节治疗在其他领域的应用

1. 体温过低症 体温过低症指深部温度低于 35 ℃,其发生情况可分为控制性(如前文所述)和意外性。后者可见于意外寒冷如雪崩或海中落水等。按其深部温度分为Ⅲ度,轻度 <35 ℃,中度 <32 ℃,重度 <28 ℃。中重度体温过低症的死亡率极高,体温过低症的抢救在急救学以及军事医学中是很重要的。

国内毕建立等医师对中重度体温过低症的动物用股动静脉插管进行 CPB 复苏,最终恢复正常血流动力学。笔者认为,与传统体表复温、胸腹腔灌流复温的方法比较,CPB 复温是一种简单、快捷、有效的救治技术,有条件的医疗单位可在必要情况下采用。

2. CPB 全身热疗用于治疗肿瘤 临床上对晚期肿瘤或经治疗后复发、转移患者的治疗尚缺乏有效的手段。近年来发展迅速的热疗(hyperthermia)被认为是继手术、放疗、化疗、免疫疗法之后的第五种治疗肿瘤的方法。国外大量的临床实验证明热疗,包括目前可采用的体外全身热疗(extracorporeal whole body hyperthermia,EWBH)对于化疗、放疗不敏感的局部或全身肿瘤有较好的治疗效果,并对丙型肝炎、艾滋病的治疗也有一定的效果。

国内黄伟民报告 100 例各类肿瘤患者,在全身麻醉下接受治疗,经双侧股静脉插管行静脉-静脉转流,分别监测患者出入血温、食管、直肠温度以及水温。从 CPB 开始至中心温度

达 42 ℃为升温期,维持中心温度 41.8～42.3 ℃称为平台期,维持治疗时间为 120 min,之后为降温期。通过水温的下降,缓慢把中心温度降至 38 ℃后停止转流。

对于热疗治疗肿瘤的原因尚无肯定的解释,但多数学者认为肿瘤细胞对高热敏感,其致死温度临界点在 42.5～43 ℃,因肿瘤组织血管形态、结构异常,加热后散热困难,产生热量聚积,导致细胞损伤和抑制肿瘤组织,使其出现坏死。还有细胞膜损害假说,肿瘤血管损伤假说,抑制 DNA、RNA 表达和蛋白合成假说,对细胞器的作用假说,都从不同角度探讨高温杀灭癌细胞的作用机制。

因目前对 EWBH 治疗尚无统一标准,在治疗中可能对机体和器官产生一定的影响,对心肺功能不全、心肌梗死以及出血倾向的患者,植入起搏器的患者应为禁忌。在操作过程中也需要有经验的医师进行管理。高温 CPB 目前还是一个新的课题,对传统 CPB 的一些不同观念,许多问题尚未得到满意的答案,有待于更进一步的研究。

(董培青)

参 考 文 献

1　Jonas R A, Elliott M J, ed. Cardiopulmonary Bypass in Neonates, Infants and Young Children. Boston:Butterworth-Heinemann Ltd,1994.

2　Gravlee G P, Davis R F, Kurusz M, et al. Cardiopulmonary Bypass：Principles and Practice. Second edition. Philadelphia:Lippincott Williams & Wilkins,2000.

3　Edmunds H L. Cardiac Surgery in the Adult. New York:McGraw-Hill Companies,Inc,2001.

4　Dong P,Guan Y,He M,et al. Clinical application of retrograde cerebral perfusion for brain protection during surgery of ascending aortic aneurysm—a report of 50 cases. J Extra Corpor Technol,2002,34：101－106.

5　Dong P,Guan Y,Yang J,et al. Fundus microvascular flow monitoring during retrograde cerebral perfusion:an experimental study. Ann Thorac Surg,2000,70:1478－1482.

6　董培青. 体外循环及相关问题. 见:孙衍庆主编. 现代胸心外科学. 北京:人民军医出版社,2000. 379－416.

7　毕建立,江朝光,李佳春等. 体温过低症应用体外循环复温的实验研究. 中国体外循环杂志,2003,1:22－23.

8　黄伟明.体外循环在肿瘤治疗中的应用. 中国体外循环杂志,2003,1:7－12.

第三节　儿科患者的抗凝处理

选择肝素作为 CPB 期间的抗凝药已有 50 多年的历史,肝素有效地防止了 CPB 回路中的血栓形成,抗凝作用迅速,可为鱼精蛋白快速中和。但肝素剂量的功效具有高度个体差异,并受到心脏外科手术中其他许多相关因素,如深低温、血液稀释、药物和使用设备(氧合器、管道)的影响。CPB 期间,儿科患者因为各年龄阶段的凝血系统差异,以及对肝素和鱼精蛋白反应的不同而产生处理上的麻烦。

本文的目的是让读者熟悉这些结果和一些成熟的观点,以使儿童获得最理想的抗凝。理想的用药能有效地减少失血和围手术期的输液,减少鱼精蛋白过量引起的不良反应。

一、药理学

肝素是一种复合的直链黏多糖,由多种硫酸葡萄糖结合而成。平均相对分子质量15000。而单一肝素制剂包含相对分子质量为 3000～50000 的不同大小的分子。肝素的抗凝作用是通过肝素-AT Ⅲ 复合物对凝血酶和其他含有丝氨酸蛋白酶的凝血因子,如 Ⅹa,Ⅸa,Ⅺa,Ⅻa 及激肽释放酶的灭活而得到表达。抑制凝血酶至少需要 18 个糖单位长度的肝素分子,并同时能够与抗凝血酶和凝血酶结合。肝素的活力随相对分子质量的减少而逐步降低。相比之下,抑制因子 Ⅹa 仅需由含有 5 个糖单位、单纯与抗凝血酶结合的肝素即有效。因此,短链肝素分子如低相对分子质量肝素制剂仅对因子 Ⅹa 有效,而对凝血酶无效。一旦肝素-抗凝血酶复合物与一凝血因子结合后,肝素从复合物上解离,再与另一抗凝血酶分子结合而被反复利用。

CPB 中肝素水平通常较高,另一个内在抑制剂肝素辅酶 Ⅱ 也抑制凝血酶的激活,肝素激活肝素辅酶 Ⅱ 的机制类似于激活抗凝血酶,但亲和力显著降低。

肝素清除率变化取决于最初剂量、肝素来源(牛或猪)、温度以及患者年龄。文献报道成人的半衰期一般为 90 min(60～120 min),儿科患者则短于或类同于成人水平。儿童若要达到成人同样的效果,肝素用量显著要比成人多,这是由于儿童代谢率高,凝血酶原和抗凝血酶的水平较低。这种差异在新生儿至 3 岁以下年龄组尤为突出。

同肝素一样,鱼精蛋白是另外一组由多种不同分子所组成的多肽,带高价阳离子(正电),相对分子质量低,由 67% 氨基酸残基组成。通过形成一个直接离子与游离肝素结合,产生稳定而不具有活性的混合物起到中和肝素作用。除了抑制肝素,鱼精蛋白有内在的抗凝活性和持续长久的抗血小板功能,从血中测鱼精蛋白的清除率变化观察到,这种作用于血小板的功能可持续若干小时。心脏手术后快速输注鱼精蛋白会引起肺动脉高压,文献报道鱼精蛋白还促使细胞分裂,成人输精管切除术后对鱼精蛋白过敏,这些在婴儿或幼儿中很少见。

二、抗凝血的开始阶段

儿童 CPB 中的肝素化应考虑几个独特的因素。首先,儿童需要较高的肝素剂量方可达到公认的安全的活化凝血时间（ACT）。Shayevitz 和 O'kelly 注意到 4.5 岁以下儿童达到 ACT480 s 的首剂肝素用量范围从 250 u/kg 到 1000 u/kg，甚至还要多。虽然该组中大于 4.5 岁到成年患者的肝素用量仅（334±69）u/kg，但总体上全组需要（506±179）u/kg 才达到目标。Jobes 和他的同事也报告儿科患者肝素剂量范围变化极大，在他们的研究中发现，新生儿患者肝素剂量反应范围在 ACT 80～350 s/（每单位肝素·每毫升血标本）。3 岁之后肝素剂量反应降到成人水平，即平均 80 s/（每单位肝素·每毫升血标本）。

通过对患者血容量和 CPB 回路预充量的估计，能够方便地计算出成人的肝素用量。但对需要抗凝下做 CPB 心脏手术的婴儿来讲，预充液中加入供体血浆和（或）全血影响很大。例如，新生儿和小婴儿病例首剂肝素体内 300 u/kg，预充液中 1 u/ml，但转流早期发现患儿血液中肝素的浓度降低了 50%。根据这种情况，现阶段依旧是靠判断决定患儿体内和预充液肝素的首次剂量。

大多数情况下，儿童病例肝素的首剂用量为 200～300 u/kg，随后根据 ACT 测定结果调整。这种方式本身也有问题，因为不同 ACT 测定方法得到的凝血时间有明显的差异。

三、抗凝监测

1966 年 Hattersley 首先描述了 ACT，并被选作监测肝素抗凝的方法应用至今。Bull 及其同事证实成人对肝素反应有明显的差异，建议用首剂体内滴定和间断监测的方法保证抗凝的精确度。这种方法可评估肝素使用后的首次 ACT 值，推断肝素追加量（假使需要的话），以使 ACT 达到目标要求（图 3-3-1）。肝素和鱼精蛋白滴定法的使用改善了儿科患者的临床结果，在成人中也获得相似的良好结果。

1969 年，Hemochro® 系统首先在一根玻璃管内置入特别的硅藻土催化剂——西莱特（Celite®）将 Hattersley 的程序自动化。十多年后，另一个 ACT 自动化仪问世，即 Hemo-Tec。它采用不同的催化剂（高岭土悬液）和凝块监测技术，能较 Hemochron 产生比较低的凝血时间而被更快速地识别。当分析儿科患者标本时这种差异更为明显，有显著的临床意义。

肝素抗凝监测可通过对肝素水平或浓度的了解来实现。应用 Medtronics HMS 系统或 Hemochro High Dose Thrombin Time（HiTT）能进行自动检测。HiTT 监测的是凝血连锁反应的最后共有途径（common pathway），ACT 监测的是凝血反应的内在途径，有观点认为 ACT 监测儿童患者并不恰当，对新生儿要作 HiTT 试验评估。这些研究结果强有力地证明，不受血液稀释和低温影响的 HiTT 方法可作为 CPB 中 ACT 的监测选择。有些研究也评估了 HMS 系统在儿童患者中的使用情况，该系统需要首剂肝素注入后做 ACT，CPB 期间的目标是 ACT 达到 480 s。许多研究显示，监测 CPB 肝素水平导致儿童总的肝素用量增加，与经验剂量相比鱼精蛋白用量没有改变或反有减少。临床结果表明，在儿童和新生儿中使用此系统总的肝素剂量轻微改变或无差异。缺乏临床差异可能是 ACT 和 HMS 肝素浓度同儿科 CPB 患者抗因子Ⅹa 肝素水平都没有明显相关。

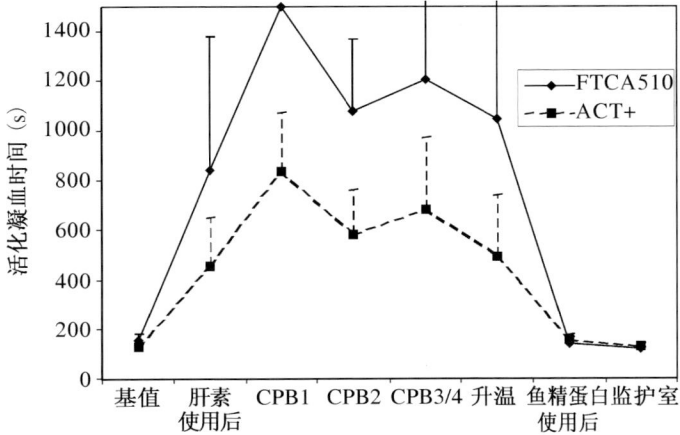

图 3 - 3 - 1　小儿转流过程中各时段 Celite® ACT 和 ACT＋测定

图中所示为 10 例儿童在转流过程中所测得的 FTCA510 和 ACT＋的结果,分别用均数±标准差表示。图中时间依次为肝素化前(Baseline),肝素化后 5 min(post hep),其后每 20 min测定一次(CPB1～4),以及回到常温状态(warming),鱼精蛋白中和后 10 min(post prot),最后是回到监护室的测定结果(PICU)。FTCA510 是使用常规 Hemochron 测定的 ACT;而 ACT＋是用 Hemochron Jr Signature 测定的。

结果显示后者在任一时间测定的 ACT 时间较短,且具有统计学意义。

这一结果和成人实验中所获得的结果类似,这一结果可能表示 ACT＋对血液稀释和低温的影响不敏感。

四、目标时间

所有关于心脏外科 ACT 凝血时间目标值报告均来自于成人样本。虽有大量的相关研究,但是成人和儿童人群转流前合适的 ACT 时间并不确定。早期研究揭示 ACT 值超过 300～400 s 时 CPB 管道中无纤维凝块形成。Bull 倡导的 ACT 目标时间(target times)480 s 是由于 ACT 手工操作存在着可变性,Gravlee,Jobes 等则建议 ACT 目标时间为 400 s。总体上讲,Bull 的 480 s 还是被广泛接受了,而所有这些均是基于人工或 Hemochron 凝块检测方法用硅藻土作催化剂测定的 ACT 结果而成的。

但是,为了适应临床的要求必须修改目标时间。在确定抗凝处理合适度目标时,必须考虑肝素对不同试剂敏感性的差异。另外,对各种药物的影响(如抑肽酶,一种能够减少术后血液丢失的纤维蛋白分解酶),也需要重新评估目标时间。以高岭土为试剂作 ACT 时抑肽酶的影响明显要小于以硅藻土为试剂的方法。许多中心在使用抑肽酶的时候采取增加目标时间来抵御这个不可知的影响。应用不同的检测方法需要确定不同的目标时间。HiTT 法较早应用半量于期待 ACT 结果的目标时间（200～240 s）。类似 HiTT 法的 Hemochron Jr ACT 法不会受到抑肽酶、血液稀释和低温的影响，因此其产生的凝血时间也比标准 Hemochron 试管法 ACT 少 10%～15%，临床医师通常以 400 s 为目标 ACT 值。

五、体外循环中抗凝

抗凝达到预期要求方可进行 CPB。然而，随着患者被降温，血液被 CPB 预充液混合，使得抗凝监测复杂化了，在目标时间段中讨论过的术中抗凝敏感性变得至关重要。

当标本温度降低和稀释度增加时，许多 ACT 检测方法产生的凝血时间是延长的。对处于 CPB 下的新生儿和小婴儿患者来讲，常常出现 ACT 时间＞1000 s 并一直持续到肝素中和前。这种毫无变化的 ACT 时间与 CPB 期限无关，它使得某些临床医师感兴趣于肝素水平，尽管实际所见患者肝素使用总量明显增加。包括 HiTT 和 ACT＋在内的选择性凝血时间监测方法在反映肝素消耗方面还是比传统的 ACT 系统更精确（图 3-3-1）。

六、肝素中和

外科手术结束时患者要脱离 CPB，体内和循环回路中的肝素必须给予中和以减少术后出血。传统的鱼精蛋白用量是按照患者体重给 2～3 mg/kg，或按照鱼精蛋白和肝素（首量或总量）比例给，每 100 u 肝素（相当于 1 mg 肝素）给予鱼精蛋白 1～2 mg。两种方法在保证肝素完全中和的前提下均有过高估计鱼精蛋白用量的倾向，造成患者有遭遇鱼精蛋白副作用的危险（在药理学段落中曾经讨论过）。

鱼精蛋白滴定法的应用既中和了循环中的肝素，又成功地减少了鱼精蛋白的用量。遵循 Bull（图 3-3-2）描述的程序，鱼精蛋白滴定系统已用在 HMS 和 Hemochron 仪器上。Jobes 和他的同事在儿童心脏外科比较采用 Hemochron PRT（鱼精蛋白反应试验）和纯经验给予鱼精蛋白剂量有何差异时发现，新生儿鱼精蛋白量达到 2 mg/kg。但是，在超过 6 个月年龄的儿童中滴定法和纯经验法差异就有了戏剧性的增加。小婴儿需要较多的鱼精蛋白用量，就像较大孩子需要较多的肝素用量一样。使用任何一个方法能够核实肝素中和的完全性，这些方法在鱼精蛋白滴定时均是可变化的。可应用的系统包括 ACT 基本法，来自于 Hemochron、HemoTec 肝素酶 ACT 和凝血酶时间法的 PDAO，来自于 Hemochron 的 TT/HNTT。对肝素进一步中和的同一标本使用这三种方法与标准试验的结果比较，若结果相同说明标本中无残留肝素，若有未中和的表现说明有残余肝素，需追加鱼精蛋白。

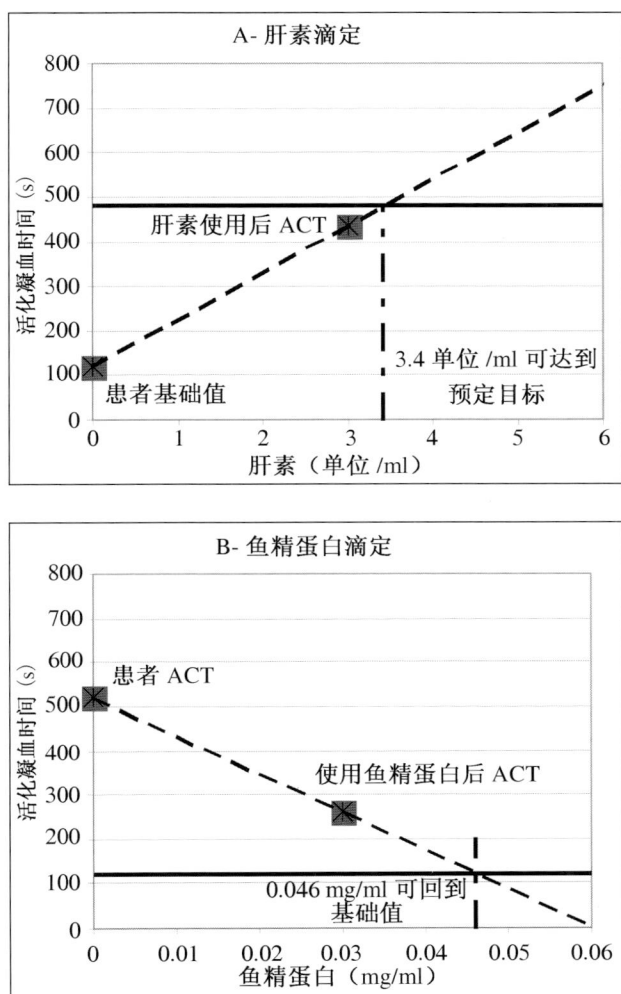

图 3-3-2 肝素(A)和鱼精蛋白(B)滴定

图中所示为精确滴定的方法。

（A）体内 ACT 基值(120 s)和肝素化后体外测定的结果(比如说,根据血容量给予肝素 3 单位/ml 或者根据体重给予 200～250 单位/kg),将这两个结果依照肝素浓度如图标示,然后画一条直线经过两点,并延长至 480 s 处,该处的肝素浓度就是患者达到抗凝要求的肝素用量,在本图中为 3.4 单位/ml。

（B）手术结束后,如测得 ACT 为 520 s,给予初步剂量鱼精蛋白 0.03 mg/ml 血容量或者 2.0～2.5 mg/kg 体重后再测一个 ACT 结果,将两个数值连线,并延长至基础值 120 s,这样可以确定患者完全中和肝素需要多少鱼精蛋白,在本图中显示为 0.046 mg/ml。

七、结论

儿童抗凝处理的考虑与成人明显不同,很多方面同血液稀释的程度有关,因为儿童患者血容量与循环回路中预充量之比较成人明显增大。

小婴儿的情况也是特别的,因为其凝血系统和其对肝素极其可变的敏感性有成熟差异。幼儿明显需要更多的肝素来达到启动转流的安全目标时间。当化验方面还存在着相当大的变数时,对这些患者就没有一个确切无疑的适合抗凝处理的监测方法。

尽管手术后肝素得到完全的中和,这些患者还是可能有凝血病理情况存在。人们普遍认为,在这个人群中输注全血比成分疗法更有助于止血。

(Marcia L Zucker,美国) (傅惟定 译)

参 考 文 献

1 Andrew M,Paes B,Milner R,et al. The Development of the coagulation system in the full term infant. Blood,1987,70:165-172.

2 Andrew M,Vegh P,Johnston M et al. Maturation of the hemostatic system during childhood. Blood, 1992,80:1998-2005.

3 Andrew M,MacIntyre B,MacMillan J et al. Heparin therapy during cardiopulmonary bypass in children requires ongoing quality control. Thromb and Haemost,1993,6:937-941.

4 Bull B S,Korpman R A,Huse W N et al. Heparin Therapy During Extracorporeal Circulation:Ⅰ. Problems inherent in existing protocols. J Thorac Cardiovasc Surg,1975,69:674-684.

5 Bull B S,Huse W N,Brauer F S,et al. Heparin therapy during extracorporeal circulation:Ⅱ. The use of a dose response curve to individualized heparin and protamine dosage. J Thorac Cardiovasc Surg, 1975,69:685-689.

6 Chan A K,Leaker M,Burrows F A,et al. Coagulation and fibrinolytic profile of paediatric patients undergoing cardiopulmonary bypass. Thromb Haemost,1997,77:270-277.

7 Codispoti M,Ludlam C A,Simpson D et al. Individualized heparin and protamine management in infants and children undergoing cardiac operations. Ann Thorac Surg,2001,71:922-928.

8 Cohen J A,Bethea H L,Rush W J. Heparin kinetics during pediatric open heart operations. Perfusion, 1986,1:271-275.

9 DeLeon S Y,Freeman J E,Shenoy K P et al. Cardiopulmonary bypass in children:current strategies in anticoagulation and hemostasis. In:Pifarre R. ed. Anticoagulation, Hemostasis, and Blood Preservation in Cardiovascular Surgery. Philadephia:Mosby,1993:287-299.

10 Dumond M,Dumond D,Cook C,et al. The Clinic evaluation of the correlation and reproducibility of three automated devices for measurement of activated clotting times.JECT,1990,22:27-29.

11 Dumond M,Dumond D,Cook C and Duffner B. Clinical evaluation of the hemotec heparin dose response cartridge.JECT,1990,22:30 - 34.

12 Esposito R A,Culliford A T,Colvin S B,Thomas S J,Lackner H,Spencer F C. The role of the activated clotting time in heparin administration and neutralization for cardiopulmonary bypass. J Thorac Cardiovasc Surg,1983,85:174 - 185.

13 Ferguson J J. All ACTs are not created equal. Tex Heart Inst J,1992,19:1 - 3.

14 Gravlee G P,Brauer S D,Roy R C,et al. Heparin pharmacodynamics cannot be accurately predicted in vitro. Anesthsiol,1986,66:A25.

15 Gravlee G P,Haddon S and Rothberger H K. Heparin dosing and monitoring for cardiopulmonary bypass. J Thorac Cardiovasc Surg,1991,101:499 - 518.

16 Gravlee G P. Anticoagulation for Cardiopulmonary Bypass. In: Gravlee G P,Davis R E and Utley J R. ed. Cardiopulmonary Bypass:Principles and Practice. Baltimore:Williams and Wilkins,1993.

17 Gruenwald C,de Souza V,Chan A K C, et al. Whole blood heparin concentrations do not correlate with plasma antifactor Ⅹa heparin concentrations in pediatric patients undergoing cardiopulmonary bypass. Perfusion,2000,15:203 - 209.

18 Gu Y J,Huyzen R J,van Oeveren W. Intrinsic pathway dependent activated clotting time is not reliable for monitoring anticoagulation during cardiopulmonary bypass in neonates.J Thorac Cardiovasc Surg,1996,111:677 - 678.

19 Hattersley P G. Activated coagulation time of whole blood.JAMA,1966,196:436 - 440.

20 Horkay F,Martin P,Rajah S M and Walker D R. Response to heparinization in adults and children undergoing cardiac operations. Ann Thorac Surg,1992,53:822 - 826.

21 Horrow J. Protamine:a review of its toxicity. Anest Analg,1985,64:348 - 361.

22 Horrow J. Protamine:a necessary evil. In:Ellison N and Jobes DR. Effective Hemostasis in Cardiac Surgery. Philadelphia: W. B. Saunders,1988. 15 - 39.

23 Huyzen R J,vanh Oeveren W,Wei F et. al. In vitro effect of hemodilution on activated clotting time and high dose thrombin time during cardiopumonary bypass. Ann Thorac Surg,1996,62:533 - 577.

24 J obes D R,Nicolson S C, Steven J M. Inhibition and hemostasis in the young cardiac surgical patient. Cardiol Young,1993,3:370 - 377.

25 Jobe D R,Aitken G L, Shaffer G W. Increased accuracy and precision if heparin and protamine dosing reduces boold loss and transfusion in patients undergoing primary cardiac operations. J Thorac Cardiovasc Surg,1995,110:36 - 45.

26 Jumean H G, Sudah F. Monitoring of anticoagulant theapy during opean heart surgery in children with congenital heart defects. Acta haemat,1983,70:392 - 395.

27 Lowenstein E,Johnston W E,Lappas D G, et al. Catastrophic pulmonary vasoconstriction associated protamine reversal of heparin. Anesthesol,1983,59:470 - 473.

28 Majerus P W, Broze D J,Miletich J P,et al. Anticoagulant,Throm-bolytic and Antiplatelet Drugs. In:Gilman AG, Rall TW, Niles AS, TaylorP. Goodman and Gilman's The Pharmacological Basis of

Thereutics. New York：McGRAW-hill,Inc,1993. 1311 - 1331.

29 Martindale S J,Shayevitz J R,D'Errico C. The effects of hemodilution on activated clotting time (ACT) in neonatal cardiopulmonary bypass(CPB). Anesth Analg,1995,80:S300.

30 Martindale S J,Shayevitz J R,D'Errico C. The activated clotting time:suitability for monitoring heparin effect and neutrlization duing pediatric open heat sugery. J Cardiothorac Vasc Anesth,1996,10: 458 - 463.

31 Olshove V, Tallman R. Heparin use in pediatric bypass-empirical regimen (ACT)vs heparin concentraton:a multicenter trial. J Extracorp Technol,2000,32:84.

32 Reich D L,Zahl K,Perucho M H,et al. An evaluation of two activated clotting time monitors during cardiac surgery.J Clin Monit,1992,8:33 - 36.

33 Shayevitz J R, O'Kelly S W. A Reappraisal of Anticoagulation and Heparin Neutralization for Cardiopumonary bypass in Pediatrics. Grissom. TE. In:Progress in Anesthesiology. San Antonio:Dannemiller Mem Education Foundatiion,1995. 275 - 296.

34 Sutor A H,Massiote P,Leaker M,et al. Heparin therapy in pediatric patient. Seminar in Thromb and Hemost,1997,23:303 - 319.

35 Vetrees R A,Engleman R M,Breyer R H, et al. Protamine induced anticoagulation following coronary bypass. Proc Am Acad Cardiovasc Perf,1986,7:94 - 97.

36 Young J A, Kisker M W, Doty D B. Adequate anticoagulation during cardiopumonary bypass determined by activated clotting time and appearance of fibrin monomer. Ann Thorac Surg,1978,26:230 - 241.

第四节　心肌保护技术

心内直视手术中为了取得良好的视野,使心内操作能在较短的时间内完成,需将升主动脉钳夹,阻断冠状动脉血流,使心肌处于缺血缺氧状态,心脏手术后的许多并发症和死亡率与心肌损害的程度有密切关系。心脏缺血损伤的决定因子包括:缺血严重程度(低血流与无血流)、缺血时间(短期与长期)、缺血顺序(短暂缺血后再长时间缺血)及物理和代谢环境(工作负荷低与高、低温与正常体温、高糖原与低糖原含量、高浓度与低浓度游离脂肪酸)。每一因子均可被修饰从而改变缺血有害结果的程度。心肌保护可以使心脏在舒张期获得停搏,让心肌变得柔软,保护由缺血缺氧而引起的心肌损伤,有利于扩大视野进行心内操作。如果不阻断冠状动脉的血运,在低温心室颤动的情况下进行心内操作亦对心肌缺血性损伤具有一定的保护作用。前面章节已经列举了 CPB 对心肌的损伤效应,本章则介绍目前所使用的各种心肌保护的理论基础,实用心肌保护方法和部分心肌保护液配方以及心肌预处理的研究进展。

在没有理解未成熟心肌的生理特性之前，心肌保护法只应用于成人。从 20 世纪 50 年代起，人们知道了低温可以减少氧的消耗，增强心肌对缺血的耐受，于是低温被广泛地应用。但由于单用低温不能充分地保护缺血的心肌，所以采用了间断性的再灌注。由于缺血而引起的心肌停搏，即造成所谓心肌挛缩是一不可逆的心肌损害，主要是因心肌细胞内 Ca^{2+} 的积聚，人们便考虑如何用药物来得到舒张期的心肌停搏。于是，含有枸橼酸钾的心肌保护液开始被使用。以后人们又认识到缺血中以钙为主的细胞内外的电解质异常和心肌损害的关系，心肌保护液的电解质组成得到了进一步的改良，其中之一，就是现在临床上被广泛使用的 St. Thomas 心肌保护液。从 80 年代后期开始，人们对婴幼儿 CPB 的特点、电解质的平衡、代谢的特性及再灌注损伤机制等较前有了更深刻的了解和认识，同时为了更好地辅助缺血时心肌代谢，减轻再灌注时心肌的损害，添加各种药物（包括氧、血液、代谢底物、缓冲剂、渗透压保持剂、防止再灌注损伤）进行尝试。

一、心肌保护策略

心肌保护方法的使用使心脏外科手术出现了革命性的变化，但进一步了解心脏生理，优化心肌保护方法对于改善术后的心功能仍是心脏外科重要的研究课题。

（一）心肌保护策略

1. 低温　至今低温仍是降低心肌能量消耗的主要手段之一。心肌张力，心率和心肌收缩是心肌氧耗最重要的三种方式，低温可以同时降低这三条途径所引起的能量消耗，而且低温还可以明显降低心脏停止收缩以后的基础消耗，但仅使用低温不能满足保护心脏功能的要求。

2. 钾去极化停搏和超极化停搏　在低温条件下使用高钾晶体心肌停搏液具有低温无法比拟的优点。使用高钾冷晶体心肌停搏液最显著的优点在于减少了心肌肌酸激酶 MB 的释放，并且术后心指数和主动脉阻断的时间没有明显关联。

虽然钾去极化液是现在心肌保护液的基本成分，但是需进一步判断去极化和超极化停搏这两种方法的优缺点。用高钾使心肌细胞膜去极化可以降低心肌细胞代谢耗氧量，但是某些耗能反应，比如膜上的离子泵 Ca^{2+}-ATP 酶和 Na^+ - K^+ ATPase 等在停搏阶段仍然工作。其在高钾停搏时仍消耗能量并引起的离子转移造成能量耗竭和细胞内外离子不平衡，从而导致心肌缺血性损伤。而采用超极化停搏时，细胞膜基本保持其真正的静息动作电位状态。动物实验中，用 ATP 依赖钾离子通道开放剂进行超极化停搏，比去极化停搏对心脏的保护更有效。

超极化停搏对传统心肌保护法的基础理论提出了挑战，引起了相当广泛的关注。但缺血后心肌收缩功能的损伤并不仅仅是能量、氧供给和需求的不平衡所引起的，目前尚未有用于临床的报道。

3. 含血心肌保护 对心肌缺血-再灌注损伤的研究指出再灌注本身是一个独立的损伤因素,可导致早期氧毒性代谢产物的大量生成。虽然在心肌保护液中添加血液可以增加氧气供给,但是供氧,特别是高氧会使心脏再灌注时氧自由基大量释放,进而通过脂质过氧化损害心肌细胞膜。而含血心肌保护液的另一项好处是红细胞内的过氧化氢酶和谷胱甘肽可以作为氧自由基清除剂清除毒性氧代谢产物。

在心肌保护液中使用抗氧化剂和铁螯合剂可以减少再供氧所引起的氧应激。在保护液中添加嘌呤醇可以改善缺血后左心室的功能。铁螯合剂如去铁胺可以消除过氧化氢,作为添加剂在心肌保护液中使用,可改善缺血后的心室功能。在CPB中该药物也可减少氧自由基的生成,不过这些药物在人类心脏手术中的作用很难得到确实的证明。

4. 温血诱导停搏 左心室严重肥厚的或心源性休克的患者,几乎没有心肌能量贮备,故对主动脉阻断的耐受能力极差。将狗的心脏缺血 45 min 后分组,分别灌注温血或冷血心肌停搏诱导液,再行主动脉阻断 2 h,期间间断灌注冷血心肌停搏液,结果显示温灌组有氧代谢和心功能恢复较冷灌组为优。在脑死亡的狗中也发现温诱导可以逆转血流动力学恶化的情况。温诱导再一次增加了心肌保护的内涵,在 CPB 过程中为异常心脏重新建立能量贮备。

5. 持续温血停搏液灌注 使用温血停搏液持续灌注的理论基础是防止因冷的液体或环境直接引起的心肌细胞损伤。此外,温诱导提供了代谢修复的过程和在主动脉开放前的"热刺激",可减轻再灌注损伤。因此有人建议,理想的停搏液温度应为 37 ℃,而且停搏液应持续灌注。

一些研究结果提示温血持续灌注的患者围术期心肌梗死和低心排血量综合征的发生率减少,术后心排血量较高。但大多数临床研究显示持续温血停搏的效果和间断冷血灌注基本相同,患者死亡率、术后心肌梗死发生率和主动脉内球囊反搏使用率基本相似。

虽然持续温血灌注在理论上提供了一个不间断的,有氧代谢的环境,可以防止心肌细胞受到冷刺激的直接损伤,但是保护液的流量,灌注过程中允许中断的时间,理想的保护液配方等仍需要进一步探索。此外,因为温血心肌保护是以心肌保护液均匀分布为基础的,且心肌保护液的均匀分布是保证该心肌保护方法有效性的重要因素,而目前温血心肌保护液是否均匀分布还不清楚,所以理论上该方法有可能增加心肌在无意中受到缺血损伤的危险。

6. 减轻细胞内酸中毒 虽然临床尚未得到证实,但是动物实验结果显示心肌内 pH 值和心肌功能的恢复情况存在一定的联系。在缺血条件下,糖酵解是产生 ATP 能量的主要途径,同时糖酵解产生但乳酸和 ATP 的水解又是产生 H^+ 的主要原因。酸中毒会抑制糖酵解过程并导致心肌收缩蛋白功能低下。血液中蛋白质,特别是组氨酸上的咪唑基在生理条件下具有缓冲 H^+ 的能力,含组氨酸缓冲对的晶体停搏液也具有保持心肌酸碱平衡的能力。此外,在含血心肌保护液中添加氨基丁三醇可以有效保持心肌 pH 值。

7. 保持细胞内钙平衡 细胞内 Ca^{2+} 升高和不可逆心肌损伤间存在密切的联系,并且钙调节的改变还是引起心肌顿抑的介导机制。缺血后心肌细胞内钙浓度的增高减缓了肌动蛋白和肌球蛋白的解离速度,导致 CPB 后心肌舒张顺应性下降。许多研究试图使用钙拮抗剂来减轻钙的超负荷,虽然在缺血前使用该类药物能够促进心肌代谢的恢复,但是其产生的负性变时及负性肌力作用超过了对代谢恢复所起的作用。因此,心肌保护液中尚不宜添加这类药物。

也有通过非钙通道的途径来恢复钙平衡的研究,研究结果显示酸性环境可以减轻细胞内的钙超载程度,改善心脏功能的恢复。添加镁离子就是另一个减轻缺血-再灌注对心肌收缩功能影响的方法,动物试验结果显示镁离子浓度高而钙浓度低的心肌保护液可改善鼠心脏缺血后的心室功能。临床结果显示补充镁离子的患者术后心脏功能恢复好,而且心律失常发生少。

8. 再氧合损伤(reoxygenation injury)与控制性再氧合 再氧合损伤指缺氧的组织细胞突然接受大量氧气时引起的结构、功能改变。其重要机制是氧自由基损伤。心肌组织一旦在再氧合时突然接受大量的氧,就产生大量的氧自由基,缺氧组织将无法及时将其清除,造成损伤。动物实验提示在缺氧基础上给高氧可造成未成熟心肌损伤,甚至比缺血-再灌注损伤更为严重。再氧合损伤程度主要与再氧合时的 PO_2 差有关,因此紫绀型先心病患者更加明显。另外与组织抗氧化贮备能力、再氧合时的温度也有一定关系。

通过"控制心肌再氧合"的方法可以减少心肌再氧合损伤。在猪心肺转流模型中发现,低氧状态的猪在接受正常氧分压(400 mmHg)再灌注时表现出再氧合损伤,再氧合损伤可能抵消了含血心肌保护液对心脏的保护作用,而当用氧分压 25 mmHg 进行再灌注就没有再氧合损伤的表现,不过有些学者认为清除再氧合所引起的毒性氧代谢产物的方法可能更具可行性。

上海儿童医学中心的临床研究结果表明:① 高氧 CPB 给氧可导致心肌和脑组织氧自由基介导的再氧合损伤;② 紫绀型先心病患者再氧合损伤比非紫绀型先心病患者更严重;③ 逐级 CPB 给氧可以减轻高氧 CPB 再氧合损伤的程度。

9. 添加代谢底物 仅依靠降低能量-氧需求和减轻氧介导损伤来保护心肌仍具有一定的局限性,另一个保护途径就是在缺血过程中通过非氧依赖的方式增加能量供给。在心肌缺血后改善心肌功能的方法还包括增加糖代谢以外的 ATP 生成,并可以提高辅酶 A 的水平。也有实验证实使用腺苷脱氨酶抑制剂和核苷转移抑制剂,可以促进左心室的收缩功能的恢复。

10. 心肌保护中使用的部分药物

(1)组氨酸 实验研究发现组氨酸和 pH 值有关,在细胞内具有很强的 pH 值生理性缓冲作用,是预防细胞内酸中毒的一种方法。实验结果证明当细胞内 pH 值调整到 6.8 时,缺血后心肌功能得到良好的恢复。

（2）腺苷　腺苷借助于 A1 受体来阻止钙离子的细胞内流,借助于白细胞、血管内皮、平滑肌的 A2 受体的作用,减轻再灌注时心肌的损伤。实验证实了对于未成熟心肌在 St. Thomas 液中加入腺苷后,可取得增强心肌保护作用的效果。

（3）精氨酸　精氨酸是血管内壁细胞中产生 NO 的前驱物质,在再灌注液或心肌保护液中加入精氨酸,通过 NO 的作用可减轻再灌注时心肌的损伤。现在临床上使用含这些成分而配制的心肌保护液,得到了良好的效果。

（4）磷酸肌酸　磷酸肌酸是心肌内重要的能量贮存形式,补充外源性磷酸肌酸可以在心肌缺血 ATP 水平下降时将高能磷酸键转移给 ADP,维持 ATP 浓度,主动为复苏保持心肌能量基础,促进心肌收缩力的恢复,减轻心肌再灌注损伤,维持心肌细胞膜的稳定。

（5）抗心律失常药物　再灌注所引起的心律失常增加了手术后的死亡率和并发症发生率,也加剧了心肌细胞的能量不平衡。利多卡因能够减少 CPB 后心律失常的发生。在含血心肌保护液里添加利多卡因能减少手术后心室颤动的发生率,增加自动恢复搏动率。据推测这是因为利多卡因具有稳定细胞膜的作用。同样,普鲁卡因也曾经作为膜稳定剂和抗心律失常药物在心肌保护液中使用。

（6）抑肽酶　抑肽酶在心脏再次手术的患者中使用可以减少术后出血。该药物除了对凝血系统具有良好的作用以外,还具有抗炎作用,可以降低 CPB 手术所导致的局部或全身 TNF - α 的产生。但新近美国 FDA 指出,在抑肽酶致敏患者再次手术时复用该药有引起肾功能损害,甚至致死的危险,建议谨慎考虑。有一些合成蛋白酶抑制剂也具有类似抑肽酶的功效,如甲磺酸萘莫司他可以改善动物心脏缺血的心功能。

（二）关于未成熟心肌的一些问题

小儿出生后,各器官发育尚未完全成熟,心脏同样也处于发育阶段。成熟与未成熟心肌在结构、功能和代谢上均存在着一定的差异。在心肌结构上,不成熟心肌细胞较小,能够收缩的肌原纤维成分较成人少,结缔组织多,肌浆网稀疏,T 管密度低,心肌细胞含水量较高,糖原颗粒丰富,心肌内非收缩物质所占的比重高。线粒体的构造、数量和排列均未成熟,所以线粒体的活性不足。在心肌功能方面,不成熟心肌的收缩力弱,顺应性差,功能贮备较少,心脏的收缩期张力低,舒张期顺应性差,心肌收缩受酸中毒的影响较小,心肌内 pH 值可保持相对稳定。在能量代谢方面,成熟心肌主要依靠游离脂肪酸氧化供能,而新生儿心肌的能量代谢来源于葡萄糖的分解,因此心肌解糖能力较强。不成熟心肌内高能磷酸盐含量高,好氧代谢素活性低而相对的厌氧代谢素活性高,糖原分解和无氧酵解能力强。

两种心肌对缺氧、缺血的耐受性亦不同,胎儿在母体内生长处于低氧状态,出生后,心脏仍然保持在低氧状态下代谢的适应能力,随着心肌发育成熟,这种能力逐渐减弱。目前普遍认为,不成熟心肌对缺氧的耐受性比成熟心肌高。然而,缺血与缺氧并不完全相同。缺血时由于血流停止,不仅缺氧,同时也终止了对心肌的能量物质供应和对终末代谢产物的冲洗作用。两种心肌对缺血的耐受性,目前看法不同,有些学者认为不成熟心肌对缺血的耐受性较差。其理论为缺血时,不成熟心肌的糖酵解能力强,终末代谢产物乳酸产生增多,导致细胞内严重酸中毒而加速心肌组织的损害。然而大多数学者的实验结果表明,不成熟心肌对缺血的耐受性比成熟心肌好。其机制有以下几个方面:① 不成熟心肌内糖原含量高,糖酵解能力强。在缺血时心肌产生的能量较成熟心肌多,从而可维持较长时间的细胞内环境和结构的稳定;② 不成熟心肌的收缩力较弱,故因电机械活动而消耗的能量较少;③ 不成熟心肌耐受低 pH 值能力较强。

此外,婴幼儿心脏血管内壁易受损害,易引起心肌水肿。收缩时既依存于细胞外的钙离子,又因钙离子的细胞内流而受损害。心脏表面积相对较大,仅局部冷却,即可使心肌温度下降,同时又易受室温的影响。所以,与成人不同,灌注心肌保护液而使心肌冷却的益处并不大,频繁地注入心肌保护液反而会引起细胞内电解质平衡失调,而且损伤血管内壁,加重心肌损害。而且有些先心病患者在胎内已有心肌肥厚,出生后即出现紫绀缺氧,术前已处于应激状态,如心脏容量和压力负荷增加,缺氧和酸中毒等,已证实紫绀型先心病及右心室肥厚者手术时缺血期高能磷酸有更多的消耗。最后,新生儿对 CPB 的反应强烈,易受血液成分活化的不良影响和再灌注损伤,根治手术后循环系统又出现急剧改变。因此,仅仅单纯地注入心肌保护液,并不能得到满意的心肌保护效果,而需要采取综合措施保护心肌功能。

(三) 未成熟心肌的保护措施

心脏手术中,未成熟心肌的损伤机制有很多方面。主要是:CPB 中由人工心肺而引起血液成分的活性化,因缺血而引起 ATP 枯竭和细胞内酸中毒,电解质异常,心肌水肿,再灌注损伤及注入心肌保护液自身所引起的损伤。再灌注损伤可直接引起心肌细胞损害以及通过损伤血管内壁细胞而导致冠状动脉血流量降低、间质水肿(详见有关章节)。

1. 单纯低温　仅使用低温似乎就能使未成熟心肌得到保护。有人用体外新生兔心脏做试验,以 14 ℃灌注液做冠状动脉灌注,缺血心停搏,经冠状动脉再灌注后,其心功能恢复较用冷的心停搏液者为佳。临床上也证明低温时行婴幼儿心脏手术,足以对缺血心肌的保护。然而,这是一种现象,而临床上为了快速的缺血心停搏往往仍旧应用冷的含钾心停搏液,但冷环境对婴幼儿很重要。

2. 心肌停搏液对未成熟心肌的影响　心肌保护本身(成人的心停搏液)可能不适用于婴幼儿。当前使用的停搏液是在成年动物实验的基础上研制出来的,对发育成熟的心脏可提供满意的心肌保护作用,但对婴幼儿尚在发育中的心脏,心肌保护作用却不甚清楚。Watanabe用体外鼠心缺血,以 Thomas 心停搏液 37 ℃灌注心肌 30 min,发现未成熟心肌较成熟者有明显增高的静止张力,即使心脏恢复搏动,未成熟心肌收缩力较成年者差,且前者心肌水肿,细胞内钙增加。此证明了成人使用的心停搏液对未成熟心肌有害,因此成人用的心停搏液不能简单地套用于婴幼儿。随着心脏外科技术的不断发展,先心病手术趋向幼龄化。

婴幼儿,甚至新生儿的心脏手术日益增多。因此对婴幼儿心肌保护的研究亦显得日益重要。

Kempsford 采用四种心停搏液于体外兔心做缺血心肌保护(Thomas Ⅱ, Tyers, Bretchneider 和 Roe 液)。他们对成熟的心肌均有良好的保护作用,但只有 Thomas 和 Tyers 两液对未成熟心肌有较好保护。分析这四种心停搏液的成分发现 Thomas 和 Tyers 液接近细胞外液的钾、钙离子,而另两种是低钠无钙离子,且接近细胞内液的成分。该现象提示心停搏液中适当的钙离子浓度对未成熟心肌较无钙液为佳。因此,目前推测停搏液对不成熟心肌保护效果的差异可能与心肌内钙代谢和停搏液内钙离子浓度有关。在成熟心肌中,从肌浆网释放的钙是收缩钙离子的主要来源,胞质内钙浓度主要由肌浆网的释放与隔离作用来调节。而在不成熟心肌内,钙调节系统尚未完全成熟,肌浆网稀少,钙泵的活性低,钙往肌浆网内主动转运的速度较慢。但是,其质膜表面积和血细胞比容之比值较大,钙离子通道数目及敏感性较成熟心肌高,因而比成熟心肌具有更强的钙结合能力,在兴奋—收缩偶联时更依赖于细胞外钙的参与。停搏液内适当浓度的钙离子可以维持心肌细胞膜上钙通道功能的稳定,避免再灌注后"钙反常"。

3. 心停搏液灌注方法对未成熟心肌的影响 心停搏液的多次灌注和单次灌注在未成熟心肌有不同的表现。随着复杂先心手术的开展,要求延长心肌缺血的时限,因此广泛应用了定期多次的灌注心停搏液的措施。其作用是冷的心停搏液能够冲洗掉非冠脉系统的侧支血流,维持低温,完全停止心肌的电机械活动,带走无氧代谢的毒性产物,改善微循环的缓冲系统。但是目前从实验和临床已证实缺血期定期多次灌注对未成熟心肌是不利的。其理由是随着深低温 CPB 或合并停循环技术以及深低温低流量技术的开展,一次冷的心停搏液的灌注,术后心功能恢复良好。由于手术中心肌持续地处于 15 ℃ 左右的冷环境中,使未成熟停搏的心肌在单纯的适宜的低温足以得到保护;在停循环时,心脏似体外存在,没有侧支灌注,因此一次心停搏液的灌注,心肌能得到充分保护。动物实验也证明心停搏液的单次灌注于未成熟心肌较多次为佳。Sawa 用单次和多次心停搏液于未成熟心肌,经再灌注后测心率、冠状血流、酶系统、心肌水分和电镜的线粒体观察,证明多次心停搏液灌注者冠状血流明显低于单次灌注,线粒体损伤和细胞水肿明显。其原因可能是未成熟心肌微血管的通透性高,红细胞和蛋白质附着在微血管表面有利于降低血管壁的通透性。多次液体冲刷使微血管表面红细胞和蛋白质消失,暴露了脆弱的内皮细胞面从而增加了毛细血管的通透性。另外,未成熟心脏的体积小,低温 CPB 和冷的心停搏液使心肌易获得快速的降温,只要心脏周围的环境适当(15～20 ℃),就不需要多次应用冷的心停搏液。新生者较成年者的心肌对乳酸耐受性强,在心肌缺血时较少抑制糖酵解和无氧代谢,因此无必要多次定期冲刷酸性代谢产物。近年来,日本东京女子医科大学在体重 10 kg 以下的婴幼儿实施深低温低流量或深低温停循环手术时,仅灌注一次冷的心肌保护液,最长的主动脉阻断时间为 110 min,均取得良好的心功能恢复。也有外科医师在低温手术时常规采用一次含血心肌保护液灌注,并认为其能够满足主动脉阻断 120 min 的心肌保护要求。

低温对未成熟心肌有保护作用,但过快、高速冷灌注对心肌可能有害。我们在临床上发现婴幼儿尤其 6～8 个月以下的幼婴,在快速转流降温时,不少心脏出现痉挛和心肌实质坚硬现象,有的心脏直到注入冷的心停搏液后才得以松弛。其发生的机制可能是快速冷却增加了细胞内肌丝的钙离子浓度。心脏在极度收缩的状态下,冠状动脉灌注和冷停搏液在心脏的分布是不均匀的,将加重心肌缺血损伤,使心肌保护作用降低。Williams 提出了在 CPB 降温转流前心肌缺血后和缺血-再灌注前用温血心肌停搏液(K$^+$ 10～20 mmol/L)先灌注冠状动脉,使心肌停搏,然后再转流降温或升温,在临床上取得婴幼儿先心手术的良好效果,其医院死亡率从 30.5% 下降到 12%。

二、婴幼儿心脏手术中心肌保护的具体措施

心脏手术的心肌保护是指整个围术期对患儿心功能的保护,包括术前应降低心脏的应激状态,纠正缺氧及充血性心力衰竭,减轻心脏负荷和代谢性酸中毒;手术中麻醉、手术、CPB 各个环节以各种措施减少患儿对手术的创伤反应;术后降低心脏后负荷,选择恰当的强心药物种类和剂量,充足的能量供应,以利心肺功能较快恢复。本节主要阐述 CPB 期间的心肌保护措施。

(一) 转流前的一般措施

手术过程中,手术室温度应保持在 15～18 ℃,使心脏处于低温环境下。在开放主动脉阻断钳冠状动脉再灌注复温期间,室温要求达到 25 ℃。目前不主张用心包腔内置冰水或冰屑的局部心脏低温,该法不仅可引起心肌的冻伤,而且尚可造成膈神经麻痹而影响术后呼吸功能。实验还发现生理盐水的冰屑和冰水混合可以产生"超冷",冰水中的高渗、冰屑的低渗状态则加重了心肌细胞和血液有形成分的损伤。冰盐水持续在心包腔内滴注,虽然使心肌局部冷却,但影响婴幼儿心脏手术的操作,血液稀释的程度亦不易控制。

小儿心脏手术中首先应当避免麻醉剂引起的心肌抑制,防止左心后负荷的增加,加剧心功能损伤。麻醉应既不抑制心肌或使心率过慢,又不因剂量不足而引起儿茶酚胺类分泌增加、心肌应激反应增高等不良后果。在建立 CPB 前的手术过程中应防止加剧缺氧和引起心律紊乱的操作,避免在心脏大血管操作中过多翻动和压迫心脏,否则容易低血压和心律紊乱,不利于心肌供血。

(二) 转流中的保护措施

1. 一般措施　当转流开始后,需防止心脏容量的过度变化。如静脉引流过多,心脏容量明显不足,会引起低血压,使心脏的搏动不起作用,不利于微循环灌注,出现代谢性酸中毒;另外,心脏过度萎瘪可造成心脏舒张期负压,气体易经右心房插管进入心腔,当有心腔内

左-右分流时可造成致命的动脉系统气栓。如进入体内的容量过多,则心脏膨胀,心脏的前后负荷过高而出现心内膜下缺血等不良后果,使心脏在缺血停搏前已受到损伤。为此灌注人员必须严格控制进出液量的平衡,而手术者则应及时做好左心减压的准备。左心的减压管可经右上肺静脉或经右心房切口,通过未闭卵圆孔进入左心房或左心室,左心房持续减压直至心脏充分恢复搏动。在复杂的紫绀型先心病,保持左心处于低压状态尤为重要。

转流开始时如果血温过低,会使心脏很快出现挛缩,使心肌血供不均匀,心肌过早处于缺血状态;转流降温时,血温不宜下降过快,以免心肌因突然冷却过早出现心跳无力、心肌松弛和非搏动灌注,导致整个心脏膨胀,增加心腔内压力,影响心脏复苏和术后心功能。

2. 心肌保护液配方 心肌保护液配方多种多样,据不完全统计,世界上的保护液配方有 800 余种,按离子成分可以分为细胞内液型和细胞外液型两大类;按是否含血液可以分为含血和不含血两大类,不含血保护液又可进一步分为晶体类和胶体类(含白蛋白)。以下介绍几种具有代表性的心肌保护液配方:

(1) St. Thomas Ⅱ 为代表性的细胞外液型心肌保护液。组成如下:氯化钠 110.0 mmol;氯化钾 16.0 mmol;氯化镁 16.0 mmol;氯化钙 1.2 mmol;碳酸氢钠 10.0 mmol;Na^+ 120.0 mmol/L;K^+ 16.0 mmol/L;Mg^{2+} 16.0 mmol/L;Cl^- 160.4 mmol/L;HCO_3^- 10.0 mmol/L。注入该液可维持低温,诱导舒张期心停搏,维持细胞内电解质的平衡,发挥心肌保护作用。在停搏液中加入低于细胞外液浓度的钙,可造成细胞外液低钙的环境,减少进入细胞内钙的量,限制钙对心肌收缩的激发作用。镁在细胞膜上与钙离子有共同的通道,可防止钙离子的内流,减少能量的消耗。同时镁有较弱的心脏停搏作用。钠、氯确保停搏液和细胞外液的成分相同。

(2) GIK 液 为代表性的细胞内液型心肌保护液。组成如下:5% 葡萄糖 500 ml;10% 氯化钾 10 ml;7% 碳酸氢钠 5 ml;17% 甘露醇 10 ml;胰岛素 0.25 ml;Na^+ 10 mmol/L;K^+ 20 mmol/L;Cl^- 20 mmol/L;葡萄糖 277.8 mmol;甘露醇 10.7 mmol;胰岛素 10 单位/L。通过钾离子阻滞钠离子的内流和细胞初期去极化而诱发舒张期心停搏。葡萄糖及胰岛素可提高停搏液的渗透压,促进糖代谢而发挥心肌保护作用。但有诱发细胞内电解质平衡失调、心肌水肿和细胞内钙超载的危险。甘露醇可增加渗透性,防止心肌细胞水肿,并有清除氧自由基的作用。碳酸盐可调节停搏液的 pH 值,防止酸中毒。

(3) Bretschneider 液 氯化钠 15 mmol/L,氯化钾 9.0 mmol/L,$MgCl_2 \cdot 6H_2O$ 4.0 mmol/L,2-酮戊二酸 1.0 mmol/L,盐酸组氨酸 18.0 mmol/L,组氨酸 180.0 mmol/L,色氨酸 2.0 mmol/L,甘露醇 30.0 mmol/L,氯化钙 0.015 mmol/L。该配方为代表性的细胞内液型心肌保护液。其中组氨酸具有很强的缓冲能力,可调节 pH 值。一般认为,注入该液可维持低温,诱发舒张期心停搏及促进厌氧代谢,发挥保护心肌的作用。

(4) 含血心肌保护液 是在晶体停搏液中加入人工心肺血而制成的心肌保护液,有的使用 GIK 液作为基础晶体液配方,也有使用其他基础液配方的。注入后可维持低温,诱发舒张期心停搏,通过血浆蛋白质来维持胶体渗透压,通过红细胞运送氧,通过缓冲作用维持缺血中代谢功能,发挥心肌保护作用。但血液有妨碍视野的缺点,此外,间断注入时,有可能会引起灌注损伤和心肌水肿。上海儿童医学中心自 2000 年起,采用冷血停搏液单次灌注技术,氧合血与晶体液比为 4∶1,晶体液配方为勃脉力 A 500 ml,10％氯化钾 10 ml,2％利多卡因 3.25 ml,20％甘露醇 6.5 ml,25％硫酸镁 4 ml,5％碳酸氢钠 10 ml。灌注心肌保护液前加入氧合血,由 CPB 泵灌注,剂量为 20 ml/kg。对于大多数阻断时间短于 60 min 的心内直视手术,灌注一次即可,无需打断外科医师的手术操作。

3. 保护液灌注方法

（1）一次灌注法　如果一次灌注能达到长时间的心停搏和恢复搏动的话,是最理想的灌注方法。但心脏停搏后,因为非冠状动脉侧支血流有可能冲走心肌血管中的停搏液;心肌摄氧能力高,心肌氧贮备少,无氧代谢效能低等,所以一次灌注后心停搏的时间非常受限。心停搏下,随着时间的延长心肌内无氧代谢不断亢进,心肌内产生酸中毒,ATP、糖原等基质也不断下降。一次灌注法与多次、持续灌注法相比,前者有不利于维持温度和代谢的缺点,但可控制因多次灌注引起的再灌注损伤和心肌水肿。

（2）多次灌注法　为每 20～40 min 灌注一次心肌保护液的注入方法。与一次性灌注法相比,有利于维持温度和代谢。多次灌注法可在心停搏下,使心肌内 ATP 保存在较高的水平;同时能清除包括冠状血管床在内的心肌组织内无氧代谢产物,避免心肌内酸中毒的产生。但多次灌注法易引起再灌注损伤和心肌水肿。

（3）持续灌注法　是经泵持续灌注心肌保护液的方法,常在使用含血停搏液时使用。持续灌注有利于维持温度和代谢,在心脏停搏期间,可提供充分的血氧和能量,以消除心肌缺血缺氧状态和由此引起的再灌注损伤,改善再灌注后心肌的功能。但持续灌注法不利于手术视野,也有引起灌注性损伤和心肌水肿的可能。

4. 其他措施

（1）心肌温度的持续监测　室间隔部位代表了心肌温度的平均值。一般要求在主动脉置阻断钳前,冷血灌注将心肌温度下降到 20～22 ℃,再用 4 ℃的心停搏液灌注使心肌温度保持在 15 ℃以下,达到最理想的心肌保护,当 20 min 后或心肌温度高于 15 ℃时再次灌注心肌停搏液。

（2）防止冠状动脉气栓　在恢复冠状动脉供血前,经卵圆孔向左心房内灌注生理盐水,使气体从主动脉根部的心停搏液灌注孔排出。冠状血供恢复后,此孔应继续开放 10～15 min。

（3）预防冠状动脉缺血后再灌注时的心肌细胞水肿　要求主动脉阻断钳开放后 CPB 灌注压不宜高于 50～60 mmHg,必要时用酚妥拉明或麻醉药物或降低灌注流量将平均动脉压降低。

（4）缩短心肌缺血时间　当主动脉阻断期间,心内畸形已修补完毕,即左右心间已无分流,应尽量在主动脉阻断钳开放的情况下做其他心脏表面或大血管的手术操作。

(三) 转流后期及转流后的保护措施

1) 心脏恢复搏动后,并行循环需维持一段时间,一般当肛温升至 35 ℃时停 CPB。此时心腔内容量不宜过高。当停止转流时,机血输还给患者的容量不宜过多或过快,这一点在婴幼儿特别重要。输机血过多过快可出现左心低排血量,其原因是心室间隔因心内容量增加突向左侧,使左心室流出道狭窄产生左心低排血量;或因心腔容量过度,心脏过分膨胀,心肌收缩无力。有条件的应根据左房压及血压来控制停机后的输液量。

2) 小婴儿停止 CPB 后可以使用改良超滤法促进心功能的恢复,虽然在改良超滤过程中可以观察到在左心房压不变的情况下血压明显上升,心率有所下降,但对于超滤对心功能影响的机制尚不明了。上海儿童医学中心研究证明,在改良超滤过程中包括直接影响心功能的肿瘤坏死因子(TNF-α)在内的部分炎症介质绝对浓度反而有所上升。目前推测改良超滤中心功能改善可能与:① 血液浓缩后携氧能力迅速上升,有利于组织偿还氧债;② 胶体渗透压上升使组织水肿消退,特别是可能通过减轻冠状动脉血管壁的水肿增加心肌血液灌注;③ 可能有某些未知的心肌抑制因子被滤出而减轻其对心肌功能的抑制相关。

3) 防止鱼精蛋白中和体内肝素时的低血压,采取小剂量多次输入或加入补液中滴注,有条件的单位应该使用微泵输注鱼精蛋白,一来可以控制鱼精蛋白输注的速度,二来可以减少补液量,过多的补液量对于小儿特别婴幼儿患者是不利的。

4) 循环系统不稳定或有低心排血量可能者,体重在 8～10 kg 以下的婴儿或复杂畸形矫治者,在停机前常规使用多巴胺和(或)米力农静脉维持,后者既可增加心肌收缩功能,又可提高心肌舒张功能,而且能够降低心肌后负荷,对于 CPB 后收缩和舒张功能同时受损的心肌具有相当的疗效,特别危重的患者可以加用肾上腺素,这些强心药物可以支持心肌功能承担全身的负荷。另外,由于 CPB 期间机体的内分泌变化,即使血液检测显示血钙浓度处于正常范围,机体仍处于低钙状态,这一状态对于未成熟心肌的功能是不利的,因此可以使用氯化钙静脉注射 0.1～0.2 mg,以提高心肌收缩力,还有人在新生儿小婴儿手术后 24 h 以内使用钙剂维持。

5) 对有传导功能紊乱者或婴幼儿心脏手术后常规置心外膜临时起搏导线,必要时用心房、心室或房室顺序起搏。现在一般不主张使用异丙肾上腺素,因为该药物在增加心率的同时可以引起心肌耗氧增加和心脏后负荷增高,而且可能降低心脏每搏量和心脏利用氧的效率。

6) 预防术后高血压。术后高血压常出现于术毕麻醉较浅的患者,直接增加心脏后负荷,影响心功能。有时体温较低、室温低,而患者已清醒,出现寒战,此时应用镇痛、镇静剂,甚至肌肉松弛剂予以控制。

三、缺血预处理和热休克

（一）缺血预处理

1. 概述　既往认为，短暂反复心肌缺血可累加损伤致心肌梗死。然而，近来研究表明，一次或多次短暂心肌缺血可明显增强心肌对长时间及严重心肌缺血和再灌注损伤的耐受性，称为缺血预处理，是目前所知的最佳的心脏保护机制。该现象首先在动物实验中发现，随后发现冠状动脉旁路移植手术中，一过性的缺血可以保护心室颤动以后心室肌的 ATP 水平。还观察到在心肌梗死前 24～48 h 之内发生心绞痛对心功能有一定的保护作用。这些临床现象提示短暂的缺血可诱导产生一个内源性的调适机制，对人类心肌具有保护作用。心肌短暂缺血后，在再灌注初期，有氧代谢及收缩功能都恢复正常，超微结构也与正常对照心肌无明显区别。但是，此时这种经受过可逆性损伤的心肌在许多方面与原来心肌有所不同：如心肌缺血 15 min 再灌注 20 min，会出现心肌细胞水肿及腺苷酸池减少 40%，水肿持续 24 h，腺苷酸池恢复到初始水平需 4 d。心肌通过一些非常见的反应来适应缺血损伤，如应激蛋白的产生，使心肌能更长时间地耐受后来的心肌缺血。

目前尚不能确定产生预适应效应所需的最短缺血时间，在动物实验中，一次缺血 5 min 就可以引发预适应作用，但缺血 15～30 s 时间太短，通常无效。根据许多研究结果可以推测，缺血 30 s 以上可以导致预适应，缺血 5 min，则预适应效应就可充分体现出来。心肌预适应的代谢改变可提高心肌对缺血的耐受力，显著缩小心肌梗死面积，延长发生不可逆性损伤的时间。经过预适应的心肌在经历缺血后比对照心肌坏死组织少，甚至预适应心肌累积缺血 60 min，也较对照心肌缺血 40 min 损伤小。结扎家兔冠状动脉 5 min，再恢复供血 10 min，构成预适应。紧接着 30 min 的长时间结扎缺血、3 h 再灌注的损伤，发现缺血预适应组心肌梗死面积明显缩小，在其他动物模型上也有类似作用。但缺血超过 3 h 时这种保护作用不再存在。此外，心肌缺血预适应具有抗心律失常作用，减少心肌缺血-再灌注损伤引起的室性心动过速、心室颤动的发生；缺血预适应还可显著增强缺血心肌的收缩和舒张功能，减轻亚细胞结构损害且改善心肌中生化物质及离子异常。

2. 心肌缺血预适应的机制　现在普遍认为几乎所有的应激都可诱导心肌产生对缺血-再灌注损伤的内生性保护作用，不过不同的刺激诱导心肌预处理的时间不同，如内毒素诱导心肌产生的适应需要 24～72 h（迟发性适应），而用缺血进行经典的预处理诱导只需要几分钟就可以（急性适应）。由于时间上的差异，推测其诱导机制不同。急性适应可能是通过上调现有的防御机制，比如离子转运系统，而迟发性适应需要合成新的蛋白质。

产生心肌缺血预适应的机制尚不明了，现有的研究表明，该现象可能与能量需求减少和内源性物质释放有关。急性内生性的保护-适应机制在临床使用中存在重要的治疗意义，揭示机体产生内生耐受性的机制,就可以在围缺血期或围损伤期用药物诱导机体产生耐受性。在 20 世纪 90 年代初,就提出了能量需求减少的学说,Murry 等发现第一次缺血 10 min 时,心肌内 ATP 降低非常迅速,随后,耗竭率减慢下来。而预适应心肌在缺血发作过程中 ATP 耗竭较慢,且乳酸盐及无氧糖酵解中间产物蓄积比较少,腺苷酸池减少也慢。而且代谢抑制剂氰化钠可以模拟大鼠体外心脏的预适应作用,也提示能量代谢需要的下降可以保护缺血-再灌注心肌。由于心肌细胞能量需求减少,乳酸生成率降低,细胞内酸中毒减轻而使心肌细胞对缺血性损伤的耐受能力增强。细胞内酸中毒减轻,使细胞内 H^+ 增加量较少,Na^+-H^+ 交换相对减少,细胞内 Ca^{2+} 超载减轻,从而减轻因细胞内 Ca^{2+} 超载导致细胞内酶类激活所致的细胞损伤。

目前对预处理机制的探讨主要集中在心肌细胞内腺苷或去甲肾上腺素信号传递上。腺苷 A_1 和 α_1 肾上腺素能受体的刺激都是外来刺激,都能够通过把细胞外的信号传递到细胞内的调节部位,产生缺血预处理的保护作用。这两种应激激素都是通过激活细胞内蛋白激酶 C 诱导产生预处理的早期过程。其后产生的内源性保护机制包括信号酶的磷酸化(急性预处理)和应急蛋白的合成(迟发性预处理),它们在心肌遭受缺血损伤时可以减少心肌顿抑和坏死,改善收缩功能,减少再灌注后心律失常的发生。

在蛋白激酶 C 的激活过程中,细胞内的钙离子是重要的第二信使。α_1 肾上腺素能或腺苷受体通过多种途径导致细胞内钙离子浓度升高。虽然在心肌预处理过程中钙释放的程度、部位和空间关系及其生理意义尚不明了,但目前所知钙离子浓度升高后可减缓蛋白激酶 C 的磷酸水解过程,这可能同预处理的发生机制有关。并且推测如果在心肌预处理过程中控制钙的变化,可能增强预处理的效果。

在灌注减少的情况下,腺苷的保护作用体现在扩张冠状动脉以增加氧供和产生负性肌力作用以减少氧耗。药物拮抗腺苷 A_1 受体可以阻断缺血预处理保护作用的产生,用腺苷或选择性 A_1 受体激动剂可以产生同缺血预处理相似的效应,增加心肌对缺血的耐受性。在人类和一些动物种系中,这一现象的机制包括激活蛋白激酶 C 和 ATP 依赖钾离子通道。腺苷诱导的 ATP 依赖钾离子通道的激活和缺血预处理增加心肌的耐受性有关。实验证实,腺苷 A_1 激活后使 ATP 依赖钾离子通道开放,心肌细胞超极化,减少钙通过 L 型钙通道的内流,推测腺苷 A_1 受体可能通过降低缺血-再灌注损伤中的钙负荷产生预处理效应。

α_1 肾上腺素能受体也在预处理的发生机制中起一定的作用。其证据在于心肌在应激时引起去甲肾上腺素释放,同时证实儿茶酚胺刺激 α_1 肾上腺素能受体同缺血预处理有关。用去氧肾上腺素选择性激活 α_1 肾上腺素能受体可以诱导出同缺血预处理相似的保护作用,外源性给予去甲肾上腺素可以刺激短暂缺血产生的保护作用,使神经元耗竭贮存的去甲肾上腺素或选择性阻断 α_1 肾上腺素能受体可以完全阻断缺血预处理产生的保护作用。这种缺血预处理反应可能同两种机制有关。其一,缺血后心肌功能的改善可能是 α_1 肾上腺素能受体激活后所产生的正性肌力作用可一直持续到第二次缺血-再灌注以后。另一个可能的

机制是 α_1 肾上腺素能受体介导调节或诱导内源性适应系统。

缺血预处理所产生的迅速发生和消退的心肌保护作用显示这是由一过性的代谢或离子改变所引起的。快速、可逆的蛋白磷酸化过程和预处理所产生的早期效应是同步发生的,暂时性的缺血可以保护整个心脏抵抗顿抑、坏死或酸中毒的发生。据此推测,暂时性缺血激活了细胞内所有可以产生保护作用的效应器。不过,缺血所产生的一些应激激素也通过抗炎效应参与保护作用。其中腺苷的抗炎效应表现在:① 在脂多糖处理的鼠中减少 TNF 的生成;② 减少脂多糖诱导的 iNOS 的表达;③ 抑制白细胞黏附和损伤心肌细胞;④ 在小肠缺血-再灌注后减少肠道中性粒细胞的积聚。同样,在人类内毒素血症时,肾上腺素类物质可减少 TNF 的生成,巨噬细胞释放 O_2^- 和 NO。腺苷和去甲肾上腺素的抗炎效应可能也是预处理产生保护作用机制之一,不过这一点尚不确定。

预处理机制的研究成果可以用在人类心功能保护上,但目前尚没有一种安全而有效的临床使用方法。由于预处理是一种事先实施的预防措施,所以需要一个有计划的缺血过程,而且需要证实这个缺血过程所造成的心肌损伤可能是有益的。CPB 手术是一个预定的缺血过程,但是由于目前的心肌保护液具有良好的心肌保护功能,因此如何合理地利用缺血预处理机制取得更有效的临床效果还需要进一步的研究。

(二) 热休克

许多动物实验显示热刺激后再发生长时间的缺血,心肌梗死的面积比直接发生缺血为小。Hutter 等发现诱导热休克蛋白产生的程度(不同程度的热刺激)与缺血-再灌注后梗死面积减小的程度具有相关性。目前已明确证实热休克蛋白 70 和心肌保护之间的关系,他们使转基因鼠过度表达热休克蛋白 70,这样可以减少缺血后心肌梗死的面积并促进心功能的恢复。转导热休克蛋白 70 的基因传递系统减少心肌缺血-再灌注损伤。使用抗热休克蛋白72 生成的药物阻断热休克蛋白 72 合成后,观察到心肌对低氧和再氧合损伤的敏感性增加。

组织学观察显示,心肌巨噬细胞表达热休克蛋白 70 以保护心脏,其机制可能是因减少巨噬细胞和 TNF 介导的组织损伤而产生保护作用。在心肌 TNF 合成中,核因子 κB(NF-κB)是 TNF 的转录因子。NF-κB 的表达可能是炎症信号传递的关键,而热休克蛋白可以同其结合,中断信号的传递。热休克蛋白 72 可影响转录后的反应,阻止翻译完成的 TNF 释放,胞质 TNF 和热休克蛋白 72 结合可以减少 TNF 的释放。由此可见,由热休克或内毒素所诱导产生的热休克蛋白通过和胞质内的 NF-κB 和 TNF 来减轻炎症反应的破坏作用。

四、结语

儿童 CPB 的操作,必须在充分理解儿童的生理、循环等特性的基础上慎重操作。CPB 的预充量较循环血量大,预充液的组成性质对机体影响较大,CPB 中血液成分的活性化、及血管内壁细胞的损害扮演着重要的角色。因此,防止再灌注时心肌细胞,血管内皮细胞的损伤及再灌注时代谢的辅助非常重要。另外,也应认识到实验条件和临床有差异,特别是温度、血液成分、心功能的测定方法等,所以应在慎重考虑这些问题之后再应用于临床。

(青木满,常德华,王　伟)

参 考 文 献

1　Castaneda A R,Lamberti J,Sade R M,et al. Open heart surgery during the first three months of life. J Thorac Cardiovasc Surg, 1974,68:719.

2　Stevensen J G. Intellectual development of children subjected to prolonged circulatory arrest during hypothermic open heart surgery in infancy. Circulation 1974(Suppl. II), 50:54.

3　Dehua Chang. Effect of pH strategy during hypothermia on recovery of myocardial function after hypothermic ischemic injury in neonatal rabbit hearts. The Japan Journal of Pediatric Cardiology,1996, 12:740－746.

4　Aoki M,Nomura F,Stromski M E,et al. Effects of pH on brainenergetics after hypothermic circulatory arrest. Ann Thorac Surg,1993,55:1093－1103.

5　Nomura F,Aoki M,Forbess J M,et al. Effects of hypercarbic acidotic reperfusion on recovery of myocardial function after cardioplegic ischemia in neonatal lambs. Circulation,1994,90:321－327.

6　Dehua Chang,Aoki M,Sakamoto T,et al. Hemolysis impairs cardiac function during cardiopulmonary bypass in neonatal rabbit hearts. The Japan Journal of Pediatric Cardiology,1999,15:2－9.

7　Nemoto S,Aoki M,Dehua Chang,et al. Free hemoglibin impairs cardiac function in neonatal rabbit hearts. Ann Thorac Surg,2000,69:1484－1489.

8　Nemoto S,Aoki M,Dehua Chang,et al. Effects of carnitine on cardiac function after cardioplegic ischemia in neonatal rabbit hearts. Ann Thorac Sury, 2001,71:1254－1259.

9　Sakamoto T,Nemoto S,Dehua Chang,et al. Experimental study of fatty acid metabolism after the surgical ischemia and reperfusion in the neonatal heart-evaluation using 1231-BM1PP scintigram. The Japan Journal of Pediatric Cardiology,1999,15:23－29.

10　Hiramatu T,Imai Y,Takanashi Y,et al. Time course of endothelin-l and nitrate anion levels after cardiopulmonary bypass in congenital heart defects. Ann Thorac Sury,1997,63:648－652.

11　Willams R E,J L, Flaherty J T. Treatment with deferoxamine during ischemia improves functional and metabolic recovery and reduces reperfusion-induced oxygen radical generation in rabbit hearts. Circulation,1991,83:1006.

12　Hammond B,Hess M L. The oxygen free radical system:potential mediator of myocardial injury. J Am Coll Cardiol,1985,6:215.

13　Menasche P, Piwnica A. Free radicals and myocardial protection:A surgical viewpoint. Ann Jhorac Surg 1989, 47:939.

14　Nayler W G,Panagiotopuslos S,Elz J S,et al. Calcium-mediated damage during postischemic reperfusion. J Mol Cell Cardiol,1988,20(Supply 2):41-54.

15 Panagiotopoulos S,Daly M J,Nayler W G. Effect of acidosis and alkalosis on postischemic Ca gain in isolated rat heart. Am J Physiol,1990,258:H821-H828.

16 Clark B J,Woodford W I. Effects of phosphate kinetics during circulatory arrest with deep hypothermia in the newborn piglet heart. J Thorac Cardiovasc Surg,1991,101:342-349.

第五节　体外循环的脑保护技术

近年来 CPB 器械和外科手术技术的不断改进及各类药物在临床的有效应用,许多先心病患者在出生早期就可以获得有效的治疗,降低新生儿和小婴儿的手术死亡率已经有突破性的进展。但同时 CPB 带来的神经系统并发症是目前影响手术治疗效果的重要因素,一旦出现严重的脑损害,常常意味着外科治疗的前功尽弃。如果说心肺保护研究的目的是降低手术死亡率,那么 CPB 的脑保护目的则是提高远期的生存质量,而后者已经成为近年来医患双方共同关注的新一轮焦点。

自从 1960 年 Bjork 报道了应用深低温技术出现神经系统损害后,有关 CPB 术后脑部并发症的文献日益增多。资料表明,CPB 手术尤其是深低温停循环(DHCA)后中枢神经系统并发症发生率为 $4\%\sim25\%$。由于神经系统缺陷引起的死亡率,近年来从 7.2% 增加到 19.6%,其中 20% 的神经精神功能障碍持续 6 个月以上,5% 的患者为永久性神经精神功能障碍。轻度神经精神功能障碍表现为意识模糊、视网膜血管病变、视野缺陷、眼聚焦不良或手眼协调运动障碍。中度表现为麻醉苏醒延迟、语妄、定向力障碍、躁动、癫痫或手足舞蹈徐动症。严重并发症表现为偏瘫、去皮质状态或昏迷。另外 CPB 心脏直视手术后神经精神功能障碍还可表现为认知能力下降,即记忆力和学习能力下降、注意力集中障碍、视觉运动反应障碍等。其中 $26\%\sim79\%$ 表现为短期(<2 周)认知能力下降,30% 表现为长期(>1 月)认知能力下降。

我国 CPB 脑保护研究起步较晚,长期来认知能力下降作为一种手术并发症并没有得到医务人员和病家的足够重视,常常被认为是一种与 CPB 无关的现象,给家庭和社会带来沉重负担,因此完善 CPB 的脑保护措施在我国形势紧迫,有重要的社会意义。丁文祥、苏肇伉教授率先在国内开展婴幼儿 DHCA 脑保护的系列研究,脑保护研究在我国已经受到广泛重视。

CPB 的脑损害机制是多元论,CPB 脑生理的研究发现,脑损伤不单单是脑缺血缺氧阶段的问题,降温技术应用不当引起的区域性脑温不均匀和脑温反跳、低温破坏脑血流的自主调节机制和脑血流/脑氧代谢偶联、氧自由基和缺血再灌注损伤、L-谷氨酸的兴奋毒性、NO 的神经毒性及细胞凋亡等现象和理论均反映 CPB 的脑损害机制的复杂性。另外 CPB 心脏直视手术中出现脑的低灌注、停循环、CPB 触发的炎症反应、血气的酸碱平衡调节、血液稀释、微栓形成等亦可能引起 CPB 心脏直视手术后神经精神功能障碍。实际上 CPB 围灌注期有诸多因素可受人调控,因此 CPB 的脑保护措施应该是综合性的。目前脑保护技术方法多样,有的在研究,有的已经在临床应用,随着对新生儿、婴幼儿未成熟脑生理的不断认识,脑保护技术也将在理论和实践中得到发展。

一、体外循环预充与脑保护

(一) 血液稀释

与早期的全血预充相比,血液稀释技术曾被认为是 CPB 技术的一项重大改进,通常认为血液稀释可带来如下好处:

1) 降低血液黏度,增加微循环内的血流速度,改善微循环的血液灌注,增加重要脏器的血流量。尤其在紫绀型先心病的外科手术中,患儿本身血液黏度高,大量侧支循环形成,由于低温或深低温转流技术的应用,微循环阻力增加,大量血浆渗透到组织间隙,加重血液黏度,通常需要依靠血液稀释来改善微循环,提高组织获氧能力。

2) 血液浓度降低,减少了转流中血细胞的破坏,同时有利于 CPB 中凝血功能的保护。

3) 减少库血的使用,降低血源性疾病的传播。

但是血液稀释同时可带来间质水肿、携氧能力下降、脑血流分布不均和代谢性酸中毒等并发症。新生儿和小婴儿中枢神经系统的发育尚未成熟,如果手术中选择 DHCA 灌注,对未成熟脑的保护常常有更高的要求,选择适当的血液稀释程度是目前国际上研究的重点。

根据美国波士顿儿童医院的近期脑保护研究显示,比较不同的血液稀释程度,即血细胞比容低(10%)、中(20%)、高(30%)对未成熟脑的影响,DHCA 灌注中未成熟脑的保护的最佳血液稀释程度是保持血细胞比容 30%,依据如下:

1) 脑保护的生理学研究显示,高血细胞比容灌注脑毛细血管流量的维持水平不低于低血细胞比容灌注。低血细胞比容的围灌注期灌注压较低,引起脑血流量的代偿增加,可导致脑组织"奢灌",出现术后脑水肿。

2) 高血细胞比容的血液携氧能力较强,组织获氧能力增强。磁共振技术检测发现,与低、中血细胞比容比较,高血细胞比容保持围灌注期更理想的脑组织高能磷酸盐水平。高血细胞比容围灌注期神经元酸碱代谢平衡,胞内酸中毒较轻。近红外光谱分析技术检测脑组织氧和血红蛋白、还原血红蛋白和还原性细胞色素 A_3(AA_3)结果显示,围灌注期高血细胞比容的氧和血红蛋白、还原性细胞色素 A_3 高于低血细胞比容,低血细胞比容灌注降温期还原性细胞色素 A_3 显著下降,说明在降温期低血细胞比容已经导致脑损害。在停循环阶段,低、中血细胞比容灌注均在约 30 min 停循环出现氧和血红蛋白的"低谷"现象,而高血细胞比容无此现象,提示维持高血细胞比容停循环的安全时限长于低血细胞比容。组织代谢显示,低、中血细胞比容灌注血乳酸水平明显高于高血细胞比容。

3) 组织学和神经系统检测结果发现,低血细胞比容灌注后神经元缺氧性变性更重,出现核碎裂。低血细胞比容灌注后的动物综合神经系统评分较差。

4) 低血细胞比容围灌激活内皮细胞和血液白细胞,加重组织的炎症反应。

由于应用了现代的脑功能检测技术,在肛温 20～25 ℃ 的 CPB 转流中,控制血细胞比容在 30％ 的血液稀释程度对脑保护更有效,这对血液稀释应该在血细胞比容 20％ 左右的传统观点带来挑战。

(二) 血浆替代品

婴幼儿中枢神经系统发育尚未成熟,神经元细胞膜不稳定,血脑屏障功能薄弱,血液稀释或无血预充可以引起胶体渗透压下降,加重因 CPB 缺氧而导致的脏器水肿,因此预充液中应加入胶体成分;近年来具有携氧能力的代用血浆的研究对解决此矛盾提供了广阔的前景。目前临床应用较为看好的代用血浆主要分两类:血红蛋白衍生物和全氟碳乳剂(perfluorocarbon emulsions,PCE),由于它们均具有携氧能力,因此被称为"人工载氧体"(artificial oxygen carriers)。

1. 血红蛋白衍生物 早期的"人工载氧体"是被称为无间质血红蛋白的代用血浆(stroma-free hemoglobin solutions),其相对分子质量接近人血红蛋白,具有良好的携氧能力和维持正常的胶体渗透压,无需血型配对,并且可保存较长时间;但由于与氧的亲和力偏高,不能向组织释放足够的氧,而且具有一定的肾脏毒性,目前已经被不断更新。新一代血红蛋白制剂代用血浆主要有三大来源:人、牛和基因工程合成的血红蛋白,并通过对血红蛋白分子的稳定和修饰而成。

其中人血红蛋白衍生物包括琥珀水杨酸血红蛋白(diaspirin cross-linked hemoglobin,)、吡醇羟乙酯戊二醛聚合血红蛋白(pyridoxylated and glutaraldehyde polymerised hemoglobin)和蜜三糖聚合血红蛋白(o-raffinose cross-linked and polymerised hemoglobin)等,它们与戊二醛聚合的第二代牛血红蛋白(glutaraldehyde polymerized bovine hemoglobin)已经在欧美完成三期临床研究,主要包括整形外科、心血管外科、腹部外科和治疗出血或感染性休克等。第三代牛聚合血红蛋白主要代表为聚乙二醇共轭牛血红蛋白(polyethyleneglycol conjugated bovine hemoglobin)目前处实验室研究阶段。基因工程合成的血红蛋白单体通过甘氨酸桥接重组四聚体,在临床应用中未发现肺肝肾的毒性,应用前途看好。

新一代血红蛋白衍生物制剂除了提高胶体渗透压,也提高了在组织中释放氧的能力,由于它具有类似红细胞的携氧功能,相对分子质量又远远小于红细胞,能够深入到微小循环,甚至透过毛细血管进入组织间隙,组织获氧能力显著增强,因此具有潜在的治疗价值。但是血红蛋白衍生物制剂作为代血浆,其异体蛋白可能存在毒副作用有待进一步研究,国外有公司曾发生两例临床应用琥珀水杨酸血红蛋白而出现意外,使临床研究陷于停顿,说明血红蛋白衍生物代血浆制剂如果要在临床广泛推广,还有许多路要走。

2. 全氟碳乳剂　全氟碳是由氟和碳原子构成的惰性化合物,是一种无色液体,全氟碳对 O_2 和 CO_2 的溶解度极大,能在极短时间内完成 O_2 和 CO_2 的结合与释放,与血红蛋白"S"形氧离曲线不同,全氟碳的氧离曲线为线形,与气体的结合与释放只受气体分压的影响,因此血氧分压越高,结合氧幅度越大,组织氧分压越低,全氟碳氧的释放量越多。全氟碳乳剂做 CPB 预充,兼有携氧、提高胶体渗透压和扩充血容量的作用,无血型限制,被认为是较理想的代用血浆。全氟碳的最大缺点是疏水性,只能依靠特殊工艺制成乳剂,乳剂颗粒的大小是决定工艺好坏的主要因素,也决定了其在体内毒副作用的大小。第一代全氟碳乳剂由于颗粒大于 0.2 μm,容易被单核-吞噬细胞系统识别并吞噬,引起体内的炎症反应,目前研制的第二代全氟碳乳剂颗粒小于 0.1 μm,气体交换面积大大增加,与红细胞 7～8 μm 相比,全氟碳乳剂更能渗透到直径 4～5 μm 的微循环,更好地完成对组织氧的运输,而且无体内的不良反应。因全氟碳乳剂特有的气体相容性,可防止脑气栓的发生,并增加脑血流量,有助于 CPB 后脑电图的恢复,减轻 CPB 的脑损害。除应用于 CPB 预充外,全氟碳乳剂还被临床应用于治疗出血性休克、卒中、心肌梗死、一氧化碳中毒、贫血等。

氟碳乳剂在临床 CPB 中还没有推广应用,但已经有商业化的产品,浓度 20% 和 40% 不等,CPB 动物实验的经验是浓度 20% 的氟碳乳剂在预充液中加 30～40 ml/kg,浓度 40% 的氟碳乳剂在预充液中加 10～20 ml/kg 左右,可以发挥其脑保护作用。

二、深低温体外循环的脑保护

(一) 低温对脑保护的影响

低温是脑保护的主要措施,低温 CPB 灌注技术自 20 世纪 50 年代诞生以来,已成功地应用于婴幼儿心内直视手术中,在低温条件下脑氧代谢与脑血液动力学均有显著变化。大脑的耗氧随着体温每降低 1 ℃ 而减少 6.7%,降温至 25 ℃ 以下时,耗氧量降低明显减少,脑温 20 ℃,脑耗氧减少 69%,脑血流减少 46%。低温脑保护作用不仅仅限于降低代谢和耗氧,低温也同时具有抑制谷氨酸等兴奋性神经递质的释放,抑制 Ca^{2+} 离子内流,减少自由基产生等作用。但是低温尤其是深低温在降低代谢同时,减少了 ATP 的生成,使氧离曲线左移,组织获氧能力下降,并导致离子泵活动减少、膜流动性降低、细胞肿胀,深低温时血液黏滞度增高,微血管收缩,组织灌注不足。研究表明在复温后,脑耗氧量反而增加 15%,脑血管阻力增加 8%,脑血流减少 18%。因此有学者提出停循环后维持脑部的浅低温(32～34 ℃)状态具有一定的脑保护效果。

在生理状况下,当动脉平均压波动于 50～150 mmHg 时,脑血管通过自身的扩张与收缩,使脑血流量(CBF)维持在稳定值,以保证脑氧代谢率($CMRO_2$)的需要,即存在 CBF/

$CMRO_2$ 偶联。在低温 $18\sim37\,℃$ 范围内,降温与 CBF 减少存在着直线关系,而与 $CMRO_2$ 下降呈指数关系,可见低温干扰了 $CBF/CMRO_2$ 偶联。另外在降温阶段,也是癫痫脑波发作的活跃期,因此选择低温尤其是深低温 CPB 被认为是双刃剑,在保护脑的同时又损害脑。目前根据选择温度不同,CPB 可分为深低温、中度低温和常温等,均各有利弊,其中大脑是评价的关键,需要综合分析,寻找既有利于手术操作又能减少脏器损害的平衡点。

(二) 深低温停循环与停循环时间控制

1952 年 Niazi 首创应用深低温停循环(DHCA)技术进行先心病手术,开辟了心脏外科手术的新纪元,该技术提供了清晰的手术视野、减少静脉插管和心内吸引,解决了婴幼儿小心脏心内操作中的困难。另外 CPB 转流时间的缩短,减少了人工 CPB 对机体的伤害,尤其对肺保护具有重要作用。目前已从治疗婴幼儿复杂先心病扩展到血管外科、神经外科及止血困难的其他外科诸多领域。

但是停循环后的脑保护问题一直是学术界关注的焦点,在 DHCA 整个灌注阶段,诸多因素参与了脑损害,包括降温技术应用不当引起的区域性脑温下降不均匀和停循环阶段脑温反跳,停循环时间控制不当,停循环后的再灌注损伤、血细胞比容的控制和血气管理方式等。其中停循环阶段是脑损害的主要阶段。Wells 报道,停循环 60 min 后,每增加 1 min,智商降低0.53,同时 CT 检查发现脑组织减少。美国波士顿儿童医院脑保护研究组的资料显示,两组大血管错位的患儿,第一组伴有室间隔缺损,第二组室间隔完整,均在 DHCA 下完成大动脉转位手术,第一组由于停循环时间长,血清 CK-BB 的含量较高,术后 48 h 癫痫波的发生概率较大,随访中发现第一组患儿在语言、动作和认知方面均发育落后。还原性细胞色素 A_3(AA_3)作为线粒体电子传递系统的终端酶,其下降表明线粒体氧化磷酸化障碍,细胞缺氧。Shinoka 的研究显示,停循环期细胞色素 A_3 的下降与细胞内 ATP、磷酸肌酸和 pH 值水平显著相关,同时伴有神经元的病理学改变。目前认为细胞色素 A_3 的下降水平对推测停循环中脑损害的严重程度具有高度的敏感性。近红外光谱分析技术检测脑组织氧和血红蛋白和还原性细胞色素 A_3 结果显示,停循环后,脑组织氧和血红蛋白和还原性细胞色素 A_3 进行性下降,并出现低谷现象,停循环时间越长,低谷持续时间也越长,脑损害越重。可见,DHCA 的时间极为有限,脑保护的关键是控制停循环时间。

过去的观点认为,肛温 20 ℃停循环 $45\sim60$ min 是安全时限,但是在安全时限内,停循环后的脑发育迟缓仍然存在。由于存在个体差异,CPB 中选择不同的血细胞比容,肛温和血气管理方式,不同的脑血流分布和降温速度等因素,制定统一的停循环安全时限具有一定困难。近年来脑保护研究的深入,对安全时限的认识更趋保守,Newburger 的研究指出,肛温 $15\sim20$ ℃,选择 α 稳态管理血气,血细胞比容20%,40 min 停循环不影响患儿的智力、语言和精细运动发育,如果计算 95% 可信区间的下限,那么安全时限应该为 32 min。也有人利用近红外光谱分析技术来测定停循环后氧和血红蛋白降低至低谷的时间,推测停循环的安全时限。Sakamoto 的研究显示,肛温 15 ℃,选择 pH 稳态管理血气,血细胞比容 20%,停循环应该小于30 min,如果选择血细胞比容 30%,停循环应该不超过 60 min。可见在决定停循环时间的同时,还应考虑血细胞比容、肛温和血气管理等诸多条件。

因此从目前研究进展情况看,肛温 15~20 ℃,停循环时限应该不超过 30 min,原来的观点认为停循环可以达 60 min 是不够安全的。

(三) 深低温低流量

上海儿童医学中心通过颈内静脉氧和乳酸含量的测定,证实温度降至 20 ℃时脑的代谢继续存在。随着灌注流量的下降,颈内静脉的氧含量较肺动脉的氧含量低,而颈内静脉的乳酸含量较肺动脉高,说明脑血流减少时脑组织的供氧不足。同时随着流量降低,脑组织的氧摄取量反而增加,而脑的氧耗量基本保持不变,充分说明深低温时脑血流的重要性。因此,在深低温下,脑组织的氧耗量不变提示脑代谢继续存在,只有保持足够的脑血流才能提供氧和能量,以满足脑组织代谢的需要。DHCA 要求在规定时间内完成心内操作,难以达到复杂先心病手术需要。目前临床上以深低温低流量灌注来弥补。与停循环相比,低流量能显著改善脑氧代谢,为手术提供较充分的时间余地。

文献报道,每 100 g 脑组织的血流量约为 45~60 ml/min。常温下,当脑皮质血流减少至20 ml/min 时,产生可逆性损伤,如进一步降低至 8~12 ml/min 时将发生不可逆性损害。在动物实验中,Kawata 在 1 h 的停循环与低流量对照中发现,当鼻咽 18 ℃时低流量组脑组织磷酸肌酸、ATP、酸碱代谢状况较停循环组有明显改善。Watanabe 的实验甚至认为肛温低于 20 ℃时,120 min 的 25 ml/(kg·min) 低流量灌注细胞内代谢状况好于停循环60 min。在低流量的定位中,Swain 指出,鼻咽 18~20 ℃低流量 10~15 ml/(kg·min) 可保证脑的耗氧量,而 5ml/(kg·min) 则表现为细胞内酸中毒及 ATP 耗竭。Watanabe 的近期研究比较了 2.5,5,10,20,40 和 100 ml/(kg·min) 等不同流量水平对脑血流和代谢的影响,20 ℃低流量 40 ml/(kg·min) 灌注压 20mmHg 可保证脑最低的脑血管阻力和脑代谢,有效地预防细胞内酸中毒,而 100 ml/(kg·min) 在深低温时造成脑组织"奢灌",脑血管阻力增加,反而出现细胞内酸中毒。

在临床研究方面,Jonas 对停循环与低流量两组随访对照,发现停循环组术后 48 h 内癫痫波的发生率显著高于低流量组,停循环组肌酸激酶 BB(CK-BB)释放量增多,提示脑组织有较重的损害。随访中发现,停循环组智商值(bayley score)较低流量组低,且该值与停循环持续时间呈反比。

我们在动物实验中采用电磁流量计从狗的单侧颈内动脉直接测血流变化。发现常温时狗的脑血流为 40~50 ml/min,随着降温脑血流逐渐减少,在实验中,以深低温低流量 5 ml/(kg·min)转流 20 min 时,氧含量和乳酸发生明显变化,转流至 40 min 时,颈内静脉的氧含量较肺动脉的氧含量明显下降,乳酸显著增加。以流量 25 ml/(kg·min)转流时,其氧含量无明显变化,颈内静脉乳酸含量在转流 20 min 后增加,在 60 min 后才明显增加。因此温度 20 ℃流量为 5 ml/(kg·min)的转流时间应保持在 20 min 内,避免脑代谢的高能磷进一步亏空和细胞内酸中毒。

总结国外和我们的研究结果,在一般情况下,深低温低流量应该控制在 25 ～ 50 ml/(kg·min)以满足重要脏器代谢的需要,深低温阶段流量如果大于 50 ml/(kg·min)反而可能造成脑组织"奢灌"。

(四)深低温停循环与低流量交替灌注

对深低温低流量的认识和应用也存在一些负面报道,有研究认为与停循环比较,低流量降低了转流后肺的静态顺应性,补体活性较高,加重了身体的炎症反应,也增加了转流后的体水含量。虽然低流量一定程度上可以弥补降温期的脑损害,但在实际应用中,低流量并不能提供一个完全清晰的手术视野,至少在临床应用中它还不能完全取代停循环。因此,有人设想用低流量与停循环交替灌注的方法,既达到延长停循环时间以配合手术操作,又有利于脑保护。

Kimura 为此设计了动物实验方案,在 18 ℃低温条件下动物分三组:第一组为持续停循环 60 min;第二组停循环 120 min,每 30 min 以流量 80 ml/(kg·min)间断再灌注 10 min;第三组停循环 120 min,每 20 min 以流量 80 ml/(kg·min)间断再灌注 10 min。研究发现在 18 ℃低温条件下脑氧和能量的贮备在停循环 20 min 后消耗,随后表现为酸性代谢产物的堆积,导致细胞损害,停循环 20 min 配合间断再灌注,有利于冲刷代谢产物并给脑细胞及时"充电",因此第三组获得最好的脑保护效果。同一研究小组 4 年后用近红外光谱分析技术进行了相似的研究,Niwa 发现,停循环 20～25 min,脑组织氧和血红蛋白降低到低谷线,因此 20 min 后必须对脑进行再灌注,再灌注的理想时间是 10 min,因为氧和血红蛋白可以恢复到停循环前水平,停循环 120 min 如果配以间断 10 min 脑灌注,脑保护效果好于持续停循环 40 min。

停循环和低流量交替对手术操作和脑保护具有"鱼和熊掌兼得"的作用,目前研究显示,停循环控制 20 min,交替以低流量再灌注 10 min,是一项比较有效的配比,值得临床推广。

(五)pH 稳态与降温期的脑保护

Jonas 认为脑部区域性降温不均是脑损害的重要原因,可引起温度相对较高的局部组织缺氧。Greeley 的研究认为,深低温本身可导致脑血流减少,同时脑血管的自主调节功能丧失。近红外光谱分析研究发现,深低温 CPB 的快速降温阶段还原性细胞色素显著下降,提示细胞缺氧存在。我们过去研究发现,深低温转流降温期脑电图表现为痫性脑波增多,可见停循环前的深低温灌注阶段脑损害已经发生,降温期的脑保护应引起重视,降温阶段处理的合理与否对停循环中的脑保护也有重要意义,其中包括降温的速度、灌注压力、流量、脑温均匀度的监测及血气管理中何种稳态的应用等。α 稳态和 pH 稳态在血气管理中的选择是近年来的研究热点和学术界争论的焦点。从脑保护角度看,停循环前脑代谢受抑制越明显,对停循环期缺血缺氧的耐受性越强。

1. α 稳态和 pH 稳态的概念 人体正常的酸碱状态随着温度改变而发生变化,水解离成 H^+ 和 OH^-,其解离程度由解离常数(pKw)决定,温度降低,pKw 降低,H^+ 减少,pH 值升高,同时 OH^- 也减少,H^+/OH^- 不变,从而保持电化学中性。低温时,细胞内酸碱状态主要受蛋白质缓冲对的调节,其中组氨酸咪唑基含量丰富,而且 pKw 随温度的变化与中性水一致,这保证了咪唑基在任何温度下均保持缓冲能力,是低温时调节血液 pH 值的主要决定因素。组氨酸咪唑基解离时失质子的部位称 α 咪唑基,由于在温度变化时始终保持电荷稳定,因此 α 咪唑基的解离状态不受温度影响,从而保持了血液 $[H^+]/[OH^+]$ 的恒定,这种能使 α 咪唑基电荷稳定的方法称为 α 稳态。低温时,血液气体溶解度增加,$PaCO_2$ 降低,为维持 pH 值的恒定,必须加入 CO_2,这种方法称为 pH 稳态。

α 稳态和 pH 稳态在自然界同时存在,冬眠低温在低温时降低通气频率,减少 CO_2 排出,提高 $PaCO_2$,维持 pH 值的稳定,而变温低温则遵从 α 稳态。从仿生学角度看,冬眠动物低温时的 pH 稳态能使能量代谢最低的现象激起学术界对 pH 稳态脑保护研究的兴趣。

2. 血气管理在 DHCA 或低流量降温阶段的应用 1996~2001 年新华医院、上海儿童医学中心对血气管理的脑保护进行了系列研究,发现在深低温和低龄对象中 CPB 降温阶段应用 pH 稳态可减轻快速降温本身和后期停循环对未成熟脑的损害。我们选择 24 头年龄 3~5 周,体重 5~7 kg 乳猪随机分成 4 组,α/DHCA 组:DHCA,降温期 α 稳态管理血气;pH/DHCA 组:DHCA,降温期 pH 稳态管理血气;α/DHLF 组:深低温低流量[25 ml/(min·kg)],降温期 α 稳态管理血气;pH/DHLF 组:深低温低流量[25 ml/(min·kg)],降温期 pH 稳态管理血气。

(1)血气管理对脑血流量的影响 文献报道深低温(肛温 18 ℃)可以诱导脑血管麻痹,脑血管自主调节功能丧失;但我们研究发现,在降温阶段 pH 稳态可以增加脑血流量,即使在深低温时,脑血管仍然保持对 $PaCO_2$ 的反应性。因此无论是停循环或低流量,在降温阶段用 pH 稳态管理血气的研究组脑血流量高于 α 稳态,复温阶段脑血流量的恢复也好于应用 α 稳态(图 3-5-1)。

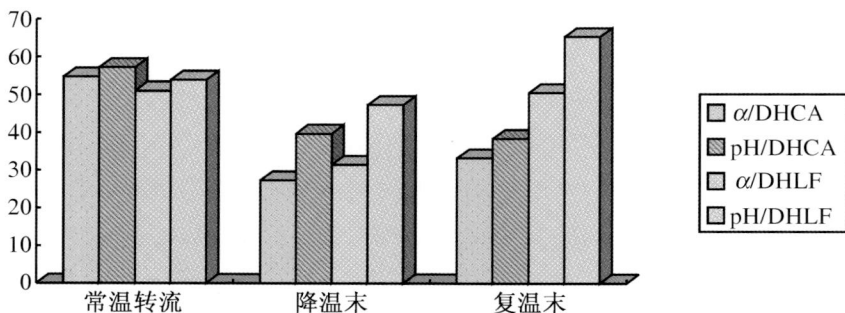

图 3-5-1　组间各时间点脑血流量均值的[ml/(100 g·min)]变化

文献报道,降温期 α 稳态组除全脑血流减少外,基底神经节的分配流量也减少,而 pH 稳态组基底神经节、小脑、丘脑、中脑的分配流量增加,大脑皮质的分配流量相对减少。基底神经节的缺血可能造成儿童术后手足舞蹈症。虽然在中度低温时,α 稳态可有效地保护脑血管的自身调节,但在深低温条件下,脑血管自身调节机制已经丧失,α 稳态的优点不再体现,相反脑血流减少,有损氧的运输,产生组织代谢障碍。

(2) 血气管理对脑氧代谢率的影响　单纯低温不足以完全抑制脑代谢,停循环前脑代谢明显下降,但并不等于零;停循环后脑为维持细胞完整性,仍然保持一定的代谢活动。低温引起的脑氧代谢率降低一般用温度系数 Q_{10} 表示,Q_{10} 指温差 10 ℃ 的代谢率比值,Q_{10} 越大,代谢抑制越大,耐受缺血时间越长。pH 稳态带来的偏酸环境能抑制代谢酶的活性。我们研究表明,降温期如果选择 pH 稳态,与 α 稳态比较,停循环或低流量前脑氧代谢率较低,另外,由于复温末期组织酸性代谢产物积聚较少,脑血流量恢复较好,因此脑氧代谢率的恢复也较好(图 3-5-2)。

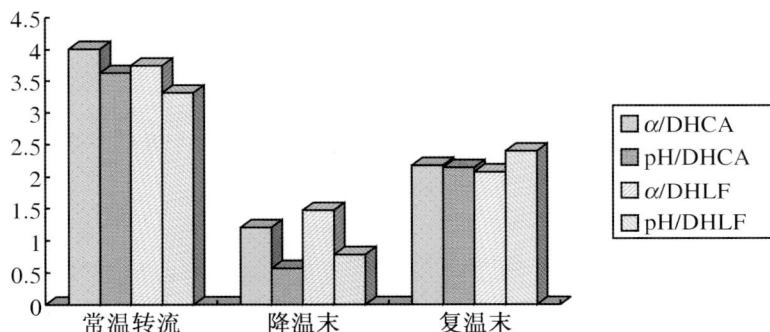

图 3-5-2　组间各时间点脑氧代谢率均值的[ml/100(g·min)]变化

(3) 血气管理对脑温的影响　CPB 通过降温保护组织器官,但是低温使氧离曲线左移,组织获氧能力降低,如果器官内部存在温差,左移的氧离曲线会造成温度偏高的组织缺氧,因此降温不均匀反而对器官保护不利,尤其是对缺血缺氧特别敏感的脑组织更是如此。传统的体表降温可达到均匀降温的目的,但降温太慢增加了转流及低温诱发心室颤动的时间,不利于心肺保护。转流降温虽然可达到快速降温的目的,也减少了 CPB 时间,提高了手术操作的紧凑性,但是组织温差增大,停循环后组织温度容易出现反跳。因此在深低温 CPB 灌注的技术要点中均强调降温时间应大于 15 min,以保证器官的同步降温。由于深低温时 CO_2 仍维持着一定的扩张脑血管、增加脑血流的作用,减轻因低温导致的脑区域性血管舒缩不均,可达到脑部均匀降温的目的。我们比较了 pH 稳态和 α 稳态对脑温的影响,研究发现如果降温期应用 pH 稳态,脑基底部(BBT)和脑皮质(BCT)的温差低于 α 稳态(图 3-5-3、图 3-5-4)。

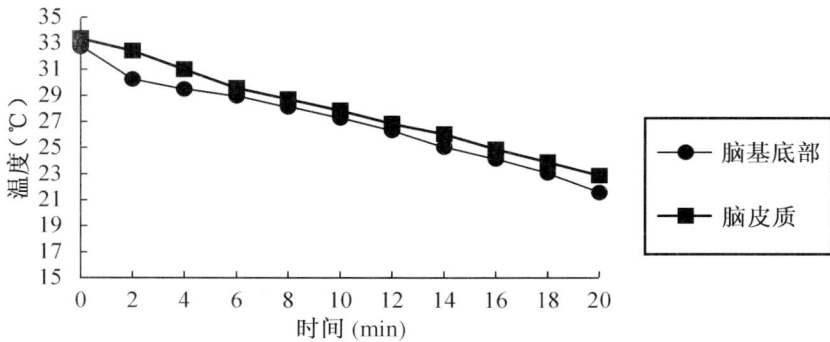

图 3-5-3　α稳态降温期脑基底部、脑皮质平均温度的变化

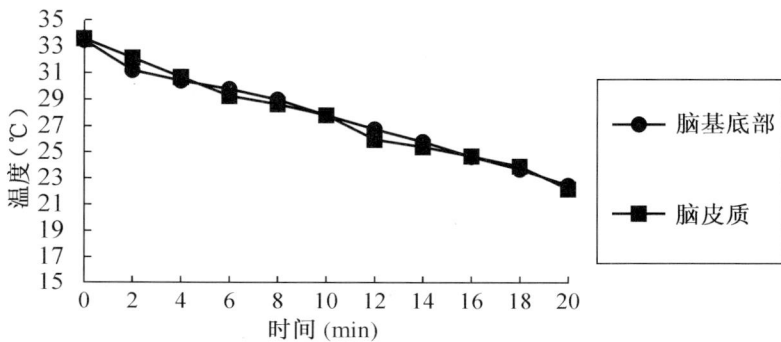

图 3-5-4　pH稳态降温期脑基底部、脑皮质平均温度的变化

（4）血气管理对脑电活动的影响　CPB降温对脑电活动有明显的抑制作用,在低温初期脑电图表现为低电压和频率减慢,在停循环的深低温阶段脑电活动已经几乎停止,脑电图呈平线。复温后脑电图逐渐恢复,电压升高,频率加快,最后接近降温前水平。研究发现降温期应用pH稳态,脑电图出现平线波较α稳态早。降温时CO_2的物理溶解度增加,由于红细胞内有丰富的碳酸酐酶,CO_2可经单纯扩散迅速进入红细胞,在碳酸酐酶的催化下,CO_2和H_2O反应解离成H^+和HCO_3^-。当血液流经脑组织时,一方面H^+与HbO_2结合,增加了Hb的酸性,有利于促进HbO_2解离释放O_2;另一方面由于HCO_3^-很容易透过红细胞,并与血浆中的Na^+结合成$NaHCO_3$,减少了神经细胞的Na^+内流,Na^+内流减少增加了神经细胞膜电位的绝对值,降低其兴奋性。另外,降温期应用pH稳态增加脑血流量,促进了均匀的脑温下降和脑电活动的抑制,从脑电图上反映出pH稳态促进了降温期脑波的抑制。复温期脑电图的恢复快慢依赖于脑血流量的恢复,由于降温期应用pH稳态血气管理,使脑循环的开放程度较高,因此复温期脑血流量恢复较早,有利于脑电图的恢复。

（5）血气管理对脑水含量的影响　有人认为pH稳态因加入CO_2会产生脑组织奢灌和

水肿、增加微栓及颅内压，但此观点是基于对成人中度低温（25～28 ℃）CPB 时脑的研究发现。Kern 的研究显示，PCO_2 与脑血流的正相关关系随深低温（18～22 ℃）及低龄（<1 岁）而减弱但未消失。我们研究发现应用 pH 稳态可提高脑血流量，但与 α 稳态比较脑水含量无显著增加，说明在深低温和低龄对象的未成熟脑中相对增高的脑血流量不足以引起脑组织奢灌，因此深低温 CPB 降温期应用 pH 稳态管理血气是安全的。组织学研究发现，停循环前应用 α 稳态的神经元水肿反而较重，由于氧的运输和传递障碍，影响了线粒体的氧化磷酸化的功能，细胞 ATP 减少，使 ATP 依赖的 Na^+-K^+ ATPase 酶功能障碍，细胞内 Na^+ 蓄积，造成细胞水肿。

（6）血气管理对智力发育的影响　美国波士顿儿童医院的临床研究中进行了很好的随访工作，Jonas 等运用多元回归的研究方法结果显示，新生儿和小婴儿（<3 月）期接受深低温 CPB 的心脏手术，并在年龄 11～79 个月对其进行神经精神发育检测，其中 30 月龄以下的术后儿童用 Bayley Scals 方法，30 月龄以上的术后儿童用 McCarthy Scals 方法。如果用统计方法控制手术变量稳定，停循环前的 PCO_2 与检测分值显著正相关，提示 pH 稳态可以改善新生儿和小婴儿停循环手术后的神经精神发育。Bellinger 将随访工作延长到术后 4 年，研究发现大血管错位解剖换位手术后，精神运动发育指数（psychomotor development index，PDI）和智力发育指数（mental development index，MDI）两项指数均高于法洛四联症、室间隔缺损、完全性房室通道修补手术后；提示手术年龄越早，脑发育越好。如果用 pH 稳态血气管理，大血管错位和法洛四联症手术后 MDI 高于 α 稳态，而室间隔缺损和完全性房室通道修补手术后 MDI 却低于 α 稳态，作者认为后者出现的原因与样本较少和手术年龄偏大有关，因此 pH 稳态血气管理更适合在新生儿和小婴儿阶段使用。

（7）停循环后的血气管理方法　因为存在降温阶段脑生理的诸多异常变化，目前血气管理研究大多集中在降温期。降温期的脑保护与停循环后有密切关系，停循环后的复温阶段脑保护重点常常被认为是预防和改善再灌注损伤。有研究表明复温阶段如果用 pH 稳态血气管理也可以达到较好的脑保护效果。Hiramatsu 研究显示，复温阶段也用 pH 稳态血气管理，体循环乳酸含量低于单纯降温期用 pH 稳态血气管理。另外复温阶段脑组织 ATP 水平和细胞内 pH 值恢复也较快，但在复温末期脑血流量、脑氧代谢率的恢复和脑水含量无显著差异。因此在复温阶段也同样有必要采用 pH 稳态进行血气管理。

（8）pH 稳态与低流量的脑保护协同作用　婴幼儿在其生长发育中脑组织对流量的需求较高，耗氧约占全身的一半，脑组织极易受缺血损伤的影响，尤其在深低温阶段，脑血管自身调节功能丧失，即使脑代谢因低温影响而下降，但仍然存在一定的流量依赖，因此维持低流量灌注对脑保护来说是理想的。血气管理主要应用于降温期，由于其作用的时间要远远少于低流量灌注时间，在降温期带来的脑损害，均可能在停循环后表现，而低流量灌注可以不断冲洗脑代谢产物和防止脑低温反跳上升，一定程度上遏止了降温期脑损害的继续。低流量和 pH 稳态血气管理是两种相互独立的脑保护方法，它们作用的阶段不同。我们研究发现即使停循环前使用 pH 稳态血气管理,复温阶段脑血流量、脑氧代谢率和脑电图的恢复仍然不及低流量灌注后,因此低流量应该是深低温 CPB 脑保护的主导策略,应该首先考虑使用。

但低流量灌注中也潜在有脑损害的因素,其中包括快速降温和深低温阶段脑生理的异常、流量灌注不足、低流量时间过长(>60 min)等。其中深低温前的快速降温阶段可导致脑区域性血管舒缩不均,使脑部降温不均匀和局部脑血流不足。在深低温时脑组织微血管收缩,存在大量动静脉分流,这种异常生理现象使快速降温后的深低温持续低流量无法保证对脑组织末梢循环的有效灌注,大量脑组织仍处于氧和能量代谢障碍。在快速降温期,pH 稳态血气管理额外加入的 CO_2 可代偿氧离曲线左移,CO_2 对脑血管的直接扩张作用,能改善脑血流的不对称性分布,有利于脑部均匀降温,并提高降温期末深低温阶段脑循环的开放程度,改善末梢循环灌注,可见降温期应用 pH 稳态可提高低流量阶段脑末梢循环的灌注效率。我们在血气管理和低流量的对照研究中发现,低流量[25 ml/(min·kg)]前如果应用pH 稳态脑血流量和脑氧代谢率的恢复好于低流量前应用 α 稳态,见图 3-5-1,图 3-5-2。反映低流量与 pH 稳态两种脑保护方法有效应叠加作用。

3. pH 稳态的临床应用技术　α 稳态只要求动脉血气 pH 值在 37 ℃ 时为 7.40,无需温度校正,如果将温度校正到低温的实际值,血气报告提示为呼吸性碱中毒状态。pH 稳态无论在常温或低温下均应该保持 pH 值在中性状态,临床测血气需要温度校正,否则 37 ℃ 的血气报告提示为呼吸性酸中毒状态。由于 CPB 降温使 pH 值升高,有必要在氧合器中添加一定浓度的 CO_2 或降低氧合器的通气量来提高血液的 CO_2 含量,以维持 pH 值的中性。由于温度越低,CO_2 在血液中的溶解度越大,CPB 添加 CO_2 的浓度也应增加,pH 稳态在临床应用时需要灌注师根据温度变化对气体浓度进行切换。美国波士顿儿童医院在降温阶段应用 pH 稳态进行血气调节的温度气体切换经验如下(表 3-5-1)。

表 3-5-1　波士顿儿童医院应用 pH 稳态的温度气体切换

气体浓度(%)	37~30 ℃	30~28 ℃	28~25 ℃	25~20 ℃	<20 ℃
O_2(%)	100	97	96	95	94
CO_2(%)	0	3	4	5	6

三、常温体外循环的脑保护

自 20 世纪 70 年代以来,中度低温、血液稀释、局部心肌降温和化学停搏被视为心脏手术中的标准 CPB 方法。低温状态可以降低机体的代谢率,延长机体对缺血缺氧的耐受时间,在 CPB 设备安全性较差、技术尚未成熟时是必需的。但是低温也会导致寒战,直接引起器官的功能受损。此外,由于体内不同蛋白质,不同代谢通路对温度的敏感性不同,即在同样的低温状态下,各种酶活性的降低程度不同,会使细胞乃至整个机体的代谢反应发生不同程度的紊乱。如今,CPB设备不断改进,生物相容性增加,氧合器的氧合效率提高,心肺机的故障发生率也已降至很低的水平,能够保证长时间高流量灌注,CPB中必须用低温保护脏器功能的观念受到挑战。常温下进行CPB可以避免寒战,降低机体代谢紊乱的程度。80年代末期,常温CPB技术开始应用于临床,并取得了良好的临床效果。许多报道认为常温可以缩短CPB时间,术后的患者血液动力学也更为稳定,强心药物的用量减少,还可以更好地保持各脏器的功能,缩短呼吸机的使用时间。现在越来越多的临床机构采用常温CPB技术,应用范围也不断扩大,以前只有肺动脉狭窄的手术在常温平行循环下实施,而目前许多复杂先心病手术也可在常温状态下进行矫治。

常温CPB是指在转流过程中使用34℃以上的灌注液灌注机体,手术中患者体温接近正常范围(34~37℃)。一般认为低温可以降低大脑代谢率,能够较好地保护大脑功能,但是实验显示低温时,虽然脑静脉氧饱和度较常温时增加,但脑部氧供的平衡和灌注并不受温度的影响,而且低温可导致转流后脑组织充血。术后影像学资料显示常温和低温转流后脑水肿程度相似。目前认为,在心脏手术中由于钙化和粥样硬化灶所脱落的不同大小的栓子是引起手术后神经系统损伤的主要原因,而进行主动脉操作时,如主动脉插管、阻断等,是产生栓子的主要时刻。而即使是在低温CPB中,主动脉插管、阻断等操作也是在常温或接近常温的情况下进行的。据此推断,低温不能保护由这类栓子引起的脑血管无血流所致的脑细胞的损伤。也有人认为在低温CPB后的复温阶段,血温往往在39℃甚至更高,而长时间高温血液进入脑部会加剧脑部的损伤,而常温CPB中不必复温,可能会减轻脑部的损伤。对此临床研究的结果也各不相同,Grimm等对144例心内直视手术后神经系统并发症进行统计,显示低温转流后大脑认知能力较常温转流后损伤更为明显;Grigore的统计结果显示两种转流温度对术后神经系统的损伤没有明显差异;另一个多中心的临床实验也显示,常温和低温转流后,神经系统并发症的发生率基本相同;但是Rees等的统计结果则认为低温转流术后轻度神经系统损伤发生率下降。目前,在小儿患者中尚缺乏这方面的资料。

四、搏动灌注与脑保护

与平灌比较,搏动灌注的优点主要表现在:① 搏动灌注改善了微循环的灌注。搏动灌注降低了CPB的外周阻力,其机制是减少了对主动脉弓和颈静脉窦压力感受器的刺激,血管活性物质释放减少,微循环开放程度增大,有利于组织灌注;② 搏动灌注产生的搏动能量促使淋巴液的回流,减轻组织水肿;③ 搏动灌注时一些缩血管物质包括儿茶酚胺、肾素和血管紧张素分泌减少,而前列环素和心房钠尿肽的分泌增加。

由于研究器械、实验材料和观察角度的差异,对搏动灌注的临床应用价值存在许多争议。大多数研究证明搏动灌注由于提供了比平灌更符合生理的搏动性血流,对CPB中脏器保护尤其是脑有一定意义。搏动灌注产生的压力波形可以通过血流搏动传递到脑血管,有人用 Doppler 探测到在搏动灌注时,大脑中动脉有明显搏动存在。各种搏动辅助装置主要包括助搏器、平板式搏动泵和搏动性滚柱泵等,CPB 中搏动频率可根据温度调节,35～27.5 ℃,100 次/min;27.5～25 ℃,80 次/min;25～22.5 ℃,60 次/min;22.5～20 ℃,40 次/min。

Undar 动物实验发现,搏动灌注可有效地提高局部和整体的脑血流量,促进组织的得氧能力,降低脑血管阻力。在深低温时,由于温度和停循环对脑血管的巨大干扰,搏动灌注的优点受到压制,但是 CPB 后脑组织氧饱和指数(rSO_2)显著高于平灌后。Onoe 发现在停循环再灌注 60 min,相当于肛温 35 ℃阶段,搏动灌注脑血流的恢复较平灌有明显改善。Watanabe 在深低温阶段采用持续 120 min 低流量 25 ml/(kg·min)的搏动灌注,并与停循环60 min 和 120 min 低流量 25 ml/(kg·min)的平灌比较,在复温 32 ℃阶段,低流量搏动灌注使脑组织 pH 值、O_2 和 CO_2 张力的恢复水平明显好于单纯低流量平灌和停循环。因此,通过搏动灌注可以提高停循环和低流量的安全范围。

也有人认为搏动灌注和平灌比较并无显著优点,反而增加手术费用和操作难度,另外,泵后的中空纤维内走血膜式氧合器容易消耗搏动泵产生的搏动能量,因此对于搏动灌注临床应用的利弊问题还有待进一步研究。

五、脑保护液

Swain 首次报道了用含氧的单纯晶体液间歇进行脑灌注,以达到脑保护效果,这种脑保护液被称为"脑麻痹液"(cerebroplegia)。脑麻痹液通过颈总动脉顺行灌注称为顺行脑灌注(antegrade cerebral perfusion);脑麻痹液通过上腔静脉逆行灌注称为逆行脑灌注。两种灌注方法均可以降低脑温和防止停循环的脑温反跳,支持停循环期间的氧代谢,冲洗代谢产物,延长停循环时限,以提高脑保护效果。目前临床主要应用于主动脉弓手术和先心病的停循环手术中。

(一)顺行脑灌注

顺行脑灌注基本方法采用左或右颈总动脉插管,阻断插管近心端的左颈总动脉或右无名动脉,使脑麻痹液向脑部顺行。脑麻痹液用泵灌注并通过氧合器对其进行氧合。Swain 将研究动物分为两组,对照组降温至脑温 15 ℃停循环 120 min,研究组 15 ℃停循环 120 min,期间每 20 min 4 ℃单纯晶体脑麻痹液顺行灌注一次。研究发现对照组停循环 30 min 后脑组织 ATP 耗竭,并出现明显的细胞内酸中毒,研究组在 120 min 停循环后仍然可发现脑组织 ATP 存在,再灌注期间研究组脑电图恢复较早。在生存模型的研究中,Swain 发现顺行脑灌注的动物 CPB 后神经系统评分比单纯停循环或逆行脑灌注的动物高。

波士顿儿童医院脑保护研究小组在动物实验中利用了改良的脑麻痹液做顺行脑灌注，即采用含有腺苷、谷胱甘肽、嘌呤醇和乳糖酸盐的 UW 溶液（Wisconsin 州立大学溶液），脑麻痹液的温度依然为 4 ℃，停循环后首次灌注为 50 ml/kg，以后每 30 min 间断灌注 10 ml/kg。实验结果显示，采用 UW 溶液做脑灌注，脑组织 ATP、磷酸肌酸和脑血流量在再灌注期间的恢复水平高于单纯晶体灌注和对照组，与对照组比较，UW 溶液和晶体灌注脑水含量低于对照组。实验的总体结果使研究组对 UW 溶液比较青睐。UW 溶液本来是一种在器官移植中用作供体器官保护的溶液，其中腺苷作为 ATP 的降解产物，具有抑制细胞代谢，阻断谷氨酸等兴奋性神经递质释放的作用，另外腺苷也是一种潜在的血管扩张因子。谷胱甘肽和嘌呤醇具有抗氧自由基的作用，预防再灌注损伤和细胞毒作用。乳糖酸盐是一种非渗透性的阴离子，对预防细胞水肿有积极作用。但是标准的 UW 溶液含有高 K^+ 浓度（140 mmol/L）值得重视。高 K^+ 可以使神经元膜电位去极化，激活电压依赖性的 Ca^{2+} 通道开放，导致 Ca^{2+} 内流，引起细胞损害，但关键还是取决于 Na^+/Ca^{2+} 比值。另外高 K^+ 可影响心肌功能，继而影响脑功能恢复。因此用 UW 溶液做脑灌注采用停循环后单次灌注比较合适。

顺行脑灌注的主要缺点包括可能造成气栓和微栓，增加颈动脉插管，给手术带来不方便，因此有人提议用逆行脑灌注来取代。

（二）逆行脑灌注

1980 年 Mills 和 Ochsner 首先采用逆行脑灌注技术来治疗 CPB 中动脉系统的气栓形成。1982 年 Lemole 采用间歇逆行脑灌注配合手术治疗主动脉夹层动脉瘤。1990 年 Ueda 首先采用持续逆行脑灌注治疗胸主动脉手术，以达到停循环阶段的脑保护效果。国内孙衍庆等首先在 DHCA 中开展逆行脑灌注研究，通过测定脑组织的氧代谢情况，证明逆行脑灌注是延长停循环时间的有效手段。

逆行脑灌注的基本方法是采用上下腔静脉插管，上腔静脉通过"Y"形管道连接主动脉插管，当脑部有前向性血流灌注时，钳夹"Y"形管道，如果需要逆行脑灌注，开放"Y"形管道，收紧上腔静脉控制带，血流经主动脉插管和"Y"形管道向上腔静脉灌注，回流液体通过下腔静脉和切开的升主动脉吸引回贮血瓶，并通过氧合器氧合继续灌注。由于人颈内静脉存在静脉瓣，而奇静脉无静脉瓣存在，血液经上腔静脉灌注后主要通过奇静脉到达神经系统，也通过奇静脉到下腔静脉回流。上腔静脉灌注后，动脉回流量约 20%，其余部分通过静脉侧支循环经下腔静脉回流。逆行脑灌注的灌注流量一般为 10～15 ml/(kg·min)，并监测动脉回流血液的氧饱和度，维持在 70%～80%。

逆行脑灌注期间应该严密监测中心静脉或颈内静脉压力，通过调节流量以维持有效压力在 15～25 mmHg，但灌注压不应超过 40 mmHg，否则可能引起脑水肿。该灌注压同时对脑气栓有冲洗作用。不同温度对逆行脑灌注的效果有明显影响，Filgueiras 等研究发现，中度低温(28 ℃)采用逆行脑灌注脑损害较深低温(15 ℃)更为明显。由于存在静脉-静脉侧支循环,逆行脑灌注对大脑的灌注不如顺行脑灌注,与常温的脑血流量比较,逆行脑灌注大脑皮质的脑血流量为基线血流 13%,而顺行脑灌注可提供大脑皮质的脑血流量为基线血流 83%。但在安全的灌注压力下,在深低温时这部分脑血流量可满足脑代谢需要,因此逆行脑灌注尤其应该限制在深低温条件下使用,但是停循环后,如果逆行脑灌注超过一定时限,仍会造成脑损害。有研究认为采用逆行脑灌注技术,可延长停循环时间达 90 min。

病理学研究发现,逆行脑灌注对停循环的脑病理损害有一定保护作用,Juvonen 的两项研究发现,无论脑病理损害的轻重度,单纯停循环为 47%,顺行脑灌注后为 0,逆行脑灌注后为 27%,阻断下腔静脉回流再行逆行脑灌注后为 68%。由于存在静脉瓣和静脉-静脉侧支循环,过低的灌注压力无法保证有效的脑血流量,过高的灌注压力提高了脑水肿的发生率。因此,逆行脑灌注还有许多技术问题有待解决,临床应用中应严格掌握其适应证。

六、药物脑保护

(一) 辅酶 Q_{10} 抗氧自由基作用

氧自由基是脑缺血-再灌注损伤的基本病理基础之一。正常情况下,机体内产生氧自由基,与抗氧化系统[超氧化物歧化酶(SOD)、过氧化氢酶(CAT)、过氧化物酶(POD)等]维持动态平衡;但在缺血-再灌注病理状态下,氧自由基清除系统受到损伤,SOD 等活性下降,而氧自由基通过多种途径急剧增加,大量氧自由基作用于神经细胞膜,使膜磷脂结构中聚不饱和脂肪酸过氧化,膜直接受到损害,导致神经细胞肿胀、线粒体破溃、能量代谢障碍。

辅酶 Q_{10}(CoQ_{10})是线粒体生物氧化磷酸化过程中的关键性电子传递体,具有很强的抗氧化性,能抑制膜磷脂酶活性,稳定膜结构和膜钙通道。有研究报道,CoQ_{10} 可防止心肌缺血再灌注损伤,具有氧自由基清除剂的作用,由于 CoQ_{10} 是脂溶性物质,容易穿透血脑屏障,在缺血再灌注前补充适量的 CoQ_{10} 会减轻缺血期的能量消耗,有利于再灌注后脑组织能量的产生和恢复,发挥脑保护作用。

我们在研究中将动物分对照组(control group)和 CoQ_{10} 组(CoQ_{10} group),模拟深低温(肛温 20 ℃)停循环 60 min,CoQ_{10} 组动物术前经腹腔注射 10 mg/kg CoQ_{10}。用丙二醛(MDA)测定法估测脑组织氧自由基产生量及组织损害程度,测定脑皮质 ATP 含量以评价 CoQ_{10} 的脑保护效果,并对 ATP 和 MDA 进行相关分析。结果发现停循环 60 min 和再灌注 30 min CoQ_{10} 组 MDA 含量明显低于对照组(图 3-5-5),ATP 与 MDA 存在显著的负相关(图 3-5-6)。

但是预防氧自由基损伤一直未能像深低温低流量或 pH 稳态血气管理那样成为脑保护的主要手段在临床应用,因此 CoQ_{10} 目前没有在临床作为常规使用。

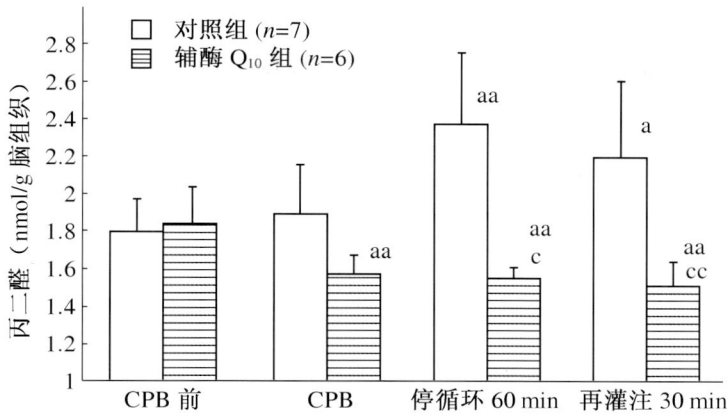

图 3-5-5　脑皮质丙二醛的变化(均数±标准差)

与 CPB 前相比:"a"$P<0.05$,"aa"$P<0.01$

与对照组相比:"c"$P<0.02$,"cc"$P<0.005$

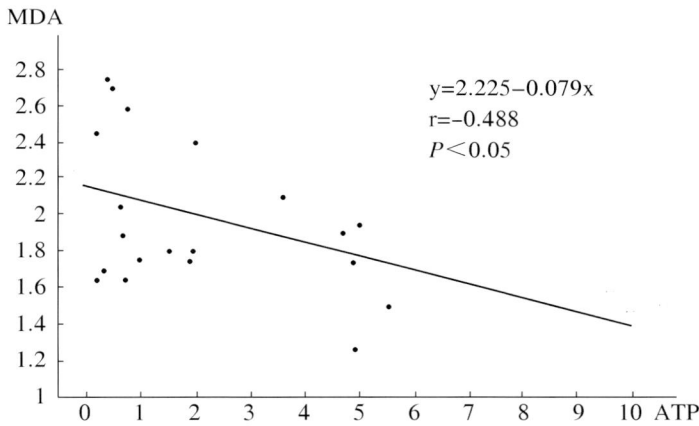

图 3-5-6　脑皮质 ATP 和 MDA 的相关分析

(二) L-精氨酸与脑保护

近几年,对内皮细胞舒血管因子(EDRF)在实质性脏器再灌注损伤中作用的研究普遍认为:缺血缺氧使 NO 合成不足,引起脑血管收缩,中性粒细胞在血管内聚集,造成无灌注(no reflow),进而释放氧自由基,引起其他损伤机制的进一步激发,而消除早期内皮功能抑制可能对未成熟脑再灌注损伤的防治起事半功倍的效果。内源性 NO 由 L-精氨酸经 L-arg-NO 通路产生并受一氧化氮合酶(NOS)调控。结构型 NOS(constitutive NO synthase,cNOS)在钙调蛋白参与下使内皮细胞合成基本量的 NO,使血管平滑肌保持适度张力及循环功能。外源性 NO 对内皮功能补偿性支持有诸多缺点,L-精氨酸作为参与 L-arg-NO

通路的 NO 前体,在活体的动物实验中已证明用其灌注 DHCA 中的乳猪脑对脑血流及代谢的维护有很好作用。

1. NO 的生物合成及生物学特性 NO 作为一种内皮细胞舒血管因子,由 NOS 以 L-arg 和氧分子为底物,经 5 电子氧化反应而生成。NOS 分为内皮型(endothelial NOS, eNOS);神经元型(neuronal NOS, nNOS)和诱导型(inducible NOS, iNOS)。前两者在生理状态下即有表达,合称为 cNOS。cNOS 活性为钙离子/钙调蛋白依赖性;切应力(sheer stress)及乙酰胆碱、腺苷二磷酸、P 物质、缓激肽、血栓烷、A23187 等物质通过引起钙离子内流使 cNOS 活性增高,NO 合成增加。NO 对体循环的生物学作用主要有调节血管平滑肌张力、调节血压、调节器官血流量和抑制血小板和中性粒细胞的黏附、聚集等。环鸟苷酸(cGMP)是介导 NO 的血管及血小板效应的主要分子。内皮细胞中 eNOS 合成和释放的 NO 在生理情况下是调节血管张力的主要因子,血管内皮细胞在基础状态下可通过 L-arg-NO 途径持续释放 NO,产生的 NO 再经过自分泌、旁分泌和可能的内分泌作用于自身细胞和邻近平滑肌细胞,通过 cGMP 途径使血管维持一种基础的舒张力。cGMP 导致平滑肌细胞松弛,可能通过抑制 Ca^{2+} 内流,抑制 Ca^{2+} 从胞内钙池内释,抑制 IP_3(三磷酸肌醇,inositol triphosphate)产生;激活细胞膜上 Ca^{2+} 泵加速 Ca^{2+} 外排来完成。NO 的生物合成主要受 NOS(活性、数量)及底物(L-arg)可用度的调节。

2. 低温、缺氧对一氧化氮合酶转录的影响 NO 由 L-arg 经 NOS 催化生成。NOS 有三种同工酶,两种为钙离子依赖型(nNOS,eNOS),另一种为非钙离子依赖型(iNOS)。eNOS 产生的 NO 对血管舒张起主要调节作用。Phelan 经体外培养的人脐静脉内皮细胞和牛主动脉内皮细胞观察亦证实低氧时内皮 eNOS 表达减弱。低温、低氧环境对 eNOS 表达的抑制可能是低温、低氧通过改变细胞内代谢及氧化还原状态而实现。

3. L-arg 对 NO 和脑血流的影响 许多报道把 CPB 与炎症反应和循环功能失常相联系,但在 CPB 过程中局部流量、血管通透性及血管张力改变的确切机制不明。一般认为:① CPB 时低温和相对缺氧使内皮细胞功能受抑;② 低温导致血液黏滞性增高,使血流切变压降低,对内皮细胞 cNOS 刺激减弱,从而影响 cNOS mRNA 转录调节过程和 mRNA 在血管内皮细胞中翻译,NO 分泌减少。Duke 等测定了 61 例先心病 CPB 手术患儿的血样,发现 CPB 过程中血清 NO 含量轻度下降,术后 24 h 内则轻微上升。提示 CPB 过程中内皮合成 NO 减少。Wagerle 等以闭式颅骨窗(closed cranial window)技术证实 DHCA 时内皮功能受损,NO 合成减少是导致内皮依赖性脑血管舒张功能异常,造成 DHCA 术中、术后脑损害的主要原因。NO 分泌减少及 CPB 时内皮缩血管肽等血管收缩物质的产生将使脑血流调节机制受损,脑血流减少。我们研究发现 DHCA 灌注在降温过程中颈内静脉 NO 含量下降更明显,但在应用 L-arg 后下降幅度减小,复温后 NO 产生逐渐增加;L-arg 组复温末和常温 120 min NO 产生较 CPB 前为高。脑组织 NOS 活性测定亦证实,在 DHCA 时应用 L-arg 可刺激 NOS 活性增加 NO 产量,改善脑血流。在 DHCA 应用 L-arg 时,转流降温后脑血流下降幅度小,不超过 50%,而升温时脑血流恢复快,复温结束后脑血流量较基础值略高,脑含水量却未见增加,说明在 DHCA 时应用 L-arg 能促进脑血流的恢复,保护脑功能;证明 DHCA 时 NO 合成减少,导致血管阻力增加,脑血流减少。

4. NO 毒性 许多报道描述了 NO 在脑缺血损伤病理机制中的可能作用。在神经元培养时 NO 通过产生高度毒性的自由基参与 N-甲基-D-天冬氨酸(NMDA)介导的细胞毒。但除了在体外培养时观察到的细胞毒作用外,NO 具有基于在缺血组织中抗血小板聚集、抗白细胞激活、直接消除氧自由基和扩血管作用的组织减损效应(tissue sparing effects)。NO 在 DHCA 脑保护方面之所以存在两种相反的结果,可能由实验动物种类、年龄、体重、用药剂量和方式及停循环时间不同所造成;但主要原因是 NO 在不同的周围环境存在两种不同的活性状态:硝酰基阴离子态(NO^-)和亚硝基阳离子态(NO^+)。在富含抗坏血酸和半胱氨酸环境中以 NO^- 为主,而在富含亚硝酸甘油和硝普钠环境中以 NO^+ 形态为主。一般认为 NO^+ 通过抑制 NMDA 受体对抗谷氨酸介导的神经毒性,而 NO^- 与 O_2^- 反应产生过氧亚硝酸根($ONOO^-$)损害脑组织。另外,NO/O_2^- 的平衡对维持血管内皮功能较为重要。O_2^- 作为氧化还原产物在机体内广泛存在,当有 NO 存在时对其有拮抗作用,缺血-再灌注或体内 L-arg 耗尽时 O_2^- 产生增加,拮抗 NO 作用使内皮介导的血管舒张功能异常。补充 L-arg 可使 NO/O_2^- 间的平衡倾向于前者,以消除内皮细胞的功能障碍。而应用 7-NI 特异性抑制缺血-再灌注时 nNOS 过度表达产生的神经毒性已有报道。因此,在 DHCA 时同时应用 7-NI 和 L-arg 以抑制 nNOS,刺激 eNOS 功能或在 CPB 过程中加入 L-arg 和 NO 供体药物硝普钠、亚硝酸甘油促进 NO^+ 的生成,可能更有利于 DHCA 时的脑保护。

由于存在 NO 毒性报道,L-arg 的临床应用没有得到推广,但根据我们动物实验结果判断,在 DHCA 小婴儿心脏手术的脑保护中,应用 L-arg 有利大于弊的作用,具体用法还需要临床研究。

(三)兴奋性神经递质的脑损害与预防

兴奋性神经递质在 DHCA 脑损害中的研究起步较晚。近年来微透析和微量化学分析(如高效液相层析等)技术的迅猛发展,使大动物在 CPB 灌注过程中也能进行 L-谷氨酸等小分子神经递质的微创测定。有学者发现 DHCA 灌注中伴有 L-谷氨酸等兴奋性神经递质的过量释放,停循环期 NMDA 受体密度增高。L-谷氨酸的离子型受体至少分三种:NMDA受体、使君子氨酸受体(QAR)和红藻氨酸受体(KAR)。在对未成熟脑的生理研究中发现,NMDA 受体的含量明显高于 QA 和 KA 受体,随着生长发育,后两者的密度逐渐增加。NMDA 受体受到 L-谷氨酸的过度激活后引起脑损害的机制至少包括:① NMDA 受体调控的 Ca^{2+} 通道病理性开放,引起胞内 Ca^{2+} 超载;② 胞内 Ca^{2+} 激活磷脂酶 A_2 和 C,使膜磷脂降解,释放出大量花生四烯酸及其代谢产物白细胞三烯等,损伤血脑屏障;③ 刺激 nNOS 产生过量 NO,加重神经元损害;④ 以上因素又共同参与了神经细胞的凋亡。Tseng

的研究证明 DHCA 灌注中 L-谷氨酸等兴奋性神经递质诱导的神经细胞凋亡在再灌注后 8 h 达到高峰，以后略有改善。Redmond 对停循环 120 min(18 ℃)后存活动物模型病理研究发现，海马 CA-1 区的锥体细胞和脑干的浦肯野细胞因为 NMDA 受体密度较高，因此是停循环后病例损害最严重的区域。有研究表明 L-谷氨酸等兴奋性神经递质诱导的神经细胞损害可影响未成熟脑的发育，包括远期的认知能力和记忆功能。因此预防兴奋性神经递质引起的脑损害是 CPB 脑保护的又一项课题。

MK-801(dizocilpine)是一种大分子物质，能够非竞争性拮抗 NMDA 受体，因此被用来预防 CPB 中的脑损害。首剂 MK-801(0.75 mg/kg)静脉注射后，脑电活动可明显受到抑制，脑电图趋向平波。通过 MK-801 的保护作用，与对照组比较，海马 CA-1 区锥体细胞和脑干浦肯野细胞的损害数量减少 50%。波士顿儿童医院脑保护研究组的方法是 CPB 前给予动物首剂 MK-801 0.75 mg/kg 静脉注射，灌注阶段以 0.15mg/(kg·h)维持，再灌注阶段 MK-801 用药组 ATP、细胞内 pH 值、脑代谢和脑血流量的恢复水平均高于不用药的对照组。也有人将 MK-801 作为成分加入脑保护液做脑灌注，虽然脑保护效果好于单纯晶体灌注，但不及 UW 溶液。MK-801 在拮抗 NMDA 受体的同时，也抑制了由 NMDA 受体调控的 NO 的合成与释放，NO 是一种潜在的脑血管扩张因子，它在脑保护的机制中有正负两方面的作用。

（四）镁离子与脑保护

1987 年 Vink 等首先应用 ^{31}P 磁共振分光检测技术发现，在中度创伤鼠的神经细胞中，游离 Mg^{2+} 的含量降低 60%。近年来 Mg^{2+} 在中枢神经系统损伤发病过程中的调节机制已受到神经生物学领域众多学者的注意，但由于起步较晚，对其研究深度远远不及 Ca^{2+}。上海儿童医学中心近年实验研究发现应用 Mg^{2+} 组的血清钙离子水平明显低于对照组；另外通过对血清氨基酸的高效液相层析(HPLC)测定证实，Mg^{2+} 具有调节与中枢神经系统损伤发病有关的神经递质的功能，抑制 L-谷氨酸和天冬氨酸等兴奋性神经递质的过量释放。

目前认为当神经系统受损伤刺激后，其继发性的病理生理变化均由 Mg^{2+} 参与介导，低镁所致的脑损害机制至少包括：① 线粒体氧化磷酸化功能障碍，蛋白质合成和核酸代谢障碍；② Mg^{2+} 可竞争性抑制脂质过氧化反应，文献报道低镁时神经细胞膜可出现翻转和流动性减弱；③ Mg^{2+} 对兴奋性氨基酸 NMDA 受体具有闸门作用，体外研究发现人造脑脊液中含氯化镁 10 mmol/L 可阻断电压依赖 NMDA 受体调控的 Ca^{2+} 通道病理性开放所引起的胞内 Ca^{2+} 超载；④ Mg^{2+} 具有调节与中枢神经系统损伤发病有关的神经递质的功能，通过钙镁拮抗机制，Mg^{2+} 能稳定突触前膜，降低兴奋性神经递质的过度释放；⑤ Mg^{2+} 对调节脑血流量有关键作用，低镁可诱发 Ca^{2+} 介导的快速脑血管痉挛，而高镁则出现脑血管扩张，Mg^{2+} 扩张脑血管的机制还可能与阻断去甲肾上腺素的缩血管效应有关。

脑损伤后神经细胞内 Mg^{2+} 总量和游离 Mg^{2+} 含量降低的机制目前尚无确切的阐述,但较多的观点认为是创伤应激导致儿茶酚胺类激素的释放,cAMP 增加,引起 Na^+ 依赖的 Mg^{2+} 外流增加,细胞内游离 Mg^{2+} 含量降低;由于尿液排 Mg^{2+} 增加,引起 Mg^{2+} 总量的下降,由于小婴儿体内镁贮备量较低,CPB 血液稀释,术中和术后的利尿及禁食,过度输入枸橼酸盐库血,造成先心病术后的低镁血症具有普遍性。除非出现顽固的心律紊乱或心功能不全,补充镁剂并非术后常规。在有持续流量灌注的 CPB 中,低镁的脑损害可以不表现,但在 DHCA 灌注中,当急性脑损害因素施加后,低镁则介导了迟发性神经细胞的损害过程。而补充氯化镁 1 mmol/kg 具有显著改善缺血性脑损害的作用。

(王顺民,苏肇伉)

参 考 文 献

1 Duebener L F,Sakamoto T,Hatsuoka S,et al. Effects of hematocrit on cerebral microcirculation and tissue oxygenation during deep hypothermic bypass. Circulation, 2001, 18;104(12 Suppl l):1260 - 1264.

2 Sakamoto T,Zurakowski D,Duebener L F,et al. Combination of alpha-stat strategy and hemodilution exacerbates neurologic injury in a survival piglet model with deep hypothermic circulatory arrest. Ann Thorac Surg, 2002,73:180 - 189.

3 Spahn D R. Blood substitutes artificial oxygen carriers:perfluorocarbon emulsions. Crit Care, 1999, 3:R93 - R97.

4 Baron J F. Blood substitutes:haemoglobin therapeutics in clinical practice. Crit Care, 1999,3:R99 - R102.

5 Shin'oka T,Shum-Tim D,Jonas R A,et al. Higher hematocrit improves cerebral outcome after deep hypothermic circulatory arrest. J Thorac Cardiovasc Surg, 1996; 112:1610 - 1620.

6 Niazi S A,Lewis F J. Profound hypothermia:report of a case. Ann Surg,1957,147:264 - 266.

7 Jonas R A,Lang P. Open repair of cardiac defects in neonates and young infants. Clin Perinatol,1988, 15:665 - 677.

8 Ferry P C. Neouologic sequelae of open-heart surgery in children. An irritating question. Am J Dis Child,1990,144:369 - 373.

9 Swain J A,Anderson R V,Siegman M G,et al. Low-flow cardiopulmonary bypass and cerebral protection:a summary of investigations. Ann Thorac Surg,1993,56:1490 - 1493.

10 Newburger J W,Jonas R A,Wernovsky G,et al. A comparison of perioperative neurologic effects of hypothermic circulatory arrest versus low-flow cardiopulmonary bypass in infants heart surgery. The New England Journal of Medicine,1993,329:1057 - 1064.

11 Bellinger D C,Jonas R A,Rappaport L A,et al. Developmental and neurologic status of children after heart surgery with hypothermic circulatory arrest or low-flow cardiopulmonary bypass. The New England Journal of Medicine,1995,332:549 - 555.

12 Greeley W J,Ungerleider R M,Kern F H,et al. Effect of cardiopulmonary bypass on cerebral blood flow in neonates,infants,and children. Circulation,1989,80:1209 - 1215.

13 Greeley W J,Kern F H,Meliones J N,et al. Effect of deep hypothermia and circulatory arrest on cerebral blood flow and metabolism. Ann Thorac Surg,1993,56:1464.

14 Jonas R A,Bellinger D C,Rappaport L A,et al. Relation of pH strategy and developmental outcome after hypothermic circulatory arrest. J Thorac Cardiovasc Surg,1993,106:362 - 368.

15 Kern F H,Ungerleider R M,Quill T J,et al. Cerebral blood flow response to changes in arterial carbon dioxide tension during hypothermic cardiopulmonary bypass in children. J Thorac Cardiovasc Surg,1991, 101:618 - 622.

16 Watanabe T,Miura M,Orita H,et al. Brain tissue pH,oxygen tension and carbon dioxide tension in profoundly hypothermic cardiopulmonary bypass. J Thorac Cardiovasc Surg,1990,100:274 - 280.

17 Plessis A J D,Jonas R A,Wypij D,et al. Perioperative effects of alpha-stat versus pH-stat strategies for deep hypothermic cardiopulmonary bypass in infants. J Thorac Cardiovasc Surg,1997,114:991 - 1001.

18 Hicky P R. Neurologic sequelae associated with deep hypothermic circulatory arrest. Ann Thorac Surg,1998,65(6 Suppl):S65 - 69.

19 Kaku D A,Giffard R G,Choi D W. Neuroprotective effects of glutamate antagonists and extracellular acidity. Science,1993,260:1516 - 1518.

20 Gray A T,Buck L T,Feiner J R,et al. Interactive effects of pH and temperature on N-Methyl-D-Aspartate receptor activity in rat cortical brain slices.J Neurosurg Anesthesiol,1997,9:180 - 187.

21 Niwa H,Nara M,Kimura T,et al. Prolongation of total permissible circulatory arrest duration by deep hypothermic intermittent circulatory arrest. J Thorac Cardiovasc Surg,1998,116:163 - 170.

22 Nudar A,Eichstaedt H C, Bigley J E,et al. Effects of pulsatile and nonpulsatile perfusion on cerebral hemodynamics investigated with a new pediatric pump. J Thorac Cardiovasc Surg,124:413 - 416.

23 Gabriel Chow,Idris G, Roberts A, et al. The relation between pump flow rate and pulsatility on cerebral hemodynamics during pediatric cardiopulmonary bypass. J Thorac Cardiovasc Surg,1997;114: 568 - 577.

24 Onoe M,Mori A,Watarida S,et al. The effect of pulsatile perfusion on cerebral blood flow during profound hypothermia with total circulatory arrest:a randomized,prospective,double-blind study. J Thorac Cardiovasc Surg,1994,108:119 - 125.

25 Watanabe T,Orita H,Kobayashi M,et al. Brain tissue pH,oxygen tension,and carbon dioxide tension in profoundly hypothermic cardiopulmonary bypass. Comparative study of circulatory arrest,nonpulsatile low-flow perfusion,and pulsatile low-flow perfusion. J Thorac Cardiovasc Surg, 1989, 97:396 - 401.

26 Aoki M,Jonas R A,Nomura F,et al. Effects of cerebroplegic solutions during hypothermic circulatory arrest and short-term recovery. J Thorac Cardiovasc Surg,1994,108:291 - 301.

27 Robbins R C,Balaban R S,Swain J A. Intermittent hypothermic asanguineous cerebral perfusion (cerebroplegia) protects the brain during prolonged circulatory arrest. A phosphorus 31 nuclear magnetic resonance study. J Thorac Cardiovasc Surg, 1990, 99:878 - 884.

28 Coselli J S. Retrograde cerebral perfusion is an effective means of neural support during deep hypothermic circulatory arrest (Review). Ann Thorac Surg, 1997, 64:908 - 912.

29 Ren Z,Ding WX,Su ZK,et al. Mechanisms of brain injury with deep hypothermic circulatory arrest and protective effects of coenzyme Q_{10}. J Thorac Cardiovasc Surg, 1994 Jul,108:126 - 133.

30 Tsui S S L,Kirshbom P M,Davies M J,et al. Nitric oxide production affects cerebral perfusion and metabolism after deep hypothermic circulation arrest. Ann Thorac Surg, 1996,61:1699 - 1707.

31 Ayajik K,Kindermann M,Hecker M,et al. Intracellular pH and tyrosine phosphorylation but not calcium determine shear stress-induced nitric oxide production in native endothelial cells. Circ Res, 1996,78:750 - 758.

32 Duke T,South M,Stewart A. Altered activation of the L-arginine nitric oxide pathway during and after cardiopulmonary bypass. Perfusion, 1997,12:405 - 410.

33 Wagerle L C,Russo P,Dahdah N,et al. Endothelial dysfunction in cerebral microcirculation during hypothermic cardiopulmonary bypass in newborn lambs. J Thorac Cardiovasc Surg, 1998, 115:1047 - 1054.

34 Hiramatsu T,Jonas R A,Miura T,et al. Cerebral metabolic recovery from deep hypothermic circulatary arrest after treatment with arginine and nitro-arginine methylester. J Thorac Cardiovasc Surg, 1996,112:698 - 707.

35 Dawson V L,Dawson T M,Bartley D A,et al. Mechanisms of nitric oxide-mediated neurotoxicity in primary brain culture. J Neuroscience, 1993,13:2651 - 2661.

36 McCall T,White B J R,Boughton-Smith N K,et al. Inhibition of FMLP-induced aggregation of rabbit neutrophils by nitric oxide. Br J Pharmacol, 1988,85,517.

37 Lipton S A,Choi Y B,Pan Z H,et al. A redox-based mechanism for the neuroprotective and neurodestructive effects of nitric oxide and related nitroso-compounds. Nature, 1993,364:626 - 632.

38 Tseng E E,Brock M V,Lange M S,et al. Neuronal nitric oxide synthase inhibition reduces neuronal apoptosis after hypothermic circulatory arrest. Ann Thorac Surg,1997,64:1639 - 1647.

39 Tseng E E,Brock M V,Kwon C C,et al. Increased intracerebral excitatory amino acid and nitric oxide after hypothermic circulatory arrest. Ann Thorac Surg,1999,67:371 - 376.

40 Mcdonald J W. Physiological and pathophysiological roles of excitatory amino acid during central nervous system development. Brain Res Rev,1990,15:41 - 70.

41 Vink R, McIntosh T K,Demediuk P, et al. Decrease in total and free magnesium concentration following traumatic brain injury in rats. Biochem Biophys Res Commun, 1987,149:594 - 599.

42 Regan R F,Jasper E,Guo Y, et al. The effect of magnesium on oxidative neuronal injury in vitro. J Neurochem, 1998,70:77 - 85.

43 Zhang L,Rzigalinski B A,Ellis E F, et al. Reduction of voltage-dependent Mg^{2+} blockade of NMDA current in mechanically injured neurons. Science, 1996,274:1921 - 1923.

44 Perales A J,Torregrosa G, Salom J B,et al. Effects of magnesium sulphate on the noradrenaline-induced cerebralvasoconstrictor and pressor responses in the goat. B J Obstet Gynaecol, 1997,104:898 - 903.

45 苏肇伉,张志芳,黄惠民等.小儿体外循环深低温暂停循环心内直视手术脑电图监测.中华小儿外科杂志,1989,10:12-14.

46 李佳春,李功宋.体外循环灌注学.北京:人民军医出版社,1993.

47 徐志伟,苏肇伉,张志芳等.深低温低流量灌注对脑功能影响的实验研究.中华胸心血管外科杂志,1997,12:50-53.

48 白凯,苏肇伉,徐志伟等.血气管理策略对停循环术中脑保护的实验研究.中华胸心血管外科杂志,1999,15:367-370.

49 王顺民,苏肇伉,丁文祥.深低温体外循环脑保护技术的实验研究与临床应用(综述).国外医学心血管分册,1999,26:99-101.

50 丁文祥,苏肇伉.小儿心脏外科学.济南:山东科技出版社,2000,199-203.

51 王顺民,苏肇伉,徐志伟等.深低温停循环降温期血气管理对婴儿脑保护的研究.中华小儿外科杂志,2001,22:219-221.

52 王顺民,苏肇伉,朱德明.心脏手术深低温低流量灌注不同血气管理对婴儿脑保护的影响.中国胸心血管外科临床杂志,2001,8:73-75.

53 王顺民,苏肇伉,徐志伟等.深低温低流量灌注 pH 稳态对婴儿脑保护的研究.上海医学,2001,24:35-37.

54 王顺民,苏肇伉,朱德明.深低温低流量灌注 pH 稳态对乳猪脑保护的研究.中华胸心血管外科杂志,2002,18:25-27.

第六节　肺保护技术

　　CPB 术后肺功能损伤一直被认为是一个值得探讨的临床问题,其临床表现各异,可从亚临床型至明显的呼吸窘迫综合征(ARDS),如果出现 ARDS,则预后较差。多年来,CPB 肺保护一直受到手术者、麻醉师和监护医师的广泛重视。随着灌注技术的不断完善,CPB 术后患儿肺部并发症的发生率和严重程度均显著降低,但 CPB 术后肺功能障碍的发生率仍高达 15%～30%,在先心病合并肺动脉高压(简称:肺高压)的婴幼儿病例尤其突出。尽管对肺功能损伤研究并不少,但对于其具体的病理生理学机制的认识,尤其对肺功能损伤的预防和治疗的研究目前尚不完善。近几年来国内外对心脏手术后肺功能损伤机制、病因学和肺保护方面有了新的认识和进展。

一、术后肺功能损伤的各方面表现

(一)生理变化

　　CPB 术后的生理变化表现为:① 通气功能障碍;② 换气功能障碍;③ 肺泡表面活性

物质的损伤。评价这些功能的变化可通过多项测定而得。肺功能试验测定显示功能残气量（FRC）、吸气容量、包括补吸气量（IRV）等的降低，残气量（RV）和肺顺应性的下降，气道阻力的增加。通气功能障碍测定肺顺应性、气道阻力。在分别测定气道峰压（Ppeak cmH_2O）、吸气停顿压（Ppause cmH_2O）、潮气量（TV ml）、吸气频率（F 次/分）、吸气氧浓度（FiO_2 %）、吸气比例（insp%）等后得出：肺静态顺应性（LC）＝TV/Ppause，肺气道阻力（AR）＝（Ppeak-Ppause）×0.6×insp%/（TV×F）。

小儿在心内修补术中和术后易发生严重的支气管痉挛增加气道阻力，可能因素包括补体激活和低温。C3a 和 C5a 刺激肺泡巨噬细胞释放组胺，导致支气管平滑肌收缩。术后再通气时，左心房内的组胺水平高于右心房。寒冷刺激诱导组胺释放引起荨麻疹，提示低温下手术的小儿，其肺内组胺释放增多。10 岁以下患儿发生支气管痉挛的阈值很低，在撤离呼吸机过程中，极易并发支气管痉挛。先心病患儿，有时伴有先天性支气管软化或先天性气管狭窄，且往往在术后才被发现。

CPB 术后肺功能损伤还包括肺组织的渗透性增加、肺血管阻力增加和肺泡表面活性物质减少。肺毛细血管内皮细胞的通透性增加可引起肺组织间质的水肿、蛋白积聚和炎症细胞在肺组织的聚集。肺水肿和肺血管阻力的改变都可影响肺泡-动脉氧分压梯度增加和换气功能。换气功能障碍测定：肺泡-动脉氧分压梯度（$AaDO_2$）、呼吸指数（RI＝$AaDO_2$/PaO_2）。据血气分析测定的氧分压（PaO_2 mmHg）、二氧化碳分压（$PaCO_2$ mmHg），结合当时吸入的 FiO_2 测得：肺动脉-肺泡 PaO_2 浓度梯度（$AaDO_2$）＝（FiO_2×716－$PaCO_2$/R）－PaO_2

公式中：　　　　　　　　　　　　　　R（呼吸商）＝0.8

肺上皮-毛细血管内皮通透性与肺水肿的形成、肺泡蛋白蓄积、促进炎性细胞分离密切相关，所有这些因素均可影响肺功能。CPB 后肺水肿的程度和毛细血管内皮细胞渗透性增加的试验可通过测定以下指标的增高来判定：锝 99－m（$^{99}T_c^m$）-标记的二亚乙基三胺五乙酸盐转移率的增加、放射性标记的运铁蛋白的蛋白蓄积指数等放射性标记的蛋白指数、静脉注射 ^{67}Ga 水平转移结合物以及其他类似的指标。蛋白积聚程度可以是手术前的 2～3 倍甚至更高，表明肺水肿的严重程度。携氧能力受损主要因肺微血管通透性增加所致。在极严重病例，胸部 X 线平片可表现为肺野模糊。血管外肺水增多，造成肺间质水肿，导致氧弥散能力下降。同时，萎陷和水肿的肺泡造成生理性肺内分流，导致通气/灌注失衡（ventilation/perfusion mismatching）。文献报道 CPB 后患儿支气管肺泡灌洗液（bronchoalveolar lavage，BAL）样本中的蛋白含量增高了 3～4 倍。水肿导致肺顺应性下降。先心病手术期间，过长时间的麻醉和机械损伤对肺的打击，造成患儿的肺顺应性下降；而 CPB 与非 CPB 患儿相比，前者肺顺应性下降更为显著；且 CPB 时间与肺顺应性受损程度呈正相关。肺血流增多和肺充血患儿的肺顺应性在术前已下降。但这些改变并非是造成 CPB 后最初阶段的肺损伤的主要原因。

术后肺功能的减低可表现为：$AaDO_2$ 的增加，肺水肿的程度及肺血管阻力的增加，肺的顺应性减低，但这种肺功能障碍的生理变化对大部分心脏病患者术后肺功能的影响不大。CPB 术后引起的肺功能障碍轻者无临床症状，重者有一小部分患者可引起临床症状的肺功能损害，严重的就是 ARDS，既有通气功能障碍又有呼气功能障碍。在 CPB 术后 ARDS 的发生率为 1%，ARDS 的死亡率相当高，尤其是当 ARDS 成为多器官功能障碍综合征的一部分时更为严重。儿童和新生儿 CPB 后的肺功能试验还发现其用力肺活量水平、吸气容积和小气道流速降低。

CPB 本身还可影响肺泡表面活性物质的活性，尤其是新生儿和小婴儿。ARDS 的发病机制中肺泡表面活性物质（PS）起了相当重要的作用。PS 是肺泡 Ⅱ 型上皮细胞合成、分泌的磷脂-蛋白混合物，分布在肺泡液、气交界面，具有降低肺泡表面张力，促进液体吸收，保持呼气末肺泡扩张状态，增强肺的防御功能等作用。然而，文献认为 PS 的变化对术后肺功能损伤的晚期才有影响。形态学研究表明，CPB 后存在大片肺不张，部分病例 PS 发生改变。动物实验发现，随着 CPB 灌注时间的延长，PS 活性随之降低，同时肺顺应性也降低；节段性肺不张是造成肺顺应性下降的另一原因，其机制可能为肺泡 Ⅱ 型上皮细胞功能不良，导致 PS 生成减少。肺顺应性下降造成机械通气时间延长，尤其是新生儿和婴儿病例，进一步引起呼吸道感染的发生率上升。

肺损伤主要的血液动力学特征是肺血管阻力增高所致的肺高压。肺损伤的早期，肺血管阻力增高主要是肺血管平滑肌收缩所致。肺血管张力靠肺血管舒张和血管收缩的平衡来调节。肺血管舒张的细胞机制最终通过环鸟苷酸（cGMP）或环腺苷酸（cAMP）介导。cGMP 介导的肺血管舒张是内皮依赖或非上皮依赖型的。乙酰胆碱为内皮依赖型 cGMP 介导的肺血管舒张介质，通过激活内皮细胞上的蕈毒碱受体，刺激 NO 的合成与释放，作用于邻近的肺血管平滑肌 细胞内的鸟苷酸环化酶产生 cGMP。硝基血管扩张剂（如：硝普钠）通过直接刺激肺血管平滑肌鸟苷酸环化酶产生 cGMP 来舒张肺血管平滑肌。另一方面，由 cAMP 介导的介质（如：异丙肾上腺素）通过激活肺血管平滑肌细胞膜受体，激活腺苷酸环化酶，产生 cAMP。急性肺损伤时，肺血管张力增高可能是全身或局部的血管收缩剂增高之故。另一方面，肺损伤时肺血管舒张机制受损可能是肺血管收缩占优势之故。

术后肺循环的不稳定是临床上的一个难题，尤其对左向右分流型先心病合并肺高压患儿而言，此类患儿自胚胎起，肺血管床即发生异构。即使是年龄低于 8 个月的患儿，根据心内结构异常的不同，其肺血管已发生严重的中膜增厚；有些病例甚至发展至内膜增生。术后即刻，肺动脉压力有所下降，但往往仍高于正常值。若存在严重的中膜增厚，术后肺动脉易突然升高，肺动脉呈痉挛状态，心排血量突然下降，发生肺动脉高压危象（pulmonary hypertensive crisis，PHC）。肺动脉高压危象易发生在术后第二、三日。机械通气过程中，氧合良好的患儿发生肺动脉高压危象的主要原因是临床未引起注意的缺氧和代谢性酸中毒。处理肺动脉高压危象的最有效途径是尽可能在婴儿期早期手术。

（二）生化变化

各种生物化学改变可反映出 CPB 后存在肺损伤,包括直接或间接造成肺损伤的某些物质(如:炎症细胞,中性粒细胞弹性蛋白酶),或肺损伤时组织释放的某些产物(如:Ⅳ型胶原蛋白的分解产物——基底膜的主要成分,或前降钙素的 7S 蛋白片段),肺正常释放的产物减少(如:一氧化氮)。

炎症细胞、中性粒细胞弹性蛋白酶(neutrophil elastase)和蛋白水解酶(proteolytic enzyme)的增加至今一直是作为 CPB 术后肺损伤的标志,Tonz 检测到了中性粒细胞弹性蛋白酶与术后呼吸参数、肺内分流的相关性。然而,其他研究发现其与术后血气交换、急性肺损伤之间无明显的相关性,因而认为它不能作为肺损伤的一个指标。

此外,CPB 术后还释放许多炎症因子,如肿瘤坏死因子 α(TNF-α),白细胞介素-6(IL-6),白细胞介素-8(IL-8),白细胞介素-10(IL-10)。TNF-α 是巨噬细胞和单核细胞分泌的,是一种致热源,并激活中性粒细胞和内皮细胞。IL-6 具有促进炎症反应又有抑制炎症反应的作用,参与中性粒细胞介导的缺血-再灌注损伤,又可抑制 IL-1 和 TNF-a 的活性。IL-8 由内皮细胞、单核细胞和 T 细胞分泌,被认为是导致脏器功能障碍的中间介质,它可调节淋巴细胞的功能,在成人呼吸道疾病发病中具有重要的作用;IL-8 的水平与心肌的肌钙蛋白水平相关,提示也参与 CPB 术后的心肌损害。IL-10 可抑制中性粒细胞与内皮细胞的黏附作用,实验中发现可减轻在 CPB 中由于缺氧导致的损伤作用。肺组织内,胞核内的细胞间黏附分子-1(ICAM-1)的 RNA 片段在 CPB 开始后就升高,3 h 达最高,其次是在心肌,再次是在脑组织。这种 RNA 片段标志着组织的缺氧损伤的程度和炎症介质在肺组织中的过滤和滞留。调节炎症反应的细胞间黏附分子水平的升高,可增强中性粒细胞对内皮细胞的黏附作用,加深炎症反应的程度;黏附分子家族系列的蛋白分子 sGMP-140 也在 CPB 后明显升高;还有中性粒细胞表面的配体 sLex 的增加都表明一系列黏附作用的开始。

Ⅳ型胶原蛋白是肺组织基膜的重要组成部分,它的分解产物如 7S 胶原蛋白片段可以标志肺组织的损伤,CPB 术后 7S 胶原蛋白片段水平升高的同时在肺泡液内也可测到高浓度的基质金属蛋白水解酶(matrix metalloproteinase,MMP)和聚积的中性粒细胞。此外,肺组织具有丰富的降钙素原,在肺组织发生炎症时,血浆中的降钙素原急剧上升,与其他炎症因子相比,增高的前降钙素与 CPB 后 Murray 肺损伤评分有很好的相关性。

肺损伤后释放出来的物质(NO)减少。由于 CPB 术后肺血管内皮细胞和肺上皮细胞的损伤,可导致肺组织呼出的 NO 减少。Pearl 比较并证实了肺组织呼出的 NO 减少与肺顺应性降低、肺泡-动脉氧分压梯度增加和气道阻力增高的相关性,然而呼出的 NO 与血浆亚硝酸盐水平相关不明显,提示肺组织呼出的 NO 减少主要是支气管内皮细胞的损伤而不是肺血管内皮的损伤。然而,在紫绀型患者中,尤其在 DHCA 手术后,肺血管阻力(PVR)会有所下降,这主要是由于慢性缺氧的刺激,不但刺激内皮细胞,而且心肌细胞和中心粒细胞分泌NO增多,即 NO 的水平要高于非紫绀型患者;高的 NO 会导致亚硝酸盐的氧自由基增加（OONO⁻）,后者可引起肺损害,但比较未达到统计学意义。CPB 后可观察到呼出气中 NO 减少可能是肺损伤的一个指标。CPB 后 NO 生成减少是暂时性肺血管内皮或肺上皮受损之故。Beghetti 等发现 CPB 后呼出气 NO 减少与肺顺应性降低、肺泡-动脉血氧分压差升高、气道阻力增高有关。呼出气中 NO 水平可用于监测 CPB 诱导的内皮损伤以及评估减少这些损伤所用治疗的效果。McMullan 等报道 CPB 后内源性 NO 生成减少,且这种减少呈基因表达独立性。

（三）组织学变化

CPB 术后通过对肺组织的病理切片观察可发现肺泡水肿、红细胞和中性粒细胞外渗,以及肺泡毛细血管充血。CPB 后典型的肺脏光镜表现为:肺小动脉和肺泡毛细血管充血伴有局灶性和弥漫性肺不张,肺泡间隔因充满异常增多的线型细胞、间质单核细胞和多核细胞、充血的小血管而增厚。在肺泡和支气管内偶见新鲜出血和水肿。电镜观察包括毛细血管周围空间和肺泡间隔的弥散现象,上皮细胞、肺细胞和内皮细胞胞质肿胀、坏死,线粒体嵴肿胀、破裂,内质网扩张;且这些结构异常的严重程度与 CPB 时间、患儿术后并发呼吸衰竭密切相关。CPB 后动物模型电镜下也有相似的肺结构改变和损害。

先心病手术愈来愈趋于低龄化,新生儿或小婴儿 CPB 环路的预充,其液体量相对较大;因此,CPB 时患儿体内同种异体的血液成分相对较高,其免疫和凝血反应可对肺脏造成负面影响。同时,为了提供一个无血手术野,以及较长的缺血时间,往往采用低流量或无灌注流量、低灌注温度转流技术。低温可减少组织耗氧,但在降温和复温过程中也改变了内皮细胞和平滑肌细胞的结构和功能,造成术后肺血管的不稳定性。紫绀型先心病有丰富的支气管循环,存在大的支气管侧支血流的患儿需高流量灌注以维持体循环有足够的灌注。主动脉阻断期间,肺微循环的高流量和高压力更易造成肺水肿。

二、以往对肺功能损伤因素和机制的认识

对肺功能损伤因素的认识主要是由 CPB 引起的炎症反应引起。炎症反应由以下两种形式的损伤所产生:① 血液成分与 CPB 管道非生理性人工管道界面的接触,这种接触首先导致凝血、纤溶和血小板系统的激活,继而包括巨噬细胞、单核细胞、淋巴细胞、内皮细胞等细胞防御系统也被激活。这些被激活的系统释放出包括细胞因子（TNF、IL-1 等）,脂类代谢产物（白细胞三烯、前列腺素合酶、血小板活化因子等）,蛋白酶（弹性蛋白酶、胶原酶）,氧中毒产物（超氧化物、H_2O_2 等）,黏附蛋白（selectin,ICAM,CD11/18）以及补体等炎症介质。这种炎症反应起初是作为一种机体防御机制,但过多的激活会导致组织损伤和器官功能障

碍,其中中性粒细胞的激活在组织损伤方面起着重要作用。激活的中性粒细胞能通过黏附分子增加对内皮细胞的亲和力,它们大量积聚在肺组织当中,释放出超氧化基团和弹性蛋白酶等炎症介质,导致组织水肿,肺泡出血。② 缺血-再灌注损伤。CPB 由于肺缺血使内皮细胞遭受缺氧损伤,细胞内 ATP 生成减少并释放出 IL-6、IL-8 等炎症介质,内皮细胞作为表面表达抗原成为激活的中性粒细胞的靶细胞。待肺血流恢复后,内皮细胞又接受持续再灌注,产生大量的细胞毒性酶如髓过氧化物酶,且氧自由基大量释放导致内皮损伤,造成肺顺应性和肺泡动脉-氧分压梯度异常。先前由于氧自由基形成和炎症介质释放导致的肺泡毛细血管渗出形成的肺水肿,又加重了肺顺应性的下降和肺泡动脉氧分压梯度异常。

三、肺功能损伤机制的研究与实施

(一) 心脏手术中体外循环与非体外循环因素

CPB 术后肺功能损伤应该是来自 CPB 手术的各个方面和各个不同时期,如麻醉、开胸、胸膜暴露、肝素鱼精蛋白使用、低温、肺通气阻断和主动脉开放再灌注时。因此,很难断定肺功能损伤就与 CPB 本身有关。

1. 麻醉因素　许多大手术和 CPB 术后都不可避免地引起肺功能损伤,文献报道与麻醉有关。CT 扫描显示几乎所有患者麻醉后都可引起肺不张,与气管插管机械通气有关。与其他大手术相比,CPB 术可加重肺损伤的程度并延缓肺功能的恢复,这主要与 CPB 术有关的体循环炎症因子有关。值得注意的是,随着 CPB 材料的不断改进(如用膜式氧合器替代鼓泡式氧合器)以及麻醉管理的改进(如尽早拔管、快通道康复),大大降低了肺损伤程度。

2. 体外循环期间的温度　CPB 期间的温度对肺功能的影响仍存在着分歧。Birdi 认为 CPB 灌注温度并不影响冠状动脉旁路移植术后气体交换,影响指标 $AaDO_2$,然而,有其他报道认为在常温 CPB 术后出现肺内分流的减少,而且肺泡-动脉氧阶差都减少,提示常温 CPB 可能保护术后的肺功能。

3. 体外循环与非体外循环　随着非 CPB 冠状动脉旁路移植术的开展,非 CPB 术后对肺功能的影响研究增多,与 CPB 术比较体循环的炎症反应明显减少,因而可减轻术后肺功能的损伤。已经证明前者术后循环中的中性粒细胞、单核细胞和中性粒细胞蛋白酶明显减少,而且脂质和氢过氧化物的水平也明显降低。Kilger 检测到非 CPB 术降钙素原水平较低,肺功能损伤程度较轻。尽管这样,临床上却发现两者术后都有相同程度的 PaO_2 低,肺泡动脉氧差增加,肺内分流增加。对于呼吸机使用的时间而言,非 CPB 只对再次冠状动脉搭桥术有利,而对首次冠状动脉旁路移植术,CPB 与非 CPB 方法术后呼吸机使用的时间无差异。因此,虽然 CPB 可引起肺功能的损伤,但 CPB 本身并不是引起术后气体交换异常的主要原因,可能为综合因素。

(二)体外循环中与肺损伤的有关因素及发生机制

1. 多形核白细胞的激活 CPB 通过血液与人工管道表面相接触的机械作用,激活多形核白细胞(polymorphonuclear leukocyte,PMN),另外有许多因子也可激活 PMN,如细胞分裂因子 IL-1,IL-2,IL-6,IL-8 和 TNF-α。此外,还有血小板活化因子、白细胞抑制因子、花生四烯酸、B₄ 都参与了此过程。而 IL-6 在不同条件下,既有预防炎症作用,又有促进炎症的发生而导致肺损伤。PMN 的激活可释放许多蛋白水解酶和氧自由基化合物进入体循环和局部肺组织。这些物质包括 PMN 弹性蛋白酶和氧自由基,这些酶通过破坏肺组织的结构而至肺损伤,因此可增加肺泡-内皮细胞的通透性,引起肺水肿,影响气体交换和肺功能。

2. 补体激活 在使用鼓泡或膜式氧合器时,CPB 造成的肺损伤的最主要机制是补体激活。CPB 的材料是非生物的,尽管有许多改进,但这些材料不可能是完全无害的。当血液与这些人工材料接触时,C3a 和 C5a 由前体产生,经替代途径激活,为强过敏毒素,可促进肺循环中白细胞的聚集,造成许多生物学介质和细胞毒物质的释放,导致肺内粒细胞分离,肺内皮细胞损害,包括形态学改变和通透性增高。

3. 中性粒细胞-肺内皮的黏附 CPB 期间随着 PMN 的激活,细胞表面黏附分子的增加,促进中性粒细胞与肺组织的黏附,结果导致中性粒细胞在肺组织的积聚和进一步激活 PMN,并释放出中性粒细胞酶直接导致肺损伤。细胞间黏附分子-1(CD18 片段)可增加对肺内皮细胞的作用和增加中性粒细胞的肺聚集,同时补体 C3 在这当中也起着催化促进作用。而 C5a 参与了分子黏附的部分作用。肺内皮细胞功能障碍是"灌注后综合征"的核心,它先于形态学异常。肺内皮细胞控制血管通透性和血管张力,帮助调节局部血流。内皮功能因切应力、黏附的活性中性粒细胞释放氧自由基、蛋白水解酶和一些药物而受损。内皮的最基本作用是屏障功能,阻止过多的液体进入肺泡和肺间质。这种功能通过两种途径实现:细胞旁和经细胞途径。细胞旁转运主要是水和小分子溶质,由细胞间的紧密连接来控制。经细胞转运由质膜的特定区域和区域内的小泡囊的特性来决定,细胞膜的这些区域有助于控制小分子的转运。在正常肺脏,毛细血管内皮和肺泡基膜是带负电的,毛细血管基膜位于它们中间,是带正电的。这三层带电膜对防止肺水肿起重要作用。白蛋白带负电,被内皮排斥;用于中和 CPB 后肝素抗凝作用的鱼精蛋白带正电,可黏附于内皮的质膜上,中和其负电荷,造成白蛋白漏入间质。内皮负电荷的丢失与肺重量增加有关。新生儿肺较成熟肺更易水肿,可能与出生 1 周内毛细血管内皮细胞表面电荷变化快有关。为确保屏障功能,内皮细胞需黏附于基膜上,且相互间紧密连接。在内皮细胞内,基质和黏附斑通过多种介质蛋白黏附于肌动蛋白细丝上。肌动蛋白细丝的外聚会导致通透性增高,以及白细胞迁移至血管外间隙。在心脏手术期间,即使肝素化后,凝血酶的活性仍偏高,引起肌动蛋白细丝分解,造成肺血管通透性增高。

4. 中性粒细胞弹性蛋白酶(neutrophil elastase，NE) CPB 结束后也可见体循环中性粒细胞弹性蛋白酶水平增高，一直被认为与肺损伤有关。弹性蛋白酶目前被认为不仅是 PMN 活动的标志，而且还可以引起肺组织的直接损伤，这种损伤是通过对肺组织的超微结构和内皮组织的蛋白水解作用进行。此种酶可被其他因子如 IL - 6 所加强。

5. 氧自由基 中性粒细胞通过产生反应性氧气物质激活 NADPH 氧化酶膜来损害肺内皮。氧自由基是被激活的氧的高反应性代谢产物，包括超氧化物阴离子(O_2^-)、过氧化氢(H_2O_2)、单线态氧($^1O_2$)、羟基($\cdot OH$)和氢氯酸(HOCl)，后两种代谢物由 H_2O_2 衍生而来。体外实验研究表明，内皮细胞主动参与自身的破坏。中性粒细胞通过激活 NADPH 氧化酶膜来损害肺内皮，但内皮细胞自身也通过过氧化氢减少亚铁离子生成有毒的羟基。CPB 可引起术后氧自由基增加和组织的谷胱甘肽(GSH)的水平增高。脊髓过氧化物水平在 CPB 结束时较高，但对肺损伤的影响尚有争议。在 CPB 术后氧自由基增高代表术后 ARDS 发生率很高。尽管有证据表明 CPB 期间肺损伤与补体激活和中性粒细胞分离有关，但很少有资料表明肺损伤与氧自由基有关，这主要与临床实践中氧自由基产物半衰期过短，不易准确测定有关。此外，它们只作用于微循环，在循环水平中浓度不高。但与正常供氧的 CPB 相比较，高氧 CPB 可增加氧自由基对肺的损害，这可从术后肺活量降低和 FEV_1(第一秒钟用力呼气量)水平低而得出。

6. 溶酶体酶的损害作用 受刺激的中性粒细胞除释放氧自由基外，还释放多种溶酶体酶，这些酶可诱导血管损伤。CPB 后，嗜苯胺蓝粒标记物——中性粒细胞弹性蛋白酶、中性粒细胞标记物——乳铁传递蛋白和髓过氧化酶均增加。细胞毒性分析显示，激活的中性粒细胞培养的人微血管内皮细胞，其受损程度因加入丝氨酸蛋白水解酶抑制剂而减少 60%，而氧自由基清除剂、超氧化物歧化酶、过氧化氢酶、叠氮化钠和硫脲无明显作用。中性粒细胞蛋白水解酶造成的内皮细胞分离呈剂量依赖型，但不造成细胞溶胞。这种分离作用可用蛋白水解酶抑制剂防止，而非氧自由基清除剂。因此，中性粒细胞溶酶体酶和氧自由基对肺内皮细胞的损害作用可能是独立的。

7. 内毒素介导的肺损伤 内毒素是一种有革兰阴性细菌壁衍生而来的脂多糖，它可诱导严重的低氧血症和肺高压。CPB 期间，患儿血中可检测到内毒素，在主动脉重新开放和 CPB 撤离前间隙，其水平增高。在滴注系统、外科手套和血液透析环路中可能存在无菌的内毒素污染。理论上极少量的内毒素都有可能刺激中性粒细胞，加重氧自由基的损伤作用。

8. 支气管动脉的血供 近来的研究表明 CPB 术后肺功能障碍与 CPB 期间肺组织的缺血损伤有关。早在 1847 年就有作者在狗的实验中结扎了肺总动脉后，发现支气管动脉的血流代偿性地明显增加。CPB 期间由于肺总动脉血流的缺乏，肺组织的血流是通过支气管动脉的血流供应，CPB 开始后，支气管动脉的血流非但未增加反而明显降低，须在再灌注 60 min 后才恢复正常水平，而且与肺损伤的发生密切相关。可能的原因是由于 CPB 期间肺无通气,有 CO_2 集聚引起支气管动脉的收缩,但支气管动脉血流下降是在 CPB 开始瞬间出现,很难用来解释;那么是否是因为缺乏搏动血流的灌注呢? 在 CPB 期间控制性地进行肺动脉的持续灌注也并未明显改善支气管动脉的血流,说明支气管动脉血流的降低也不是由于无肺动脉血流灌注引起的。由于 CPB 期间大都采用平流灌注,灌注压持续,可能的解释是支气管动脉血流的下降是由于缺乏搏动性血流,这就提示在 CPB 一开始就存在肺功能的潜在损伤,要解决的方法是在 CPB 中用搏动性的血流。

9. 代谢因子的不平衡 许多花生四烯酸都有缩血管功能,前列腺素 E_2 能引起舒血管作用;而 LT-C4(淋巴毒素 C4)和血栓烷 B_2(TXB_2)能引起缩血管作用。CPB 术后影响肺功能确切的因子目前尚不清楚。但有趣的是,在缺血-再灌注损伤后肺组织是 TXB_2 的主要来源。在羊的动物实验中证明了肺组织损伤与升高的 TXB_2 之间的关系。在 CPB 术后有严重肺功能损伤的患者(Murray 肺损伤评分,Ⅱ级)具有低的前列腺素 E_2 和高的 TXB_2,而 LT-B4(淋巴毒素 B4)和 LT-C4 水平保持不变。因此,这些花生四烯酸代谢物间的不平衡,而不是它们个体的作用,可能导致 CPB 后肺水肿的发生。有学者认为 CPB 后肺环氧合酶表达增强可能导致这种不平衡的发展。前列环素和血栓烷 A_2 由内皮产生,血小板是血栓烷 A_2 的首要来源。前列环素是一种血管扩张剂,抑制血小板聚集。血栓烷 A_2 是一种血管收缩剂和前聚集物。近期的研究发现肺高压患儿类花生四烯酸的生物合成不平衡,血栓烷 A_2 合成增多,引起血管收缩和抗血小板聚集。这种类花生四烯酸合成的不平衡是肺血管疾病发展过程中的早期改变,可出现在可逆性肺血管疾病的患儿中,也可出现在进行性不可逆肺血管疾病的青少年病例中。

内皮缩血管肽是由内皮产生的一种血管收缩剂。肺高压患儿术前循环中的内皮缩血管肽水平是正常的。然而,在所有经历心内修补术的患儿,CPB 术后即刻内皮缩血管肽增高;肺高压患儿增高程度明显高于无肺高压患儿;这可能与肺高压患儿 CPB 期间肺提取内皮缩血管肽障碍有关。CPB 对内皮缩血管肽释放的作用机制尚不清楚,许多因素可刺激内皮缩血管肽释放,包括手术应激、休克和肺泡缺氧等。CPB 期间,这些因素均发挥作用,循环中内皮缩血管肽的增多可造成体循环和肺循环血管张力的增高,尤其是术前存在肺高压的患儿。

NO 是一种内皮衍生的血管扩张剂,由 L-精氨酸经 NO 合酶催化而成。NO 在不同的病理条件下,可有细胞保护作用,也可有细胞毒性作用。主要的细胞保护作用为抑制中性粒细胞聚集,从而减少炎性细胞释放超氧化物。主要的细胞毒性作用为通过直接作用于血红素酶和非血红素酶来抑制细胞代谢。选择性诱生型 NO 合酶抑制不会减轻 CPB 诱导的炎症反应,经诱生型 NO 合酶催化合成的过多的 NO 可能是 CPB 诱导的炎症反应的一种细胞保护性作用。因此,引起术后肺水肿的最关键的因素是这些代谢因子的不平衡而并非因子本身的增减。有人认为,CPB 术后肺组织增高的环氧合酶可引起这种代谢因子的不平衡。

四、心脏手术围术期肺功能损伤防治进展

1. 药物方面　防治肺功能最常见的药物治疗是皮质激素和抑肽酶。在 CPB 前皮质激素的应用可减少炎症因子的释放，如 IL-6、IL-8 和 TNF-α。此外，甲基强的松龙能抑制中性粒细胞 CDⅡb 和中性粒细胞补体激活的趋化性，因此可减少中性粒细胞的数量和抑制中性粒细胞的活动。在猪的动物实验模型中，术前经使用甲基强的松龙后术后肺功能明显改善，包括肺血管阻力和肺水肿，然而却不能抑制 PMN 的活性。PMN 的活性在目前 CPB 中是肺损伤的主要因素；而且在随机的临床试验中，在开胸或 CPB 开始时使用甲基强的松龙，术后与对照组比较，后者具有相同或较高的 $AaDO_2$、较长的术后插管时间和肺内动静脉瘘的发生，因此甲基强的松龙治疗并不能完全预防术后严重的肺部并发症。在 CPB 中抑肽酶的使用按 7 万～10 万 KIU/kg 给药；皮质激素的使用按 5 mg/kg 给药，大于 20 kg 者最多用至 100 mg。许多药物可用于减少 CPB 造成的器官损害，包括类固醇、蛋白水解酶抑制剂，以及自由基清除剂。离子螯合物去铁胺可减少 CPB 期间肺脏中的液态过氧化物。然而，氧自由基生成减少并不改善术后的呼吸功能。另外，文献表明抑肽酶也可抑制 TNF-α、中性粒细胞蛋白水解酶、补体和中性粒细胞 CDⅡb 的活动。也可抑制 IL-8 水平的升高。抑肽酶的使用可减少术后肺部并发症、术后死亡率和 ICU 的滞留时间。在心脏移植的患者中使用用抑肽酶后也可减少炎症反应和肺功能损伤。外源性肺泡表面活性物质的替代治疗可挽救许多术后因肺泡Ⅱ型上皮细胞受损所引起的肺功能损伤。

2. 抑制中性粒细胞和弹性蛋白酶抑制剂　中性粒细胞的抑制可减少术后炎症反应，这可从 IL-8 的产物的减少而测得。在一些研究中，中性粒细胞的抑制并不能改善术后氧分压水平和肺的血液动力学指标，但有报道认为却有良好的肺保护功能和抑制氧自由基的功能。特异的中性粒细胞弹性蛋白酶抑制剂（ONO-5046·Na），方法是：2000 mg 溶解在 50 ml 的 5% 葡萄糖注射液中，在麻醉开始后至 CPB 结束以 15 mg/(kg·h) 静脉点滴，术后显示了良好的肺保护效果。抑制肺内白细胞聚集和分离可能是一种有效的治疗方法。CD18 单克隆抗体可防止中性粒细胞黏附于内皮，这种方法目前用于评估多种实验性肺损伤的预防，包括败血症休克、化学损伤、缺血-再灌注损伤以及白细胞激活介质等；阻止内皮细胞黏附分子也是一种治疗方法。

3. 人工管道的改进　用肝素结合的管道加白细胞超滤技术可以降低 CPB 术后的炎症反应。与传统管道相比较，肝素化管道可改善肺的顺应性，降低肺血管阻力及肺内分流的发生。然而这种作用可能时间较短，可能有时无临床意义。此外中空纤维膜式氧合器和鼓泡式氧合器比较，后者容易引起 CPB 术后白细胞的激活。补体激活是肺损伤最基本的和中心的机制，血液与 CPB 环路中的人工材料接触就发生。比较不同材料制成的膜式透析仪的补体激活反应后发现铜状物透析仪中 C3a 的产生是磺酸聚丙烯腈膜式透析仪的 20 倍。使用

特定的预充液可避免血中补体和人工材料之间相互作用。CPB 期间,右旋糖酐 70 可减少补体 C3 片段的激活。血浆增容剂聚明蛋肽加入预充液中,可减少补体激活。补体激活的减少可能是改善 CPB 造成肺损伤的一种主要的有效途径。

4. 持续超滤 持续超滤可去除循环中的坏死因子、炎症因子,并能减少术后组织水肿、肺高压的发生和改善肺功能。方法是:流量 5～10 ml/(kg·min)在降温、主动脉开放前 10 min 和整个升温阶段进行。持续超滤也可减少肺组织的丙二酸化合物的聚集。

5. CPB 期间肺通气 心脏外科医师已知在 CPB 期间可以停止通气,因为不再需要通过肺进行血液气体交换,而且机械通气又会影响心脏手术操作。由于在 CPB 主动脉阻断时肺组织仅靠支气管动脉供氧,如在 CPB 期间无机械性的通气会存在某些肺组织的缺氧,而且目前有实验证实在 CPB 期间过低的通气可至术后局部肺不张、肺水肿和肺顺应性差,且有很高的感染率,因此,有作者提出 CPB 期间机械性的通气可避免这些并发症的出现。所以非常有必要进行持续性的肺通气,通过气体弥散供氧给肺组织。

(1) 气体通气 在 CPB 主动脉阻断期间,曾使用了许多肺通气的研究,如采用有效通气操作方法(vital capacity maneuver,VCM):设定气道峰值压力 40 cm H_2O,吸入氧浓度 40%,持续气道正压(CPAP)和持续通气。在猪的动物实验中,在 CPB 结束前使用 VCM,术后经 CT 证实不仅可改善术后的气体交换,而且减少肺不张的发生。但是持续的 VCM 并不能产生额外的效果。在临床上 CPB 时如果接受 CPAP 术后血气分析好,则肺内分流减少,但是这在动物实验中尚未证实。

目前,在 CPB 期间持续肺通气的效益不是一直能得到证明,有的报道认为并无保护肺功能的作用。在动物实验中 CPB 期间持续肺通气显示并无改善术后肺血管阻力、心指数和氧的张力,同时也未发现肺渗出的减少。然而,在 CPB 期间肺通气同时加用肺动脉灌注将起到很好的效果。Friedman 在羊的动物实验中比较了全 CPB(无肺通气和无肺动脉灌注)和部分 CPB(既有肺通气和又有肺动脉灌注),认为后者能明显地保护术后肺功能,这是通过减少血小板和中性粒细胞的聚集和增强 TXB_2 的反应。

(2) 液体通气(liquid ventilation,LV) 近来报道在小猪的动物实验中,在 CPB 期间用 LV 的方式能明显增加氧气的交换和减少肺血管阻力。液体通气时,首要条件就是进出肺泡的液体必须有充分的携氧和二氧化碳的功能,而载体本身很少或不能进入毛细血管。目前只有矽树脂和全氟碳化合物类(perfluorocarbon,PFC)具有这些特性。矽树脂被证明有毒性,所以只有 PFC 具有可能的实用性。气体在 PFC 中的溶解度按以下顺序递减 $CO_2>O_2>CO>N_2$,目前有两种液体通气方法可以用于临床:完全液体通气(TLV)和部分液体通气(PLV),由于 TLV 的装置和技术要求复杂,临床使用不方便,目前研究多限于 PLV。

PFC 进行的 PLV 的作用机制为:① 改善氧合情况:肺泡通气和血流不均匀,造成部分肺泡通气和血流比例失调,是气体交换障碍氧合不足的主要原因。急性肺损伤时,肺泡萎陷往往发生在肺下垂部分。由于 PFC 密度高,重力作用使它沉降到肺下垂部分。一定容积的液体能重新张开萎陷的肺泡,其作用类似于"液体呼气末正压通气"。同时下沉的液体位于肺泡内渗出液、细胞及纤维蛋白等渗出物之下,形成夹层结构,促进渗出物排出和肺泡开放,进一步增加换气面积。肺的某些区域尤其是非悬垂区主要进行气体通气,PLV 时沉降在悬垂区肺区域的 PFC 压迫该区血管,使血流转向非悬垂区肺通气良好部分。气体和血流的再分布改善了通气和灌注匹配情况,从而提高气体交换效率。② 肺顺应性提高:很早以前人们就知道张开一个充满气体的肺所需的压力大于充满液体肺所需的压力。额外施加的力被用来克服肺泡里液-气界面间表面张力。一般认为,高分布系数和低表面张力的特征使 PFC 均匀内衬于肺泡表面,液-液界面代替了液-气界面,减少了表面张力。与肺泡内产生的表面活性物质不同,PFC 不会被蛋白质灭活,因而可以在富含蛋白质的环境中降低表面张力,改善肺顺应性。同时液体通气建立的呼末正压稳定肺泡结构,使肺泡充盈,供氧改善,稀释和充盈肺泡内蛋白质,有利于内源性表面活性物质产生和作用恢复。PLV 不仅能改善气体交换和呼吸机械特性,它也能减少肺部炎症反应。③ PFC 在肺泡区域具有抗炎特性,它通过直接和间接影响炎症细胞减弱炎症反应,最终减少中性粒细胞在肺里的聚集。由于 PFC 是脂溶性的,能溶于细胞膜并被"清道夫细胞"吞噬,这是 PFC 对细胞活性的直接影响。PFC 具有表面活性物质的特性,亦可能通过抑制肺泡巨噬细胞所释放的 IL-1、IL-6 和 TNF 等炎症介质这一途径产生直接抗炎效果。

LV 在 CPB 中的应用目前尚处于动物实验阶段。1998 年 Cheifetz 首次将 LV 用于 CPB 的肺保护。CPB 时常用的液体是全氟溴烷(perflubron,PFB),常用剂量有全功能残气量(FRC=30 ml/kg)和半功能残气量(15 ml/kg)两种。1999 年 Cannon 等证实全 FRC 对肺功能的保护作用远大于半 FRC,故现主张用全 FRC 进行液体通气。即在 CPB 开始前气道内给药 PFB 和复温后用呼吸机控制呼吸时应用;在温度降低至 18 ℃时或低流量时改为 CPAP 持续通气(PEEP 5 cmH₂O),这样术后肺功能的损伤可减轻,有利于肺功能的早期恢复。液体通气不仅可以改善 CPB 后肺内气体交换,提高肺顺应性改善肺功能,而且可以显著降低肺循环阻力和提高心输出量。病理检验发现 LV 显著降低 CPB 所致的肺泡白细胞浸润。

6. 肺缺血预处理　众所周知,心肌的缺血预处理可以为以后再缺血起到心肌保护作用,有报道其他脏器如肾脏、小肠的缺血预处理可保护心肌功能。心肌的缺血预处理同样既能保护心功能也能减轻肺损伤和保护肺功能的作用。国内已有人将其应用于临床,具体方法是:在常规主动脉阻断前先阻断主动脉 3 min,然后开放主动脉 2 min(两个循环),当然在这过程中有左心减压装置,再常规主动脉阻断。手术后发现,该方法除保护心功能外还能明显地降低肺动脉压力和肺血管阻力,减少术后肺部并发症,减少中性粒细胞在肺循环的数量,以及减少肺组织内皮细胞分泌 TXB₂;而后者引起肺血管收缩,引起肺血管阻力升高。在肺的缺血预处理方面,肺缺血预处理的肺保护作用大部分应用在肺移植领域。在模拟肺移植的动物实验中,在左肺减除胀气后,夹闭左肺门血流 10 min,开放血流 15 min,再阻断血流 60 min,开放再灌注血流 60 min。与对照组比较,在缺血前和再灌注血流 60 min 后两个时段作比较,实验组在血流动力学指标方面如 PaO_2,$PaCO_2$、MPAP 要明显优于对照组,血中血管紧张素 Ⅱ 升高,后者具有防止心肌和肺梗死的作用。肺病理检查显示良好的肺组织结构。用肺保护液灌注肺以 15 ml/min 的速率灌注 5 min,停 5 min,再次灌注肺 5 min,停 5 min,缺血 3 h,开放再灌注 3 h,在动物实验中术后显示了良好的肺保护效果。肺保护液的成分:碳酸氢钠 25 mmol/L;氯化钠 118 mmol/L;磷酸二氢钾 1.2 mmol/L;氯化钾 4.8 mmol/L;硫酸镁 1.2 mmol/L;氯化钙 1.2 mmol/L;葡萄糖 11.1 mmol/L。实验表明重复灌注两次明显优于单次灌注,而且如果同时给予通气的预处理,即通气和肺血灌注结合,比单一的肺通气或单一的肺灌注来保护肺组织避免肺缺血-再灌注损伤效果更佳。

7. 在 CPB 中肺动脉的灌注 其方式包括间断的低温保护液肺动脉灌注和含氧合血肺动脉内的持续灌注。

(1)间断的低温保护液肺动脉灌注 即在主动脉阻断后,在肺动脉干根部同时灌注 4 ℃低温肺保护液。术中 20～30 min 后可重复一次。灌注流量 20～30 ml/kg·min,剂量 30 ml/kg,灌注约 2 min;灌注液成分为抑肽酶(50000 KIU/kg)、甲基强的松龙(30 mg/kg)、山莨菪碱(1 mg/kg)、盐酸精氨酸(10 g/L)、碳酸氢钠(2 g/L)和 6％右旋糖酐 70(250 ml)。有学者将其与等容积的氧合机器血象混合,配成 1∶1 的肺保护液。国内的刘迎龙等用晶体肺保护液进行肺动脉的灌注取得了术后肺功能恢复的良好效果,不仅减轻了缺氧-再灌注损伤,而且还抑制中性粒细胞在肺组织的聚集,这是通过机械性地妨碍中性粒细胞与内皮细胞之间的反应来完成的。肺动脉灌注低温保护液不但可有效地减低肺内温度,减少肺组织内 ATP 的消耗,明显改善缺血期间肺的代谢,而且抑制肺内炎症介质的释放,通过机械作用直接将激活的中性粒细胞从血管内冲走,避免了缺血期间中性粒细胞向血管外渗出和释放炎症介质。甲基强的松龙和抑肽酶等均可减轻肺内炎症反应的作用。

(2)含氧合血肺动脉持续灌注 自从早期的心脏直视手术以来,CPB 一直伴随有肺的缺血-再灌注损伤的可能,然而就在 CPB 中保护组织缺血方面而言,肺是较少引起重视的器官之一。肺具有双重血液供应来自肺动脉和支气管动脉,两者具有解剖上的广泛连接。在正常生理条件下,支气管动脉的供血只占肺总的肺血量的 1％～3％,在输送氧气和维持肺组织功能和生机活力中,支气管动脉,肺动脉和肺泡通气之间的关系尚未清楚。在 CPB 期间肺组织依靠 5％的全身氧的供应,甚至在低温条件下也是必要的。然而从肺移植的角度来看,支气管动脉可不予考虑,并不引起肺功能障碍。此外,在 CPB 中缺氧-再灌注损伤会引起局部炎症因子的释放,这将增加肺的损伤。例如从心脏释放出来的炎症细胞活素可在肺组织被清除。因此,有意义的是提出在 CPB 期间维持肺动脉的灌注可能减弱对肺功能的损伤。

对于肺的缺血-再灌注损伤已经出现了大量的治疗性研究。在动物实验、新生儿和成人的临床试验研究当中,维持肺动脉的灌注有利肺功能的改善,即在 CPB 一开始以

30 ml/(kg·min)的流量用带氧血持续肺动脉灌注至主动脉开放,通过左心房回流肺循环的血流。实验提示在 CPB 期间持续肺动脉的有氧灌注具有潜在肺保护的优越性。在动物实验中,如无持续肺动脉的灌注术后则会出现高的肺血管阻力和 $AaDO_2$ 的水平,而且肺的顺应性低。术后的肺功能在小婴儿的临床应用中也证明了持续肺动脉的灌注具有良好的肺保护功能。上海儿童医学中心进行了动物实验,过多的血流会造成灌注肺,全 CPB 中仅在主动脉阻断后,肛温 28~30 ℃时,以 25 ml/(kg·min)的流量用带氧血持续肺动脉灌注至主动脉开放,术后表现出明显的肺功能保护作用;在研究中,实验组显示了肺通气和肺换气功能显著改善,其中 PaO_2/FiO_2 的提高最明显。对于术后比较肺水含量的测定,两组无显著差别,提示在全 CPB 的主动脉阻断时用带氧血持续肺动脉内的灌注术后并不引起肺水含量的增加和肺水肿的发生,肺病理组织切片提示实验组保留了正常的肺组织结构。该方法带氧血持续肺动脉内的灌注不仅减轻了缺氧-再灌注损伤,而且还抑制中性粒细胞在肺组织的聚集,这是通过机械性地阻碍中性粒细胞与内皮细胞之间的反应来完成的。德国的 Sievers 在 CPB 开始后用带氧的低温血(15 ℃)短时间(约 10 min)肺动脉灌注＋肺通气,对术后肺功能也起了相当明显的保护作用,如果加上 CPB 结束后的血液超滤则效果更为明显。

Richter 等报道了双心室 CPB 可减弱炎症因子,保护肺功能诸如减少肺内分流,改善 $P(A-a)O_2$ 和呼吸指数,早期拔除气管插管等。近来也有研究认为双心室 CPB 虽然没有避免氧合器的使用,但是与传统的 CPB 比较更能保护肺功能,表明持续肺动脉的灌注在 CPB 中的重要性。

8. 自身肺作为氧合器——Drew-Anderson 技术　该技术又称双室 CPB(biventricular bypass BVB)。自从有报道双心室 CPB 可减弱炎症因子保护肺功能以来,德国的 Munich 技术大学心脏中心进一步开展了用自体肺来代替 CPB 中的人工肺进行双心室 CPB,称 Drew-Anderson 技术,动静脉双循环系统。具体的 CPB 路径如下:

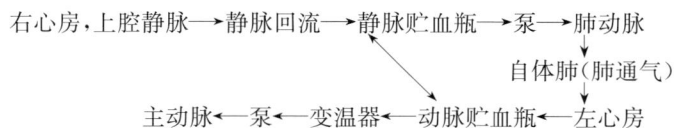

右心房,上腔静脉 —→ 静脉回流 —→ 静脉贮血瓶 —→ 泵 —→ 肺动脉
　　　　　　　　　　　　　　　　　　　　　　　　　　自体肺(肺通气)
主动脉 ←— 泵 ←— 变温器 ←— 动脉贮血瓶 ←— 左心房

一般左心系统的流量稍高于右心系统的流量;静脉贮血瓶和动脉贮血瓶之间连接分流管的目的是使两侧贮血瓶的液平面相平衡。连续检测血气分析是为了及时调整肺的流量和通气量。在 CPB 中利用自体肺进行通气和血流灌注,其自体肺气体交换能减轻膜式氧合器带来的全身炎症反应的肺损伤,表现在术后 2~4 h IL-6 和 IL-8 明显比对照组减低,而术后 2 h IL-10 却比对照组高,后者具有抑制炎症反应的作用。该技术还显示了良好的肺功能,表现在术后氧分压、PCO_2、呼吸指数有所改善。呼吸指数的减低表明 Drew-Anderson 技术能抑制肺微循环中中性粒细胞的活动和积聚。Drew-Anderson 技术对于不需心内操作的冠状动脉旁路移植术尤为适合。上海儿童医学中心进行了该技术的动物实验,结果表明,采用双泵灌注,自体肺代替膜式氧合器(膜肺)进行 CPB,在技术上是可行的,120 min 的

CPB 后,肺顺应性良好,血气满意,可达到采用膜肺同样的临床效果。实验中完成了两组动物的气道动力学指标、灌注液中的白细胞计数、肺组织含水量等数据的采集工作。初步的光镜、电镜观察证实自体肺氧合组肺组织水肿,粒细胞聚集,两种肺泡Ⅰ、Ⅱ型细胞的变异程度均优于膜肺氧合组。这说明小猪自体肺 CPB 较之膜肺 CPB 有着更好的肺保护作用。其可能的机制是在常规的 CPB 过程中,肺组织较长时间地被隔离在全身的血液循环之外,一方面灌注不足,另一方面无法得到有效的降温。CPB 结束后全身血液再次进入肺循环导致了肺部的炎症反应。另外人工氧合器的应用极大地增加了血液与异物接触的面积,通过各种机制加重了全身炎症反应对肺的损害。由于采用该种灌注方法后,CPB 中肺组织持续得到灌注,且得到均匀有效的降温保护,从而在根本上解决了肺缺血-再灌注损伤的问题,另外还避免了人工肺的缺点,使术后肺血管阻力、肺组织间水分、肺顺应性等反映肺动力学的指标都明显优于用人工肺作常规 CPB 后的上述指标。

五、结语

CPB 术后时有肺功能的损伤,而且仍然是影响心脏手术后恢复的重要因素。目前对于 CPB 本身是否引起术后肺功能损伤尚有争议。肺功能损伤的因素是多方面的,但对于肺保护的措施已逐渐在探讨和研究之中,而且逐渐趋于完善和成熟。尤其是双心室 CPB 概念的提出为 CPB 围术期的肺保护开辟了新的领域,有利于指导临床得出更有效的肺保护方法。

(郑景浩,苏肇伉)

参 考 文 献

1　Machaughton P D,Evans T W. The effect of exogenous surfactant theory on lung following cardiopulmonary bypass. Chest 1994,105:421－425.

2　Taggart D P,El-Fiky M,Carter R,et al. Respiratory dysfunction after uncomplicated cardiopulmonary bypass. Ann Thorac Surg, 1993,56:1123－1128.

3　Haslam P L,Baker C S,Hughes D A,et al. Pulmonary surfactant composition early in development of acute lung injury after cardiopulmonary bypass:prophylactic use of surfactant therapy. Int J Exp Pathol, 1997,78:277－289.

4　Becker K L,Silva O L,Snider R H,et al. The pathophysiology of pulmonary caclitonin. In :Becker K L,Gazdar A F,ed. The Endocrine Lung in Health and Disease. Philadelphia,PA:WB Saunders,1984, 277－299.

5　Pearl J M,Nelson D P,Wellmann S A,et al. Acute hypoxia and reoxygenation impairs exhaled nitric oxide release and pulmonary mechanics. Thorac Cardiovasc Surg, 2000,119:931－938.

6 Tonz M,Mihaljevic T,von Segesser L K,et al. Acute lung injury during cardiopulmonary bypass:are the neutrophils responsible? Chest, 1995,108:1551 - 1556.

7 Taggart D P. Respiratory dysfunction after cardiac surgery:effects of avoiding cardiopulmonary bypass and the use of bilaternal internal mammary arteries.Eur J Cardiothorac Surg, 2000,18:31 - 37.

8 Yamazaki T,Ooshima H,Usui A,et al. Protective effects of ONO - 5046 * Na,a specific neutrophil elastase inhibitor,on postperfusion lung injury.Ann Thorac Surg, 1999,68:2141 - 2146.

9 Picone A L, Lutz C J, Finck C,et al. Multiple sequential insults cause post-pump syndrome. Ann Thorac Surg, 1999,67:978 - 985.

10 Serraf A,Sellak H,Herve P,et al. Vascular endothelium viability and function after total cardiopulmonary bypass in neonatal piglets. Am J Respir Crit Care Med, 1999,159:544 - 551.

11 Serraf A,Robertin M,Bonnet N,et al. Alternation of the neonatal pulmonary physiology after total cardiopulmonary bypass.J Thorac Cardiovasc Surg, 1997,114:1061 - 1069.

12 Chai P J,Williamson A,Lodge A J,et al.Effects of ischemia on pulmonary disfunction after cardiopulmonary bypass. Ann Thorac Surg, 1999,67:731 - 735.

13 Wan S,Le CLere J L,Vincent J L. Inflammatory response to cardiopulmonary bypass:mechanisms involved and possible therapantic strategies.Chest, 1997,112:676 - 692.

14 Brismar B,Hedenstierna G,Lundquist Ⅱ,et al. Pulmonary densities during anesthesia with muscular relaxation:a proposal of atelectasis. Anesthesiology, 1985,62:247 - 254.

15 Taggart D P. Respiratory dysfunction after cardiac surgery:effects of avoiding cardioplumonary bypass and the use of bilateral internal mammary arteries. Eur J Cardiothorac Surg, 2000,18:31 - 37.

16 Ranucci M,Soro G,Frigiola A,et al. Normothermic perfusion and lung function after cardiopulmonary bypass:effects in pulmonary risk patients. Perfusion, 1997,12:309 - 315.

17 Ascione R,Lloyd C T,Underwood M J,et al. Inflammatory response after coronary revascularization with or without cardiopulmonary bypass. Ann Thorac Surg, 2000,69:1198 - 1204.

18 Kilger E,Pichler B,Goetz A E,et al. Procaclitonin as a marker of systemic inflammation after conventional or minimally invasive coronary artery bypass grafting. Thorac Cardiovasc Surg, 1998,46: 130 - 133.

19 Cox Cm,Ascione R,Cohen A M,et al. Effects of cardiopulmonary bypass on pulmonary gas exchange:a prospective randomzed study. Ann Thorac Surg, 2000,69:140 - 145.

20 Tanita T,Song C,Kubo H,et al. Superoxide anion mediates pulmonary vascular permeability casued by neutrophils in cardiopulmonary bypass. Surg Today, 1999,29:755 - 761.

21 Wan S,LeC Lerc J L,Vincent J L. Cytokine response to cardiopulmonary bypass:lessons learned from cardiac transplantation. Ann Thorac Surg, 1997,63:269 - 276.

22 Ward N S,Waxman A B,Homer R J,et al. Interleukin-6-induced protection in hyperoxic acute lung injury. Am J Respir Cell Mol Biol, 2000,22:535 - 542.

23 Serraf A,Sellak H,Herve P,et al. Vascular endothelium viability and function after cardiopulmonary bypass in neonatal piglets. Am J Respir Crit Care Med, 1999,159:544 - 551.

24　Dreyer W J, Burns A R, Philips S C, et al. Intercellular adhesion molecule-1 regulation in the canine lung after cardiopulmonary bypass. Thorac Cardiovasc Surg, 1998, 115:689 – 699.

25　Gillinov A M, Redmond J M, Winkelstein J A, et al. Complement and neutrophil activation during cardiopulmonary bypass: a study in the complement-deficient dog. Ann Thorac Surg, 1994, 57: 345 – 352.

26　Carden D, Xiao F, moak C, et al. Neutrophil elastase promotes lung microvascular injury and proteolysis of endothelial cadherins. Am J Physiol, 1998, 275: H385 – H392.

27　Quinlan G J, Mumby S, Lamb N J, et al. Acute respiratory distress syndrome secondary to cardiopulmonary bypass: do compromised plasma iron-binding anti-oxidant protection and thiol levels influence outcome? Crit Care Med, 2000, 28:2271 – 2276.

28　Ihnken K, Winkler A, Schlensak C, et al. Normoxic cardipopulmonary bypass reduces oxidative myocardial damage and nitric oxide during cardiac operation in the adults. Thorac Cardiovasc Surg, 1998, 116:327 – 334.

29　Friedman M, Sellke F W, Wang S Y, et al. Parameters of pulmonary injury after total or partial cardiopulmonary bypass. Circulation, 1994, 90:262 – 268.

30　Jansen N J, van Oeveren W, van Vliet M, et al. The role of different types of corticosteroids on the inflammatory mediators in cardiopulmonary bypass. Eur J Cardiothorac Surg, 1991, 5:211 – 217.

31　Lodge A J, Chai P J, Daggett C W, et al. Methylprednisolone reduces the inflammatory response to cardiopulmonary bypass in neonatal piglets: timing of dose is important. J Thorac Cardiovasc Surg, 1999, 117:515 – 522.

32　Gu Y J, de Vries A J, Vos P, et al. Leukocyte depletion during cardiac operation: a new approach through the venous bypass circuit. Ann Thorac Surg, 1999, 67:604 – 609.

33　Watanabe H, Miyamura H, Hayashi J, et al. The influence of a heparin-coated oxygenation during cardiopulmonary bypass on postoperative lung oxygenation capacity in pediatric patients with congenital heart anomalies. J Card Surg, 1996, 11:396 – 401.

34　Nagashima M, shin oka T, Nollert G, et al. High volume continuous hemofiltration during cardiopulmonary bypass attenuates pulmonary dysfunction in neonatal lambs after deep hypothermic circulatory arrest. Circulation, 1998, 98(suppl): II 378 – II 384.

35　Magnusson L, Zemgulis V, Tenling A, et al. Use of a vital capacity maneuver to prevent atelectasis after cardiopulmonary bypass. Anesthesiology, 1988, 88:134 – 142.

36　Magnusson L, Wicky S, Tyden H, et al. Repeated vital capacity maneuvers after cardiopulmonary bypass effects on lung function in a pig model. Br J Anaes, 1998, 80:682 – 684.

37　Loeckinger A, Kleinsasser A, Lindner K H, et al. Continuous positive airway pressure at 10 cm H_2O during cardiopulmonary bypass improves postoperative gas exchange. Anesth Analg, 2000, 91: 522 – 527.

38　Friedman M, Sellke F W, Wang S Y, et al. Parameters of pulmonary injury after total or partial cardiopulmonary bypass. Circulation, 1994, 90:262 – 268.

39 Cannon M I,Cheifetz I M,Craig D M,et al. Optimising liquid ventilation as a lung protection strate-gy for neonatal cardiopulmonary bypass:full function residual capacity dosing is more effective than half functional residual capacity dosing. Crit Care Med, 1999,27:1140 - 1146.

40 Suzuki T,Fukuda T,Ito T,et al. Continuous pulmonary perfusion during cardiopulmonary bypass pre-vents lung injury in infants. Ann Thorac Surg, 2000,69:602 - 606.

41 Mendler N,Heimisch W,Schad H. Pulmonary function after biventricular bypass for autologous lung oxygenation. Eur J Cardiothorac Surg, 2000,17:325 - 330.

42 Allen B S. The role of leukodeplcy in limiting ischemia/reperfusion damage in the heart,lung, and lower extremity. Perfusion, 2002,17:11 - 22.

43 Asimakopoulps G. The inflammatory response to CPB:the role of leukocyte filtration. Perfusion, 2002,17:7 - 10.

44 Schlensak C,Doenst T,Preuber S,et al. Cardiopulmonary bypass reduction of brochial blood flow:a potential mechanism for lung injury in a neonatal pig model. J Thorac Cardiovasc Surg, 2002,123: 1199 - 1205.

45 Nore P M,Jacquet L M,Beale R J,et al. Effects of normothermia versus hypothermia on extravascu-lar lung water and serum cytokines during cardiopulmonary bypass:a randomized, controlled trial. Crit Care Med, 2001,29:1903 - 1909.

46 Brix-Christensen V,Tonnesen E,Hjortdal V E,et al. Neutrophils and platelets accumulate in the heart,lungs and kidneys after cardiopulmonary bypass in neonatal pigs. Crit Care Med, 2002,30: 670 - 676.

47 李正红,综述. 王月华,审校. 肺表面活性物质的研究进展. 新生儿杂志, 2003,18:42 - 44.

第七节　血液系统保护

心血管外科手术需要 CPB,静脉血引流到 CPB 经过氧合又被泵入动脉内,血液成分在 CPB 过程中受到破坏、损伤,严重时可发生大出血、明显渗血、红细胞破裂,出现血红蛋白尿,而白细胞激活又与术后炎症反应有重要关系。为了减轻 CPB 对血液成分的破坏,人们试图用各种方法保护血液成分,提高 CPB 心血管手术的安全性。本节将述及血液系统生理,CPB 对血液系统的影响,以及血液保护的方法。

一、血液系统生理

1. 红细胞生理　红细胞起源于骨髓中红干祖细胞,经红细胞生成素作用逐渐发育为成熟红细胞,需 5 d 左右。正常红细胞直径约 7 μm,为无核双凹圆盘状,可变形,胞膜面积大,利于气体交换,胞膜的可伸展性使其可通过直径小于 7 μm 的腔隙。红细胞平均寿命约 120 d,衰老红细胞经脾脏处理释放出血红蛋白,分解成珠蛋白、铁和胆红素,前两者可供再造血用,后者进入胆色素循环。骨髓不断生成新的红细胞以补充衰亡的红细胞。循环血液中红细胞的数量在(4.0～5.0)×10^{12}/L。红细胞的主要功能是通过内含的血红蛋白运送氧到组织。每个血红蛋白分子可携带 4 个氧分子,未与氧结合的血红蛋白叫还原血红蛋白,与氧结合的称氧合血红蛋白。每克血红蛋白可携氧 1.34 ml,每 100 ml 全血约可携氧 14～20 ml。

2. 白细胞生理 白细胞起源于骨髓中多能干细胞。白细胞的数量为(4.0～10.0)×10^9/L,其分类比例为:中性 62%,淋巴 30%,单核 5.3%,嗜酸 2.3%,嗜碱 0.4%。中性粒细胞具有渗出、变形、趋化及吞噬功能,可捕捉杀灭进入人体的病原体。单核细胞对慢性或长期的病原侵犯有重要保护作用。淋巴细胞是多功能细胞,是人体重要的具有免疫活性的细胞,其中 B 淋巴细胞占 15%～30%,经抗原激活后产生特异性抗体参与体液免疫,T 细胞占 50%～70%,经抗原激活后产生多种免疫活性物质参与细胞免疫。

3. 血小板生理 血小板来源于骨髓巨核细胞,寿命 7～10 d,由脾、肝破坏。血小板直径2～4 μm,无核无色,呈圆形、卵圆形或杆状。血小板具有黏附、聚集功能,对初期止血有重要意义。黏附功能与血小板膜上糖蛋白 Ib(GP－Ib)、内皮下组织、血浆因子Ⅷ相关蛋白(vWF)有关。血小板聚集的激发与 ADP、肾上腺素、凝血酶、胶原等有关,实现血小板聚集与血小板膜糖蛋白Ⅱ－Ⅲ复合体(GPⅡb/Ⅲa)、纤维蛋白原、钙离子有关。血小板激活后产生释放反应,释出 β 血小板球蛋白(β-TG)、血小板第四因子(PF$_4$)、ADP、ATP、5-羟色胺、钙离子等。血小板在凝血过程中起重要作用,由血栓收缩蛋白完成血块收缩功能,使破坏的血管愈合。

二、体外循环对血液系统的影响

CPB 对血液系统的影响在文献书刊中讨论最多的是在血小板和凝血功能方面,近年来许多研究涉及 CPB 对白细胞的激活及产生炎症反应的问题。CPB 对红细胞的破坏及影响近年研究并不多,以下分别讨论。

1. CPB 对红细胞的影响 正常血管内血液的流动呈"层流"状,CPB 中血液可呈湍流、紊流等状态,此情况发生在血路狭窄或阻塞处,或发生在血液吸引力过大处。在鼓泡式氧合器内血液被吹成小泡,这些机械作用力或切应力均可对红细胞膜产生破坏作用,使红细胞破裂释放出血红蛋白。另外,由于 CPB 中预充液成分的渗透压过高或过低,也会对红细胞产生破坏,尤其对红细胞脆性较大或衰老的红细胞破坏作用更快更明显。CPB 设备的表面粗糙程度及血液相容性与红细胞的破坏也有关系。红细胞对负压的耐受性远不如对正压的耐受性,负压过大易产生溶血。临床上还发现二次手术中,由于吸引流到心包腔或胸腔内的血液较多,更易产生血红蛋白尿。

红细胞破坏后释放出游离血红蛋白,此参数用来判断血液破坏程度,血浆游离血红蛋白正常值为 $0 \sim 50$ mg/L,CPB 转流时间越长,游离血红蛋白水平往往越高,使用鼓泡式氧合器比使用膜式氧合器易于产生游离血红蛋白。游离血红蛋白可被肾脏和单核吞噬细胞系统清除,当游离血红蛋白浓度大于 1300 mg/L 以上时,出现血红蛋白尿,大于 3 g/L 时,可导致肾功能损害。红细胞破坏后会释放出大量红细胞素,可促发凝血反应;红细胞破坏后还会释放大量 ADP,可引起血小板聚集。

2. CPB 对白细胞的影响　CPB 开始后白细胞和淋巴细胞的数量均下降,早期白细胞的下降与血液稀释及中性粒细胞黏附到 CPB 装置表面的蛋白层有关,使用鼓泡式氧合器比膜式氧合器更明显。灌注 1 h 以后,白细胞开始增多,出现未成熟的白细胞。CPB 后白细胞一般增加,杆状粒细胞和多形核细胞在术后 3 d 减少,1 周后增加。CPB 后 1 周内可见白细胞的空泡形成,核溶解及病理颗粒出现;骨髓淋巴细胞增加,单核细胞轻度增加。术后 15 d 内白细胞的吞噬功能降低,机体的抗病能力下降。另外 CPB 中白细胞可被直接激活或被激活的补体系统激活,C3a 和 C5a 可激活白细胞,使白细胞在组织中的隔离增加。CPB 结束时,右心房中的白细胞数量超过左心房的白细胞数量,原因是白细胞在肺内的隔离增加,黏附在内皮细胞上,激活的白细胞可在肺内释放弹性蛋白酶、胶原酶、髓过氧化物酶、氧自由基等,损伤肺毛细血管,使血管壁通透性增加,造成肺功能下降。CPB 后淋巴细胞总数(包括 T 细胞、B 细胞)下降。被激活的淋巴细胞、单核细胞和中性粒细胞会释放细胞因子如 TNF、IL-1、IL-6 和 IL-8,这些成分是诱发炎症反应的主要因素。

3. CPB 对血小板的影响　CPB 开始时,肝素化的血液在接触到 CPB 系统的人工材料表面后立即有血浆蛋白附着在上面。血小板在 CPB 开始后可被激活,激活的血小板互相黏附聚集,同时黏附到 CPB 的附有蛋白层的人工表面上,尤其是黏附在氧合器的表面上。另外由于 CPB 的血液稀释作用,循环血液中的血小板数量下降。CPB 中血小板也可聚集在肝和其他器官的微血管内,聚集的血小板可形成微栓子,堵塞小动脉和毛细血管,也可被过滤器捕获。CPB 中曾发现患者视网膜血管中有血小板纤维蛋白的聚合物。黏附在人工表面上的血小板会脱落,而血小板的部分膜仍黏在人工表面上,损坏的血小板进入循环血中,血小板的功能丧失。Wenger 等发现临床 CPB 中,血中的血小板已丢失 40% 的血小板纤维蛋白原受体(GPⅡb/Ⅲa),意味着血小板功能的降低。

CPB 中血小板激活后会释放出其颗粒内容物,α 颗粒释放出 β 血栓球蛋白、血小板第四因子及其他凝血物质,致密颗粒释出 5-羟色胺、ADP 和钙。溶酶体释放出酸性水解酶及中性蛋白酶。血小板可合成释放血栓烷 A_2(TXA_2),这是一种强力的局部血管收缩剂,也是血小板的激活剂。血小板的聚集需高浓度的 ADP、肾上腺素、凝血酶和其他致聚成分。

CPB 后循环血液中可见到少量破坏的或蜕变的血小板,大部分破坏了的血小板或是黏附在 CPB 设备的人工表面上,或被人体单核吞噬细胞系统清除。CPB 并没有破坏或损伤所有的血小板,CPB 后血液中血小板的状况是多样的,既有形态完整的血小板,也有形态改变的血小板,还有形态未变但功能改变了的血小板,也有功能完全丧失的血小板及碎片,同时有骨髓释放出的新血小板。

CPB中对血小板破坏最大的地方是氧合器和心内外血液负压吸引处。实验表明新鲜的肝素化人血在有膜式氧合器的CPB管路中循环2 min后,血小板下降约80%,继续循环2 h,血小板逐渐回升到原始水平的50%。用鼓泡式氧合器,转流早期的血小板下降比膜式氧合器轻,但临床发现转流1 h后鼓泡式氧合器比膜式氧合器对血小板的破坏大。肝素、鱼精蛋白及它们的复合体可引起补体激活,也会激活血小板。CPB引起的其他反应产物如纤溶酶、蛋白酶、血管舒缓素等均可导致血小板激活。CPB激发的前列腺素 I_2(PGI_2)、前列环素却是血小板的强烈抑制剂。

综上所述,CPB引起血小板数量的减少及功能的损伤是造成术后出血的重要因素。

三、体外循环的血液保护

由于CPB可对血液成分产生破坏及影响,人们试图用各种方法减轻这种破坏,提高手术的安全性。

1. 红细胞的保护方法 尽可能减轻CPB中血液通路中的湍流、紊流,减轻血液所受的切应力,使用合理的负压吸引血液,避免过高负压产生的红细胞破坏;注意避免血液与渗透压过高和过低的液体接触。预充CPB管路时,加入一定量的白蛋白在人工表面附着一层"保护膜",可减轻红细胞与人工粗糙表面的直接摩擦造成血细胞破坏。合理血液稀释如术前用急性等容稀释方法采集患者自体血液,术后回输给患者。血色素过高易产生红细胞破坏,尤其在应用鼓泡式氧合器时更明显,膜式氧合器对红细胞的破坏较鼓泡式氧合器为轻。合理掌握灌注流量,过高的灌注流量容易产生红细胞损伤。动脉泵管的压紧度应合适,压得太紧易破坏红细胞;管道和接头的内面应光滑。选用血液相容性好的CPB系统(如肝素涂覆表面)会减轻血液成分的损伤。红细胞浓缩清洗回收装置(Cell Saver)也是节约和保护自体红细胞的方法(后面述及)。

2. 白细胞的保护方法 白细胞对切应力比较敏感。切应力可产生白细胞破坏或聚集功能障碍,使趋化性吞噬性降低,因此应注意降低CPB中血液的切应力。

CPB后肺损伤无疑由许多因素所致,但目前人们最关注的是中性粒细胞对CPB后肺的损伤。1978年Chenoweth等发现人类中性粒细胞上有特殊C5a受体。CPB中通过替代途径很快激活C5a,C5a快速结合到中性粒细胞的C5a受体上,然后停留在肺或其他器官内,激活的颗粒细胞在肺内释放氧自由基等有害物质,造成肺损伤。使用膜式氧合器比鼓泡式氧合器产生 C3a 和 C5a 低,由此而造成的白细胞激活及肺隔离减轻。

使用大剂量甲基强的松龙可明显抑制补体C5a介导的中性粒细胞聚集及在肺内的隔离,减少粒细胞产生氧自由基,减轻和防止内皮细胞损伤。应用氧自由基清除剂可以缓解白细胞激活所释放的氧自由基。抗 CD18 单克隆抗体通过逆转中性粒细胞的黏附作用，可能有望成为减轻炎症反应的药物。

CPB 可以引起白细胞激活，缺血-再灌注阶段，中性粒细胞迅速浸润显著缺血的组织，黏附在内皮细胞表面，释放高浓度的毒性介质如弹性蛋白酶、髓过氧化物酶、氧自由基等，导致组织器官损伤。为了减轻激活的白细胞对人体的损害，20 世纪 90 年代初期去白细胞过滤器开始应用于心脏外科领域。Pall 公司的动脉管路去白细胞过滤器据报道可以滤过 70% 激活的白细胞。Ohto 报告使用动脉路去白细胞过滤器可以有效地减少中性粒细胞的数量，降低术后血浆弹性蛋白酶浓度，减少白细胞在肺内贮留，提高术后氧合指数（PaO_2/FiO_2）和术后肺功能。Fabbri 也报告白细胞过滤器可使循环中白细胞数量降低，缩短机械性通气时间和 ICU 停留时间，提示肺功能的改善。有研究表明，CPB 中应用去白细胞过滤器可以使标志白细胞激活的特异指标白细胞表面 CD11b 和 L-选择蛋白的产生下调。开放升主动脉阻断钳后使用去白细胞过滤器可以降低心肌肌钙蛋白 T 水平，减轻心肌损伤。动物实验表明，应用去白细胞过滤器还可以提高术中脑保护。但是目前对去白细胞过滤器的作用还存在争议，也有许多临床和实验研究表明，它虽可以降低 CPB 时循环血液内的白细胞数量，但测定脂质过氧化产物丙二醛，以及白细胞介素水平等，均不能证明去白细胞过滤器的有益作用；临床参数如肺血管阻力、肺动脉压、气道阻力、呼吸指数、氧合指数、拔气管插管时间等指标也无明显优势。因此，去白细胞过滤器并没有在临床上广泛应用。近年报告去白细胞过滤器与肝素化管路系统联合应用，去白细胞过滤器在静脉引流回路上的应用（用两个过滤器），以及去白细胞过滤器在心内外吸引回收血液中的应用，库血的去白细胞过滤，血液停搏液的去白细胞过滤，以及去白细胞过滤器的"整体控制作用"等，能获得一定的效果。如何在心脏外科 CPB 中安全有效地应用去白细胞过滤器，减少因白细胞激活而造成的心肺及其他脏器损伤，仍需进一步研究。

Davis 报告一组患者术前作血浆分离，收集血小板和白细胞，以减轻 CPB 对这两种血液成分的激活和破坏，术后回输这些分离的血小板和白细胞，结果减轻了患者术后因白细胞引起的损伤。

应用肝素化管路或生物相容性好的人工表面可以减轻 CPB 中的补体激活，从而减轻白细胞的激活。预充液成分的选择如右旋糖酐 70（dextran 70），聚明胶肽（polygeline）可能因覆盖人工表面而减轻补体激活。

3. 血小板保护方法 CPB 氧合器管路系统先用白蛋白预充，人工表面形成蛋白层后再进行血液转流，在体外试验时血小板的黏附很少。但临床上用白蛋白先预充氧合器管路时，并不能完全保护血小板，原因可能在于吸附到人工表面的白蛋白很快发生破坏或变性。有研究发现，吸附到人工表面上的纤维蛋白原大部分被高分子激肽原取代，可见血小板的黏附受吸附到人工表面蛋白成分不同的影响，而且这种影响常发生在血液接触异物表面的最初几分钟内。Addonizio 等用前列环素加入膜式氧合器管路系统中，发现新鲜人血在转流早期血小板的黏附作用被抑制,但血小板的功能在前列环素的作用(半衰期 2～3 min)失去后很快恢复,在 2 h 的转流试验中功能正常的血小板没有黏附到人工表面上。在 CPB 中滴注前列环素 E 和前列环素 I_2,前列环素均可抑制血小板激活,防止血小板黏附到人工表面上,维持血小板的数量,减少术后出血。Sigeta 等证实在羊的 CPB 试验中,转流早期使用一剂量的可逆性的血小板 GPⅡb/Ⅲa 受体抑制剂,CPB 管路表面可被"钝化"长达 16 h,血小板不被激活和黏附,术后血小板仍可起伤口止血作用。

抑肽酶是一种丝氨酸蛋白酶抑制剂,大量国内外研究已证实 CPB 前、中使用抑肽酶可明显减少围术期的出血量和输血量。抑肽酶抑制纤溶酶对血小板的破坏作用,减少血小板膜表面 GPIb 的丢失,保护血小板的黏附聚集功能。抑肽酶还可抑制血管舒缓素,减轻 CPB 中中性粒细胞的激活,从而减轻中性粒细胞激活后释放出的弹性蛋白酶对血小板膜GPⅡb/Ⅲa 受体的水解,达到间接保护血小板的作用。

1-脱氨基-8-右旋-精氨酸加压素(DDAVP)是一种右旋精氨酸血管加压素的类似合成物,可以增加因子Ⅷ和 von Willebrands 因子(vWF)的释放,利于血小板正常黏附作用的发挥,维持正常的出血时间。但是 DDAVP 本身对血小板的数量和血小板的聚集无作用。DDAVP 使用剂量在 0.3～0.4 μg/kg 时达最大作用,它有轻度暂时的血管扩张作用,慢速给药对血压影响不大,冲击少量给药时,收缩血压会下降 10%～20%。有研究报告 DDAVP在 CPB 中应用对出血及输血量无明显作用,常规手术时一般不用。术后出血多,需输红细胞及浓缩血小板时可考虑应用。

双嘧达莫(dipyridamole)可抑制血小板磷酸二酯酶活性,增加血小板环腺苷酸浓度水平,降低钙离子的活动,临床上曾用于抑制静脉血栓形成,增加心肌及脑血流灌注。双嘧达莫抑制血小板的黏附能力,因此它不影响血小板的止血功能。静脉给药比口服给药对血小板的保护作用大。副作用是快速给药因血管扩张会引起血压下降(20%～25%),但缓慢给药(10 min 以上)可避免血压下降发生。

除了上述药物保护血小板数量和功能的方法外,CPB 手术前用 Cell Saver 或血液成分分离技术采集患者的富含血小板血浆(PRP)和凝血蛋白成分,避免 CPB 对这些成分的破坏和损伤,术后将这些富血小板血浆输回患者体内,达到止血的作用。这种方法虽然在理论上是有效的,一些非随机的研究也报告它可以减少术后出血和输血量,但也有报告指出术前收集 PRP,术后输入 PRP 后出血和输血量并无明显改善,这可能与术前收集的富血小板血浆量的多少有关,也与手术因素有关。尽管临床上止血结果未见明显效果,但术后输入 PRP后短期内,血小板数量一般是高于对照组的。

术前收集保存患者自体全血,等容输入晶体或胶体溶液,维持血容量和血压,是一种保护血小板及其他血液成分,避免 CPB 系统对血液成分破坏损伤的方法。年长儿或患者血色素较高者,等容急性血液稀释后不影响血压,又能维持血细胞比容在 CPB 中理想水平时,可采用自体血液保存方法。CPB 手术前急性等容血液稀释,自体血保存可分为患者肝素化之前放血,用 ACD 保养液保存血液,也可以在肝素化之后从静脉引流管处放血。术后回输肝素化的自体血要注意用鱼精蛋白中和肝素。自体全血在室温下保存,CPB 手术后输回患者体内,保护了血小板、凝血因子及其他血液成分,有利于术后的止血。

4. 术后血小板功能异常的判断及处理 血小板功能障碍是导致术后止血异常及术后出血的重要原因。血小板数量的测定可通过实验室检查获得,定时准确测定心脏手术后血小板的功能目前仍困难。

血小板计数与术后出血不一定绝对相关。血小板低于 $10\times10^9/L$ 时会发生自发性出血,高于 $50\times10^9/L$ 时,在外伤情况下不常发生明显出血。血小板低于 $100\times10^9/L$ 时,出血时间延长,CPB 后血小板计数常在 $100\times10^9/L$ 或以上,术后大量出血与血小板功能的变化关系较大。出血时间用来判断血小板血栓形成的状况,反映血小板的数量和质量,但它的准确性也受个体因素影响,如温度、试验切口方向,患者是否有焦虑等精神状况,以及药物影响等。术中和术后出血时间与术后出血之间无相关关系,因此临床上目前不用此检测评价心脏手术后血小板数量和质量。vWF 缺乏可引起血小板黏附功能障碍,用放免分析可测定vWF,其水平高低与出血时间呈反比关系,但 vWF 水平与术后出血之间也无相关关系。血小板聚集试验是评价血小板功能的一种方法,CPB 后血小板聚集功能一般均下降,但只有少部分患者发生术后出血。Mohr 等将血小板对瑞斯托霉素的聚集反应分级来评价血小板功能,发现测试结果与心脏手术后的出血有较大相关性。

血栓弹性图(TEG)和 Sonoclot 技术是定性地测试全血凝固过程的两种方法,通过测定血液的剪切弹性和机械阻抗了解血栓形成的黏弹性。当血凝过程中纤维蛋白形成,血小板-纤维蛋白相互作用增加,凝血块收缩时,血凝块的黏弹性增加,当血凝块发生纤溶时,黏弹性降低。通过这两种测定方法的图形和数值,可以判断凝血因子、血小板、纤维蛋白原是否异常,根据数值及时纠正以上凝血成分的不足,这两种技术还可判断是否发生纤溶及其程度。血栓弹性图需 20 min 以上时才能判断血小板-纤维蛋白的相互作用凝血状况,Sonoclot 技术约需 15 min 了解上述凝血状况。用血栓弹性图和 Sonoclot 技术判断心脏手术后的出血原因,其准确性分别达到 85% 和 74%,比常规的检测凝血功能的方法准确(如活化凝血时间,血小板计数,凝血酶原时间,纤维蛋白原,纤维蛋白降解产物水平等)。对于术前凝血功能障碍或术中可能发生较大量出血、手术时间长者,运用血栓弹性图及 Sonoclot 技术有助于准确及时判断术后出血的原因或提示凝血状况,以便及时处理,减少围术期出血渗血。

术后出血同时存在血小板数量降低$(10\sim50)\times10^9/L$ 或发现血小板功能障碍是输血小板的指征。血小板功能障碍可通过患者的一些情况来推断,如术前是否应用阿司匹林,术中长时间应用吸引器,长时间应用鼓泡式氧合器等。低温引起的血小板功能障碍在患者体温回升到 37 ℃后可恢复正常。应用洗血球技术回输自体红血球,大量输血,应用血液稀释技术时应及时监测血小板数量。目前仍无药物治疗方法解决心脏手术后血小板功能障碍,DDAVP 可增加 vWF 和因子Ⅷ的释放,有利于血小板的黏附功能发挥,但对血小板数量和聚集功能无作用。对于血小板数量减少和功能障碍的患者,可输入同种异体血小板、冰冻血浆,也可在术前用血液分离技术收集自体的富血小板血浆(PRP),术后回输,新鲜全血的输注也是补充血小板的好方法。

5. 其他血液保护方法 自体红细胞浓缩清洗回收技术(Cell Saver)是心血管外科 CPB 中可采用的一种自体血液保护方法,国内外多家公司有此产品。从切皮开始到缝皮为止,收集所有的手术野出血、渗血,并回收人工心肺机系统中的残余机血,经离心、清洗、浓缩后,收集患者自体红细胞悬液(血细胞比容达 50% 以上),手术后回输给患者。这种方法只能回收红细胞,其他血液成分被丢弃,凝血成分丧失,因此大量应用这种回收的自体红细胞时,必须及时补充新鲜冰冻血浆,保证凝血功能的恢复。我们认为在手术中可能发生大量快速出血时,应用这一技术是十分合理的,可以节约血。目前有用于成人和小儿的不同离心杯,可以分次处理吸回的血液,也有边回收边处理的机器(费森尤斯 Fresenius,德国),可以立即将回收、浓缩、清洗后的红细胞输入患者体内。

超滤技术近年来广泛用于小儿 CPB 心血管手术中,取得良好效果,在一部分成人心血管手术中,超滤也发挥了很好作用。它在 CPB 后期或停机后提高了灌注血液的浓度,提高了胶体渗透压,排除了循环中的水分,减轻了患者的水负荷,有可能减少炎症因子对患者的影响,有利于患者术后早期恢复,同时也节约了患者的自体血液,达到血液保护的目的。

其他保护血液的方法有:合理抗凝及合理中和肝素,用较先进准确的仪器监测肝素水平,准确应用鱼精蛋白,减少因肝素中和不良、肝素反跳造成的渗血出血。术中必要时可用控制性降压,减少血压过高造成的出血。外科医师必须仔细止血,防止止血不良造成的出血。局部创面可用止血胶、止血药物(抑肽酶)。必要时可用物理加压方法压迫局部渗血,延迟关胸,1~2 d 后再次手术探查创面,达到止血的目的。围术期其他抗纤溶药物的应用有氨基己酸、氨甲苯酸、氨甲环酸。增强血小板功能的药物立止血(reptilase)可局部或全身应用。

(龚庆成)

参 考 文 献

1 Gravlee G P, Davis R F, Utley J R (ed). Cardiopulmonary Bypass, Principles and Practices. Baltimore: Williams & Wilkins, 1993.

2 Jonas R A, Elliott M J (ed). Cardiopulmonary Bypass in Neonates Infants and Young Children. Bostom: Butterworth-Heinemann Ltd, 1994.

3 Gu Y J, Wang Y S, Chaiang B Y, et al. Membrane oxygenator prevents lung reperfusion injury in canine cardiopulmonary bypass. Ann Thorac Surg, 1991, 51:573.

4 Byrne J G, Cohn L, Smith W, et al. Complete prevention of myocardial stunning, low reflow and edema after heart transplant by blocking leukocyte adhesion molecule during reperfusion {Abstract}. American Association for Thoracic Association Meeting, Los Angeles, CA, 1992.

5 Ohto T,Yamamoto F,Nakajima N. Evaluation of leukocyte-reducing arterial line filter (LG6) for postoper-
   ative lung function,using cardiopulmonary bypass. Jpn J Thorac Cardiovasc Surg, 2000,48:295.

6 Fabbri A,Manfredi J,Piccin C,et al. Systemic leukocyte filtration during cardiopulmonary bypass.
   Perfusion, 2001,16(suppl):11.

7 Chen Y F,Tsai W C,Lin C S,et al. Leukocyte depletion expression of neutrophil adhesion molecules
   during cardiopulmonary bypass in human beings. J Thorac Cardiovasc Surg, 2002,123:218.

8 Gu Y J,de Vries A J,Vos P,et al. Leukocyte depletion during cardiac operation:a new approach
   through the venous bypass circuit. Ann Thorac Surg, 2000,67:604.

9 Davies G C,Aells D G,Mabee T M,et al. Platelet-leukocyte plasmapheresis attenuated the deleterious
   effects of cardiopulmonary bypass. Ann Thorac Surg, 1992,53:274.

10 Shigeta O,Gluszko P,Downing S W,et al. Protection of platelet during long-term extracorporeal membrane
   oxygenation in sheep with a single dose of a disintegrin. Circulation, 1992,86(Suppl Ⅱ):398.

11 Casthely P A,Bregman D (eds). Cardiopulomnary Bypass:Physiology, Related Complications, and
   Pharmacology. NY:Futura Publishing Company,1991.

12 Mohr R,Golan M,Martinowitz U,et al. Effect of cardiac operation on platelets. J Thorac Cardio-
   vasc Surg, 1986,92:434.

13 Tuman K J,Spiess B D,McCarthy R J,et al. Comparison of viscoelastic measures of coagulation after
   cardiopulmonary bypass. Anesth Anag, 1989,69:69.

14 李增棋,廖崇先,林艳娟等.甲泼尼松龙对体外循环肺损伤的预防作用.中华胸心血管外科杂志,1994,
   10:273.

15 龙村主编.体外循环研究与实践.北京:北京医科大学出版社,2000.

第八节 消化系统的保护技术

一、消化系统的解剖和生理

(一) 小儿肠道的解剖生理特点

1. 胃 婴儿贲门和胃底部肌肉发育较差,而幽门肌发育良好,再加胃内容物易随吸入
的空气溢出,所以婴儿容易发生溢乳。胃腺的主细胞短而小,壁细胞形状不一。

胃液的性质、成分和作用:在胎儿时期胃壁就已有分泌黏液的细胞,胃液的分泌量随年
龄的增长而增加,胃受味觉和嗅觉的刺激可分泌胃液。出生时胃液呈中性或偏酸,随着年龄
的增长胃液的 pH 值下降,至出生后 1 年停止下降,成人胃液的 pH 值为 0.9~1.5。胃蛋白

酶的消化能力受胃内 pH 值的影响。比较合适的 pH 值是 2.0,pH 值在 4.0 时只能发挥部分功能,pH 值在 6.2～6.4 时,胃蛋白酶失去活力。胎生 4 个月时就有胃蛋白酶,但活力很低,至出生后 3 个月仍比较低,以后活性逐渐增强,1 岁时活性最高。

2. 肠道 小儿肠管相对地比成人长而薄。肠管长度因人而异,差别可以很大,一般为身长的 5～7 倍,为坐高的 10 倍。新生儿肠管总长度约为身长的 8 倍,婴幼儿为 6 倍,而成人则为 4.5 倍。肠管的长度随年龄而增长,最初数月增长最快,3 岁内增长稍慢,3 岁以后增长更慢。大肠小肠长度比也有所不同。新生儿为 1:6,婴幼儿为 1:5,成人为 1:4。从肠壁组织结构上来看,新生儿肠壁肌层较薄,尤以纵肌更薄,黏膜富于血管和细胞,黏膜下组织脆弱,弹力纤维不发达,黏膜与浆肌层厚度比为 1:1,而成人至少为 1:2。然而小肠吸收力好,通透性高,分泌及蠕动功能易于紊乱。新生儿和小婴儿肠管内,正常情况下含有气体,因此肠管多呈膨胀状态。稍大的儿童及成人仅胃与结肠含气,小肠内无气,而新生儿全部胃肠道充气。临床上可利用小肠胀气情况作为诊断依据。如新生儿小肠不充气,常为病态,而大孩子肠胀气多为病态。加以新生儿和小婴儿腹肌薄弱无力,受肠管胀气影响,正常情况下多表现腹部饱满,看到肠型不是病态。因婴幼儿肠壁通透性高,分泌及蠕动功能易于紊乱,稍受刺激,如细菌毒素刺激或手术打击,即会产生肠功能紊乱,高度腹胀及腹水渗出,使临床症状更为复杂。

小儿特别是小婴儿结肠壁薄,无明显结肠带与脂肪垂,升结肠及直肠与腹后壁固定也较差,这是婴儿容易发生肠套叠的解剖因素之一。直肠相对较长,黏膜于黏膜下层固定较弱,肌层发育不良,故易发生肛门黏膜脱垂。小肠相对较长,分泌面及吸收面大,故可适应较大量的流质食品。肠黏膜细嫩,富于血管、细胞及发育良好的绒毛。黏膜下组织脆弱,弹力纤维不发达,肌层较薄,尤以纵肌更薄。黏膜与浆膜肌层厚度比为 1:1(成人为 1:2)。小肠吸收力好,通透性高,有利于母乳中免疫球蛋白的吸收,但也易对其他蛋白分子(牛乳、大豆蛋白)产生过敏反应。肠壁屏障功能较弱,肠腔内毒素及消化不全的产物较易通过肠壁而进入血流,引起中毒症状。

(二) 消化道内细菌

胎儿消化道内无细菌,出生后细菌很快从口、鼻、肛门上下两端侵入,其种类与数量迅速增加,至第三日已近高峰。肠腔内菌群在一定程度上受食物成分的影响,单纯用母乳喂养者,双歧杆菌占优势,因人乳中的乙型乳糖能促进双歧杆菌的生长,而抑制大肠杆菌的生长。有少量肠球菌、大肠杆菌、变形杆菌等。人工喂养者,大肠杆菌占优势,因牛乳中含有甲型乳糖,能促进大肠杆菌的生长。肠内细菌含有各种酶,它能水解蛋白、分解糖类,使脂肪皂化、溶解纤维素,合成维生素 K 和 B 族维生素。正常情况下胃及十二指肠内几乎无菌,细菌多集中在大肠及直肠内。患消化道疾病时,细菌大量繁殖的结果是细菌进入小肠,甚至胃内,使食物过度分解,其产物与细菌上行时所产生的物质均对机体不利,引起一系列中毒症状。

(三) 胰腺

出生时胰腺重 2~3.5 g,长 4~5 cm,厚 1.2 cm。胰腺缺少实质细胞而富于血管,结缔组织发育良好。胰腺对新陈代谢起重要作用,胰液经胰管排入十二指肠,发挥多种消化酶的消化作用,分解蛋白质、糖类和脂肪,但缺乏胰淀粉酶。胰腺在胚胎 2 个月末已出现胰岛细胞,其生长较胰腺的外分泌腺体组织快。胰岛中分泌胰高血糖素的 α 细胞及分泌胰岛素的 β 细胞之比出生时为 1:1.5(成人为 1:3.5)。胰液中的消化酶主要有:① 胰淀粉酶。不需要激活就具有活性,其作用是分解淀粉为麦芽糖,胰淀粉酶作用的最适 pH 值为 6.7~7.0。新生儿、婴幼儿的淀粉酶活性较低,至 1 岁后才接近成人;② 胰脂肪酶。可分解脂肪为甘油和脂肪酸,它的最适 pH 值为 7.5~8.5。在胆盐存在的情况下,胰脂肪酶的活性可大为增加。新生儿肠内脂肪酶活性很低,平均 2.9 单位(lipase unit),出生后 1 个月 4.5~4.7 单位,6~12 个月活性增强,达到成人水平;③胰蛋白酶。新生儿胰蛋白酶的活性为成人的 13%~30%,它是以不具有活性的酶原形式存在于胰液中的。肠液中的肠激酶可激活胰蛋白酶原,变成具有活性的胰蛋白酶。此外,酸、胰蛋白酶本身以及组织液也能使胰蛋白酶原活化;④ 正常胰液中还有核糖酸酶、脱氧核糖核酸酶和羧基肽酶等,前两种酶可使相应的核酸部分地水解为单核苷酸,而羧基肽酶可作用于多肽末端的肽链,释放出具有自由羧基的氨基酸。

(四) 儿童肝脏的解剖生理特点

1. 解剖特点　相对地讲,小儿肝脏比成人的大,年龄越小越明显。正常 5 岁以下小儿在右锁骨中线肋缘下可触及肝脏,但不超过 2 cm,剑突下约 3 cm。肝脏相对浊音界的上下径也随年龄而变化,新生儿为 3~5 cm,至 10 岁以上接近成人,约为 10~12 cm。

小儿肝动脉也相对较成人的粗大,肝内血窦较宽,供血丰富,加之小儿心率较快,每分钟通过肝脏的血流量较多,因此肝细胞的含氧量、营养成分供给均较好,故代谢旺盛,再生能力强,受损害后较成人容易修复。

小儿肝细胞内质网的活力低,尤以早产儿和新生儿药物代谢酶的活力低。出生后 1 个月酶活力显著增高,数月始渐达成人水平。苯巴比妥对新生儿、早产儿可促进肝细胞滑面内质网(SER)发育增生,使酶的产生增加,与肝细胞有关的代谢能力增强。提高胆红素结合能力和药物代谢的速度可减轻黄疸,降低胆红素水平,降低药物作用效果。

在胎儿时期,肝有造血功能,出生后此作用停止。但在未成熟儿或贫血婴儿肝脏仍可具有一定造血功能。

新生儿肝细胞大小只有成人的一半,胞质也较少,细胞器含量也小。

光面内质网开始发育于胎儿 3 个月时,2~9 个月婴儿的肝细胞中内质网尤其是滑面内质网较成人少。苯巴比妥可促进新生儿肝细胞内滑面内质网的发育,从而促使葡萄糖醛酰转化酶的活性增加,故有治疗新生儿高间接胆红素血症的作用。

肝细胞的胞核通常位于细胞中心,一般只有一个。在新生儿期约有半数的肝细胞具有双核,至成人期双核肝细胞的数量降至 25%。胞核呈大圆球形,直径约 10 μm,由双层被膜即核膜与胞质隔离。

2. 生理特点

(1)胆汁排泄功能　胆汁在肝内形成。小儿胆汁中胆酸较少。胆汁有促进胰液、肠液消化的作用,也能促进维生素 A、维生素 D、维生素 K、维生素 E 等脂溶性维生素的吸收。当有炎症或肠道梗阻时,胆汁排泄发生障碍,影响对脂肪的消化及脂溶性维生素的吸收,此现象在婴儿尤其明显。

(2)物质代谢功能　肝脏内进行着多种物质的合成与分解、转化与运输、贮存与释放等复杂的转化活动,使自肠道吸收的物质能为机体利用。与成人相比,乳幼儿的肝细胞对各种酶的合成能力较差,因此肝脏的合成、分解、贮存及解毒功能较弱。

(3)肝脏的生物转化　食物在肠道内经细菌作用产生的有毒物质、体内物质代谢中产生的各种生物活性物质、代谢终末产物以及由外界进入机体的各种药物或毒物等,均由肝脏的生物转化作用解毒或减毒后排至体外。生物转化的酶位于内质网膜上。小儿内质网膜的活力低,故生物转化亦即解毒能力弱。

二、体外循环对消化系统的影响

人体在整个生命活动中,必须由外界摄取营养物质作为生命活动能量的来源,满足机体生长、发育、生殖、组织修补等一系列新陈代谢活动的需要。消化系统就是把外界摄取的食物进行物理性和化学性的消化,吸收其营养物质,并将废物排出体外。由于小儿代谢旺盛,消化系统对小儿的生长发育具有非常作用。

CPB 中消化系统的并发症发生率为 1%,和脑、肺等器官相比,发生率很低,但是危害很大。一旦发生,死亡率可高达 40%~50%。在最近的研究中发现,从腹部的体征出现到医师得出明确诊断,大约需要 3 d 的时间。并且 ICU 的医师往往只注意到心外科手术后心源性并发症而忽略了其他系统的隐性并发症,小儿病情发展快,耐受性差,结果导致失去了最佳的处置时机。为了改变这种现状,早期诊断、治疗非常重要。

CPB 中机体各系统的病理生理将发生很大变化。人们对 CPB 中心、脑、肾等重要系统研究较多,而对消化系统的关注较少。患者由于应用大量肌松剂、镇静剂和免疫抑制剂,使一些体征被掩盖了。消化道并发症往往易被忽视,原因有:① 消化系统有很强的代偿功能,表现在消化系统对缺血缺氧耐受力较强;② 手术期间机体可动员自身糖原、脂肪和蛋白质贮备,并可借用外界能量补充;③ 消化道并发症往往被心脑肺等重要器官并发症所掩盖;

④ 消化道并发症一般以腹痛为先导,而人工呼吸、麻醉剂使患者和小儿患者均难以主述。

许多 CPB 后的消化系统并发症源于一过性的胃肠道出血。肝脏的血流在 CPB 期间明显减少,长时间 CPB 对肝脏有不利的影响。CPB 中肝脏代谢处于抑制状态,大量含有枸橼酸钾的库血预充,血液破坏后大量胆红素的代谢,手术中大量药物和毒素的降解都对患者的肝脏形成很大的负担。胰腺细胞损伤则往往是由术后的低血压导致的。缺血还可引发急性胆囊炎的发作和胃肠道的出血。术中单独或合并存在的低血压、较长的 CPB 时间、心律失常、出血,以及灌注不足导致的黏膜损伤都在不同程度上对消化道产生损伤。CPB 中的栓子是导致损伤的另一个重要因素。由于 CPB 过程中的各种操作如循环排气不充分、抗凝不足、外科操作中的组织碎片和各种异物导致血小板的聚集等等,都可产生栓子,栓塞到不同消化道的微小血管中,使其发生器官的供血障碍。

(一)体外循环消化系统并发症的发病机制

1. 消化道低血流灌注 CPB 中是"人工休克"状态。CPB 中血流重新分布,但大脑等主要脏器的血流基本不变,而腹腔脏器血流骤然减少。但小儿患者的年龄越小,脑和神经组织占机体比重份额就越大。Desai 在狗的实验中发现,CPB 中狗的肝动脉血流量减少 46%,门静脉减少 44%。产生这种低灌注现象的主要原因在不同阶段也各有不同。CPB 初期主要是因低血压所致。引起低血压的原因有:① 血液稀释,血液黏稠度下降;② 缩血管物质浓度降低;③ 非搏动血流灌注;④ 大量血液引流至体外;⑤ 灌注指数低于正常心指数。CPB 中期和后期主要因血管阻力增加,微循环灌注不足所致。血管阻力增加主要和儿茶酚胺系统、血管紧张素系统、肾素-血管紧张素-醛固酮系统兴奋有关。

如插管不当,可引起腹腔脏器血流减少。小儿肝静脉和下腔静脉位置很近,如果下腔静脉插管插得过深,插管就会跨过肝静脉或进入肝静脉,而造成下腔静脉的部位引流不畅。肝静脉引流不畅可严重阻碍腹腔脏器的血液灌注,使其淤血水肿。一些心脏畸形矫正的患者,如 Fontan 手术、Glenn 手术,术后静脉压明显增高,大大超过正常生理范围,此时腹腔重要脏器如肝脏、胰腺、肠道等均处于水肿状态,严重的患者可出现腹腔渗液。

2. 炎性介质 小儿血管壁和肠壁构造薄,间质成分丰富易发生水肿。血液在 CPB 中和异物表面接触释放大量炎性物质。CPB 中补体激活,血清 C3a,C5a 急剧增加,可使消化道血管通透性增加,血管内的血浆渗出到消化道,并使消化道内的毒物如内毒素进入血中。激活补体还可促进粒细胞释放溶酶体,从而损害消化道组织和细胞。胃酸分泌过多是上消化道溃疡重要因素之一,组胺是胃酸分泌强大的促进因子。CPB 组胺明显增加,将加速胃酸大量分泌。前列腺环素(PGI$_2$)主要抑制胃酸分泌,刺激黏液及 HCO$_3^-$ 分泌,使血管扩张,改善血流灌注,而血栓烷(TXA$_2$)的作用则恰恰相反。CPB 中 TXA$_2$ 和 PGI$_2$ 增加,但 TXA$_2$ 增加更明显。这无疑对消化道黏膜产生不利影响。CPB 中缓激肽可抑制消化道的环状括约肌,引起肠道运动障碍,严重者可造成肠梗阻。炎性因子是一类参与炎症反应并具有致炎作用的物质。血液在 CPB

中和异物接触释放大量的炎性物质，对产生消化道并发症有重要作用。

3. 栓塞 CPB术中的栓塞没有部位特异性。尽管在动脉管道上安装了微栓滤器，仍可在血液内发现一些栓子，如气体、硅油、脂肪滴、钙化、蛋白颗粒、血小板聚合物等。Blanth在临床研究中发现，CPB中患者眼底微血管有明显栓塞征象，其中以用鼓泡式氧合器最突出。进一步动物实验发现这些微栓是血小板、白细胞和纤维蛋白的聚合物。一些学者发现膜式氧合器的使用可大大减少小儿患者手术后消化系统并发症。

（二）体外循环对消化系统影响的临床表现

1. CPB对上消化道的影响 CPB是一种应激，其应激性溃疡发生率很高，有报告称严重创伤者胃肠道黏膜病变发生率为$75\%\sim100\%$，但引起出血只是少数。CPB使胃肠道黏膜血流减少，pH值下降，白细胞激活释放大量生物活性物质，黏膜屏障破坏，肠道积水积液。急性溃疡主要表现是出血，因为CPB中应用肝素，凝血因子被破坏。胃肠黏膜pH值增高，黏液分泌减少，交感神经兴奋，黏膜缺血，皮质激素大量分泌使修复功能受阻。

上消化道出血是心外科最常见的消化系统并发症。那些发展到多器官功能衰竭的心外科患儿他们所面临危险就是由此而带来的一系列并发症。应激性溃疡或者更确切地说应激相关性黏膜疾病，是导致术后出血的最常见原因。关于应激相关性黏膜疾病的病理生理过程仍旧在探讨之中。但众所周知低血压、低氧血症和感染等一系列原因都可导致黏膜缺血继之发生动脉挛缩。血流的减少导致黏膜内能量贮备的降低，继而使黏膜降低了中和酸性物质的能力，这样就使细胞腔的酸性物质反流到黏膜表面对黏膜产生损伤。以上的一系列过程可能导致活性氧化物产生，而使黏膜在随之而来的再灌注过程中发生坏死。尽管在CPB后这种应激性相关性疾病的发生率我们不得而知，但是在ICU中这种病的发生率最高可以达到50%，而且其中$10\%\sim15\%$较为严重的患者会发生出血。此外，出血和较为严重的应激性溃疡会导致穿孔，小儿更易发生。

术后经历较长时间的恶心和呕吐的患儿有发生Mallory-Weiss黏膜撕裂症的危险。这就有可能发生术后肠梗阻和胃肠胀气，从而导致肠道扭转。这些病变通常发生在胃食管的交接处，肠扭转会使肠道内的压力不断地升高。出血会威胁患者的生命，但即使这样也通常采用保守的治疗措施。如果出血持续进行，采用内镜治疗或血管介入技术能有效地控制出血，而很少需要外科手术的介入。

2. 下消化道出血 肠系膜的缺血是导致术后患儿发生下消化道出血的最常见原因。诊断患儿是否存在下消化道出血通常看患儿有没有腹痛和便血。由于CPB过程中存在低血压和低氧血症会导致结肠黏膜发生非梗阻性梗塞，使结肠黏膜发生坏死。尤其在脾曲部分的结肠更容易发生这种情况，这是因为此处的结肠循环处于上下肠系膜动脉间变得更为纤细。大多数的结肠缺血需要及时的治疗。几乎1/3的患者需要进行部分结肠切除术。

判断患儿是否存在下消化道的出血应使用乙状结肠镜。在大多数的患儿中应用效果还是很明显的。如遇到较为明显的活动性出血可以作一标记,如果是非活动型出血可以局部用药,或通过血管造影等介入方法进行止血。如介入方法失败,仍旧可给外科医师提供准确的标记。

3. 肠源性内毒素血症　小儿肠道菌群易发生紊乱。CPB 可使肠黏膜功能破坏,肠黏膜通透性增加,导致肠源性的内毒素血症。有研究表明 CPB 中内毒素明显增加。内毒素进入体内可能有如下途径:① 透过肠壁经门静脉系统进入血液;② 胆盐可将其分解为无毒的亚单位或聚合成胶状分子,而 CPB 可使胆色素代谢障碍,阻止内毒素进入机体的能力减弱,内毒素易透过肠壁入血;③ 透过腹腔经肠道淋巴系统入血。内毒素是刺激单核-巨噬细胞释放肿瘤坏死因子最强物质,后者可损伤血管内皮细胞,促进自由基大量释放,增加血管通透性,促进血栓的形成。内毒素亦可降低血管对缩血管活性物质的反应性。

肠系膜动脉栓塞是一凶险的并发症,一旦发生,死亡率高达 80% 以上。二尖瓣狭窄伴房颤,心腔内多见有血栓或赘生物;肠系膜动脉栓塞还多发生于粥样动脉硬化和糖尿病患者。大多数的比较严重或威胁患者生命的并发症是由于肠系膜上动脉发生血栓或气栓的栓塞导致的。术后的患者发生栓塞其栓子多由于心内壁上的附壁血栓造成,因其在手术过程中脱落进入循环并栓塞到肠系膜的动脉内。除非能迅速发现和采取有效的措施,否则患者的肠系膜动脉很容易发生坏疽而不得已采取切除坏死的部分;如果患者能存活的话,很有可能在术后并发短肠综合征。

4. 体外循环后肝胆并发症

(1) 肝功能不全　Olsen 等报道 CPB 后有 94% 的患者出现不同程度的肝功能异常。在临床上所表现出来的肝细胞坏死的体征和症状包括:发热,黄疸,呕吐,恶心,食欲减退。在术后 3 d 内天冬氨酸转氨酶(AST)、丙氨酸转氨酶(ALT)、γ谷氨酰转移酶(GGT)、碱性磷酸酶(AP)和胆红素等检测肝功能的指标发生异常。这些指标的异常通常情况下是非常明确的,尽管多数的患者的肝损伤是慢性的。转氨酶异常的程度由比较轻微到升高到超过正常的 10 倍。尽管这种影响的范围没有明确的建立,但是在 CPB 后无论在成人还是幼儿都有报道发生急性肝衰竭,并可以导致多器官的功能衰竭。这些患者都表现出转氨酶和胆红素的升高和凝血机制差,严重的低血糖以及肝性脑病。

CPB 后发生肝衰竭通常有以下三种原因:低血压灌注/低氧血症,药物/毒物,以及感染。除去药物以及其他主要的病因,导致 CPB 后发生肝衰竭的罪魁祸首就是低血压灌注和低氧血症。由于心功能不全导致肝血流下降,内脏血流的降低会使体内分泌大量的血管加压素;这样就使本来就已经减少的动脉血流进一步地减少,使肝缺血变得更加严重。血压过低是整个过程的启动因素,而潜在的慢性的心功能不全会促使病情向更坏方向发展。在研究中我们发现肝坏死的主要病生理过程是肝小叶中心性坏死。在肝内受损的肝细胞多是处于远离输送氧气的地方。这种推测完全符合我们在临床中报道的高危可能发生合并症的患者,如右心压力升高,较长时间的 CPB,低血压灌注,长期使用 IABP 的患者。

导致术后肝细胞损伤和术后肝炎的最常见药物就是氟烷。其他可能导致肝细胞坏死或胆汁淤滞的药物有：异烟肼,甲基多巴,苯妥英钠,嘌呤醇,奎那定。氟烷的肝毒性作用发生率为1/7 000。黄疸在大约术后1～3周后出现。患者中发生肝衰竭或死亡的占20％～50％。

输血是导致术后患者感染的最重要原因。据报道在心脏手术后非甲非乙型肝炎的发病率为2.4％～9％。对于术后早期的肝炎患者进行支持治疗,多数的病例可以为自限性。应杜绝使用潜在的肝毒性药物,并且优化心排血量和右心室压力。

(2)高胆红素血症和黄疸 1～2个月的婴儿可出现生理性贫血,如果加上CPB对血液的破坏,将对患儿的肝脏产生更严重的负担。CPB中有肝脏血流降低,肝细胞代谢所需能量供应减少;大量的血液预充,枸橼酸的代谢加重肝脏负担。CPB中除肝血流下降影响肝功能,肝脏淤血对肝细胞也有很大的损害;二尖瓣、三尖瓣疾病患者,以及术中静脉引流不畅、静脉压异常增加等因素都会导致高胆红素血症和黄疸。心脏直视手术后ALT升高较为多见,有资料报告可达67.7％,CPB后高胆红素的发生率为35.1％。统计表明胆红素增高和灌注时间、灌注流量、降温幅度、升主动脉阻断时间、术前心功能、中心静脉压有密切关系。高胆红素血症一般在CPB后2d可减退,如果高胆红素持续7d,患者其他并发症随之增高,死亡率增加。CPB高胆红素主要是因为机械性破坏,鼓泡式氧合器或心腔吸引过多等因素所致。库血预充是未结合胆红素重要来源,库存2周血液输入体内,在24h有10％～15％的红细胞发生溶解,500 ml血可释放出7.5 g游离血红蛋白和250 mg的胆红素。肝细胞性胆红素升高可因低血流灌注、淤血、炎性因子损伤所致。瓣膜置换或高静脉压的患者高胆红素发生率很高,肝脏淤血也影响其降解功能。肝后性胆红素升高可因胆管舒缩功能不佳,肝小叶水肿压迫肝小管所致,胆汁淤积时,维生素K的吸收发生障碍,凝血因子合成障碍。术前有肝硬化患者的手术风险更大,主要表现在胃肠道并发症和感染,同时胸腔引流增多和输液量是平常的3倍,死亡率高达31％,其中B型肝硬化的死亡率可高达80％。

临床研究报道CPB后黄疸和高胆红素发生率为20％～50％。黄疸多发生于术后的前3d,然后迅速减退。大多数的患者没有症状和体征以及实验室指标的异常。一些患者会表现出发热,疼痛,黄疸类似肝内胆汁淤滞的症状。但目前胆汁淤滞的机制还不清楚。

由肝外胆管系统梗阻而导致的黄疸在心外科术后患者中较为少见,但是急性胆囊炎和胆石性胆囊炎对于心外科术后的患者却是致命的。有报道说,在CPB后消化系统并发症中胆囊炎占14％～28％。死亡率从16％至80％。胆囊炎多发生于术后1～4周。临床表现为发热,右上腹痛和血中白细胞的记数升高;而黄疸极少发生。胆囊炎也可能是发热和脓毒血症的一个根源,其诊断包括:白细胞计数,测试肝功能,超声,核素扫描等。对于急性胆囊炎和胆石症应行胆囊切除术,单纯应用抗生素治疗是不足以解决问题的。

5. 体外循环对胰腺的影响 胰腺代谢率高,自身缺乏血流自动调节机制,因此在CPB中对其功能监测较困难。CPB后的胰腺炎症发生率在0.1％～1.0％,而回顾性的尸检中的发生率为16％～25％,但其死亡率很高,有报告为67％～100％。不过,还要认识到这部分患者很有可能合并多个器官的并发症或者有较为严重的潜在性疾病,此外,一些患者胰腺虽有损伤,但没有明显症状,有研究发现心脏术后无症状高淀粉酶血症的发生率为 70%。

病理学的发现表明坏死性胰腺炎可合并或不合并脂肪坏死,在尸检中也发现血栓栓塞的发生率大约为 30%,这些结果与缺血性病因学相符合。CPB 中低血压,低氧血症和由收缩血管物质导致的内脏血管收缩发生较为迅速,低流量状态以及先天性的心力衰竭都可能导致静脉的栓塞。非缺血性的病因包括:药物(噻嗪类利尿剂和硝基咪唑硫嘌呤)和胆结石。胰腺炎的临床表现:在术后第一周呈现血流动力学的不稳定,腹部肌张力增加,肠梗阻,发热等,同时可能伴随疼痛,恶心和呕吐,血浆中淀粉酶升高。但是有些患者没有典型的疼痛和淀粉酶升高,所以诊断的关键是临床细致的观察。

CPB 中胰岛素分泌或利用障碍,导致血糖增加,有糖尿病患者更为突出。CPB 胰岛素水平的报道高低不一,因此胰岛素抵抗是血糖增加的主要原因。Kuntschen 等发现静态血清 86 mU/L 的胰岛素,糖的摄取率为 4.6 mg(kg·min),而正常人为 6.3～10.2 mg/(kg·min)。产生这种胰岛素抵抗的原因是多方面的,CPB 中皮质激素、生长激素、儿茶酚胺的增高直接抑制胰岛素的作用,同时促进糖原的分解。如皮质激素使胰岛素刺激周围组织造成其利用葡萄糖能力减弱,皮质激素还能抑制肝糖原的产生,肝素可降低组织对葡萄糖的摄取,CPB 低温抑制酶活动;此外降低氧耗亦是糖利用减少的主要原因。胰岛素绝对量和相对量不足,造成血糖增加,细胞内缺钾以及细胞外高钾血症。

(三) 体外循环对消化系统保护的防治措施

1. 围术期防治　首先对存在高危因素的患者,术前进行充分的准备工作,以改善心脏的泵血功能及围术期组织的氧供,降低导致低心排发生的可能性。术前应了解病情,如患者既往有消化道溃疡病史,可在术前服用一些抗组胺受体的药物,这可减轻 CPB 中消化道黏膜的损伤。若估计手术复杂、时间很长,可考虑选用膜式氧合器和离心泵等用品,以最大限度减少血液破坏,术中尽量缩短 CPB 时间,可减轻腹腔脏器的低血流量灌注。CPB 中下腔插管的位置对于减少术后并发症有积极意义,合适的插管可避免腹腔脏器的淤血、水肿。有经验的医师和灌注师可及时发现下腔插管引流不畅,而静脉压是难以迅速反映出下腔静脉回流情况的,因为一般静脉压是通过颈内静脉穿刺,主要反映上腔静脉压。如果氧合器液平面突然下降,静脉压变化不明显,应积极调整下腔静脉插管位置,以利于下腔静脉引流。

为了改善腹腔脏器在 CPB 中的血流量,术中应保持充分的灌注流量和灌注压,术后也应早期发现消化道的缺血性改变。消化道并发症一般发生在术后1～10 d,而且临床症状易与其他现象相混淆。这要求 ICU 医师有丰富的临床经验,借助于各种检查对病情进行及时了解和治疗。处理原则及处理方式与非心脏病患者的原则是相同的。当最开始的保守治疗无效时,及时地采取手术治疗,这对于外科医师和患者来说都是难以接受的,即患者刚接受心脏手术又要接受腹部的手术。手术的介入对于死亡率的升高并无明显的相关性,实际上,有效及时的手术反而给患者带来转机,但是对于严重出血和脓毒血症的患者所引发的消化道并发症是不能通过手术来改善血流动力学的紊乱的。在诊断不能确定或其他处理无效时,也不能盲目地进行腹中的探查。处理腹部的切口要格外地小心;胸骨切口的末端要与腹部切口进行隔离,以降低胸骨感染和纵隔炎的发生率。那些在手术恢复过程中需要中和抗凝的患者,在腹部手术后要用肝素进行重新抗凝。

2. 术后的营养支持 对于大多数的心脏手术的患者,术后较为平稳,在没有其他并发症的情况下很快就可以从监护病房转回普通病房;但如果患者存在并发症则会延迟其恢复的时间,需要给予一定的营养支持治疗。在进行营养支持治疗前我们必须要明确三个重要的问题:① 患者目前的营养状态;② 患者需要的热量和蛋白质;③ 患者能否口服或需要静脉高营养。尽管我们目前应用各种实验室方法来评价患者的营养状态,但即使从表面上看各种实验室的指标为正常,我们仍可通过患者的体重低于或超过正常体重的 10% 而作出营养失调的诊断。一些客观指标有利于我们对患者的营养状态作出较为正确的判断,如肌肉重量,脂肪的厚度,血浆中白蛋白含量以及患者的免疫状态。即使评估为正常的患者,其术后 5~7 d 没有进食仍需要给予静脉营养。如果患者于术前就存在营养失调,应在术前就给予一定的营养支持;如患者需要急症手术,应在术后就给予营养支持。热量的计算方法有多种,最为常用的为 Harris-Benedict 公式估算。该公式通过评估患者个体的基础代谢率引入一系列的活性因素计算患者的热量需要。受过训练的工作人员应用该公式与实际的需要偏差大约为 10%~15%。蛋白的需要通过体重来进行评估。术后的患者大约需要蛋白质 1.5~2 g/(kg·d),在正常情况下,脂肪能提供 10%~30% 的热量。应避免过量补充食物,尤其对于正处于机械呼吸支持的患者。呼吸商大于 1 则表明大量的二氧化碳生成,其次才是脂肪合成。总热量的摄取应提供更多的脂肪而不是糖类。此外其他营养成分如电解质,维生素和微量元素必须及时给予。很明显,心脏手术后的患者需要一个低盐饮食。一旦热量和蛋白质的评估完毕,以哪种方式给予就变得非常重要。通常情况下,只要胃肠的情况允许,就通过胃肠直接给予。一般情况下多数的心外科术后患者能接受这种给予方式,但是如果患者合并术中长时间的低血压灌注导致明显的溃疡或严重的腹部并发症,如胰腺炎,胆囊炎或肠系膜缺血,则需要短期大约 1~2 周静脉营养支持。

新生儿应尽快母乳喂养,不仅可及时补充术后的营养而且可增强患儿的免疫能力,因为母乳中含有大量免疫蛋白。

心脏外科术后消化系统的并发症是由多因素造成的,消化道并发症的死亡率也较高。并且一些幸存者也需要较长时间的住院来进一步调整,其住院时间几乎相当于没有并发症患者的 4 倍。这种并发症的结局多是导致一系列的心力衰竭和呼吸衰竭,直至死亡。处理这些复杂的问题是相当具有挑战性的,高死亡率也是不可避免的。

CPB 炎性因子大量释放是消化道并发症的原因之一。如何减少 CPB 中炎性因子是当今研究的主要课题。主要方法可分为药物抑制疗法和物理排除方法。抑制炎性因子药物主要有皮质激素和抑肽酶。皮质激素可稳定溶酶体膜、抑制白细胞激活、降低毛细血管的通透性。抑肽酶通过广谱的丝氨酸酶来抑制,减轻激肽酶、纤溶酶的激活,并减轻血小板和白细胞激活。阜外医院近年来对小儿应用抑肽酶取得了良好临床效果。研究表明 CPB 复温期间是炎性因子释放高峰,炎性因子的相对分子质量为 6800~35000,超滤器可排除相对分子质量较小的炎性介质。CPB 中用平衡超滤法可有效排除炎性因子。具体方法是单位时间内等量输入林格氏液和排除滤液量为血液量 1~2 倍。对于败血症、严重黄疸的患者,其毒素相对分子质量较大,此时可采用血浆置换法排除毒素。

(龙　村)

参 考 文 献

1　Ulshe M. Stomach and Intestines. In：Behrman R E,Kliegman R M,Jenson H B. Textbook of Pediatrics. 16th ed. New York：W. B. Saunders, 2000, 1128－1130.

2　Molleston T P,Perlmutter Z T. Liver physiology and pathophysiology. In：Oldham K T,Colombani P M,Foglia R P. Surgery of Infant and Children. Philadelphia：Lippincott-Raven, 1997. 1356－1382.

3　Carre I J. Some physiology mechanism of the upper gastrointestinal tract. In：Gracey M,Burke V. Pediatric Gastroenterology and Hepatology. 3rd ed. London：Blackwell Scientific Publications Inc. , 1993. 32.

4　Rudolph C D. Gastroenterology and Nutrition. In：Rudolph A M, Hoffman J I E, Rudolph C D Rudolph's Pediatric. New York：McGraw-Hill, Mcdieal Pub, 20th 1996. 993－1001.

5　Mclanghlin G E,Setzer N A,Charles S. Postoperative management of the cardiac surgical patient. In：Rogers M C. Textbook of Pediatric Intensive Care. 3rd ed. Baltimore：Williams & Wilkins, 1996. 463－524. .

6　Simic O,Strathausen S, Hess W, et al. Incidence and prognosis of abdominal complications after cardiopulmonary bypass. Cardiovasc Surg,1999,7:419－424.

7　Gonzalez O A,Orozco M A,Barrera Z L,et al. Abdominal complications after cardiopulmonary procedures. Rev Gastroenterol Mex,1999,64:61－69.

8　Byhahn C,Strouhal U,Martens S,et al. Incidence of gastrointestinal complications in cardiopulmonary bypass patients. World J Surg,2001,25:1140－1144.

9　Mierdl S,Meininger D,Dogan S,et al. Abdominal complications after cardiac surgery. Ann Acad Med Singapore,2001,30:245－249.

10　Wolken D,Hellberg K,Thon K P,et al. The abdominal emergency after heart surgery interventions. Langenbecks Arch Chir Suppl Kongressbd,1998,115:988－990.

11　Simic O,Strathausen S,Geidel S,et al. Abdominal complications following cardiac surgery. Acta Med Crodtica,1997,51:191－196.

12　Spotnitz W D,Sanders R P,Hanks J B,et al. General surgical complications can be predicted after cardiopulmonary bypass. Ann Surg,1995,221:489－496.

13　Yilmaz A T,Arslan M,Demirkilc U,et al. Gastrointestinal complications after cardiac surgery. Eur J Cardiothorac Surg,1996,10:763－767.

14　Fitzgerald T,Kim D,Karakozis S,et al. Visceral ischemia after cardiopulmonary bypass. Am Surg,2000 Jul,66:623－626.

15　Klempnauer J,Grothues F,Bektas H,et al. Acute mesenteric ischemia following cardiac surgery. J Cardiovasc Surg(Torino),1997,38:639－643.

第九节　肾脏的保护

　　肾脏是人体重要的生命器官,它通过生成尿液可排出体内代谢产物和进入体内的药物、毒物等,调控体液中大多数溶质的浓度,维持体内水、电解质和酸碱平衡,从而维持机体内环境理化性质的稳定,以保证生命活动的正常进行。此外,肾脏还能产生多种生物活性物质如肾素、红细胞生成素、前列腺素等,又是许多循环激素如多肽激素灭活和消除的部位,因而肾脏又参与体内许多功能的调节活动。一旦肾脏受到损害其功能减退将导致机体各个系统功能障碍及器质上的损害,严重者可致命。

　　过去 CPB 先心病矫治术后肾脏受到损害致不同程度的肾功能不全是常见的,其发生率约为 $16\%\sim77\%$。随着 CPB 基础理论的深入及设备技术的改进,现在 CPB 后肾功能不全的发生率已大大减少,尤其是作为术后单一类并发症的发生率更低,常常表现为多器官功能障碍综合征(multiple organ dysfunction syndrome,MODS)的一部分,并且是较早期的表现。肾功能不全的临床表现轻重不一,可少尿甚至无尿,也可多尿,发生少尿型急性肾衰竭时死亡率极高,若合并多个器官功能衰竭则死亡率接近 $75\%\sim100\%$。因此 CPB 先心病围术期应采取各种措施进行合理的肾脏保护,避免病情进展演变成急性肾衰竭。

一、肾脏生理

(一)肾脏的组织结构

　　肾脏实质是由大量泌尿小管组成,其间为肾间质,由少量结缔组织、血管和神经等构成。泌尿小管是一种能形成尿液的上皮性小管,由肾单位和集合管两部分组成。

　　1. 肾单位　肾单位由肾小体(肾小球和肾小囊)及肾小管组成,是肾脏的基本组织结构和功能单位。成人每肾有 1 000 000 多个肾单位,根据肾小体在肾皮质内发布的部位不同,肾单位分为浅表肾单位和髓旁肾单位。浅表肾单位即皮质肾单位,主要发布于皮质外层,占肾单位总数的 80%～90%,其肾小体的体积较小,髓襻短,只伸到髓质外区,髓襻中的细段很短或缺如。髓旁肾单位位于近髓质的皮质处,占肾单位总数的 10%～20%,其肾小体的体积较大,髓襻长,可延伸到髓质区内,甚至到肾乳头部,髓襻中的细段较长。

肾小管包括近端小管、细段和远端(远曲)小管,各段肾小管的管径、长度及上皮细胞的形态结构,均随功能的差异而有所不同。

2. 集合管　集合管包括连接小管和集合小管,接收多条远曲小管中的液体,参与尿液浓缩过程,与肾单位共同完成泌尿功能。

(二)肾脏血液循环的特点

1. 两次毛细血管网分支　肾脏的血液循环与其泌尿功能密切相关,要经历两次毛细血管网分支,即肾小球毛细血管网和肾小管毛细血管网。在肾小球形成的毛细血管网基本无氧耗,而是形成原尿。在肾小管周围形成的毛细血管网给这些部位供氧,并参与原尿的重吸收形成终尿。

2. 肾血流量和肾灌注　肾脏的血流量大,血液供应丰富,血管阻力低,正常成人静息状态下约 1000～1200 ml/min 血液流经两侧肾,相当于心排血量的 20%～25%。肾动、静脉氧浓度差极小,仅为一般组织的 25%～35%,因此高流量的肾血流除了供给自身组织细胞的代谢外,主要是用于维持肾功能的灌注压力,这是满足肾泌尿功能的基本条件。而在肾血流量减少引起肾组织细胞发生缺血缺氧性损伤之前,肾灌注压已降低造成肾功能的严重改变。

进入肾的血流分布并不均匀,约 94% 分布在肾皮质,5%～6% 分布在外髓,其余不到 1% 分布在内髓。通常所说的肾血流量是指肾皮质的血流量。皮质层血流灌注量最大为 5～6 ml/(min·g),髓质外带为 1 ml/(min·g),髓质内带最低为 0.1～0.5 ml/(min·g)。髓质内带血流虽远低于皮质层,但仍高于其他内脏器官。肾小球毛细血管压力是体内最高的,是推动血浆从肾小球滤过的主要动力。其值相当于平均动脉压的 60%,在成人为 8.0～9.33 kPa(60～70 mmHg),较其他器官毛细血管压高 1 倍左右。

(三)肾血流量的调节

肾血流量的调节一方面要与肾脏的泌尿功能相适应,一方面要与全身的血液循环的调节相配合。前者主要靠自身调节来实现,后者主要靠神经体液调节来调控。

1. 自身调节　肾血流量有自身调节功能,当动脉血压在 10.7～24.0 kPa(80～180 mmHg)范围内变动时,肾血管通过自身调节使肾小球毛细血管压力基本恒定于 8.0 kPa(60 mmHg),维持稳定的肾血流量和肾小球滤过率(glomerular filtration rate,GFR)。此功能在心血管功能适当变化时,对保证肾小管内滤过容量的相对稳定起重要作用。当动脉血压低于 10.7 kPa (80 mmHg)时,肾血管失去自身调节功能,肾血流量减少,肾小球毛细血管压力下降,使肾小球有效滤过压减小,导致少尿或无尿。由于肾脏自身调节范围的低限较脑血流自身调节低限 6.7~8.0 kPa(50~60 mmHg)高,因此 CPB 时低血压低灌注对肾脏的影响比中枢神经系统更敏感。

2. 神经体液调节　皮质外层血流主要受交感神经、肾素-血管紧张素系统的调节,与钠的排泄和滤过有密切关系;皮质内层和髓质外层血流主要受到前列腺素、缓激肽和抗利尿激素的调节,与髓质渗透压梯度的形成有关;髓质内层的血流受血管升压素的影响。CPB 先心病围手术期患儿处于应激状态,机体通过神经体液调节使全身血液重新分配,肾血流减少,以保持心、脑等重要脏器的血液供应。这也是 CPB 期间肾损害的重要因素。

二、早期肾功能检查

肾脏是机体内环境稳定的重要器官,具有多种生理功能,肾功能检查是对肾脏排泄、吸收和分泌功能的综合评价。由于肾脏具有强大的贮备能力,只有当肾小球滤过率下降到正常的 50%~60%以下才有血生化指标的异常,传统肾功能检查不利于早期肾损伤的检测。而早期肾损伤的检查对实现围术期肾功能不全的早期处理至关重要。

(一) 肾小球功能检查

1. 微量白蛋白尿　1982 年 Viberti 在研究糖尿病肾病时首先提出微量白蛋白尿(microalbuminuria, mAlb)的概念,以区别于临床蛋白尿。mAlb 可通过免疫学方法(放免、酶免、免疫散射或透射比浊)来检出,其范围定义为尿中白蛋白排出量在 30~200 mg/gCr(3.39~22.62 mg/mmolCr),或 20~200 mg/L,或 30~300 mg/24 h 尿。若超出上述高限值即为临床蛋白尿。mAlb 的测定主要用于监测早期肾小球功能受损,在临床蛋白尿出现之前采取及时的临床治疗,使早期肾损伤在可逆阶段得以控制。

2. 血清半胱氨酸蛋白酶抑制剂 C 测定　半胱氨酸蛋白酶抑制剂(cystatin C)是由有核细胞产生的,其生成速度稳定,不受炎症因素、胆红素、溶血和三酰甘油等影响,并与性别、年龄、肌肉量无关。它能自由地被肾小球滤过,在近端肾小管上皮细胞内被分解代谢,不被肾小管重吸收和分泌。出生时,血清 cystatin C 的值最高,约 2.16 mg/L,数周后迅速下降,1 岁后趋于稳定,为 0.7~1.38 mg/L,一直稳定到 50 岁左右。Newman 等进行实验发现在肾功能轻度损害时,血清 cystatin C 即有变化,其诊断敏感性高于血肌酸酐。因此血清 cystatin C 的测定对于发现早期肾功能损害是非常有价值的,但能否应用于新生儿和小婴儿还需进一步研究。

(二) 肾小管功能检查

1. 尿 N-乙酰-β-D-氨基葡萄糖苷酶测定　N-乙酰-β-D-氨基葡萄糖苷酶(NAG)

是一种溶酶体酶,相对分子质量为13万,一般不能从肾小球滤过,在近端肾小管上皮细胞溶酶体中含量丰富,尿中参考值为21单位/gCr(2.37单位/mmolCr)。当肾脏受到损害累及近端肾小管上皮细胞时,尿NAG值升高,若并发急性肾衰竭则迅速升高,是临床上用于早期肾小管损伤的诊断指标。

2. 血清和尿 β₂ 微球蛋白测定 β₂ 微球蛋白(β_2M)是一种小分子蛋白质——相对分子质量为12万,存在于有核细胞的表面,可通过肾小球滤过,但几乎全部由近端肾小管以胞饮形式重新吸收,在局部被代谢降解为氨基酸,尿中含量极微。肾功能损伤时测定血清 β_2M 与血清肌酐酐呈正相关,并比血清肌酐酐更敏感。如果血清 β_2M 含量正常,尿中 β_2M 含量增多,则提示近端肾小管功能受损。

三、体外循环相关性急性肾功能不全

急性肾衰竭(acute renal failure,ARF)是由各种原因使双肾的排泄功能在短期内迅速减退的一组临床综合征。随着病情急剧进展多伴有少尿或无尿(但也有部分患者的尿量一开始并不减少,甚至反而增多),以致体内代谢产物蓄积、水电解质失衡,并引起相应的临床表现和血生化的改变。对急性肾衰竭若能做到早期诊断、抢救及时,则肾功能可完全恢复,尤其是CPB导致的急性肾功能不全,主要是各种因素导致肾脏缺血缺氧性损伤,大多为可逆性改变,及时去除病因维持良好的肾灌注即可迅速恢复,常称为功能性肾功能不全;但如果病因持续存在,肾功能不全作为全身炎症反应综合征(systemic inflammatory response syndrome,SIRS)的表现之一,则可引起肾小管坏死等病变,发展为肾性急性肾衰竭,加速MODS的发生,死亡率大大增加。

(一) 发病因素

目前认为机体持续低血压和肾低灌注,使肾缺血和肾血流量远离皮质分布是CPB后急性肾功能不全的主要发病机制。造成肾缺血主要与肾灌注压降低、肾血管收缩和肾血液流变学变化有关。

1. 术前因素 新生儿肾脏未发育成熟,部分先心病合并先天性肾发育异常如肾发育迟缓、双肾双输尿管畸形、多囊肾、肾积水等,使肾脏在CPB中对缺血缺氧的耐受性降低,继术中CPB期间相对低流量灌注使肾脏对缺血缺氧的耐受性更进一步降低,术后易引起肾脏血流分布不均,肾血管阻力增加。

严重紫绀型先心病,术前有低氧血症,伴血红细胞增多症,血液黏滞度升高,影响肾小球毛细血管床的微循环状态,造成肾小球滤过率下降。

其他如左心发育不良综合征、主动脉弓发育不良及严重主动脉缩窄等致肾动脉低灌注;术前心导管造影检查应用含碘造影剂对肾小管的毒性作用;急症手术,术前有低血压史,心肺复苏史等因素,均可进一步使肾脏在 CPB 中对缺血缺氧的耐受性降低,其急性肾功能不全的发生率和死亡率较其他患儿显著增高。

2. 术中因素 CPB 期间非搏动灌注和低灌注压可引起肾小球的有效滤过压降低,肾小球滤过率下降,尤其是长时间(>90 min)低血压、停循环和复杂性紫绀型先心病患儿,更易发生急性肾功能不全。CPB 常温低血流量、循环中儿茶酚胺增加、持续大量使用缩血管药物等使有效肾血流量降低,引起肾小管上皮肿胀、变性甚至坏死,肾小球血管内皮细胞受到损伤,肾小球滤过率下降和通透性改变。血液与 CPB 管道非生理性的人工界面直接接触、心内吸引、人工心肺机的机械作用引起红细胞损伤,甚至溶血,使游离血红蛋白大量增加,临床上可出现血红蛋白尿,血红蛋白阻塞肾小管,导致阻塞部位以上的肾小管内压升高,肾小球囊内压随之升高,肾小球滤过率降低。预充液中右旋糖酐 40、大剂量甘露醇、CPB 引起全身炎症反应使补体激活、白细胞释放大量酶类等均可导致肾小管上皮损伤,管腔阻塞,肾间质水肿,自动调节功能丧失,并使肾微血管痉挛、增厚、口径缩小,加重肾缺血。其他如 CPB 中的微栓等,造成微血管阻塞,血流阻力增加,微循环灌流量减少。

3. 术后因素 术后持续严重的血流动力学紊乱如低心排血量综合征、低血压,使肾血流量减少,交感神经兴奋、血管升压素升高引起肾小动脉收缩,肾血管阻力增加,肾小球滤过率降低。各种使血管内有效血容量减少的因素如出血、低蛋白血症、大量应用利尿剂、应用血管扩张剂、严重心律失常等致肾血流灌注减少,肾小球滤过率下降。某些药物如氨基糖苷类抗生素、磺胺类抗生素、两性霉素、一代和二代头孢菌素等可引起肾小管损伤;感染及凝血功能障碍引起的弥散性血管内凝血;以及心内补片、机械瓣等形成涡流或因切应力使红细胞受损,导致溶血等。

(二)病理改变

肉眼可见肾脏体积增大、质软,切面肾皮质苍白,髓质暗红色。早期肾小球血管痉挛,肾小球体积变小,肾小囊腔增大;后期血管扩张,肾小球体积增大,肾小囊腔内充血、炎细胞浸润。肾小管上皮细胞肿胀、变性或坏死,基膜断裂,管腔早期狭窄、后期扩大,内有管型形成可致管腔阻塞。肾间质充血、水肿,白细胞浸润,并可与肾小管腔相通。

(三)临床表现和诊断

CPB 先心病矫治术后肾功能不全常有少尿先兆,即尿量<0.5 ml/(kg·h)或<200~300 ml/(m² · d)。除少数严重者在 CPB 过程中已出现少尿或无尿,多数肾功能不全发生于术后 24~48 h,进展较非心血管手术患者快得多。临床表现为少尿甚至无尿,强效利尿剂效果不显著,尿相对密度降低;尿镜检可见血细胞和大量管型,血清尿素氮和肌酸酐水平进行性升高,并可出现高钾血症、低钙血症和代谢性酸中毒。

急性肾衰竭的诊断是一排除性诊断,但 CPB 相关性急性肾功能不全的影响因素很多并且进展迅速,而早期诊断、早期治疗可显著改善患儿的预后,因此适当放宽诊断标准,积极处理有助于提高手术成功率。

1）尿量减少,少尿:尿量<0.5 ml/(kg・h)或<200～300 ml/(m² · d);无尿:尿量<50 ml/(m² · d);

2）尿相对密度低,由于肾小管浓缩功能下降,因而尿相对密度<1.016或固定在1.010左右;

3）尿沉渣,镜检可见红细胞、白细胞、上皮细胞及各种类型的管型;

4）氮质血症,血尿素氮>15 mmol/L或持续上升3.57～7.5 mmol/L・d,血肌酸酐>176 μmol/L或持续上升>40～80 μmol/L;

5）电解质和酸碱平衡紊乱,高钾、低钠、低钙血症和代谢性酸中毒;

6）早期肾功能检查各项指标的异常。

临床上,虽然功能性肾衰竭和急性肾衰竭都表现出少尿,但两者在少尿发生机制及尿液成分上均有区别,鉴别两者对于指导临床治疗和估计预后都有重要意义(表3-9-1)。

表3-9-1　功能性肾衰竭与急性肾衰竭少尿期尿液变化的比较

项　目	功能性肾衰竭	急性肾衰竭
尿相对密度	>1.020	<1.015
尿渗透压(mOsm/L)	>700	<250
尿钠含量(mmol/L)	<20	>40
尿/血肌酸酐比值	>40∶1	<10∶1
尿蛋白含量	阴性至微量	+
尿沉渣镜检	基本正常	透明、颗粒、细胞管型;红细胞、白细胞和变性坏死上皮细胞

四、体外循环相关性急性肾功能不全的预防

CPB相关性急性肾功能不全的预防工作应贯穿于整个围术期,包括术前、术中和术后。一般转流中尿量若不少于1 ml/(kg・h),术后心功能稳定多不会导致明显的肾脏损害。

（一）术前预防

术前正确评估肾功能,早期发现和及时排除引起肾功能不全的诱因。全面体格检查或辅助检查了解肾脏的先天性畸形,积极改善心功能防止充血性心力衰竭和低血压的发生,对严重紫绀型先心病术前积极疏通微循环,避免使用肾毒性药物和含碘造影剂。

（二）术中预防

提高 CPB 灌注压力和灌注流量,避免常温低流量长时间灌注,在维持灌注压力的前提下,适当使用扩血管药物,避免缩血管药物的使用。CPB 中采用搏动灌注,可降低体循环的血管阻力,增加肾血流量,降低肾动、静脉血的乳酸差,增加尿量和肌酸酐清除率。

CPB 期间通常进行血液稀释(血细胞比容 20%~25%),可明显降低全血黏度,改善血流动力学,增加肾血流量;可增加肾小球滤过率,降低肾小囊和肾小管腔内液体黏度,加快液体流速,预防管腔阻塞和肾小管萎缩坏死,增加尿量;可使各种毒性代谢产物浓度降低,红细胞破坏和游离血红蛋白减少,并加速其排出,减轻其对肾脏的损害。

利尿剂的应用可减少肾内因素的不良影响。呋塞米是肾小管髓襻利尿剂,可抑制该处 Na^+、K^+、Cl^- 的重吸收,并促进远曲小管处的 Na^+-K^+ 交换,同时带动抑制水的重吸收,即使肾小球滤过率下降也可使终尿量增加;并且可降低肾血管阻力,增加肾血流量,使肾血流重新分布,髓质血流增加。

术中积极纠正高钙血症和代谢性酸中毒。血浆中 Ca^{2+} 浓度升高后,可致肾小管腔内钙盐沉积、阻塞,肾小管萎缩坏死,通过低钙性稀释或利尿等方法可使血浆中 Ca^{2+} 浓度下降。酸性物质可使肾小管腔内产生沉淀,并加重血红蛋白和肌红蛋白对肾小管上皮细胞的毒性作用,应根据转流中血气监测结果以碳酸氢钠纠正酸中毒,以达到碱化尿液、防止肾小管损害的目的。

采取各种方法减轻 CPB 导致的全身炎症反应,如肝素表面化 CPB 管道、改良超滤技术、白细胞过滤器以及蛋白酶抑制剂乌司他丁的应用等。

减少血液破坏及肾毒性物质的产生,选用优质动脉泵(如离心泵)、氧合器(如泵前氧合的膜式氧合器)及管道,配合使用细胞膜稳定剂,可望减少血液细胞的破坏,减少游离血红蛋白对肾脏的损害。

（三）术后预防

积极改善心功能,及时纠正低血压和低血容量,维持良好的血压,保证肾脏的血液灌注。严格控制摄入液量,早期使用利尿剂。进行各脏器的功能保护,防止 MODS 的发生。

五、体外循环相关性急性肾功能不全的治疗原则

先心病围术期由于 CPB 的炎症反应致毛细血管渗漏和间质液体聚集可持续到术后 24~48 h,而术后心排血量的下降和血管升压素分泌的增加又使液体排出延迟,使机体处于潜在性肾功能不全状况。若低心排血量持续存在,经神经体液调节肾灌注压降低,肾血管阻力增加,极易出现功能性肾功能不全,甚至急性肾衰竭。若发生肾衰竭,应紧急处理使之转

化为非少尿型肾衰竭,改善预后。

（一）纠正诱发因素

术后积极改善心功能,及时纠正低血压和低血容量,维持良好的血压,保证肾脏的血液灌注。若低心排血量综合征持续存在,须积极寻找原因,及时对症处理;如确切认为是手术操作失误引起,应果断行再次手术。

（二）严格控制摄入液量、早期使用利尿剂

术后第一个 24 h 应严格控制液体的摄入,液体量取决于适当的充盈压,须维持正常的血液动力学,通常给予总体液量的 50%。

对于新生儿和小婴儿术后第一个 24 h 常常表现为少尿。20 世纪 80～90 年代美国波士顿儿童医院在手术室常规放置腹膜透析管进行腹膜透析以保证液体的排出,有助于减轻机体水肿,改善心功能。我们通常于术后 6 h 给予呋塞米,开始剂量 0.5～1 mg/kg 静脉注射,必要时可以静脉维持 0.2～0.4 mg/(kg·h),2 h 后仍少尿或无尿,可给予布美他尼 0.01～0.02 mg/kg 静脉注射,或小剂量使用甘露醇。

呋塞米是常用的襻利尿剂,具有高效利钠排水作用,在产生利尿作用之前须先被分泌到肾小管系统,因此低心排量会降低其疗效,只有补充容量、给予血管活性药物维持心输出量,才能起效。当存在肾功能不全时,持续静脉输注呋塞米比间歇性分次给药更为有效,并能防止血容量波动所致的低血压。大剂量呋塞米有肾毒性,必须密切注意。

布美他尼（bumetanide）也是高效襻利尿剂,其利尿作用为呋塞米的 20～60 倍,主要抑制髓襻升支粗段对氯化钠的主动重吸收,同时抑制近端小管对钠的重吸收。布美他尼还通过抑制前列腺素分解酶的活性,增加前列腺素 E_2 的含量,扩张肾血管,降低肾血管阻力,增加肾血流量尤其是肾皮质深部的血流量;扩张肺部容量血管,降低肺毛细血管通透性,有助于心功能的改善。

甘露醇为强效脱水利尿剂,通过血浆内高渗作用,使组织内水分迅速转移至血管内,并通过在肾小管腔内的高渗,减少 Na^+、Cl^- 的重吸收,干扰髓质内高渗形成,从而水重吸收减少,肾小管充盈,尿量增加。一旦确定肾衰竭无尿或少尿时,禁用甘露醇,以防甘露醇在肾小管内形成结晶,加重肾脏损伤。

（三）供给足够的热量、控制氮质血症

急性肾衰竭少尿期患儿处于高分解代谢状态,应以高营养支持,供给足够的热量,减缓体内蛋白质的分解,以减少血浆中尿素氮和肌酸酐的浓度。胃肠营养不能耐受者,推荐使用静脉高营养,并补充水溶性维生素。

（四）纠正电解质失衡与酸中毒

少尿期低钠血症,多由于细胞外液增加所致的稀释性低钠血症,临床上无症状,一般无须用高渗盐水进行纠正,只需严格限制摄入液量便可纠正。并发高钾血症时可静脉补充 Ca^{2+}、5%碳酸氢钠、高糖胰岛素,阳离子交换树脂口服或灌肠,以及透析疗法。积极纠正代谢性酸中毒和低钙血症。

（五）药物治疗

1. 多巴胺　多巴胺以 $1\sim3\ \mu g/(kg \cdot min)$ 静脉滴入时,称为"肾用剂量"多巴胺。多巴胺调节肾血流量随滴入剂量不同而改变,该低剂量时通过肾血管床多巴胺-1受体的激活作用,扩张肾内血管以增加肾血流量,该作用在新生儿和小婴儿中更显著。经实验证明,"肾用剂量"多巴胺对急性肾功能衰竭早期是有效的,并与呋塞米有协同作用,可明显增加肾血流量、肾小球滤过率和尿钠的排出,降低外周血管阻力和血液黏滞度,防止红细胞聚集。

2. 钙拮抗剂　肾缺血24 h后,肾小管上皮细胞内钙大量沉积,用钙拮抗剂可减少钙向细胞内流,维持细胞内外钾与钠平衡,同时可扩张肾血管,增加肾血流量,对一部分缺血性急性肾衰竭有明确的保护作用。

3. 血管紧张素转化酶抑制药　血管紧张素转化酶抑制药能抑制血管紧张素Ⅱ的产生和激肽的降解,扩张肾血管,防止肾小球内压的增高;但是扩张肾出球小动脉的作用大于肾入球小动脉,而致肾血流减少,因此临床上出现肾功能不全时慎用血管紧张素转化酶抑制药。

4. 特殊药物　特殊药物包括内皮缩血管肽受体拮抗剂、心房钠尿肽、生长因子和人工合成的精氨酸-甘氨酸-天冬氨酸三肽序列多肽等已逐步应用于临床,但主要用于成人。

（六）肾脏的替代治疗

CPB相关性急性肾功能不全的进展非常迅速,若处理不及时或持续存在低心排综合征极易发生急性肾衰竭,诱发MODS,大大增加死亡率。临床上一旦出现难治性代谢性酸中毒、高钾血症、肺水肿和严重的氮质血症,应积极透析治疗。透析可清除毒性代谢产物,纠正酸中毒,保持正常的水、电解质和酸碱平衡,保证药物和营养的摄入。研究证实早期积极透析治疗可显著改善CPB相关性急性肾功能不全的预后。目前临床透析方法包括腹膜透析、血液透析和持续性血液净化。

腹膜透析常用于儿童,有血管入路问题、凝血功能异常和血流动力学不稳定的患儿。由于腹膜透析操作简单,无需机器,价格低廉,安全有效,而且对血流动力学影响较小,因此临床应用较多,尤其新生儿和小婴儿宜选用腹膜透析。

血液透析在先心病术后早期可能不能耐受其血流动力学的不稳定,而且只能用于体重大于 10 kg 的患儿,因此临床上不宜推广。

持续性血液净化技术是近年来急救医学的重要进展之一,它最大限度地模拟肾脏对水和溶质的清除模式,持续、大量、缓慢地清除机体的水分和溶质,同时又通过滤过膜吸附清除炎症介质和细胞因子。因此更适用于并发肺水肿、全身炎症反应综合征和胸腹腔之间存在交通不能腹膜透析的患儿。

总之,积极预防先心病围手术期的危险因素,积极治疗术后低心排综合征和多器官功能障碍综合征,早期预防性透析治疗,及时血液净化治疗,防止肾功能进一步损害,减少急性肾衰竭的发生,是提高手术成功率的关键。

(周燕萍)

参 考 文 献

1 Agras Pl, Derbent M, Ozcay F, et al. Effect of congenital heart disease on renal function in childhood. Nephron Physiol, 2005, 99:10 - 15.

2 Harrison A M, Davis S, Eggleston S, et al. Serum creatinine and estimated creatinine clearance do not predict perioperatively measured creatinine clearance in neonates undergoing congenital heart surgery. Pediatr Crit Care Med, 2003, 4:55 - 59.

3 Awad H, el-Safty I, Abdel-Gawad M, et al. Glomerular and tubular dysfunction in children with congenital cyanotic heart disease:effect of palliative surgery. Am J Med Sci, 2003, 325:110 - 114.

4 Fujimoto Y, Matsushima M, Tsuzuki K, et al. Nephropathy of cyanotic congenital heart disease:clinical characteristics and effectiveness of an angiotensin-converting enzyme inhibitor. Clin Nephrol, 2002, 58:95 - 102.

5 Bokariia L A, 1arustovskii M B, Grigor'iants R G, et al. Peritoneal dialysis in the newborn and infants after radical correction of complex congenital heart defects. Anesteziol Reanimatol, 2002, 42 - 48.

6 Dittrich S, Priesemann M, Fischer T, et al. Circulatory arrest and renal function in open-heart surgery on infants. Pediatr Cardiol, 2002, 23:15 - 19.

7 Matheis G, Scholz M, Gerber J, et al. Leukocyte filtration in the early reperfusion phase on cardiopulmonary bypass reduces myocardial injury. Perfusion, 2001, 16:43 - 49.

8 Sumeray M, Robertson C, Lapsley M, et al. Low dose dopamine infusion reduces renal tubular injury following cardiopulmonary bypass surgery. J Nephrol, 2001, 14:397 - 402.

9 Dittrich S, Kurschat K, Dahnert I, et al. Renal function after cardiopulmonary bypass surgery in cyanotic congenital heart disease. Int J Cardiol, 2000, 73:173 - 179.

10 Dittrich S, Kurschat K, Dahnert I, et al. Cyanotic nephropathy and use of non-ionic contrast agents during cardiac catherization in patients with cyanotic congenital heart disease. Cardiol Young, 2000, 10:8 - 14.

11 Dittrich S, Vogel M, Dahnert I, et al. Acute hemodynamic effects of post cardiotomy peritoneal

dialysis in neonates and infants. Intensive Care Med,2000, 26:101－104.

12 Burlet A,Drukker A,Guignard J P. Renal function in cyanotic congenital heart disease. Nephron, 1999, 81:296－300.

13 Leyh R G,Notzold A,Kraatz E G,et al. Continuous venovenous haemofiltration in neonates with renal insufficiency resulting from low cardiac output syndrome after cardiac surgery. Cardiovasc Surg, 1996, 4:520－525.

第十节　减轻全身炎症反应技术

　　大多数先天性心脏病患儿在接受外科手术矫治畸形时需要 CPB 辅助,CPB 是一种非生理性过程,血液成分受到破坏、凝血机制出现异常、免疫功能暂时性障碍,并可引起全身炎症反应综合征（systemic inflammatory response syndrome,SIRS）,又称为 CPB 后炎症反应（systemic inflammatory response after bypass,SIRAB）,出现包括心、肺、脑等全身各重要脏器的损伤和功能障碍,成为术后并发症和死亡率增高的主要原因之一。CPB 对小儿的影响有别于成年人,特别是新生儿和幼婴儿时期,体内各系统、脏器尚未发育成熟,免疫调节和神经内分泌功能未臻完善,因此 CPB 对其影响有固有的特点,成人 CPB 中的理论和技术并不能够完全适用。成人 SIRS 的发病机制及其预防和治疗已经有大量文献报道,而有关减轻小儿 SIRS 的文献报道却相对较少,大多研究处于刚刚起步状态,研究的结果也不尽相同。根据目前的研究结果,在如何减轻小儿 CPB 引起的全身炎症反应方面,主要采取以下措施。

一、体外循环技术和材料的改进

　　1. 心泵和灌注模式　　心泵是造成 CPB 中血液成分破坏、凝血功能障碍和炎症反应发生的诸多重要因素之一。目前临床上最常采用的心泵是滚柱泵,这种泵与泵管之间需调节至一定的阻闭,防止血液的倒流。长时间高流量灌注,泵的机械挤压可造成血细胞破坏和炎症反应的加重。采用滚柱泵可有两种灌注模式,一种是非搏动灌注,目前最多采用,另一种为搏动灌注,输出搏动性血流。关于两种灌注模式对机体的损伤程度,研究结果并不完全相同;但一般认为,搏动性血流灌注更符合生理,对微循环灌注较好,因而能减轻炎症反应的发生,有利于器官功能的保护。

　　CPB 也可采用离心泵。离心泵内有带磁性装置的驱动马达,马达的高速旋转带动泵内叶片旋转产生涡流和离心力,推动血液前进,产生非搏动性血流。成人的研究资料表明,采用滚柱泵时会对血液产生切应力导致溶血,脂膜空影,并且容易对管道破坏使微栓形成而引起微循环障碍。而采用离心泵进行长时间的转流对血液破坏明显轻于滚柱泵,能够降低溶血和防止气栓。由于离心泵的泵头为一次性使用,费用比较昂贵,因此一般应用于操作时间较长的复杂手术。一项统计显示,早在 20 世纪 90 年代中期的美国,离心泵在 CPB 中的使用已经占到了 50%,欧洲为 15%,目前这一比例可能更高。Morgan 等详细比较了离心泵和滚柱泵对小儿 CPB 后 SIRS 的影响,结果表明离心泵对血液成分的破坏较小,血小板和白细胞计数保持稳定,β血小板球蛋白(β－TG)水平较低,补体和细胞因子水平也较低,证实常规小儿 CPB 中采用离心泵引起的炎症反应较轻。但是,离心泵也有一定的局限性,与滚柱泵不同,离心泵的流量与转速并不呈线性关系,它必须维持一定的转速,克服输出端的阻力后方有血流搏出。因此,在流量较低时因仍需较高的转速,对血液的破坏可能反较滚柱泵明显。

2. 氧合器 目前临床上应用的氧合器主要有鼓泡式和膜式(膜肺)两种。鼓泡式氧合器是气体经发泡装置后与血液混合形成微血泡而达到氧合效果,经去泡后成为氧合血。采用膜肺时气、血则并不直接接触,气体借助膜两侧的分压差扩散达到氧合的目的。早期的研究就对两种氧合器进行过详细比较,Pearson 等比较鼓泡式和膜式氧合器对血气控制、气体微栓和血液成分的影响,发现膜肺产生的气体微栓较少,比较容易控制气血比值,因而比鼓泡式氧合器更加安全有效。另外,与鼓泡式氧合器相比,膜肺造成的血小板减少程度较轻,β-TG 释放也较少。由于补体在氧合器中的激活可能主要决定于内部材料和设计,因此氧合器类型对补体激活的报道结果并不一致。越来越多的证据表明,膜肺具有更好的气体交换功能和血液保护作用,能够减少气栓和减轻炎症反应,从而改善脏器功能,其效果明显优于鼓泡式氧合器,已经在临床上被广泛采用。膜式氧合器有中空纤维型和平板型两种,Gu 等对两种膜肺进行比较,发现与中空纤维型膜肺相比,应用平板型膜肺的患者,CPB 期间弹性蛋白酶的释放增加,白细胞激活明显,并且弹性蛋白酶水平与血液通过氧合器时压力的下降成正比。由此可见,不同的膜肺对 SIRS 的影响也是不同的。

Drew-Anderson 技术是以患者自体肺组织代替氧合器建立 CPB,这样就可以完全避免使用人工氧合器,其操作方法为:右心房和肺动脉插管建立右心转流,左心房和主动脉插管建立左心转流,形成双泵灌注。研究发现,采用自体肺的 CPB,可以明显抑制炎症因子的产生,对肺功能有一定的保护作用。目前此项技术已有在成人冠状动脉旁路移植手术中应用的报道。

3. CPB 管道 CPB 管道的非生理性异质界面与血液接触后,激活体液级联反应系统和细胞因子,诱发产生 SIRS。由于小儿血容量较少,血液与 CPB 管道的相对接触面积就较大,因此小儿 CPB 过程中因异物接触而产生的炎症反应更为明显。如何使 CPB 管道更加接近于生理,增加其生物相容性,是 CPB 材料研究的热点之一。经肝素涂层处理的 CPB 管道在成人 CPB 中有较多的研究报道。许多研究表明,经肝素涂层后能明显增强管道的生物相容性,降低 CPB 中白细胞和补体的激活,抑制炎症因子的生成,减少术后出血和外源性血液的输入,且可以明显降低 CPB 后的中枢神经系统功能障碍。关于肝素涂层 CPB 管道系统在小儿患者中的研究,报道的结果并不一致。多数研究发现,采用肝素涂层 CPB 管道能够明显抑制补体 C3a、减少膜攻击复合物的生成和 IL-8、弹性蛋白酶等的释放,减轻术后炎症反应性损伤,减少术后出血和呼吸功能障碍的发生率。但是一组 200 例小儿患者的研究报告,肝素涂层并不能改变 CPB 后 6 h 和 24 h 炎性因子 IL-6 和 IL-8 的血清浓度。

Somera 等尝试应用磷酸胆碱来模拟细胞膜表面的磷脂成分,他们将带有中性电荷的磷酸胆碱涂层于小儿 CPB 管道,以提高其生物相容性,结果发现经处理的管道除了可减轻补体激活外,对血小板也具有明显的保护作用,磷酸胆碱涂层组血清中血小板颗粒明显减少,说明血小板的激活程度较轻,从而能够减轻术后出血和血栓栓塞并发症。

4. 超滤 超滤是 CPB 的一项重要技术,它最主要的作用是能有效地浓缩血液和排除 CPB 中生成的大量炎症介质。最早是采用 CPB 升温时进行超滤,目的是将贮血器和 CPB 管道中过多的液体滤出,达到血液浓缩的作用,一般称作常规超滤,但因小儿 CPB 预充量少,贮血器平面较低,采用常规超滤能滤出的液体很少,达不到浓缩血液的好的效果。Naik 在转流结束时采用动脉→静脉反向超滤,其浓缩血液的效率较上述常规超滤大大提高,但因超滤时间较短,其滤出炎症介质的作用有限,此种方法一般称作改良超滤;由于在改良超滤时有一部分动-静脉分流,使有效心输出量减少,因此又有报道采取静脉→静脉回路的超滤方法,称作为改良改良超滤,采用此种方法,除了保留了改良超滤快速浓缩血液的特点外,其突出的优点就是能避免因动-静脉分流造成的心输出量减少,这在重症患者或停机后心功能欠佳的患者有重要意义。还有一种是在 CPB 过程中持续超滤,滤出液体的同时补充适量晶体液,以维持贮血器液体平面,这种超滤技术称为平衡超滤,其主要作用是可有效滤出 CPB 过程中大量生成的炎症介质。作者在分析了上述各种超滤技术的特点后,联合应用平衡超滤和改良超滤,将其称为连续超滤,结果证实采用此种方法,可有效地浓缩血液,减少组织间水分,同时可有效地排出炎症介质,大大减轻因 CPB 引起的炎症反应导致的组织、器官损伤。

5. 白细胞过滤 白细胞滤过技术广泛应用于输血、器官移植、移植物抗宿主病等领域。现已有较多报道应用这一技术于 CPB,以期减轻 CPB 引起的炎症反应。制作白细胞过滤器的材料一般采用聚酯纤维网,孔径约 40 μm。CPB 中将白细胞过滤器置于动脉过滤器的近端,白细胞可通过滤器网眼被物理滤除,也可通过钙离子、镁离子、补体、黏附蛋白等的介导吸附于滤网表面。许多研究表明,CPB 时使用白细胞过滤器可显著减轻 SIRS,术中、术后患者动脉氧分压提高,肺内分流减少、肺的通气功能和换气功能均得到明显改善。但也有研究得到不同的结果,Scholz 等的一项研究发现,在 CPB 时使用白细胞滤除技术的一组病例,白细胞的活性不仅没有降低,髓过氧化物酶和中性粒细胞弹性蛋白酶活性反而增高,作者认为是由于长时间的滤过增加了滤网与白细胞的接触和对白细胞的机械作用,从而使未经滤除的白细胞异常激活的结果。Gu 等改进了 CPB 中白细胞滤除的常规方法,将白细胞过滤器置于 CPB 静脉回流管道与贮血器之间的旁路,在血液升温和升主动脉开放之间这段时间过滤血液约 10 min,结果术后的 IL-8 水平明显降低,与对照组比较有显著性差异。由于白细胞过滤器置于血流速率较慢,压力较小的静脉端,且滤过时间较短,电子显微镜下观察到的白细胞的损伤程度较轻。Hurst 等发现,采用聚酯纤维过滤器滤除白细胞,其作用原理主要是黏附活化的白细胞而非机械性滤过,因此提出可适当增加滤网的孔径,从而减轻滤器对血流动力学的影响和对白细胞的激活。

为了减少输血,现在不少单位普遍采用 CPB 结束后贮血器中的残存血的再回输。Connall 报道这种残存血的中性粒细胞上 CD11b/CD18 的产生为循环管道动脉端血中的 3 倍,并含有许多高度激活的炎症因子和血小板微栓,如未经处理回输,可能影响肺功能的恢复。对贮血器内残存血进行滤除白细胞的处理后再行回输可以大大减轻这一不良作用,改善肺的顺应性和氧合功能。

另有报道对含血心肌保护液进行白细胞滤除的处理,术后心肌酶 CK-MB 和肌钙蛋白-T的水平降低,提示对含血心肌保护液进行白细胞过滤具有明显的增强心肌保护的作用。

二、防止和减轻炎症反应药物的应用

1. 皮质激素类 肾上腺糖皮质激素具有较强的抗炎症反应作用,大部分研究报告认为 CPB 应用糖皮质激素可有效防止和减轻 SIRS。在一组小儿先心病患者 CPB 中给予地塞米松,与对照组比较发现,实验组患儿 CPB 后虽然血清补体 C3a 和中性粒细胞计数没有明显变化,但炎性因子 IL-6 和 TNF-α 的水平明显降低,同时发现术后患者发热的发生率较低,心率和呼吸频率较慢,液体需要量减少,肺泡-动脉氧梯度降低,机械通气时间也减少,表明心肺功能均得到较好的保护。CPB 中炎性因子(IL-6,IL8)增加和抗炎因子(IL-10)减少导致的两者平衡失调是术后炎症反应和器官功能障碍的重要原因之一,CPB 前应用糖皮质激素能够抑制炎性因子 TNF-α、IL-6 和 IL-8 的产生和释放,同时对抗炎因子 IL-10 的产生和释放则有一定的促进作用,由此可保持两者的平衡,达到减轻 CPB 引起的炎症反应的作用。但是也有报告不同的研究结果,一项小儿病例的临床研究显示,术前和术后 24 h 内注射甲基强的松龙并未减少术后心包切开综合征的发生;另一项研究则发现,CPB 应用甲基强的松龙不仅对 CPB 后肺保护没有作用,而且还可能造成术后肺顺应性一定程度的下降和呼吸机使用时间的延长,并且导致术后早期血糖增高,从而可能引起死亡率的增加。

2. 蛋白酶抑制剂 抑肽酶是一种非特异性丝氨酸蛋白酶抑制剂,目前在心脏外科临床上被广泛应用,除了能防止 CPB 时血小板的损伤外,它还能够抑制 SIRS 的多条通路。CPB 时纤溶系统的激活是造成 SIRS 的重要原因,测定血清中的 D-二聚体水平能够反映被纤溶酶降解的纤维蛋白量,在纤溶酶活性增强时,血清 D-二聚体水平增高。CPB 中应用抑肽酶,转流中及转流后早期 D-二聚体水平显著降低,表明纤溶酶活性降低。由于血清中组织纤溶酶原激活物(t-PA)和纤溶酶原水平没有明显变化,因此推测抑肽酶降低纤溶的活性可能主要是直接作用于纤溶酶抑制其活性的结果。CPB 时激肽-缓激肽通路的激活是造成 SIRS 的又一原因,CPB 时激肽释放酶-C1-INH 复合物水平明显增高,而应用抑肽酶能够明显抑制其增高,在很大程度上阻断激肽-缓激肽通路的激活;其次,抑肽酶还能够保持激肽通路抑制物和激肽原的活性,减少缓激肽的产生,防止由此而造成的外周血管阻力的下降。补体系统的激活也是引发 SIRS 发生中的重要原因,大剂量抑肽酶的应用可以抑制 C1-C1-INH复合物水平,并且明显降低 C3a 和 C5a 的血清浓度。有证据表明,抑肽酶还能够抑制中性粒细胞弹性蛋白酶的释放、整联蛋白的合成和 L-选择蛋白的脱落,它还能降低血清中的炎症因子 IL-8 水平,同时通过减少呼吸道内 NO 生成和抑制中性粒细胞在肺内的聚集,减轻炎症反应性肺损伤,促进术后肺功能的恢复。由于抑肽酶在诱发 SIRS 的纤溶系统、激肽-缓激肽系统、补体系统,以及细胞因子的生成中都有明显的抑制作用,因此已经作为防止和减轻 SIRS 的药物在临床上得到广泛的应用。

他汀类药物是 HMG-CoA 还原酶抑制剂,也能够在 CPB 中抑制细胞因子的表达和减轻术后脏器功能的损伤,目前这一方面的研究主要集中于动物实验,尚未应用于临床。

3. 抗氧化剂 由于氧自由基在 CPB 引发的 SIRS 中起到一定作用,因此抗氧化药可能在清除氧自由基,阻断某些因子的转录和表达方面起到一定的作用。心肌细胞中核转录因子 NF-κB 是急性炎症发生发展最早、最关键的始动环节之一,在介导 CPB 中炎性因子的表达中起了重要的作用。体外和体内实验证实,抗氧化药吡咯烷二硫代氨基甲酸酯(PDTC)和阿司匹林能够抑制由 NF-κB 介导的心肌 *VCAM-1* 基因的表达,减少炎症因子的产生和诱导性 NO 合酶的产生,因此 CPB 前应用 PDTC 可能对 CPB 中缺血-再灌注损伤心肌起到保护作用,减轻 CPB 引起的炎症反应。其次,维生素 C、维生素 E、阿司匹林、嘌呤醇、去铁胺及辅酶 Q_{10} 等抗氧化药物,应用于 CPB,均有一定的减轻炎症反应的效果。

4. 单克隆抗体 CPB 的补体激活主要通过替代途径,备解素在其激活过程中起重要作用。抗备解素单克隆抗体能够以高亲和力结合于人体备解素,阻断其与补体替代途径 C3 转化酶的相互作用,几乎能够完全抑制 C3a 和 C5b~C9 的产生。因此抗备解素单克隆抗体能够抑制补体系统替代途径的激活,减轻因补体激活引起的 CPB 后炎症反应。Fung 等应用肝素化人体血液在体外管道中循环,建立模拟 CPB 模型,血液中加入抗因子 D 的单克隆抗体 166-32;结果发现,单抗 166-32 可以明显抑制补体、中性粒细胞和血小板的激活,减轻 CPB 后 SIRS 引起的多器官功能障碍。P-选择蛋白参与 CPB 后炎症反应的放大作用,而且与 NO 和亚硝酸盐的产生有关,其单克隆抗体 ARP2-4 用于 CPB 的预充液中,可以降低 CPB 后血浆 IL-6 和 IL-8 的水平,硝酸盐/亚硝酸盐比值也有降低。由于大多数生化制剂和单克隆抗体对人体均存在一定的毒副作用,因此单克隆抗体在 CPB 中应用的研究目前还仅限于动物实验阶段。

CPB 引起 SIRS 是一个复杂的病理生理过程,其产生于体内的多个系统,包括凝血系统、纤溶系统、补体系统,与激肽释放酶-缓激肽系统的激活有关,并与多种细胞如中性粒细胞、内皮细胞、血小板和各种细胞因子的产生和释放有关。各个系统、各种因子在 CPB SIRS 的发生、发展中的调控机制目前还未完全清楚,进一步地深入研究对于采取更加有效的预防和治疗措施是十分重要的。其次,由于 SIRS 是一个多因素的过程,所以采取联合措施可能比单一的措施能起到更好的临床效果。

（杨　波,黄惠民）

参 考 文 献

1　Gu Y J,Boonstra P W,Graaff R,et al. Pressure drop,shear stress,and activation of leukocytes during cardiopulmonary bypass:A comparison between hollow fiber and flat sheet membrane oxygenators. Artif Organs, 2000,24:43-48.

2　Richter J A,Meisner H,Tassani P,et al. Drew-Anderson technique attenuates systemic inflammatory response syndrome and improves respiratory function after coronary artery bypass grafting. Ann Thorac Surg,2000,69:77-83.

3　Svenmarker S,Haggmark S,Jansson E,et al. Use of heparin-bonded circuits in cardiopulmonary bypass improves clinical outcome. Scand Cardiovasc J, 2002,36:241-246.

4　Ashraf S,Tian Y,Cowan D,et al. Release of proinflammatory cytokines during pediatric cardiopulmonary bypass:heparin-bonded versus nonbonded oxygenators. Ann Thorac Surg, 1997,64:1790-1794.

5　Horton S B,Butt W W,Mullaly R J,et al. IL-6 and IL-8 levels after cardiopulmonary bypass are not affected by surface coating. Ann Thorac Surg, 1999,68:1751-1755.

6　Somer F D,Francois K,Oeverenc W,et al. Phosphorylcholine coating of extracorporeal circuits provides natural protection against blood activation by the material surface. Eur J Cardiothorac Surg, 2000,18:602-606.

7　Shimpo H,Shimamoto A,Sawamura Y,et al. Ultrafiltration of the priming blood before cardiopulmonary bypass attenuates inflammatory response and improves postoperative clinical course in pediatric patients. Shock, 2001,16 Suppl 1:51-54.

8　Journois D,Pouard P,Greeley W J,et al. Hemofiltration during cardiopulmonary bypass in pediatric cardiac surgery. Effects on hemostasis, cytokines, and complement components. Anesthesiology, 1994, 81:1181-1189.

9　Hennein H A,Kiziltepe U,Barst S,et al. Venovenous modified ultrafiltration after cardiopulmonary bypass in children:a prospective randomized study. J Thorac Cardiovasc Surg, 1999,117:496-505.

10　Treacher D F,Sabbato M,Brown KA,et al. The effects of leukodepletion in patients who develop the systemic inflammatory response syndrome following cardiopulmonary bypass. Perfusion, 2001,16 Suppl:67 - 73.

11　Matheis G,Scholz M, Gerber J,et al. Leukocyte filtration in the early reperfusion phase on cardiopulmonary bypass reduces myocardial injury. Perfusion, 2001,16:43 - 49.

12　Chaney M A. Corticosteroids and cardiopulmonary bypass :a review of clinical investigations. Chest, 2002,121:921 - 931.

13　Mojcik C F,Levy J H. Aprotinin and the systemic inflammatory response after cardiopulmonary bypass. Ann Thorac Surg, 2001,71:745 - 754.

14　Sato Y,Ishikawa S,Otaki A,et al. Induction of acute-phase reactive substances during open-heart surgery and efficacy of ulinastatin. Inhibiting cytokines and postoperative organ injury. J Thorac Cardiovasc Surg,2000,48:428 - 434.

15　Sasaki H,Zhu L,Fukuda S,et al. Inhibition of NF kappa B activation by pyrrolidine dithiocarbamate prevents in vivo hypoxia/reoxygenation-mediated myocardial angiogenesis. Int J Tissue React,2000, 22:93 - 100.

16　Wan S,LeClerc U L,Vincent J L. Inflammatory response to cardiopulmonary bypass-mechanisms involved and possible therapeutic strategies. Chest,1997,112:676 - 688.

17　Gupta-Bansal R, Parent J B, Brunden K R. Inhibition of complement alternative pathway function with anti-properdin monoclonal antibodies. Mol Immunol,2000,37:191 - 201.

18　Fung M,Loubser P G,Undar A,et al. Inhibition of complement,neutrophil, and platelet activation by an anti-factor D monoclonal antibody in simulated cardiopulmonary bypass circuits. J Thorac Cardiovasc Surg,2001,122:113 - 122.

19　Hayashi Y,Sawa Y,Nishimura M,et al. P-selectin participates in cardiopulmonary bypass-induced inflammatory response in association with nitric oxide and peroxynitrite production. J Thorac Cardiovasc Surg,2000,120:558 - 565.

20　Sakaguchi T,Sawa Y,Fukushima N,et al. A novel strategy of decoy transfection against nuclear factor-kappaB in myocardial preservation. Ann Thorac Surg, 2001, 71:624 - 629.

21　李佳春.血泵.见:李佳春,李功宋主编.体外循环灌注学.北京:人民军医出版社,1993.

第十一节　减轻全身应激反应

CPB是一种非生理状态,转流中患者是处于一种控制性休克状态。由于低温、血液稀释、非搏动灌注、肺循环旷置以及血液和异物表面接触等多种原因,患者会发生许多病理性改变,包括麻醉和手术的刺激也使患者机体产生强烈的应激反应。儿童不是缩小的成人,儿童CPB有别于成人CPB,特别是婴幼儿乃至新生儿在心血管系统的结构和功能上以及对外界刺激的反应都与成人有明显的不同,但至今专门对儿童CPB中应激反应的研究还不多见,需要我们不断去认识,去研究。

一、概 述

应激是指机体在受到各种内外环境因素刺激时所出现的非特异性全身反应,是一切生命为了生存和发展所必需的保护适应机制。任何躯体的或心理的刺激,只要达到一定的强度,除了引起与刺激因素直接相关的特异性变化外,都可以引起一组与刺激因素的性质无直接关系的全身性泛化的非特异性反应。刺激除引起原发因素的直接效应,如手术引起的组织创伤等,还出现以蓝斑-去甲肾上腺素能(NE)神经元/交感-肾上腺髓质轴和下丘脑-垂体-肾上腺皮质轴兴奋为主的神经内分泌反应,以及细胞和体液中某些蛋白质成分的改变和一系列代谢和功能的变化。

(一) 神经内分泌变化

应激时,许多反应的生理变化与外部表现都与蓝斑-去甲肾上腺素能(NE)神经元/交感-肾上腺髓质轴和下丘脑-垂体-肾上腺皮质轴这两个系统的强烈兴奋有关。

蓝斑-去甲肾上腺素能神经元/交感-肾上腺髓质系统的外周效应主要表现为血浆肾上腺素、去甲肾上腺素浓度迅速升高。交感神经兴奋主要释放去甲肾上腺素,肾上腺髓质兴奋主要释放肾上腺素。CPB中仅低温、缺氧就可使去甲肾上腺素升高 $10\sim20$ 倍,肾上腺素升高 $4\sim5$ 倍。交感-肾上腺髓质系统的强烈兴奋主要参与调控机体对应激的急性反应,介导一系列的代谢和心血管代偿机制以克服应激原对机体的威胁或对内环境的扰乱作用。儿茶酚胺对心脏的兴奋和对外周阻力血管、容量血管的调整可使应激时的组织供血更充分、合理;α受体激活抑制胰岛素分泌,而β受体激活刺激胰高血糖素分泌,进而升高血糖以增加组织的能源供应等。但强烈的交感-肾上腺髓质系统的兴奋也引起明显的能量消耗和组织分解,甚至导致血管痉挛,组织缺血等。该系统的中枢整合、调节部位主要位于脑干蓝斑及其相关的去甲肾上腺素能神经元。蓝斑是中枢神经系统(CNS)对应激最敏感的脑区,这些NE神经元有广泛的上、下纤维联系,上行可投射至杏仁体、边缘皮质和新皮质,下行则至脊髓侧角,行使调节交感神经的作用。应激后即刻可发现这些脑区去甲肾上腺素的释放。脑干的NE神经元除调控外周的交感-肾上腺髓质的应激反应外,还可能是启动下丘脑-垂体-肾上腺皮质轴应激反应的关键结构。

下丘脑-垂体-肾上腺皮质激素系统(HPA)在应激时也对中枢和外周分别产生不同的效应。其外周效应表现在应激时糖皮质激素(GC)分泌迅速增加。正常未应激的成人分泌GC约 $25\sim37$ mg/d,而外科手术的应激可使每日皮质激素的分泌量超过 100 mg,达到正常分泌量的 $3\sim5$ 倍。若应激原解除(手术完成无合并症),皮质激素通常于 24 h 内恢复至正常水平。但若应激原持续存在,则血浆皮质激素浓度持续升高。GC分泌增多是应激最重要的一个反应,对机体抵抗有害刺激起着极为重要的作用。由于糖皮质激素的生物学作用十分广泛,因此应激时 GC 增加对机体有广泛的保护作用。GC 升高导致应激时血糖增加,促进蛋白质的糖异生,并对儿茶酚胺、胰高血糖素等的脂肪动员起容许作用;GC 还抑制多种炎症介质分泌,减少细胞因子的生成、释放和激活,并稳定溶酶体膜,减少这些因子和溶酶体酶对细胞的损伤。GC 也是维持循环系统对儿茶酚胺正常反应性的必要因素,当 GC 不足时,心血管系统对儿茶酚胺的反应性明显降低,可出现心肌收缩力减低、心电图显示低电压、心输出量下降、外周血管扩张、血压下降,严重时甚至可导致循环衰竭。

HPA 轴兴奋的中枢效应体现为中枢介质促肾上腺皮质激素释放激素(CRH)和促肾上腺皮质激素(ACTH)的释放。特别是 CRH,它可能是应激时最核心的神经内分泌反应。CRH 神经元散布于从大脑皮质到髓质的广泛脑区,但最主要位于室旁核(PVN)。CRH 最主要的功能是刺激 ACTH 的分泌进而增加 GC 的分泌,它是 HPA 轴激活的关键环节,无论是从躯体直接来的应激信号,如颈动脉体的低血氧信号或颈动脉窦的低血压信号,或是经孤束核或延髓腹外侧核团的单突触换元进入 PVN 或是经边缘系统整合的下行应激信号,都可引起 PVN 的 CRH 神经元增加 CRH 分泌。分泌的 CRH 可经轴突运输,或经垂体-门脉系统进入腺垂体使 ACTH 分泌增加,进而增加 GC 的分泌。

同时,CRH 是内啡肽释放的促激素,并促进蓝斑-去甲肾上腺素能神经元的活性,两者形成交互影响。在应激时 CRH 还可调控应激时的情绪行为反应,其神经通路与杏仁体有密切关联。

此外,应激可引起广泛的神经内分泌变动,如内阿片肽、血管升压素(VP)和高血糖素在应激时升高,而胰岛素、促甲状腺素(TSH)和甲状腺激素则降低,生长素(GH)在急性应激时升高,慢性应激时降低。

内阿片肽包括内啡肽、脑啡肽、强啡肽等。内啡肽有四种类型,其中 β 内啡肽大量存在于垂体中,脑啡肽和 α 内啡肽、γ 内啡肽具有同吗啡一样的活性,而 β 内啡肽的活性则 5~10 倍于吗啡;但内啡肽的镇痛作用只在大脑给予时方能见到,目前尚未证实外周给药是否有镇痛活性。β 内啡肽可以刺激 GH、VP、胰高血糖素和胰岛素的分泌,抑制生长抑素的分泌,β 内啡肽对心血管活动也具有一定的效应,可导致交感神经抑制和血压降低,并参与应激状态下发生休克的机制,在应激状态下大量内阿片肽释放可严重抑制呼吸(其他内分泌激素的内容请参考"CPB 对内分泌系统和代谢的影响")。

(二) 细胞水平的变化

应激时,机体不仅产生多种神经内分泌反应,在细胞水平对应激也产生相应的变化。其表现为由应激原诱发的细胞内信号转导和促进应激基因的快速表达,合成多种特异性和非特异性的对细胞具有保护作用的应激蛋白,如急性期反应蛋白、热休克蛋白、某些酶或细胞因子等,使细胞免于受到过度的损害,并修复损伤。

炎症、感染、组织损伤等应激反应可使血浆内的多种蛋白质浓度迅速升高,这些蛋白质称为急性期蛋白。其中包括 C-反应蛋白、IL-1、IL-6、IL-11、TNF、纤维蛋白原、铜蓝蛋白等,这些急性期反应蛋白主要在肝细胞内合成,少量可在单核细胞、内皮细胞和成纤维细胞内合成。此外,在应激反应急性期,白蛋白、细胞色素 P450、运铁蛋白等浓度下降。急性期蛋白种类繁多,各有其不同的功能,有些是蛋白酶抑制物,可减轻组织损伤,如 α_1 抗糜蛋白酶、α_2 抗胰蛋白酶等;有的可清除异物和坏死组织,如 C-反应蛋白;还有的可促进免疫功能,清除氧自由基,参与凝血,促进修复等。急性期蛋白既对机体有一定的保护作用,有些也具有相当的致病作用。

TNF 主要由单核-巨噬细胞系统产生,具有较广泛的生物学作用。它可促进淋巴细胞和血小板黏附到血管内皮上形成表面血栓,导致局部组织缺血、缺氧,促进其他急性期蛋白的合成,而且对内皮细胞具有细胞毒作用。

IL-1 可为大多数有核细胞产生,是介导急性期反应主要因子,可以激活中性粒细胞的趋化能力,促进中性粒细胞和血小板黏附到血管内皮,且将内皮的表面特性变为高黏附能力的促凝状态。IL-1 可通过刺激腺体细胞或通过增加 CRH 的分泌而使 ACTH 释放增多,进而引起糖皮质激素,可的松分泌增加,再反馈抑制 IL-1 的产生。IL-1 还具有激活 T 细胞和 B 细胞的功能,也刺激 IL-2 的产生以增强自然杀伤细胞(NK 细胞)的功能。此外,IL-1 也引起 TSH、GH、黄体生成素(LH)分泌增多,催乳素(PRL)分泌减少,并且 IL-1 可导致毛细血管扩张,通透性增高等。

IL-6 水平与代表炎症反应的 C-反应蛋白关系密切,可诱导多种急性期蛋白的合成,IL-6 水平的高低常常决定着患者的预后。

IL-8 同样具有激活中性粒细胞的作用,并可引起中性粒细胞向炎性部位聚集。

此外,细胞因子尚可调节细胞黏附分子的表达及活性,IL-1 能使白细胞黏附分子在血管内皮细胞的合成,而 IL-8 可促进白细胞上 CD11b/CD18 的合成。这些因子还具有相互作用,形成复杂的细胞网络,如 TNF、IL-1 可诱导 IL-6 的合成,也有助于 IL-8 的合成。IL-1、IL-6 则具有协同作用,形成所谓的"瀑布"式反应,加重机体的损伤。

热休克蛋白(HSP)是一族在进化上十分保守的蛋白质,在细胞内含量相当高,据估计细胞总蛋白的 5% 为 HSP,其存在对细胞的存活非常重要,功能涉及细胞的结构维持、更新、修复、免疫等。

缺乏应激时,HSP 的合成处于较低的基础水平,正常时这些 HSP 与一种细胞固有合成的因子相结合。应激原,如热、炎症、感染等会引起蛋白质结构的损伤,暴露出 HSP 的结合部位。HSP 与受损蛋白质的结合释放出游离的 HSP,游离 HSP 可聚合成三聚体,向核内移位并与热休克基因上游的启动序列相结合,启动 HSP 的转录合成,使 HSP 成倍增加。增多的 HSP 可在蛋白质水平起防御、保护作用。已有的证据表明 HSP 可增强机体对多种应激原的耐受能力,如 HSP 合成的增加可使机体对热、内毒素、病毒感染、心肌缺血等多种应激原的抵抗能力增强。

(三) 机体的机能代谢变化

1. 中枢神经系统(CNS) 该系统是应激反应的调控中心,其中边缘系统的皮质、杏仁体、海马、下丘脑、脑桥的蓝斑等结构与应激最密切相关。这些部位在应激时可出现活跃的神经传导,神经递质和神经内分泌的变化,并出现相应的功能改变。应激时蓝斑区 NE 神经元激活和反应性增高,持续应激还使该脑区的酪氨酸羟化酶(去甲肾上腺素合成限速酶)活性升高。蓝斑投射区(下丘脑、海马、杏仁体)的去甲肾上腺素水平升高,机体出现紧张,专注程度升高;过度时则会产生焦虑、害怕或愤怒等情绪反应。室旁核与边缘系统的皮质、杏仁体、海马结构有丰富的交互联系,与蓝斑亦有丰富的交互联络,其分泌的 CRH 是应激反应的核心神经内分泌因素之一。应激时 CNS 的多巴胺能神经元,5-羟色胺(5-HT)能神经元,GABA(γ 氨基丁酸)能神经元以及脑内阿片肽能神经元等都有相应的变化,并参与应激时的神经精神反应的发生。

2. 免疫系统 近来的研究表明免疫系统是应激系统的重要组成部分,对非识别性刺激(细菌、病毒等)的感受及其产生的神经-内分泌样反应和细胞因子已成为应激反应非常重要的一个领域。特别是在炎症、感染、组织损伤等伤害性刺激的应激反应中发挥重要的作用。手术或创伤后,患者往往出现免疫功能的障碍,白细胞代谢产物能直接刺激垂体 ACTH 和 β 内啡肽的释放,阿片制剂作用于中枢神经系统会影响机体的免疫功能。

应激反应的大部分内分泌激素及神经递质都在免疫细胞上存在相应的受体并发挥其特有的作用,如糖皮质激素可抑制抗体、细胞因子生成,儿茶酚胺抑制淋巴细胞增生等。急性应激反应时,可见外周血吞噬细胞数目增多,活性增强,补体、C-反应蛋白等非特异性抗感染的急性期蛋白升高等。但持续强烈的应激反应常造成免疫功能的抑制甚至功能紊乱。应激时变化最明显的激素为糖皮质激素和儿茶酚胺,两者对免疫功能主要都显示抑制效应。但是对于 NK 细胞的活性,两者的影响恰好相反,可的松抑制而儿茶酚胺增强 NK 细胞的活性。

免疫系统除受应激的神经内分泌反应调控外,又反过来参与对应激的调控。免疫细胞接受这些刺激后,通过产生抗体,细胞因子等免疫防御反应以清除有害刺激,同时免疫系统还可产生各种神经内分泌激素和细胞因子,使神经-内分泌系统得以感知这些非识别性刺激。例如,干扰素可与阿片受体结合,产生阿片肽样的镇痛作用;TNF 促使下丘脑分泌 CRH,后者作用于肾上腺皮质产生 ACTH 样的促 GC 分泌作用,还具有 TSH 样作用和使黑素生成(促黑素细胞激素样作用)的效应;IL-1 可直接作用于 CNS 或通过生成 PGF_2 使体温升高、代谢增加、食欲降低,促进 CRH、GH、TSH 的释放而抑制 PRL、LH 的分泌;IL-2 可促进 CRH、ACTH、内啡肽的释放等。由于免疫细胞的游走性,这些激素可在局部产生较显著的生理或病理作用,亦可进入循环产生相应的内分泌激素样作用。

3. 心血管系统　应激对心血管系统的影响主要由交感-肾上腺髓质系统介导,其基本变化为心率增快、心肌收缩力增强、心输出量增加、血压升高,总外周阻力则视具体情况的不同而升高或降低。应激时,主要通过儿茶酚胺兴奋β受体引起心率增加。但应激状态也可导致心肌坏死,其主要原因是:① 交感神经兴奋和儿茶酚胺增多使心肌耗氧增加,引起心肌相对缺血,严重时可致使心室颤动,导致猝死;② 醛固酮分泌增加,钾离子排出增多,使心肌细胞内缺钾,促使心肌细胞坏死;③ 应激时心肌小血管内可能出现血小板聚集物,阻塞血管。

4. 呼吸系统　应激状态下,由于交感-儿茶酚胺系统兴奋和其他血管活性物质的作用,使肺血管阻力增高。当肺部低灌注持续时间较长时,可引起淤血、水肿、出血、肺不张、血栓形成、栓塞和肺泡内透明膜形成等变化,这些变化影响肺的通气功能,妨碍气体弥散和改变通气/血流比值,从而可以导致呼吸衰竭乃至死亡。

5. 消化系统　应激时由于交感-肾上腺髓质系统的强烈兴奋,胃肠血管收缩、血流量减少、胃肠运动改变,特别是胃肠黏膜的缺血,可造成胃肠黏膜的损害,成为应激时出现胃黏膜糜烂、溃疡、出血的基本原因。胃酸分泌在应激时可升高、正常或降低,但胃黏液蛋白的分泌通常是降低的。β内啡肽增多也可能是应激性溃疡发生的原因之一。

6. 血液系统的变化　急性应激时,外周血中可见白细胞数目增多、核左移,血小板数增多、黏附力增强,纤维蛋白原浓度升高,因子Ⅴ、因子Ⅷ、血浆纤溶酶原、抗凝血酶Ⅲ等的浓度也升高。血液表现出非特异性抗感染能力和凝血能力增强,全血和血浆黏度升高,红细胞沉降率增快等。骨髓检查可见髓系和巨核细胞系增生。上述改变既有抗感染、抗损伤出血的有利方面,也有促进血栓、弥散性血管内凝血(DIC)发生的不利方面。

7. 泌尿系统的变化　应激时,由于交感-肾上腺髓质系统的兴奋使肾血管收缩,肾小球滤过率(GFR)下降,尿量减少;肾素-血管紧张素-醛固酮系统的激活也引起肾脏血管的收缩、GFR下降、水钠排出减少;VP的分泌增多也同样促进水分的重吸收,减少尿量,因此在一般应激状态下,泌尿系统主要表现为尿量减少、尿相对密度增高,水钠排泄减少。

二、体外循环中的应激反应

手术过程中产生的应激反应可以直接传送信号至中枢神经系统以启动神经内分泌反射,或者通过提高某些激素水平(如高代谢反应物质,儿茶酚胺及肾上腺皮质激素)来启动这一反射。CPB支持下进行的心内直视手术同其他外科手术相比对机体是一个更强烈的刺激,其应激原不仅是手术损伤,还包括同CPB有关的各种刺激,如低温、异物接触、非搏动灌注等。这些刺激引起一系列的反应,包括炎症激活,激素释放以及代谢变化等反应,涉及机体每一个组织器官甚至每一个细胞,有内皮细胞损伤,白细胞激活,黏附分子上调等。由此所引起的机体应激反应也同一般外科手术有所不同。

（一）体外循环时应激反应引起的神经内分泌改变

CPB 开始时，机体对于循环状态的急剧变化产生应激性生理调节反应，临床上出现最为迅速的是外周血管反应，具体表现为灌注早期的血压下降，该现象在儿科患者中更为明显。血压降低的原因主要是：① 血流灌注方式的改变，CPB 中的非搏动血流代替了生理性的搏动血流，脉压差缩小，相对性组织灌注不足；② 血液稀释导致血液黏稠度下降，也使循环血液中的血管活性物质的浓度下降；③ 交感神经功能的暂时性抑制；④ 体表降温及转流时大量低温预充液的灌注等。机体在遭遇突然的循环变化后，通过神经内分泌和体液的自我调节，使脏器血流重分布，出现代偿性的外周阻力升高。这些神经内分泌反应主要包括：① 非搏动血流及转流早期的低血压刺激主动脉弓和颈动脉体压力感受器，使之兴奋，再经神经传递至延髓中枢，产生交感神经兴奋，增加儿茶酚胺类物质的分泌，使外周血管收缩，血压回升；② 低血压及缩小的脉压差以及相对的低血流量使肾脏缺血，激活肾素-血管紧张素-醛固酮系统，使肾素分泌增多，肾素可使无活性的血管紧张素原转变成血管紧张素 Ⅰ，后者还可在转化酶的作用下转变为具有强烈收缩血管平滑肌作用的血管紧张素 Ⅱ，该物质和儿茶酚胺一样，作用于外周血管，使体循环阻力增加；③ CPB 开始后，回心血流减少，心房内容量感受器受到刺激，促使神经垂体释放 VP，直接作用于外周血管。一系列复杂的神经-体液反应使机体和血管张力同时受几个调节系统的影响，这些系统相互协同，对机体产生巨大的影响。婴幼儿的神经-体液调节系统发育尚不完全，对围 CPB 期的各种刺激的反应也更为明显。比如对成人来讲，麻醉不会引起血糖程度的升高，而儿童中仅麻醉即可引起血糖增加，而且现有的研究表明术后高血糖的程度同体重呈逆相关的趋势。

温度对应激反应的强度也有不同，常温转流体内肾上腺素和去甲肾上腺素的分泌较低温时增加，深低温手术对儿茶酚胺的影响尚有争议。Wood 报道认为深低温手术所引起的儿茶酚胺反应更为强烈，深低温停循环手术后肾上腺素和去甲肾上腺素浓度可分别高达术前的 17 倍和 10 倍，也有些研究认为深低温手术可抑制儿茶酚胺物质的分泌。

CPB 中的应激反应还包括血浆 β 内啡肽水平增高，这一变化的同时伴有 ACTH 的分泌，这两者均来源于垂体，受 CRH 的调节，并受肾上腺的反馈控制。垂体分泌的内源性阿片肽通过影响下丘脑的传入神经产生许多生物效应，可以刺激 GH、VP 胰高糖素和胰岛素的分泌，抑制生长抑素的分泌（有关内容请参考有关章节）。

（二）体外循环应激反应引起的细胞及急性期蛋白的变化

CPB 期间，应激反应在细胞水平也引起剧烈的病理生理改变，合成分泌多种急性期蛋白，有些急性期蛋白也属炎症介质的范畴，在此作简单介绍，详见有关章节。

CPB 中 TNF 水平在术后 0～2 h 内特征性增高，峰值可达基础值的 3 倍，并可能在术后

18 h出现第二高峰;IL-6也在术中明显升高,术后继续增加,于术后4～6 h达高峰,12～18 h出现第二高峰。IL-6的水平与心指数和全身血管阻力相关;IL-8在CPB中是一种重要的炎性因子,目前认为该物质是激活肺内白细胞的主要介质。

关于HSP,目前研究最多的是HSP70家族,其包括结构蛋白HSP73和应激时诱导产生的HSP72等。患有不稳定型心绞痛的患者心房肌内HSP70的含量升高。Demidov发现冠状动脉旁路移植术诱导心肌细胞内的HSP70生成。Brit等则对冠状动脉旁路移植术围术期血浆HSP70蛋白的变化进行测量显示术前基本不能测得,术后30 min和5 h HSP70明显增高,至术后1 d又基本恢复至术前水平;而且该研究还显示HSP可以诱导TNF和IL-6的生成,且该效应同HSP的浓度呈正相关。不过目前对HSP70的来源尚不清楚,可能是心肌细胞或冠脉内皮细胞产生,也有可能是由于血液细胞在CPB中受到各种刺激所合成。

(三) 体外循环应激反应对各脏器的影响(对神经系统、免疫系统的影响请参考有关章节)

1. 心血管系统 交感神经系统兴奋引起的心肌氧耗增加是导致CPB手术后心功能受损的重要因素之一。应激所导致的冠脉痉挛也会增加心肌的需氧量,可造成心肌缺氧。这些因素和心脏手术围术期的缺血-再灌注损伤、冷挛缩等多种原因一起导致术后的心功能不全。

2. 呼吸系统 CPB后引起呼吸衰竭并不少见,近年来将其归于急性呼吸窘迫综合征(ARDS),主要是由于肺呼吸膜损伤所致的肺水肿。其基本病理改变是肺毛细血管内皮和肺泡上皮细胞严重损伤所引起的肺间质和肺泡水肿、出血,表现为急性进行性呼吸困难和难以纠正的低氧血症。其发病机制不仅同CPB中血液与异物表面接触引起的以白细胞、补体等激活为主的炎症反应,而且同应激反应中大量血管活性物质的释放以及CPB中氧应激状态等有密切的关系。

3. 消化系统 CPB后消化系统并发症最常见的是一过性的消化道出血,其主要原因为CPB中腹腔脏器灌注不足而导致的消化道黏膜损伤。此外,CPB及手术创伤引起体内严重的应激反应,胃肠黏膜缺血和微血管通透性改变破坏胃肠黏膜的正常屏障功能,使消化道黏膜更易受到酸性刺激,导致消化道出血。

4. 泌尿系统 CPB本身使肾脏处于低灌注状态,而且非搏动血流脉压差小,血管舒张压高,使肾血流和肾小球滤过率降低,长时间转流和心内吸引引起红细胞破坏和溶血。在肾脏灌注不足时,这些游离血红蛋白沉积于肾小管,也影响肾脏功能。此外CPB中多种因素如低温等所引起的全身应激反应使体内儿茶酚胺、血管紧张素等浓度增高也导致肾脏血管收缩,进一步降低肾脏血流量。所以,CPB后患者经常有一过性的肾功能降低,有时甚至有急性肾衰竭的发生。

(四) 新生儿在体外循环中的应激反应

新生儿作为一个特殊的群体,其应激反应同成人甚至年长儿都有明显的不同,与其他年龄段患者相似类型的手术相比,其应激反应更为强烈,各类型激素代谢反应的时间顺序也不同,其激素代谢反应的持续时间和量都存在特殊性。

首先,新生儿本身就存在众多因素的刺激,① 分娩过程;② 初次接触外界环境,开始依靠自身的能力来维持内环境的稳定。但新生儿又受到一定条件的限制,如糖类、蛋白质、脂肪的贮存少,各脏器的功能均未成熟,又要满足自身快速生长以及高代谢率的需要。因此,新生儿在心内直视手术中由于 CPB 所引起的应激反应程度较成人为高,即使同婴儿相比,新生儿在 CPB 中儿茶酚胺升高的程度也要高出 4 倍左右。这一高强度的应激反应对术后患者的恢复存在相当的影响。

即使在一般外科手术中,新生儿术后代谢反应加快,应激反应的剧烈程度及持续时间也和成人不同。术中足月新生儿肾上腺及去甲肾上腺素的血浓度显著增高,两者于术后 6 h 恢复至术前水平。胰岛素浓度在术中及术后早期无改变,而术后 12 h 起明显增高,并一直保持至术后 24 h。术后 24 h 起胰高血糖素水平下降。早期研究认为新生儿皮质激素水平变化范围较大,但现在的研究证明,术后 6~12 h 起皮质激素水平方开始上升。

对于进行 CPB 心内直视手术的新生儿来说,其围术期应激反应知之甚少。Gruber 发现新生儿在 CPB 中的 ACTH 变化同年长儿不同,年长儿术后 ACTH 水平明显上升同成人相似,而新生儿在手术开始后 ACTH 水平反而下降,直至术后 24 h 基本恢复正常。Anand 等人证明,术中儿茶酚胺、内啡肽及胰高血糖素水平显著升高,去甲肾上腺素峰值出现在 CPB 结束时,和心脏手术的成人相比,新生儿手术结束时肾上腺素的峰值为成人的 3~10 倍。可的松在术前即有升高,术中略有降低,但仍高于正常值,术后又再次升高。可的松术中一过性的降低可能同肾上腺灌注不足有关,也可能和血液稀释以及预充液中加入激素使机体自身的可的松反应下降有关。其反应趋势虽同 1 岁左右的小儿相似,但其反应程度较低,这可能和新生儿的肾上腺发育未成熟有关。醛固酮在术前也高于正常值,术中进一步升高,术后则恢复正常水平。术前新生儿体内 β 内啡肽就高,在 CPB 前升高达峰值,而成人则在转流后达到最高值。

新生儿麻醉及手术后的代谢反应和其手术创伤程度相关,而与其年龄无关。手术创伤越严重,术后交感肾上腺活性越强,儿茶酚胺水平也随之上升,持续时间相应延长;受其影响,术中血糖升幅更大。成人手术后 C-反应蛋白水平可代表应激反应的急性时相蛋白的代谢情况,在这点上,新生儿同成人相似,应激时血中 C-反应蛋白浓度上升,在术后 48 h 达峰值,数天后降至正常范围。C-反应蛋白和术后新生儿死亡率也存在相关性。

新生儿手术后高强度的应激反应往往预示着预后欠佳,Anand 对 15 例新生儿围术期应激反应的研究显示,死亡的病例儿茶酚胺、醛固酮、可的松、血糖和乳酸增加的幅度更为严重,而β内啡肽的浓度则较低。Anand 还在研究中发现死亡患儿儿茶酚胺升高的趋势在 CPB 前就已经发生。

新生儿的能量消耗也与成人和婴幼儿有一定的不同,已有的研究表明,新生儿术后 6～12 h 内其代谢率增加。

一般手术中新生儿血糖、乳酸及丙酮酸浓度明显上升,并维持至术后 6～12 h。术毕及术后的高糖血症同手术末期的高肾上腺素水平及术后高胰高血糖素水平极为相关,提示了糖异生和糖原分解是术后机体供糖的来源。术中非酯化脂肪酸,三酰甘油及酮体的浓度增高,提示了术中脂肪分解及酮体的生成。术后总氮排出量增加、3-甲基组胺/肌酸酐比值的增高及血中氨基酸谱的改变均证明了术后的蛋白质分解。

新生儿 CPB 中的代谢反应变化尚不明了,仅有的资料显示,新生儿术中乳酸升高的程度大于 1 岁左右的儿童。此外,新生儿患者转流中胰岛素水平无明显上升,而转流后胰岛素水平则有明显的升高,这可能是因为手术中的低温,腹腔脏器灌注不足等原因所致。新生儿术中高血糖素的变化同年长儿相似,乃至同成人相似。新生儿术后其内分泌及代谢反应即达峰值,于术后 24 h 左右就恢复至术前水平,研究显示新生儿静息能量消耗量(resting energy expenditure,REE)在术后即上升,术后 2～4 h 达峰值,12～24 h 恢复至基础水平。

未足月儿是新生儿中的一个特殊群体,其生理功能的发育较新生儿更为低下,自身脂肪,蛋白质和糖类的贮备以及环境因素对其的刺激更为强烈,其对手术应激产生的内分泌和代谢反应和足月儿存在差别。

一般手术中,未足月儿术后无高胰岛素水平的表现,这一现象可能因为其胰腺细胞的反应性较低,或由于术中儿茶酚胺水平升高抑制了胰岛素的分泌。未足月儿和足月儿在术中均表现为高血糖,但未足月儿的高糖血症持续时间更长,这可能同其缺乏胰岛素反应有关。未足月儿围术期的皮质激素变化情况和足月儿极不相同,足月儿在术中和术后表现为皮质激素水平显著升高,而未足月儿在术中及术后的皮质激素前体水平显著升高。未足月儿术中没有高酮体血症的表现,这可能因为其脂肪贮存量较足月儿更少,也可能是因为其肝脏中酮体生成所需要的酶发育不全的关系。如两者行相似的手术,由于代谢应激反应的不同,未足月儿的组织分解程度更大。当在此基础上发生应激反应时,其反应持续时间较新生儿更为持久。

三、减轻体外循环中的应激反应的方法

心脏手术和 CPB 过程是很强的应激反应过程,麻醉、疼痛、非生理性灌注、血流动力学改变、低温、血液稀释、血液同异物表面的接触、肝素化等一系列刺激都会引起机体应激激素的分泌增多,导致机体生理功能的改变。近年来,对成人患者围手术期的应激代谢反应进行了较为详尽的研究,发现术后死亡率和应激代谢反应的持续时间及程度相关。由于术后的

应激反应可导致患者体重减轻、心肺功能受损、栓塞、应激性溃疡及免疫功能损害等情况,因此如何调节应激反应的程度,是维持机体内环境稳定的重要因素。许多医疗机构采用各种方法来减轻手术和CPB所引起的应激反应,这些方法涉及麻醉方法、灌注方式、药物使用等。

(一) 麻 醉

在手术中采用的麻醉药物种类、剂量乃至给药方法都会影响机体对手术过程以及CPB的应激反应程度。如肌松剂琥珀胆碱和潘可罗宁都会引起儿茶酚胺的升高,而氟烷和氨氟醚则可减少肾上腺素和去甲肾上腺素的释放。

麻醉药物的种类对机体应激反应有相当的影响。阿片类麻醉药物由于对中枢神经系统许多部位具有相应的作用,往往可抑制机体的应激反应,抑制P物质、多巴胺以及去甲肾上腺素的释放,而且这一效应同药物的剂量相关。吗啡对下丘脑-垂体-肾上腺轴反应有抑制作用,通过抑制内啡肽通路减弱手术引起的激素和自主神经反应,减弱伤害性刺激经传入通路抵达下丘脑,抑制垂体和肾上腺激素的释放。大剂量静脉给予吗啡(4 mg/kg)可以抑制CPB开始前的激素反应。使用舒芬太尼同使用氟烷和吗啡相比可降低应激激素的释放,减少新生儿心脏手术后并发症的发生和死亡率。Anand等使用大剂量的舒芬太尼使新生儿CPB后肾上腺素和去甲肾上腺素水平仅升高0.5～1倍,也可降低内啡肽的升高幅度。也有研究结果显示使用芬太尼可缩短术后高血糖的持续时间,降低儿茶酚胺的水平,减少体内蛋白质分解。应激状态时,特别是当交感神经系统激活时,芬太尼有一定的抗心室颤动作用。不过也有人认为大剂量芬太尼或舒芬太尼仅可降低CPB开始前一段时间的内分泌和代谢反应,而对CPB开始后低温、血液稀释和非搏动血流以及异物接触等引发的内分泌反应没有明显的抑制作用。仅仅使用阿片类药物或加大剂量不可能完全抑制激素的分泌,如加用阿片制剂结合特异性激素阻滞剂如生长抑素有助于减轻应激反应。在术前口服咪唑安定可以减少术中阿片药物的用量,但加用咪唑安定并不能进一步抑制儿茶酚胺的分泌。

麻醉药的给药方式和剂量也改变其对应激反应的影响程度。Gruber的实验表明CPB中如使用芬太尼静脉维持时,血中芬太尼的浓度和机体葡萄糖和可的松升高程度成反比。静脉给予芬太尼较椎管内给药更能降低术中血糖升高程度,而同时从静脉和椎管内给予芬太尼较单独给药能更好地维持机体血流动力学的稳定。还有一些研究表明,采用胸椎硬膜外麻醉可改善术中内脏血流灌注,减轻心肌缺血-再灌注损伤,降低CPB过程中可的松和儿茶酚胺的升高幅度。

采用合理的麻醉技术可以对围术期应激反应所引起的生理改变进行一定程度的调控。目前,儿童先心病手术常规在气静复合麻醉状态下进行,在手术过程中应选择合适的麻醉药物,保持患儿处于深麻醉状态有利于减轻应激反应。

（二）体外循环预充液

预充液配方对机体的应激反应也有一定的影响。目前一般采用不含葡萄糖配方。如在预充液中使用含葡萄糖的溶液则将进一步加剧转流过程中血糖升高的水平；但转流过程中由于组织利用氧的能力下降，而且转流中的缺氧状态引起无氧酵解的增加，使组织内乳酸积聚，引起酸中毒，对组织产生不良影响。目前已证实在成人患者中使用糖溶液进行预充会增加手术后神经系统的并发症。由于儿童脑组织能量代谢同成人有异，在转流中利用葡萄糖的能力高于成人，所以对儿童特别是婴幼儿手术中是否应使用葡萄糖溶液尚无定论。

在儿童 CPB 中血制品的用量明显高于成人，某些血制品也具有一定抗氧应激的能力。Molicki 的研究显示新鲜冰冻血浆中含有维生素 C 等一些具有抗氧化能力的物质，其总抗氧化值（total radical antioxidant parameter，TRAP）和血浆铁离子还原能力（ferric-reducing ability of plasma，FRAP）达到一定的水平；白蛋白中虽然不能检出 TRAP，FRAP 水平也低于新鲜血浆，但是白蛋白可以同某些氧化物质结合，因此间接地具有一定的抗氧化能力。但是，由于此两者在预充液中所占的比例较小，所以总的来说，如不使用药物，预充液所具有的抗氧化能力有限。

（三）药物（请参考有关章节）

有些医疗机构常规在 CPB 中使用皮质激素、抑肽酶、乌司他丁、甘露醇等药物，这些药物具有一定的减轻应激反应的作用。

皮质激素类药物能够减少 TNF 和 IL-1 的释放。在先心病术前给予地塞米松可以明显降低 CPB 后 IL-6 和 TNF 的释放，甲基强的松龙则没有这一效应，但使用甲基强的松龙可降低 CPB 中 ACTH 升高的程度。

抑肽酶是广谱丝氨酸蛋白酶抑制药，能够影响 CPB 中多种炎症介质如 TNF、白细胞介素、黏附分子等的分泌，减轻炎症反应和机体的应激反应。Pruefer 等的研究表明抑肽酶可以显著减少白细胞与血管内皮的初始黏附和紧密黏附。

乌司他丁是 HMG-CoA 还原酶抑制药，从男性尿液中提取。该药物具有稳定溶酶体膜的作用，不仅能够有效地保护肾功能，而且能抑制 CPB 对肾功能不全患者的进一步损伤，防止术后急性肾衰竭。乌司他丁对由于 CPB 而导致的各种蛋白酶及炎性因子对机体的损伤有明显的抑制作用，可明显抑制粒细胞弹性蛋白酶，从而间接抑制补体反应和 IL-8 的产生。乌司他丁还可保护肺脏的缺血-再灌注损伤，间接证据还证明乌司他丁有清除自由基的作用。

甘露醇在 CPB 中不仅起到渗透性利尿的作用，而且可以减轻再灌注损伤，增加冠状动脉血流量和心内膜下的血流。肝素也略有减轻应激反应的作用，但其机制尚不明了。

（四）转流方式

搏动灌注和非搏动灌注时血流的方式不同,搏动血流的动能明显高于非搏动灌注,因此对组织的灌注较为充分。在成人低温 CPB 中的研究显示非搏动灌注时机体产生的儿茶酚胺、肾素和血管紧张素都高于搏动灌注,搏动灌注的病例术后高血压发生率明显降低。搏动灌注还可降低血浆 VP 的分泌,增加转流中前列腺素和心房钠尿肽的释放,对于术中的高血糖反应则是非搏动灌注时较高。Mori 等推测这是由于搏动灌注时对胰腺的灌注良好,改善了胰腺功能的缘故。

目前尚没有充分资料证明完全消除应激反应可以降低术后并发症发生率或死亡率,所以对 CPB 所引起的应激反应是否应当加以抑制或应控制到何种程度仍是值得进一步研究的课题。

（王　伟,黄惠民）

参 考 文 献

1　Anand K J S. Hormonal and metabolic functions of neonates and infants undergoing surgery. Curr Opin Cardiol,1986,1:681 - 689.

2　Lumpkin M D. The regulation of ACTH by IL-1. Science,1987,238:452 - 454.

3　Anand K J,Sippell W G,Aynsley-Green A. Randomized trial of fentanyl anaesthesia in preterm babies undergoing surgery:effects on the stress response. Lancet,1987,8524:62 - 66.

4　Anand K J S,Aynsley-Green A. Measuring the severity of surgical stress in newborn infants. J Pediatr Surg,1988,23:297 - 305.

5　Anand K J S,Hansen D D,Hickey P R. Hormonal-metabolic stress responses in neonates undergoing cardiac surgery. Anesthesiology,1990,73:661 - 670.

6　Jones M O,Pierro A,Hammond P,et al. The metabolic response to operative stress in infants. J Pediatr Surg,1993,28:1258 - 1263.

7　Halm M A. Acute gastrointestinal complications after cardiac surgery. Am J Crit Care,1996,5:109 - 118.

8　Hill G E,Diego R P. Aprotinin enchances the endogenous release of interleukin-10 after cardiac surgery. Ann Thorac Surg,1998,65:66 - 69.

9　Ganapathy S,Murkin J M,Dobkowski W,et al. Stress and inflammatory response after beating heart surgery versus conventional bypass surgery:the role of thoracic epidural anesthesia. Heart Surg Forum,2001,4:323 - 327.

10　Molicki J S,Draaisma A M,Verbeet N,et al. Prime solution for cardiopulmonary bypass in neonates:antioxidant capacity of prime based on albumin or fresh frozen plasma. J Thorac Cardiovasc Surg,2001,122:449 - 456.

11 Gruber E M, Laussen P C, Alfonso C, et al. Stress response in infants undergoing cardiac surgery: a randomized study of fentanyl bolus, fentanyl infusion, and fentanyl-midazolam infusion. Anesth Analg, 2001, 92:882 - 890.

12 Pirat A, Akpek E, Arslan. Intrathecal versus IV fentanyl in pediatric cardiac anesthesia. Anesth Analg, 2002, 95:1207 - 1214.

13 Pruefer D, Makowski J, Dahm M, et al. Aprotinin inhibits leukocyte-endothelial cell interactions after hemorrhage and reperfusion. Ann Thorac Surg, 2003, 75:210 - 215.

14 李佳春,李功宋主编.体外循环灌注学.北京:人民军医出版社,1993.

15 丁文祥,苏肇伉主编.小儿心脏外科学.济南:山东科学技术出版社,2000,178 - 199.

第四章

体外循环的设备

第一节　概况　体外循环的组成

从广义的角度讲，体外循环(CPB)的组成应当包括 CPB 管理者——灌注师，以及由灌注师掌控的 CPB 装备和 CPB 转流全过程。本节主要概括其中的 CPB 装备部分。

勾勒一副 CPB 装备的清单，我们可以将其大体分为三部分，即 CPB 硬件部分，CPB 软件部分，CPB 耗材部分。

一、体外循环硬件部分

CPB 硬件部分主要指人工心肺机、变温机等装备。心肺机有整体型和可拆组合型之分，后者还可根据临床需要分为 4 泵位、5 泵位、6 泵位不等。CPB 主要部件——灌注泵有滚柱泵和离心泵两种，临床上以滚柱泵的应用比较广泛。滚柱泵分单泵头和双泵头两种规格，泵的体积则分大泵和小泵，泵的位置也不再一律放置在同一水平线。无论是滚柱泵或离心泵都可进行搏动灌注或恒流灌注。变温机从单热型(降温另需加冰)发展为冷热随意控制型，体积减小，重量减轻。除了用来变化血温以外，还可对患者体表变温、心肌保护液变温提供帮助。

人工心肺机，变温机从 20 世纪 50 年代被用于临床以来，经过医务人员、工程技术人员的合作努力，在机器的外观、性能、材料、制造工艺等方面已经获得了巨大的进步和提高。计算机程序的介入使机器的可操作性、安全性也得到了足够的保证。

二、体外循环软件部分

CPB 软件部分包括各种附带的监测部件。如血平面监测，气泡监测，压力监测，温度监测,动、静脉血氧饱和度连续监测等,主要用来对整个CPB过程进行安全监控,在保证转流顺利方面起到不可低估的作用,一定程度上减轻了灌注师的工作强度。不但国际著名品牌机器附带了这些监测功能,国内心肺机也开发了部分相同的监测部件,这使得今天的CPB管理变得更加得心应手。计算机处理的有关参数计算(如体表面积、流量等)和转流信息记录也是CPB装备较新的进展。如日本泰尔茂公司已经提供全中文界面的转流信息平台,更加方便我国灌注师的临床应用。

三、体外循环耗材部分

一次性使用的氧合器,动、静脉插管,CPB配套管,左心减压管,心肌保护液灌注管,各种接头,动脉过滤器,氧气过滤器,血液浓缩器,等等,都属于这一类。

氧合器是所有的耗材中的灵魂,也是CPB耗材中,形态种类变化最多的一部分。在$10\sim42\ ℃$不同温度下,氧合器必须提供有效的气体交换;在不同的流量变化条件下,氧合器都能提供较好的氧合效果。

从原来的转碟式氧合器年代到现在,目前使用较多的是膜式氧合器(膜肺),其次是鼓泡式氧合器。膜肺又分为中空纤维膜肺和折叠膜肺,其中折叠式膜肺中的盘式膜肺,由于它的硅橡胶聚合膜的材质不易渗漏,无蛋白质渗出,适合长时间CPB,例如ECMO。随着制造技术的发展,氧合器朝着小预充、大流量、高效氧合的方向发展。

CPB中配套管道的型号相对稳定,根据患者的体重分别选择$0.48\ cm(3/16\ in)$、$0.64\ cm(1/4\ in)$、$0.95\ cm(3/8\ in)$、$1.27\ cm(1/2\ in)$的管道。材料有PVC管道、硅橡胶管道、肝素或其他生物涂层管道。在循环管路中,不同的管道充当不同的作用,有动脉灌注管、静脉回流管、心内外吸引管等。管道之间以不同规格的接头连接。

所有的液体和气体进入CPB管路中,都应经过过滤器的过滤。气体过滤器的滤孔为$0.2\ \mu m$,血液滤器的滤孔一般为$40\ \mu m$,也有$20\ \mu m$规格的滤孔。

CPB中所有的插管必须能够固定,并且能维持固有的性状,在不同的温度下,保持流量不变。动脉插管和静脉插管的外形是完全不同的,静脉插管内多有钢丝加强,且开有侧孔,保证引流的通畅。现在有些较小型号的动脉插管内也安置弹簧圈,使低体重患儿手术时插管较为简便。

20世纪70年代超滤技术应用于心脏直视手术,在CPB过程中和停机后使用,可以减轻炎性因子反应,浓缩血液成分,增强脏器功能,促进患者术后恢复,减少围术期用血。血液浓缩器(超滤器)有透析型、滤过型和吸附型。通过控制流量和跨膜压力,在不影响血流动力学的前提下达到以上目标。

近年来,游离于心内直视手术之外的心室辅助装备在国际上的研究和临床应用十分活跃,美国、德国、日本都有专家组从事该项工作,并取得可喜的成绩。单心室和双心室辅助,全心脏替代都为挽救一部分患者的生命起到重要作用。这种辅助装置分多种样式,有轴流泵、离心泵、搏动泵。动力方面讲,电动、气动都有。从使用时间而言,短时间应用和长时间替代,甚至永久性植入都是可能的。这些都是 CPB 的范畴,也是 CPB 专业人员应当关注的国际动向。

总之,CPB 装备不但要考虑到实用性,能够满足临床手术需要,而且将朝更符合人体生理,在应用过程中减少对患者的损伤和干扰的方向发展,同时还应当考虑到延长使用寿命,提高长期使用者生命质量,以及使用管理更方便等相关问题。

(朱德明)

第二节　人工心(血泵)

人工心(血泵:blood pump)是 CPB 装置的主要部分之一,是 CPB 的动力。一个完整的 CPB 人工心肺系统应由 4～5 个泵头以及其他匹配装置设施共同组成,其主要作用是代替心室的泵功能和手术中出血的回吸、心脏停搏液的灌注等。

一、滚柱泵

人工心的发展,最早在 1885 年,Jacobi 和同事在实验时使用隔膜泵,1928 年 Dale 和 Schuster 进一步完成了这一装置,1953 年 Gibbon 在第一例人的 CPB 中就用此种泵,因这种泵缺点太多后被淘汰。1943 年 Debakey 发明了滚柱泵(roller pump),经过不断的完善,发展至今。本章就目前应用最为广泛的滚柱泵作一介绍和讨论。

(一)原理和结构

滚柱泵由泵头、泵管和控制面板组成,泵头分两部分,即滚压轴和泵槽,将泵管置于泵槽中,通过滚压轴对泵管外壁单方向滚动挤压,推动泵管内液体流动;滚柱泵头一般为两个同圆心等距离滚压轴,可自身旋转,能减少滚压中的摩擦。泵槽为半圆形或圆形,内壁光滑,上置泵盖。滚压轴与泵槽为同一圆心。转速具有可调性,一般能从 1 转/分到 250 转/分,转动稳定、均匀、无噪声。

泵管分为三种:硅胶、硅塑和塑料(聚丙烯)。要求管壁厚度一样,弹性好,耐磨性强,不易产生微栓脱落。滚压轴、泵管和泵槽三者之间要挤压适度,过紧或过松都会造成血液破坏。泵的流量和泵的转速在高流量时呈线性关系,在一定阻力范围内不会改变流量。泵管内径越大或泵槽的半径越大,泵的每转流量越多。

控制面板由各种控制按钮组成,它的主要功能是调节滚柱泵逆时针或顺时针的单向正常运转。每个泵头都带有手动装置,预防断电时使用,滚柱泵的手摇柄一般仅能逆时针方向转动。

(二) 操作要点

滚柱泵是人工心肺机系统的心脏部分,虽然它具有破坏血液成分的缺点,但由于它操作简单、方便,可调流量范围大等优点,一直在临床上使用。目前我国各医院使用的进口滚柱泵人工心肺机主要有 Sarns,Stockert 和 Jostra 三种系列,国产的有天津两家公司的产品。除了4~5个泵头外,还有一些附加设备,包括监测模块、热交换水箱和备用电源等。可做平流灌注和搏动灌注。它们的功能相同,操作方法大同小异,但有自身特点,本章将逐一介绍。

1. Stockert Ⅲ 和 MAST 型泵(图 4-2-1,图 4-2-2)　Stockert Ⅲ 有4~5个泵头(可附带2个小泵头),配有气泡红外探测、液面报警、压力监测、静脉回流调节器、计时、测温、热交换水箱和备用电源等一系列装置;一个泵头的控制板可同时控制两个泵头所灌流量的百分率,心肺机控制和监测部分及管理可以附加电子计算机控制,是较为完善和实用的人工心肺机型。

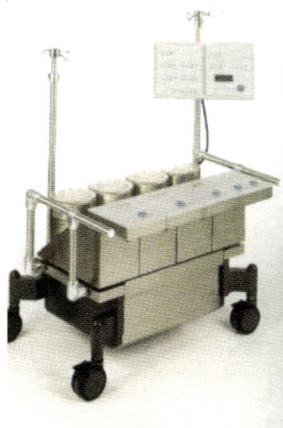

图 4-2-1　Stockert Ⅲ 型心肺机

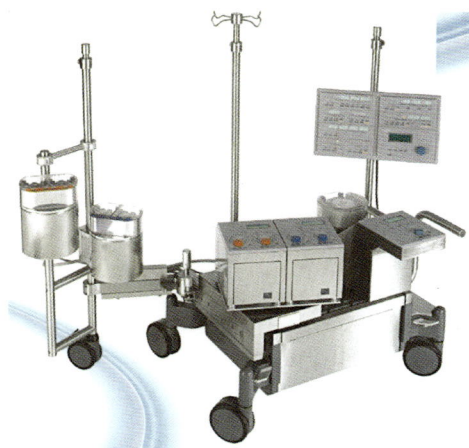

图 4-2-2　MAST 型心肺机

MAST 型泵是可旋转的分体式泵,可以根据需要调整泵的位置和角度,使用方便,缩短距离,减少预充量。尤其适合小儿或婴幼儿的灌注使用。

(1) 使用操作　① 接通泵的电源后机器自检,如果状态正常,指示灯持续发亮,如有异常,则报警及闪亮;② 选择合适的泵管,口径大的用于成人,口径小的用于儿童;③ 调整面板上的泵管口径尺寸,对流量进行校正;④ 泵管安装在泵槽内要松紧适度,两端要用管夹固定牢靠;⑤ 安装泵管要注意方向,不能装反,装反会产生严重后果,如果是主动脉装反会使心脏血液回抽,吸引泵管装反会给心脏打气;⑥ 调节好泵滚柱对泵管的压紧度,挤压程度要求合适,过松或过紧都会加重血液破坏,增加泵管微栓脱落,过松会使血液倒流,最好的压紧度是将泵管液面调至距泵 1 m 高,液面下降速度为 1 cm/min;⑦ 停搏液灌注要预先设置。

(2) 特点及注意事项 ① 辅助装置与主泵相连,事先设定报警限,超过范围报警,主泵停止转动,因此最好设定为自动解除报警;② 使用静脉回流控制;计时系统和温度监测及时、方便、准确;③ 泵盖在泵运转中不要开启,以免异物进入泵槽,开启泵盖,泵自动停止运转;④灌注中要备好手摇柄,预防断电,手摇泵时要注意方向,摇时要均匀,勿快勿慢;⑤断电后要将流量旋钮返回零,预防泵在电源恢复后突然启动。

2. Sarns™ 9000 和 8000 型心肺机(图 4-2-3,图 4-2-4) Sarns™ 9000 和 8000 型是由 4~5 个通用滚柱泵为基本组成。Sarns™ 9000 有触按式的中央显示屏,搏动灌注控制系统,全自动的继电装置,三路压力监测和控制系统,六路可选择的温度监测系统,超声液平面监测系统,气泡监测系统,静脉回流电子控制系统,心脏停搏液灌注系统,配有电子气体流量,血气分析监测系统和水温混合调节系统,其主要特点如下:

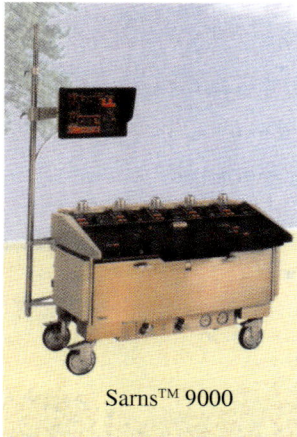

图 4-2-3　Sarns™ 9000 型心肺机　　　　图 4-2-4　Sarns™ 8000 型心肺机

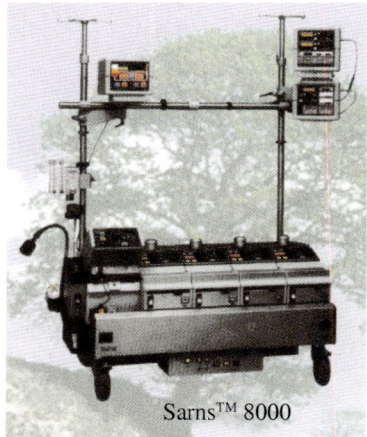

1) 低流量时泵头平稳,可以在 10 ml/min,或 1~3 r/min 时缓慢灌注,流量最大可达 15 L/min,显示为 9.9 L/min。

2) 当测速仪监测驱动轴转速,既提高了泵转速的精确度,又能在转速过快驱动带滑脱或带扣松脱等情况发生时,及时报警。

3) 可选择 11 种不同管径,自动记忆、自动统计和显示流量。

4) 机内有独立的 24 V 直流电缆供泵运转,泵与中央显示控制又可手控。

5) 搏动宽度调节器调节输入电源,以达到准确的数值,间隙线路的应用帮助降低损耗和热的产生,延长泵的使用寿命;电子设备自我诊断保护系统,可自动记录、保养和调节维护泵的工作。

6）高度信息集中的中央显示屏显示对 5 个泵进行控制，灌注师无需懂得计算机语言，可直接操作。

8000 型滚柱泵具有超速、泵阻塞和开盖保护，泵及监测和报警系统可根据需要选择不同配置。

3. Jostra LH20 和 LH30 型心肺机（图 4-2-5，图 4-2-6）　LH20 型心肺机机由 4 个大泵头及 2 个小泵头组成，操作与 Stockert 基本相同，不同之处有两点：① 调节泵的压紧度时，要先开锁，调好后要闭锁。② 在开启电源或电源恢复时泵的旋钮即使没有回零也不会突然转动。

LH30 型心肺机也是可旋转的分体式泵，有灌注工作台，在控制面板上调节泵速、倒转、钳夹操作，停灌等模式切换等。灌注师可以根据需要调整泵的位置和角度，泵头本身可作360°的旋转，延伸的支架增加了自由活动的范围，使其使用方便，最大限度地缩短距离，减少预充量。尤其适合小儿或婴幼儿的灌注使用。

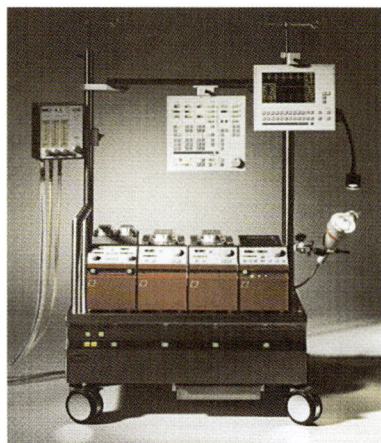

图 4-2-5　Jostra LH20 型心肺机　　　　图 4-2-6　Jostra LH30 型心肺机

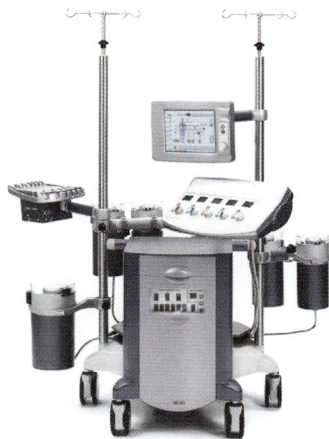

二、离心泵

自 1972 年离心泵（centrifugal pump）问世以来，至今已近 30 年的历史，第一个 Bio-Medicus离心泵制造成功以后，临床应用并未被广泛接受，直至 20 世纪 80 年代初左心辅助被广泛重视以及 Dixon 等报告在临床应用离心泵无需肝素化后，离心泵的应用才迅速发展。1984 年又推出了 Centrium 离心泵，也就是后来进一步改进的 1987 年所推出的 Delphin 离心泵，随后又推出一种名为 Lifestream 系统 Isoflow 离心泵，其系统可与 Bio-Med 兼容。近来 Jostra 推出一款 Rotaflow 离心泵。离心泵和滚柱泵之间有许多不同之处，并具有众多的优点，而被临床认识和广泛采用。

(一) 原理和结构

离心泵是根据物体在作同心圆运动时产生一向外的力,即离心力,其大小与转速和质量成正比的原理而设计。离心泵由电机、泵头及控制部分组成。泵头的磁性后室与带有磁性装置的驱动马达相互磁性连接,当驱动马达高速旋转时,带动泵内结构高速旋转,产生涡流和离心力,推动血液前进。

离心泵常见的有四种:① Bio-Medicus 离心泵(图4-2-7),泵头内为一系列的旋转锥体,最内一个锥体与泵的控制器磁性连接,当泵头高速旋转时,产生离心力带动泵内外侧两个锥体旋转,推动血液前进;② Delphin 或 Terumo Capiox SP 离心泵(图4-2-8),泵头也是靠磁性连接,其内部带有高度光滑的直线叶片,使其能以相对低的转速产生较高的流量,以减少因高速旋转产生热溶血的机会;③ Isoflow 离心泵,泵头内部为弯曲叶片;④ Jostra Rotaflow 离心泵(图4-2-9),泵头支点由电磁力固定,泵头内采用最佳的流体力学通道,它的优点为平均射血时间最短、输送血液高效率、溶血降低,没有血液受阻区等。

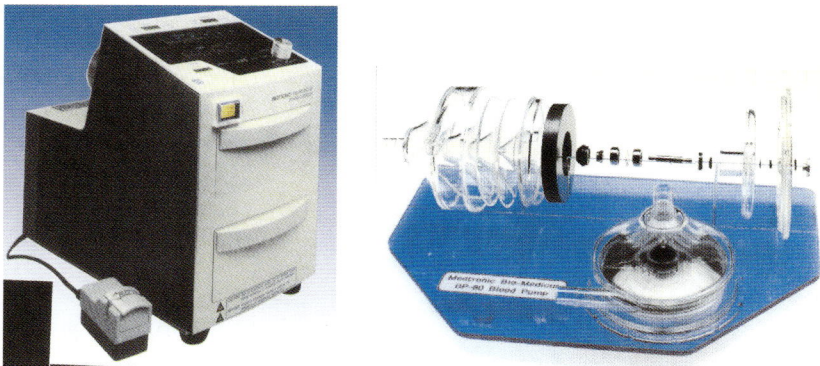

图4-2-7 Bio-Medicus 离心泵及泵头

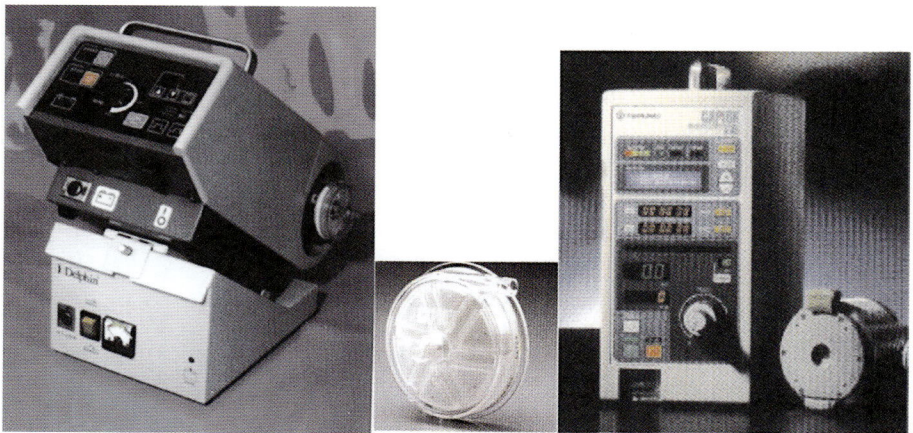

图4-2-8 Delphin 或 Terumo Capiox SP 离心泵

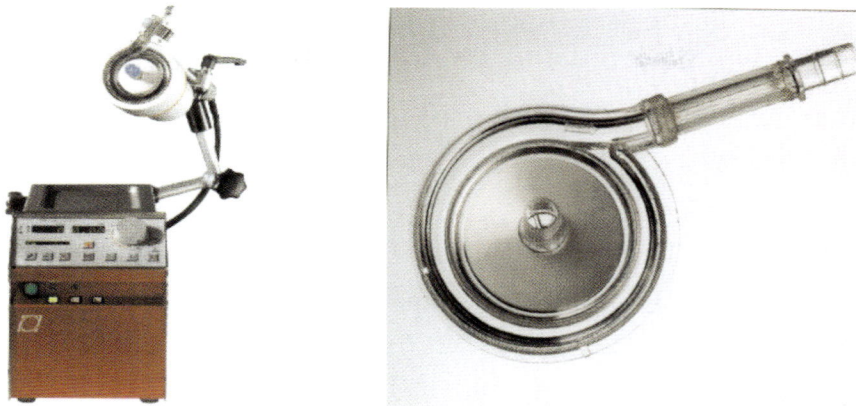

图 4 - 2 - 9　Jostra 离心泵机和泵头

　　离心泵的电机具有体积小、重量轻、磨损小的优点。控制部分采用计算机技术达到了操作简单、调节精确、观察全面的特点。流量和转速两窗同时显示,并且备有内部电源,防止意外停电。为了使灌注更接近生理,靠微处理机控制电机高速和低速交替运转而使血流形成脉冲,使离心泵可进行搏动灌注。离心泵都有一个流量传感器,传感方式有超声和电磁两种,Delphin 和 Jostra Rotaflow 离心泵使用超声传感器。超声传感器是通过换能器发射超声信号到达红细胞后,再折回到接收器;多普勒通过对流速有关的超声信号反馈换能,确定其血流速度,超声传感器对影响血流量的变动因素,如血液、温度、管壁硬度、血黏滞度、血细胞比容、电磁干扰以及血泵抖动等,通过数码式讯号处理技术,把输入流量计的讯号过滤及解码后,再提供精确的读数。Bio-Medicus 和 Isoflow 离心泵的传感器均为电磁性传感器。利用法拉第原理即血流通过时的磁场变化而测得,不易受湍流、血细胞比容等因素的影响。

(二) 离心泵与滚柱泵特点比较

　　1. 血液破坏　　Hoerr 等用滚柱泵与 Bio-Medicus 和 Delphin 离心泵进行了体外实验比较,发现离心泵和滚柱泵之间存在不同处,在转流超过 6 h 后即有统计学意义。16 h 后离心泵的溶血显著小于滚柱泵,且 Bio-Medicus 小于 Delphin,但转流 40 h 后两种离心泵间溶血性无显著差异。Noon 等也在体外比较了两种离心泵间在血液损害方面的不同:在 2 L/min、4 L/min、6 L/min 三种流量中,发现血浆游离血红蛋白 Bio-Medicus 小于Delphin,而在2 L/min、4 L/min 两种流量中血小板计数 Delphin 略大于 Bio-Medicus 泵。

　　2. 压力形成　　离心泵由其非阻闭性的特点,可使最大正压的产生受到限制。如 Delphin 泵,当开到最大转速并钳闭其输出管时,所产生的最大压力仅为 700 mmHg,这个压力不足以使动脉泵管崩脱。而钳闭滚柱泵管的输出端,则可能使泵管崩脱或破裂。这个限制过高压力的特点,可避免某些并发症。如当动脉插管内血流撞击动脉壁时,滚柱泵则按其设置的流量持续灌注,所增加的压力可能导致主动脉壁的损害,而离心泵则不会产生能引起损伤的过高压力。

离心泵最大负压的产生也是有限的。由于负压产生能引起气穴现象,使溶液中的空气形成微气泡,并且红细胞对负压的耐受性远不如正压,因此限制负压的形成,对降低溶血和防止气栓是至关重要的。

3. 流量反应 离心泵头为非阻闭性,输出流量可随其循环路径和体循环阻力有一定变化。笔者体会,有时在同样的转速下,由于体循环阻力的影响,流量可有 200～400 ml/min 的变化。这一点较类似人的心脏,对压力和阻力能进行适当的调节;当阻力升高时,流量适当地降低;阻力降低时,流量又适当地升高。这使灌注师能较好地了解患者的情况,及时给予调整和处理。滚柱泵则对阻力变化无任何反应。

4. 气泡传输 离心泵不会将大量气体泵入体内。泵头血流入口处为涡流中心,压力较低,进入的少量气体可贮存在内,当进入的气体达泵预充量的 60% 时,将减少泵预充使流量降至零,停止泵运转,即便少量空气进入也是被搅成对人体无害的微气泡。而滚柱泵一旦空气进入时,则不可避免地泵入循环路径,有产生气栓的危险。

5. 灵活性 由于离心泵头及马达小,可通过导线连接在一定范围内移动。这给使用带来诸多方便,如可架置在紧靠患者的身旁,充分缩短循环路径,既减少了异物界面,又可在较高流量下,不用或少用肝素。而滚柱泵泵头与控制部分连为一体,循环路径长,必须肝素化。

6. 安全性 离心泵内壁光滑、血液破坏小、不产生过高的压力和防止泵入大量气泡的特点,大大提高了灌注的安全性。滚柱泵则有因泵管磨损或压力等因素产生泵管毛刺,有颗粒脱落、破裂、崩脱和泵入空气的危险。

7. 产热性 离心泵高速旋转产生的热,由高质量的密封垫圈隔离,以免因热的传递对血液产生破坏。为防止在使用中因渗漏所致的破坏,应定时检查泵头。笔者曾有过 1 例泵头在转流约 8 h 后发现密封室内有少量渗漏,又继续使用了 7 h 仍能正常运转。

8. 流量传感器方式 Delphin、Josta Rotaflow 离心泵的流量传感器方式为超声多普勒、非侵入性重复使用的探头,准确度在 10% 以内(受稀释度和管道口径的影响),方便拆卸。Bio-Medicus、Isoflow 离心泵传感器为侵入性一次使用的电磁流量探头,需手工校正调零。滚柱泵则由机内电脑通过计算滚柱转速与泵管内容量的乘积而间接得到。

9. 费用 离心泵头均为一次性使用,其消耗品费用远高于泵管。因此,在使用上,除考虑离心泵为患者带来的好处外,还应考虑患者在经济上能否负担较高的费用。离心泵与滚柱泵主要特点相比见表 4-2-1。

表 4-2-1 滚柱泵与 4 种离心泵的主要特点比较

特点	滚柱泵	Bio-Medicus	Delphin	Isoflow	Jostra
溶血性	较高	低	低	低	低
压力形成(mmHg)	极高	980	700	600	
对阻力自我调节	无	有	有	有	有
气泡传输	大小均可	微气泡	微气泡	微气泡	微气泡
流量传感方式	间接计算	电磁	超声	电磁	超声
	非侵入性	侵入	非侵入	侵入	非侵入
	永久性	一次性	永久性	一次性	永久性
搏动血流	有	无	有	无	有
预充排气	易	不易	易	易	易
预充量(ml)	50	80	48	60	32
泵头可移动性	无	需另配	可	可	可
泵转速(r/min)	100	1 500	1 000	900	1 500
手控式移动泵头	无需	需	需	需	需
备用电池/时限 min	有/60	有/60	有/120	有/90	有/90
泵头结构	滚柱泵	分层锥体	弯曲叶片	叶片	流体通道
血液倒流	不易发生	—————— 转速不够时发生 ——————			
长期灌注	不合适	合适	合适	合适	合适

(三) 操作要点

1. 使用前准备

1) 使用前详细阅读操作手册,按照要求连接电源、传感器的线路。

2) 将泵安置在便于操作和观察的位置,应避开湍流、振荡和有空气的部位约 30 cm。检查各接点无误后,启动电源开关,可预设各项流量传感器号码和安置传感器探头。

3) 将离心泵头连入循环回路内,注意其泵头的出入口。连好的泵头暂不安放在驱动器上。

2. 预充排气

1) 利用重力预充将泵头内气体排除,钳闭泵头出口,注意切勿干转。摘去驱动器上保护盖,将泵头安置在驱动器上,调整好泵头出口管路方向。

2) 启动流量旋钮,当转速大于 1200 r/min 时即流量足以克服循环路径阻力时,松开泵头出口的阻闭钳,逐渐增大流量(转速),在高流量(转速)下循环预充排气,直至去除全部气泡。

3) 气泡排净后,降低流量(转速),在大约 1000～1200 r/min 时,钳闭动静脉出入的循环路径,停泵。

3. 泵灌注

1）先转机,使流量(转速)达到足以克服体循环阻力时,再松泵出端或动脉端阻闭钳,以防止因泵头的非阻闭性使动脉内的血液通过其倒流入氧合器内。

2）灌注中观察流量与转速的变化,注意用药物降低外周阻力,力求以相对低的转速获得较高的流量。灌注中若需变换血流方式时,注意调整血流量,尤其是由搏动灌注改为非搏动灌注时,这点类似滚柱泵。注意勿以部分阻闭泵输出入管的手段来控制流速,否则将会增加血液破坏。

3）停止灌注时,在减少静脉回流的同时,降低灌注流量(转速),当转速降至约1500 r/min 时,先钳闭静脉回流管和动脉灌注管后再停泵,以防倒流。

4）输注机血时,操作同转机。间断输入机血期间,在暂不输血时亦应保持泵的最小转速,即能克服患者体内和循环路径内阻力而不致倒流的最小转速。当泵的输入或输出端阻闭时,避免泵的继续或持续运转,以防血液在泵头内变热,加大血液破坏。

(四) 临床应用

离心泵由于有体积小、血液损伤小、可不用或少用肝素、灵活机动、简便安全等众多优点,使离心泵不仅用于 CPB,还可用于长时间的心室辅助以及其他方面,使用的范围越来越广,在休斯敦 Methodist 医院 2000 多例灌注中 75% 使用离心泵。

1. 常规体外循环　对较复杂的手术或高危患者进行 CPB 时,用离心泵作为主泵,一旦患者脱离不了 CPB 时,可直接方便地转为心室辅助。

2. 心室辅助　有许多将离心泵作为心室辅助装置(ventricular assist device,VAD),用于心力衰竭支持和等待心脏移植的报道。有离心泵心室辅助 3 周以上存活以及单一泵头使用的最长时间为 96.5 h,并且用离心泵作为辅助装置存活率达 50% 的报道,Lely 用 Delphin 离心泵作为心室辅助装置其成功脱机率达 70%,出院率为 50%。

3. 左心转流　临床上对某些大血管手术,如主动脉假性动脉瘤切除等行左心转流,以避免因长时间的阻断,导致脊髓缺血产生并发症。Oliver Diehl 和 Walls 等都报告了用离心泵作为胸主动脉假性动脉瘤切除术的灌注主泵,且灌注中无需或少量使用肝素。

4. 体外膜肺氧合或体外二氧化碳移除疗法　体外膜肺氧合(ECMO)或体外二氧化碳移除($ECCO_2R$)是治疗呼吸窘迫综合征的一种新疗法,离心泵和膜式氧合器(膜肺)用于 ECMO 或 $ECCO_2R$,尤其是对新生儿或婴幼儿,其成功率可达 80%,远大于常规治疗方法。

5. 对冠状动脉球囊扩张或瓣膜球囊扩张患者的支持　Gundry 和 Raithel 等对高危的冠状动脉球囊扩张(PTCA)或瓣膜球囊扩张(PV)患者,在导管室内行股动、静脉插管辅助循环,或在 PTCA 或 PV 失败时,迅速建立循环,在支持辅助的同时转入手术室,进行急症手术。

6. 肝、肾等重要脏器手术　一些文献报道,用离心泵静脉-静脉转流,不用肝素化进行肝脏移植以及肾脏手术。

7. 其他治疗 离心泵还可用于局部肢体肿瘤或脏器肿瘤的灌注、低温复苏或全身高温热疗等。

总之，离心泵以其众多的优点，越来越被重视，在临床应用中也将更为广泛。但在 CPB 中，它不可能完全取代滚柱泵，除非采取其他方式解决手术中的吸引问题。

三、轴流泵

轴流泵（axial pump）历经 10 年的发展已应用于临床，其主要用于辅助循环；等待心脏移植的患者，在血动力学不稳定或恶化时作为心脏的机械支持。轴流泵与滚柱泵、离心泵和其他心室辅助装置比较，其优点是容易植入，有的安装时不用开胸，创伤小，装置体积小，低噪声，操作简单，方便使用；此外它还具有低耗能以及与其他心室辅助装置比费用相对低的优点，因此它将被广泛地应用于辅助循环或心脏移植过渡。

轴流泵有几种，其泵头植入的部位各有不同，有植入在心室内的，如 Jarvik 2000 型人工心脏；有在心室外的，如 DeBakey 心室辅助装置连接心尖部和升主动脉；还有的放在心室和主动脉内，如 Nimbus 泵，以及插入升主动脉内导管式的轴流泵。目前的轴流泵提供的血流均为非搏动性血流。

（一）原理和结构

1. Jarvik 2000 型人工心脏 该泵体积小，重量轻，成人预充量仅 25 ml，小儿 12 ml。提供正常的血流和压力，仅需 6～10 W 的电能，18 V 直流电源经皮传送能量。这个装置使用部分磁性推进支持，全部浸入在血液中，呈放射状的推进轴承，轴承无需冲洗液体。泵转速为 8000～12000 r/min，流量可达到 10 L/min，是一种可完全植入式的泵（图 4-2-10）。外部装置包括电磁流量计和超声探头血流量计以控制和探测泵头的转速和流量。

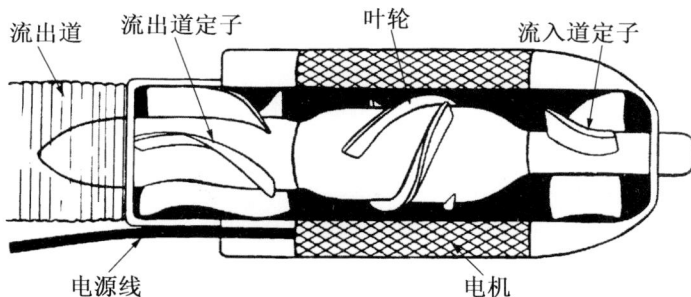

图 4-2-10 Jarvik 2000 型轴流泵头（摘自 ASAIO Journal, 1994, M720）

2. DeBakey 心室辅助装置 该泵是小型化的，由钛合金制成电磁启动的轴流泵型的心室辅助装置，也是可完全植入体内并最早用于临床的泵。流入导管连接泵到左心尖部，流出导管连接泵到升主动脉。超声流量电极和泵驱动电极经皮下至右上腹部穿出与外部控制装置连接。电源输出小于 10 W,泵转速 10000 r/min,克服 100 mmHg 压力时,流量可达 5 L/min。两个 12 V 直流电池供给泵工作几小时,便于患者活动。

3. Nimbus 泵 是经外周血管置入左心室的微型轴流泵,商品名为 HEMOPUMP (图 4-2-11)。其辅助能力可承担心脏的绝大部分工作。泵头直径 7 mm,长 16 mm,其前方接一柔软的引流管,长 20 mm。安装时可在荧光屏的帮助下,经股动脉或腋动脉将泵的流入端通过主动脉瓣置入左心室内,导引血流,流出端也就是泵头的位置,置于降主动脉的适当位置,大约距主动脉瓣 2 cm。固定的叶片提供血流定向流动,该泵在 45000 r/min 时能提供非搏动血流 3.5 L/min 的流量。其优点是安装时不用开胸,容易置入,可迅速建立辅助循环;缺点是不能提供右室支持,易损伤主动脉瓣。

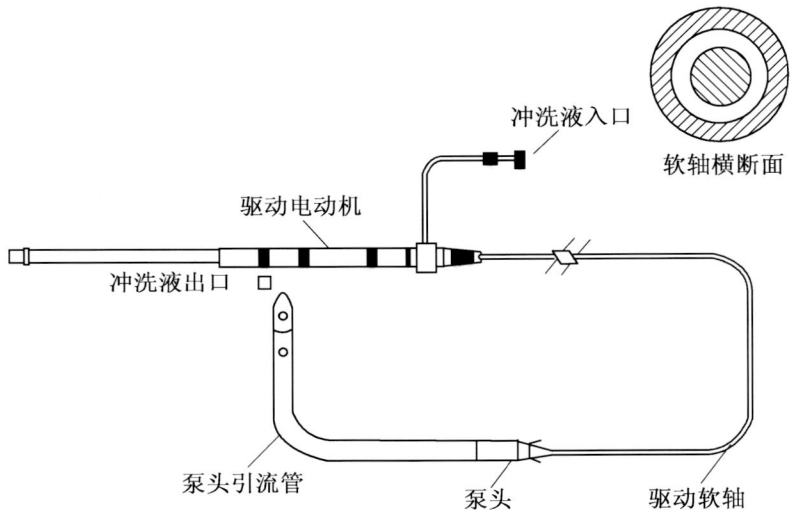

图 4-2-11 Nimbus 泵(HEMOPUMP)示意图

4. 导管式的轴流泵 这个泵类似主动脉内球囊反搏泵的泵管,是由一根软导管的远端连接一硬的泵头,泵头的螺旋桨和保护丝网像伞一样可折叠缩小或伸展扩大,导管远端与外部的驱动和控制装置连接。导管分内外套管,两部分的纵轴可调节螺旋桨和网的开启和关闭,退出时很方便。螺旋桨的转动依靠在导管内腔的传导线与驱动装置连接。泵头内有两个轴承,一个置于近侧的细丝网中心,通过与驱动装置连接的导管腔内的细导管输注葡萄糖混合液,以减少摩擦和产热,远端的轴承浸入血中则无需润滑。转速 0~15000 r/min,最大流量可达 10 L/min,且低流量时不倒流。

5. MEDOS DELTA 泵系统 是一种兼有离心泵和轴流泵之特点的泵(图 4-2-12),泵与马达集成一体化可放置在离患者最近的地方。泵头预充量小,仅 30 ml,可进行搏动灌注,无反流,血液破坏小。转速 1000~10000 r/min,流量 0~10 L/min。控制台可进行高智能控制,如调节速度、流量、压力、搏动灌注等，以及流量、压力、气泡、血平面及温度的监测。

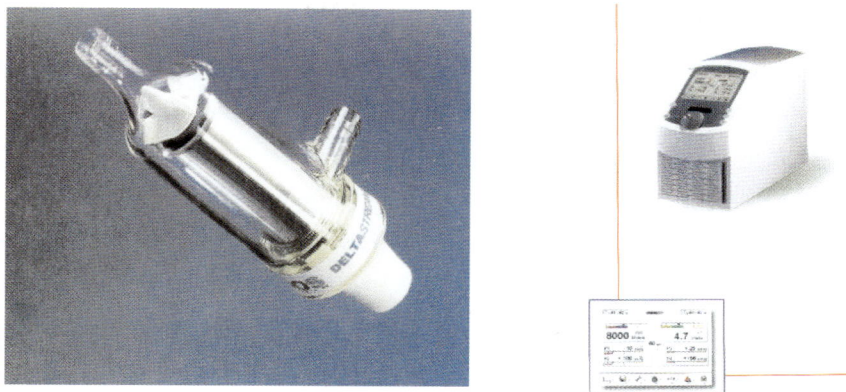

图 4 - 2 - 12　MEDOS　DELTA 泵系统

（二）操作要点

绝大部分的辅助循环装置需要在 CPB 下安装，外科的吻合植入技术依装置不同而不同。启动辅助装置后停 CPB，泵的输出量应维持心脏指数≥2.0 L/min。术中抗凝按 CPB 常规，术毕鱼精蛋白中和，术后 6 h 开始给予肝素使 PTT 时间达到 50～60 s，以后可以口服阿司匹林等药物抗凝。因轴流泵所产生的血流是非搏动血流，注意监测血动力学变化，混合静脉血氧饱和度应大于 60%。注意预防感染，避免抗凝不足或抗凝过度，定期检查各种接头衔接是否牢固。

（三）临床应用

轴流泵因其体积小，无噪声，血液破坏小，可安装在体内便于患者活动等诸多优点，发展潜力大。除可用于临床的辅助循环外，有些可安装在心脏内或外部的轴流泵则更适合等待心脏移植的患者发生急性血动力学不稳定，进行心脏移植前的过渡，以纠正血动力学的恶化状况，改善患者的全身状况。导管式轴流泵的安装适应证同主动脉内球囊反搏泵（IABP）的适应证，包括心源性休克，肺毛细管楔压＞18 mmHg，心指数＜2 L/min·m²，急性心肌梗死，心肌病和移植心脏的排斥反应等。临床实验证明，其对血液破坏小，血浆游离血红蛋白在安装辅助装置后的 1，2，3，4，5，6 周时的变化，无统计学意义。患者耐受了长时间的无搏动血流，心脏功能逐渐恢复，在拔除气管插管后，可逐步进行身体的肌肉训练。

辅助循环期间，注意避免抗凝过度引起的出血或抗凝不足产生的血栓，预防感染和勿使连接导线接头等脱落。

（李佳春）

271

参 考 文 献

1　Timothy A D,Jack P,Faye R,et al. A comparison of the benefits of roller pump versus constrained vortex pump in adult open heart operation utilizing outcomes research. The Journal of Extra-Corporeal Technology,1994,26:108－112.

2　Gerog M W,Heinrich S,Micheal H,et al. First clinical experience with the DeBakey VAD Continu-ous-Axial-Flow pump for bridge to transplantation. Circulation, 2000,1:356－359.

3　Micheal P M,Timothy J M,Robert J,et al. In Vivo evaluation of intraventricular electric axial flow pump for left ventricular assistance. ASAIO,1994,M719－722.

4　Oyvind R,Jan S T,Hans O. Hydrodynamic properties of a new percutaneous intra-aortic axial flow pump. ASAIO,2000,46:323－329.

5　李佳春,李功宋主编.体外循环灌注学.北京:人民军医出版社,1993.

6　龙村主编.体外循环手册.北京:人民卫生出版社,1997.

第三节　人工肺(氧合器)

　　人工肺(氧合器,oxygenator)是 CPB 最重要的组成部分之一,由于它在 CPB 中起到代替肺的气体交换功能,不但能使静脉血氧合成动脉血,还能排出体内的二氧化碳,因此将人工肺习惯称为氧合器显然不妥。现代氧合器除气体交换部分外,还配有贮血室、热交换器、滤过装置等,它除无内分泌功能外在短时间内已基本代替了肺的主要功能。氧合器的性能好坏直接影响到患者的生命安全、术后并发症及恢复。自 20 世纪 50 年代以来,随着高科技和高分子材料的发展,氧合器的气体交换、生物相容性、热交换等性能都已达到了较理想可接受水平,并从复杂、烦琐、庞大、反复使用型发展到价格低廉的可弃型。氧合器的研制成功为心脏外科的飞速发展奠定了基础,也为心肺衰竭治疗、心肺移植手术等提供了保证。

一、简史

　　氧合器的发展经历了生物肺氧合、血膜式氧合、鼓泡式氧合、膜肺氧合四个发展阶段。生物肺在氧合过程中可有效地使血液吸收氧,排出二氧化碳,同时不对血液产生破坏。1890年 Iaeobi 用手间歇地挤压动脉端的橡皮囊管,使其产生搏动血流,并以动物肺进行氧合,开创应用生物肺氧合的先例。Frederiq 1890 年将一动物颈动脉的血液对另一动物的颈动脉进行灌注,以维持脑功能。Mastard 等 1953 年用猴子的肺进行氧合,对 5 例法洛四联症进行手术,但效果不理想。Lillhei 1954 年首次用人的心肺支持完成 1 例 12 个月的室缺婴儿,手术效果满意。但由于生物肺氧合技术操作复杂,安全性差,从 50 年代末期日趋淘汰。

1885 年 Frey 将血以薄膜形式铺盖在旋转的滚筒上,完成了血液氧合作用,由于氧合面积有限,血流量低无法满足临床要求。直到 1953 年 Gibbon 在滚筒上加入网状结构,完成了首例人的 CPB。以后 Cross 对这种血膜式氧合器进行了重大改进,通过旋转和增减碟片来进行氧合和调节,并以 Key-Cross 的商品名称进入市场,在 20 世纪 50～60 年代盛行。但由于这种氧合器操作复杂,预充量大,清洗麻烦,60 年代被鼓泡式氧合器取代。

早在 1882 年 Von Schroder 制成第一只鼓泡式氧合器,但在器官灌注中因产生大量泡沫而失败。直到 1950 年 Clark 发现硅氧酮的去泡作用才为鼓泡式氧合器的发展奠定了基础。鼓泡式氧合器具有操作简单,气体交换能力强,预充量少,价格便宜,一次性使用等优点,为广大医院所采用。

膜式氧合器(膜肺)是当前最符合人体生理状态的人工氧合器。早先是 Kolff 在 1944 年研究人工肾时发现,血液经过透析膜时可被氧合而设计的。1956 年 Clowes 首先将膜肺应用于临床。随着科学技术的发展,制作膜肺的材料和结构发生了很大变化,膜肺的性能越来越好。20 世纪 70 年代末到 80 年代初,相继出现了中空纤维膜肺,以日本生产的 Terumo 膜肺最具有代表性。这种中空纤维膜肺管内走血,管外走气。80 年代末期 Sarns 公司首先生产出新一代外走血膜肺。90 年代 Medtronic 公司成功研究出 Carmeda 肝素涂层膜肺。近年 Terumo 公司的新型生物相容性亲水多聚体膜肺(poly 2-methoxyethylacrytate,PEMA)Capiox 系列也相继入市。目前还有一些学者正着手静脉内植入型膜肺(intravenous membrane oxygenator,IMO),具有巨大的临床潜力。我国膜肺生产起步晚,上海复旦大学在 80 年代末研制出中空纤维膜肺,填补了我国的空白,目前还有西安西京医疗用品有限公司的希健-I膜肺在市场上赢得了良好声誉。膜肺气体交换性能好,操作简单,血液破坏轻,可进行长时间转流,成为当今世界最有发展前途和使用最广的氧合器。

二、气体交换和运输生理

(一) 气体的扩散

气体分子不停地进行着无向的运动,其结果是气体分子从分压高处向分压低处发生净转移,即气体扩散。影响气体扩散的因素有:① 气体的分压差。在混合气体中,每种气体分子运动所产生的压力为各该气体的分压(Δp),其不受其他气体或其分压的影响,在温度恒定时,每一气体的分压取决于它自身的浓度和总压力。混合气体的总压力等于各气体分压之和。分压差越大,则扩散越快。② 气体的相对分子质量和溶解度(S)。在相同条件下,气体扩散速度和气体相对分子质量(Mr)的平方根成反比,与气体在溶液中的溶解度成反比。溶解度取决于气体分子本身的特性。因为 CO_2 在血浆中的溶解度(51.5)约为O_2(2.14)的

24 倍,CO_2 的相对分子质量(44)略大于 O_2 的相对分子质量(32),所以 CO_2 的扩散系数是 O_2 的 20 倍。③ 扩散面积和距离。气体扩散速度与扩散面积(A)成正比,与扩散距离(D)成反比。④ 温度(t)。气体扩散速度与温度成反比。综上所述,气体扩散速度与上述诸因素的关系是:

$$\text{扩散速度} = \frac{\Delta p \cdot A}{t \cdot D \cdot \sqrt{Mr}}$$

(二) 肺换气

混合静脉血流经肺毛细血管时血液 PO_2 5.32 kPa(40 mmHg),比肺泡气的 PO_2 13.83 kPa(104 mmHg)低,肺泡气中 O_2 由于分压差而向血液净扩散,血液的 PO_2 逐渐上升,最后接近肺泡气的 PO_2。混合静脉血的 PCO_2 是 6.12 kPa(46 mmHg),肺泡气的 PCO_2 是 5.32 kPa(40 mmHg),所以 CO_2 向相反的方向净扩散,即从血液到肺泡。

影响肺换气的因素有气体分压差、扩散面积、扩散距离、温度和扩散系数。

呼吸膜由六层结构组成,含肺泡表面活性物质的液体层、肺泡上皮细胞层、上皮基底层、肺泡上皮和毛细血管膜之间的间隙、毛细血管的基膜和毛细血管内皮细胞层。呼吸膜的总厚度不到 1 μm,气体易于扩散通过。呼吸膜的面积大约 70 m^2,约有 3 亿个肺泡,肺毛细血管平均直径不足 8 μm;正常成人右心每搏量为 60 ml,分布在呼吸膜广大的面积上。通常情况下,血液经肺毛细血管的时间约 0.7 s,但在 0.3 s 内即可完成气体交换过程。气体交换还依赖肺泡通气量和肺血流量两者间的协调配合,通常安静时正常通气/血流比值为 0.85。

(三) 气体在血液中的运输

O_2 和 CO_2 在血液中以物理溶解和化学结合两种形式存在。气体在溶液中溶解的量与分压和溶解度成正比,与温度成反比。正常情况下动脉血溶解 O_2 仅 3.1 ml/L,化学结合 O_2 200 ml/L,静脉血溶解 CO_2 为 29.1 ml/L,化学结合 CO_2 152 ml/L。虽然溶解形式的 O_2 和 CO_2 很少,但很重要,因为必须先有溶解才能发生化学结合。

血液中物理溶解的 O_2 量仅占血液总 O_2 含量的 1.5%,化学结合的占 98.5%。氧的结合形式是氧合血红蛋白。氧和血红蛋白结合有以下特征:① 反应快、可逆、不需酶的催化、受氧分压的影响;② 铁离子与氧结合后仍是二价铁;③ 1 分子血红蛋白可以结合 4 分子氧;④ 血红蛋白与氧结合或解离曲线呈 S 形,与血红蛋白的变构效应有关。血红蛋白有两种构型:去氧血红蛋白为紧密型,氧合血红蛋白为疏松型。当氧与血红蛋白的铁结合后,盐键逐步断裂,血红蛋白逐步由紧密型变为疏松型,对氧的亲和力逐步加强,疏松型对氧的亲和力为紧密型的数百倍。也就是说,血红蛋白的 4 个亚单位无论在结合氧或释放氧时,彼此间有协同作用,即 1 个亚单位与氧结合后,由于变构效应,其他亚单位更易与氧结合;反之,当氧合血红蛋白的 1 个亚单位释出氧后,其他亚单位更易释放氧。因此血红蛋白氧解离曲线呈 S 型。

氧解离曲线的上段较平坦,表明氧分压的变化(70～100 mmHg)对血红蛋白氧饱和度影响不大,曲线中段较陡(40～60 mmHg),是氧合血红蛋白向组织释放氧的部分。曲线下段,相当于(15～40 mmHg),也是氧和血红蛋白与氧解离部分,是曲线坡度最陡的一段,即氧分压稍有降低,氧合血红蛋白就可大大下降。该段曲线代表氧的贮备。

影响氧解离曲线的因素有:① pH 值和 PCO_2 的影响。pH 值降低或 PCO_2 升高,血红蛋白对氧的亲和力降低,曲线右移,反之,曲线左移。酸度对血红蛋白氧亲和力的这种影响称为波尔效应(Bohr effect)。波尔效应有利于 CO_2 从组织扩散进入血液,促进氧合血红蛋白解离,向组织释放氧。② 温度的影响。温度升高,曲线右移,促进氧的释放;反之不利于氧的释放。③ 2,3-二磷酸甘油酸(2,3 - diphosphoglycerate;2,3 - DPG)。红细胞中的 2,3 - DPG 有调节血红蛋白与氧的亲和力作用。缺氧时,2,3 - DPG 的浓度升高,血红蛋白对氧的亲和力降低,有利于氧的释放。

血液中溶解的 CO_2 约占 CO_2 总量的 5%,化学结合的占 95%。化学结合的形式主要是碳酸氢盐和氨基甲酸血红蛋白,两者分别占 88% 和 7%。碳酸氢盐形成主要在红细胞内进行,是有碳酸酐酶催化的双向反应:

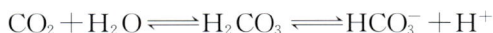

$$CO_2 + H_2O \Longleftrightarrow H_2CO_3 \Longleftrightarrow HCO_3^- + H^+$$

红细胞内生成的 HCO_3^- 向血浆内扩散,同时血浆 Cl^- 则向红细胞内转移。CO_2 直接与血红蛋白氨基结合形成氨基甲酸血红蛋白,反应式如下:

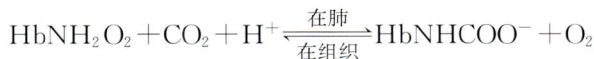

$$HbNH_2O_2 + CO_2 + H^+ \xrightarrow[\text{在组织}]{\text{在肺}} HbNHCOO^- + O_2$$

以氧甲基血红蛋白形式运输的 CO_2 仅占总运输量的 7%,但占肺部排出的 CO_2 的 20%～30%。CO_2 的运输量直接取决于 CO_2 分压。另外氧合血红蛋白结合可促使 CO_2 的释放,这一现象称为 Haldane 效应。

三、鼓泡式氧合器

(一) 工作原理

鼓泡式氧合器由氧合室、变温装置、去泡室和贮血室组成。氧气经发泡装置后,在氧合室与静脉血混合形成无数个微气泡,同时进行血液变温,再经去泡后成为氧合的动脉血。图4-3-1为鼓泡式氧合器示意图。

1. 氧合室　鼓泡式氧合器的氧合效能受下列因素的影响:① 气泡形成的大小和数量;② 氧合室的容积大小和长

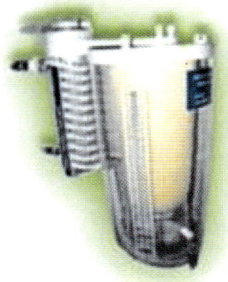

图 4-3-1　西京鼓泡式氧合器

275

度;③ 应用的氧分压;④ 氧气在血液中搅动能力;⑤ 氧合室的扩散能力。

鼓泡式氧合器的发泡板一般为烧结喷氧筛板,它能产生约 20～80 单位大小不等的微氧泡。工艺上要求发泡板气体微泡分布均匀、通气阻力小、不透水。纯氧通过发泡板吹入血中,形成无数个微血泡。微血泡为血液的气体交换提供了丰富的面积。微血泡的大小和数量决定着气体交换面积的大小(表 4-3-1)。血气泡越小氧合能力越强,但二氧化碳的排除能力则越差。厂家需根据氧合器的呼吸商,即二氧化碳的排除和氧摄取的比值来决定微气泡的大小。一般认为呼吸商为 0.8 可视为较好的氧合器。

表 4-3-1　1 cm³ 气体的气泡大小、数量与表面积关系

气泡直径(μm)	气泡数量($\times$cm³)	表面积(cm²)
10	238 700	3000
50	1910	600
100	239	300
200	29.8	150
400	3.73	75

根据动静脉血氧差计算灌注流量和氧合器的气体交换性能,公式如下:

$$氧输送=动脉-静脉血氧差(以 ml/L 计)(流量 L/min)$$
$$=(SaO_2-SvO_2)[1.34\times Hb(ml/dL)]10(流量 L/min)$$

2. 变温装置　CPB 中常因手术需要、血液在外界管道中循环及某些其他情况要求氧合器有较强的变温能力。变温器类型较多,与氧合器为一体的多为多管型或螺旋盘绕的波纹管型等。详见热交换器。目前氧合器变温装置都与其他部分组合为一体,这样既可达到变温目的又不增加预充血量。变温装置一般置于氧合器的静脉端或在氧合过程中,这样在万一变温过快或温差较大时,血液内逸出的微气泡不至于被直接泵入体内。变温材料多为不锈钢或环氧树脂涂层的铝管。

3. 去泡、过滤和贮血装置　硅油可使微气泡的表面张力降低,使其消除。因此常将硅油均匀喷洒在聚氨酯泡沫海绵、不锈钢丝或尼龙丝网上,从而起到去泡作用。若硅油涂层过厚易使血液潴留在海绵网内或形成微油滴而产生栓塞;若硅油涂层不均匀或过少,致去泡不彻底易使气泡泵入体内。去泡性能随其流量增大和时间的延长而降低。

在氧合器收集的血液再泵入体内前先进行过滤,是防止栓塞的重要环节之一。微栓可为心脏操作中或氧合器本身的微气泡,也可来自组织碎片、损伤的血细胞、纤维蛋白、变性蛋白、脂肪滴及外源物质如棉织纤维、硅油、塑料碎屑、滑石粉、线、库血中的颗粒等。氧合器内过滤网常为锦纶筛网,孔径 40～60 μm。滤过作用可减少脑和神经系统、肺等重要脏器栓塞的并发症,进一步增加去泡功能,可延迟微气泡通过时间。

4. 贮血室　鼓泡式氧合器的最后部分均为贮血室,用于贮存去泡后的动脉血。在动脉贮血室内贮存一定量的血液对 CPB 灌注是一安全保障。灌注中,如引流突然中断,可以给灌注师立即处理的反应时间,一般至少应有 10 s 左右;至于贮存多少血液为合适量,应根据不同的氧合器贮血室的设计而定。一般要求进入贮血室内较大的气泡能在输出前浮出;通过出血室的血流应平稳,尽量减少湍流;流量较高时,在贮血室内的血液也应较多。血室底部为漏斗状,可精确估计容量,贮血室表面应有容量刻度。

(二) 操作要点

1) 在使用新型氧合器之前,应认真阅读说明书;

2) 根据患者体重大小,选择合适的氧合器,氧合器过小或过大会造成患者在灌注中缺氧或水平衡的管理困难;

3) 氧合器使用前观察氧合器的外观,检查动、静脉及氧气接口和标本口是否完好,否则须更换新的氧合器;

4) 对变温装置进行水压试验,以免变温管渗漏造成对血液的污染;

5) 转流中根据血气随时调整气血比例,转流开始时气血比 1∶1,降温时由于代谢率降低,气血比可降至 0.5∶1,复温时由于代谢率增加,气血比可调至 1.2∶1;在氧合不佳时可加大氧流量,若气血比达到 3∶1 仍不改善氧合情况则须更换氧合器。

鼓泡式氧合器在使用中由于使血液与大气相通,可致麻醉药挥发,一些灌注师将氧气连接到麻醉挥发罐,在供给氧合器的气体中加入麻醉药,但需注意氧合器排出气的排放,避免污染手术室空气;吸入麻醉药如氟烷、恩氟烷等有很强的脂溶性,可造成氧合器塑料硬壳的开裂。鼓泡式氧合器的气源一定为纯氧。有人提出使用空气和氧气的混合气体来解决灌注中氧分压过高的问题,由于空气中大部分为氮气,氮气为惰性气体,不被组织细胞所吸收,因此存在大量微气栓的危险。

四、膜式氧合器

膜式氧合器(膜肺)是当前最符合人体生理的人工氧合器。早先是由 Kolff 发现人工肾中气体能透过透析膜而设计的。膜肺的主要特点是其作用原理与人的肺气体交换过程相似,血液和气体不直接接触,而是通过一层极薄的膜把血液和气体隔开,这层膜类似于肺中的气血屏障,允许气体自由通过,不许液体渗透。Barrer 等发现天然人工合成的橡胶允许气体通过,其方式有三个步骤:① 气体在膜一侧被吸收溶解;② 气体在膜内扩散;③ 气体从人工膜另一侧释放出来。这一弥散过程完全是按照 Fick 法则进行。表 4-3-2 是膜肺与自然肺的某些生理特性比较。

表 4-3-2　膜肺与自然肺的某些生理特性比较

生理特性	膜肺[1]	自然肺[2]
膜表面积(m^2)	0.5~4	70
血路宽度(μm)	200	8
血路长度(μm)	250 000	200
膜厚度(μm)	150	0.5
最大 O_2 交换率(ml/min,STP)	400~600	2000

[1] Kolobow 膜肺(引自 Avecor Cardiovasculau,Minneapolis,MN)

[2] 引自 Guyton A C. Texbook of medical physiology. Philadephia:W. B. Saunders,1976

STP:standard temperature and pressure (标准温度和压力)

（一）工作原理

根据膜的基本结构将膜肺分为无孔型膜肺和微孔型膜肺。

1. 无孔型膜肺　主要由硅胶膜组成,气体血液完全隔离,是真正意义上的膜肺,可适于长时间转流,维持几周而不影响气体交换的性能,可有效地防止气栓形成和血浆渗漏。但无孔型膜肺(silicone membrane)的制作工艺复杂,制造成本高,价格昂贵且预充量较大。其代表产品有 Sei-Med、Jostra、Kolobow 膜肺。Kolobow 膜肺是由类似于信封样结构的膜螺旋盘绕而成。血流通过变温器后再通过膜进行气体交换。膜肺的气体交换面积从 0.5~4.5 m^2 不等,适合于新生儿先天性肺部疾病、成人的呼吸窘迫综合征及常规 CPB。

2. 微孔型膜肺　是临床上应用最广的膜肺,选用材料为聚四氟乙烯、聚丙烯等。有微孔的薄膜具有近似于人体的气体通透性。血液与微孔膜接触时,立即产生血浆的轻微变化和血小板黏着,使微孔膜涂上一层极薄的蛋白膜,这层膜使血液自由流动,气体易于扩散,但不直接接触微孔膜,减轻了血浆蛋白的变性和血小板的黏着。微孔型膜肺(microporous membrane)组织相容性好,气体交换能力强,可有效地排出二氧化碳;但长时间转流,氧合性能下降。因为随着 CPB 时间延长,微孔膜表面的蛋白沉淀增加,使膜的厚度增加,进而气体弥散能力下降;当气相压力高于液相时,有产生气栓的危险;微孔型膜肺还可出现血浆渗漏、液体蒸发等问题。

微孔型膜肺主要为中空纤维膜肺,根据血液走向分为管内型和管外型。血液由血细胞和血浆两大部分组成,属于非牛顿液体,管内型膜肺血液在膜表面作直线运动时会形成层流现象,即运动快的血细胞在血流中央;而血浆运动迟缓,越靠近膜表面,速度越慢,直至为零。这种层流现象不利于气体交换,因为靠近膜表面的血浆使膜的厚度增加,使交换能力明显下降。因此,要有较好的气体交换功能就缩小中空纤维直径或减少膜厚度,但这样会导致膜肺进出口压力差加大,血液破坏增加。另外管内型膜肺还会引起管内凝血导致气体交换功能下降。因此目前管外型膜肺已基本取代了管内型膜肺。管外型膜肺是为解决血液层流而设计的。血液在中空纤维外作非直线运动，即可垂直或平行与纤维方向运动。血流遇到纤维时不断地改变方向，是血细胞和血浆混合最佳氧合效果。这种方式的血流，大大减少了中空纤维的用量，进而减少了膜肺的预充量。另外这种方式氧合可靠性高，因为管内走血一旦某一中空纤维有微栓，将使整根纤维失去氧合作用，而管外走血可将血液分流它处，纤维内走的气体由于密度低，很难产生栓塞现象。

膜肺根据血流进入方式分为泵前型和泵后型。泵前型是血液通过重力引流直接至膜肺内进行氧合后，再由泵注入体内，与鼓泡式氧合器相似。这种膜肺进出口压差小，搏动灌注时对搏动波形无衰减作用，在同时进行上、下半身灌注时有明显的优越性 但预充量大，以 Capiox-E 为代表。泵后型膜肺是指血液通过泵注入膜肺内进行氧合再进入体内，这种膜肺进出口压差较大，对血液有一定的破坏，对搏动灌注有衰减作用，但预充量小，以 Minimum plus，Dideco 9 系列、Dideco 7 系列、Edward 膜肺和 Terumo 系列膜肺等为代表。

膜肺根据形状可分为卷筒式、平板折叠式、中空纤维式。卷筒式膜肺是用聚乙烯薄膜绕

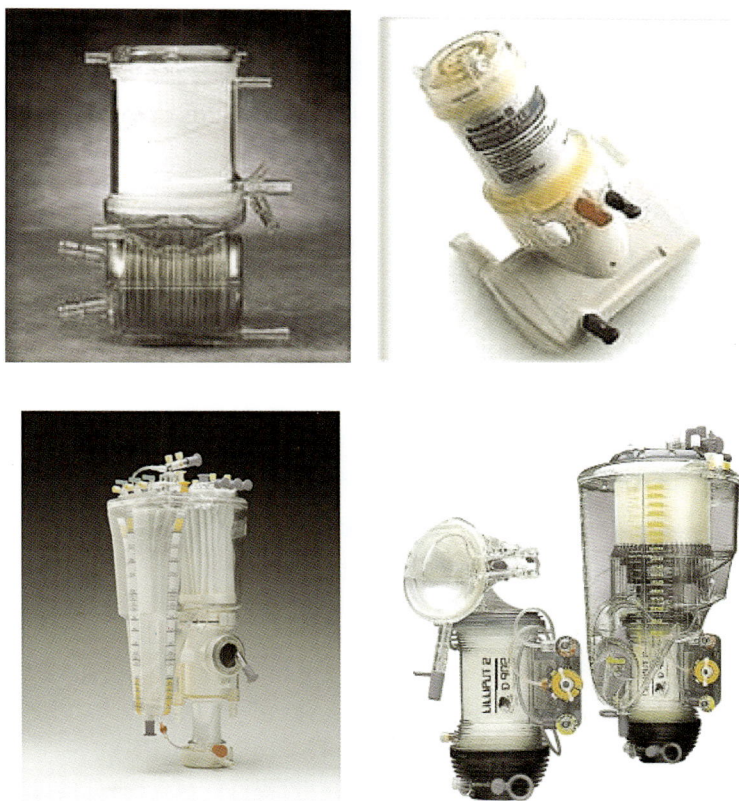

图 4-3-2　常用进口膜式氧合器（从左至右依次是 Affinity，Minimax Plus，Capiox 和 Dideco 氧合器）

成卷筒状膜肺，以 Sci-Med 为代表，目前主要用于 ECMO 治疗。平板折叠式膜肺是将膜折叠成三明治样，气血各走一边，其代表有 Cobe、Jostra 膜肺等。中空纤维膜肺为应用最广的膜肺，以 Minimum plus、Dideco 9 系列、Dideco 7 系列、Edward、Terumo 系列、Sarns 等膜肺为代表。

膜肺根据静脉回流方式不同分为开放式和封闭式。开放式膜肺是静脉血回流到与大气相同的回流室，使用方便，能精确显示回流血量的多少。封闭式膜肺是静脉血回流到与大气隔离的塑料袋中，避免血液污染，防止液体排空，但塑料袋上无刻度，较难精确估计回流血量。

（二）操作要点

1）在使用新型膜肺之前，应认真阅读说明书。

2）根据患者体重大小，选择合适的膜肺，膜肺过小或过大会造成患者在灌注中缺氧或液体平衡的管理困难。

3）膜肺使用前观察膜肺的外观，检查动、静脉、氧气接口和标本口是否完好，否则须更换新的膜肺。

4）对变温装置进行水压试验，以免变温管渗漏造成对血液的污染。

5）转流开始时先开泵，后供给气体；停机时，先关闭气源，再停泵。保证血象压力始终高于气相，有助于预防气栓发生，还可防止气体将膜吹干形成结晶，使氧合能力下降。

6）在手术中采用停循环时要开放膜肺的旁路装置定时循环，以免血细胞沉淀，膜肺下部血液浓缩，阻力增加，影响氧合。恢复循环后勿忘阻断旁路装置，否则造成动-静脉短路，机体灌注不足。

五、人工肺的综合评估

1. 气体交换性能　氧合器在进入市场前需符合国家医药管理监督部门的批准。

（1）氧交换要求　体外试验：血温 37 ℃，气流量对血流量为 1∶1，血红蛋白 120 g/L，氧饱和度 65% 的血液进入氧合器，氧的结合量为 45 ml/(L·min)。

（2）二氧化碳交换要求　体外试验：血温 37 ℃，气流量对血流量为 1∶1，血红蛋白 120 g/L，氧饱和度 65%，二氧化碳分压为 45 mmHg 的血液进入氧合器后能排出二氧化碳 38 ml/(L·min)。对于鼓泡式氧合器气血比为 0.5～0.8 时，若达到上述气体交换要求则较为理想。比值越大血液破坏越重，比值太小不利于二氧化碳的排出。

（3）参考血流量为 1～6 L/min。

氧输送率可参照下列公式：

$$VO_2 = Q(Ca - Cv)$$

公式中:VO_2——氧输送;Q——血流量;Ca——动脉血氧浓度;Cv——静脉血氧浓度。

$$VO_2 = Q(FiO_2 - FeO_2)$$

公式中:VO_2——氧输送;Q——气流量;FiO_2——氧合器进气口氧浓度;FeO_2——氧合器出气口氧浓度。

以上两公式虽然可反映氧输送,但精确度不够,为能精确反映氧输送,在氧气中加入低浓度(5%~10%)氦气,因为氦气能在短时间内迅速在膜的气相和血象达到平衡,跨膜氦气流为零。

$$Qe = (F_{i,He}/F_{e,He})Qi \qquad (1)$$

公式中:Qi——总进气量;Qe——总出气量;$F_{i,He}$——膜肺进口氦气量;$F_{e,He}$——膜肺出口氦气量。

$$VO_2 = Qi \cdot FiO_2 - Qe \cdot FeO_2 \qquad (2)$$

将(1)和(2)两公式合并后,即:

$$VO_2 = Qi[FiO_2 - (F_{i,He}/F_{e,He})FeO_2]$$

因此要计算氧合器的氧输送只要测定总进气量及进出口的气浓度即可。

同样公式也适用于二氧化碳交换率,但要简单得多,因为$FiCO_2 = 0$。

2. 溶血指数 体外试验:血液通过氧合器后的溶血指数不应高于未经氧合器的管道溶血指数。

3. 预充量 预充量包括静态预充和动态预充。静态预充是指氧合器没有液体流动时,在氧合器贮血室一定刻度(一般为100 ml)标志所需的液体量。动态预充量是指液体以一定流速在氧合器内运动突然停止,液面上升的容量。氧合器在保证气体交换的前提下,预充量越小越好。预充量过大会影响到CPB中水电解质管理,涉及血流动力学、血液稀释等问题。

4. 变温性能 氧合器的变温性能以变温系数为标准。变温系数越高,氧合器性能越好。采用金属材料,并在表面制作螺纹扩大交换面积,在金属表面进行阳离子处理或使金属表面为黑色增加热传导。近来也有用中空纤维做变温器。

5. 组织相容性 氧合器的组织相容性越好,血液对其反应越小,补体、白细胞、血小板激活程度越低。膜肺比鼓泡式氧合器的生物相容性高,以聚丙烯和聚氟乙烯为材料的膜肺组织相容性较好。在膜表面植入肝素或新高分子聚合物可改善生物相容性。

6. 其他性能 稳定性和简易性。要求鼓泡式氧合器使用时限为3~4 h。微孔型膜肺在6 h,无孔型膜肺可在3~5 d,最长有34 d的报告。氧合器的操作应较为简单,使用方便,可配有三通,用于抽血标本;婴儿型膜肺的回流室应能多角度旋转,使静脉回流控制更方便。

六、鼓泡式氧合器和膜式氧合器的比较

对于需要接受长时间体外膜肺(extracorporeal membrane oxygenation，ECMO)支持疗法的患者来说，毫无疑问膜肺的优越性明显高于鼓泡式氧合器。但对于短时间灌注的心脏手术，膜肺的优越性是否能转化成良好的临床效果仍是一个争议的问题。虽然美国每年心脏外科耗资几百万美元用于研究氧合器，但政府和一些独立实验室并不支持大规模的评价研究。因此，这些问题就留给了临床医师来进行。

完整的氧合器评价需包括气体交换性能、热交换性能、预充量、安装、去泡、血液相容性、临床结果和价格。在评价鼓泡式氧合器和膜肺前有两点须注意：① 微孔型膜肺与无孔型膜肺在一些参数特别是气体交换和血液相容性方面有明显不同；② 所得到的参数只能说明该氧合器本身的性能而不能代表该型号的其他氧合器，尽管这些氧合器在设计上是相同的并来自同一厂家。

(一) 血液损伤及保护

20 世纪 80 年代早期，膜肺和鼓泡式氧合器的比较主要集中在临床结果的评价和氧合器本身的参数上。一组早期报道两组使用膜肺和鼓泡式氧合器的患者经历了长达 4 h 灌注后并未发现临床上有明显差异。1979 年 Clark 等研究表明短时间转流(平均 109 min)膜肺与鼓泡式氧合器在血液破坏和免疫方面无明显差异，但长时间转流(平均 188 min)后发现膜肺组患者血浆游离血红蛋白、白细胞数、血液免疫分子(IgG，IgM，C3) 消耗均较低，术后出血少，输血量也少。然而矛盾的是膜肺组的患者术后 C4 水平较低，Clark 认为可能与 Teflon 膜结合 C4 分子有关。1980 年 Hessel 等报道转流 2 h 在心功能(心肌梗死和 CK - MB)、神经系统(清醒时间和神经系统常规检查)、肺功能(机械通气时间和肺泡-动脉氧阶差)、肾功能(尿量和血尿素氮)、ICU 时间及住院时间、术后出血和输血量、血浆游离血红蛋白和血红蛋白尿等方面鼓泡式氧合器和膜肺无明显差异，但膜肺患者术后的血小板数却较高。从犬 CPB 实验发现使用鼓泡式氧合器者血小板更易溶解。随着膜肺材料的改进到 20 世纪 90 年代已可见到较多有关保护血小板的报道。Dewanjer 等用同位素标记的血小板在动物 CPB 中发现，鼓泡式氧合器血小板为术前的 36%，而膜肺则为术前的 67%。鼓泡式氧合器附壁的血小板为整个标记血小板的 19%，而膜肺为 12%。Harder 等发现鼓泡式氧合器患者血小板聚集功能在 CPB 结束时为转流前的 34%，而膜肺则为转流的 46%。Palanzo 报道 Trillium 涂层的 Affinity 膜和 Carmeda 涂层的膜肺都可防止 CPB 中血小板的吸附，对减少血小板的消耗有积极意义。Wendel 等对 2581 例使用无肝素涂层膜肺和 3061 例使用有肝素涂层膜肺的患者进行膜肺进出口测压，发现肝素涂层膜肺的膜前高压发生率为 0.03%，而无肝素涂层的膜肺则为 4.3%。无肝素涂层膜肺易造成纤维蛋白，血小板和血细

胞沉淀在膜上引起膜前压力增高。最近 Gunaydin 和 Muller 报道的 PMEA 经 6 h 牛 CPB 后,显微镜下无红细胞吸附,膜肺进出口压很低并可明显减少血小板的消耗。Terumo Capiox RX25(PXT)(PMEA)膜肺的实验结果令人鼓舞:用肝素化的新鲜人血,流量 4.0 L/min,转流 120~180 min,发现 PXT 的生物相容性最佳,明显优于肝素涂层膜肺。Baylor 等比较了四种膜肺(Medtronic Affinity,Cobe Optima,Terumo Capiox SX25,Bard Quantum)的溶血指数(normalized index of hemolysis for oxygenator,NIHO 值)发现这四种膜肺血液破坏由轻至重的排列是 Affinity＜Optima＜Capiox＜Quantum,并指出 NIHO 值与跨膜压有密切关系。最近,美国休斯敦 Baylor 医学院研究的超薄硅胶膜中空纤维膜肺,纤维直径300 μm,厚度 50 μm,具有较好的气体交换性能及生物相容性。

(二) 补体激活和炎症反应

CPB 装置到目前为止尚未发现不激活血液成分与机体相容性极好的人工材料。血液与人工材料的第一秒接触,血浆蛋白就被无选择地吸附在人工材料表面,在第一分钟内其厚度可达 12.5 nm。同时,血液内的血浆蛋白系统被激活,它包括补体系统、纤溶系统、凝血系统。被激活的物质还有血管内皮细胞和血细胞。被激活的物质和细胞迅速分泌大量炎性因子,并相互作用和加强,从而引起全身炎症反应。CPB 引起补体激活和炎症反应是否与氧合器类型有关一直是人们争论的问题。Tamiya 等发现 CPB 中补体激活方式因不同氧合器而有差异。膜肺的补体激活是血液和异物表面接触的结果,主要通过替代途径激活。鼓泡式氧合器的补体激活是由于气血直接接触的结果,主要通过经典途径激活。Chenoweth 研究显示膜肺的补体激活程度比鼓泡式氧合器轻,鼓泡式氧合器组患者在转流 10 min 时 C3 水平明显升高,循环白细胞增多和跨肺后白细胞减少,并认为白细胞在肺内滞留与 C5a 有关;他还发现鼓泡式氧合器内芯尼龙网材料可能导致补体激活。因此现在所有厂家已将聚丙烯或聚酯代替了尼龙网。Kirklin 的系列研究认为术后 C3a 水平与心、肺、肾功能不全有关。他还首次提出肝素-鱼精蛋白复合物可引起补体激活并潜在性地干扰因氧合器引起补体激活的评价。Cavarocchi 等认为使用大剂量激素可弥补鼓泡式氧合器引起的补体激活,减少白细胞在肺毛细血管中的沉淀,这对减少 CPB 肺部并发症具有积极意义。将葡萄球菌伤口感染的狗动物模型用鼓泡式氧合器进行 CPB,其伤口愈合明显迟于用膜肺进行 CPB 的动物。Viden 等则认为补体激活和氧合器的类型无关。也有人用新鲜人血在六种不同膜肺和鼓泡式氧合器中循环并未发现 C3 激活存在差异。尽管氧合器类型与补体激活关系仍不统一,但有一点是肯定的,补体激活与氧合器的材料、设计特征和补体的检测方法有重要关系。

(三) 肺损伤及保护

氧合器对术后肺功能的影响的评价应包括气体交换功能、肺水测定和白细胞去颗粒情况,后者与呼吸窘迫综合征发生有关。一组 30 例常规 CPB 术后 5 h 气体交换和肺水监测研究认为鼓泡式氧合器和膜肺之间无明显差异。然而 Nilson 的研究认为使用鼓泡式氧合器的患者在转流后 3 h 出现肺泡动脉氧阶差增大持续 2 h 以上,同时伴随白细胞去颗粒标记物乳铁蛋白(lactoferrin)和髓过氧化物酶(myeloperoxidase)升高,而使用膜肺患者上述情况则好得多。乳铁蛋白升高与成人呼吸窘迫综合征有关。Gu 的犬 CPB 实验报告更令人信服,鼓泡式氧合器较膜肺更易引起肺内血小板、白细胞滞留和更严重的肺病理改变。Redmond 报道肝素涂层氧合器和管道较普通未涂层氧合器明显减少对肺的损伤。Reeve 随机抽样调查了 500 例鼓泡和膜肺患者,发现鼓泡患者肺水增多和肺不张的发生率明显高于膜肺。然而两组在机械通气时间、死亡率、ICU 和住院时间方面无明显差异。Watanabe 研究认为在 CPB 后的短时间内膜肺对肺的保护作用还是明显的。

(四) 脑微栓及损伤

虽然从 20 世纪 50 年代开始 CPB 引起脑损伤的概念就已经被人们所认识,但精确的病因、涉及的病变范围、严重性和持续时间一直还存在争议。一组 64 例婴幼儿 CPB 术后脑 CT 报告,使用鼓泡和 $40 \sim \mu m$ 动脉微栓过滤器的患者有 31% 存在脑实质密度下降,而使用膜肺或使用 $20 \sim \mu m$ 动脉微栓过滤器鼓泡患者却无上述改变。但这些变化并未产生明显的临床症状,而且 CT 上的改变大多在术后 $6 \sim 11$ 个月均消失。伦敦 Hammersmith 医院术中脑血管数字减影显示视网膜动脉栓塞发生率,鼓泡式氧合器为 100%,而膜肺为 44%。Padayachee 等用 Doppler 超声监测颈动脉发现气栓的发生率与鼓泡式氧合器的气流量大小有关,而膜肺则未出现上述变化。Pedersen 的研究结果与 Padayachee 相似。综合这些研究结果,膜肺的微栓发生率较鼓泡式氧合器明显降低。但微栓的发生与临床后果之间的关系还须进一步研究。

(五) 与氧合器有关的意外问题

Kurusz 回顾了 573000 例 CPB 患者,发现 CPB 中与氧合器有关的意外发生率继鱼精蛋白反应、低灌注之后,排在第三位。13362 例意外事例中有 506 例是因为氧合器气体交换性能故障,其中 156 例危及生命或产生永久性损伤,42 例死亡。这些意外的发生频率鼓泡式和膜肺基本相等。20 世纪 70 年代,鼓泡式氧合器盛行的时期,Stoney 进行了 374000 例 CPB 意外调查,在 1419 例意外中,24% 与氧合器有关,其他问题还包括漏血(16%)、凝血(4%)、破裂(1%)、污染(1%)、化学损伤(1%)等。医源性氧合器故障有异氟烷吸入导致鼓泡式氧合器或膜肺聚碳酸酯外壳或接头溶解破裂。

综合上述,虽然膜肺是目前唯一适于长时间灌注的氧合器,但在心脏外科 2 h 的体外灌注中很难显示其明显的优越性,然而膜肺却已在北美和西方国家广泛使用。大多数的研究还是表明膜肺能减少血液损伤、血小板吸附、补体激活、肺内白细胞滞留和激活、儿童脑血管微栓和脑实质密度下降等。现在已达成的共识是长时间或婴幼儿灌注膜肺还是能带来益处的。成人短时间转流膜肺是否能减轻亚临床的损伤还不能被证实，然而技术的进步已经降低了膜肺的成本和价格，常规使用膜肺也将成为现实。

（林　茹，徐新根）

参 考 文 献

1　Gravlee G P, Davis R F, Kursz M, et al. Cardiopulmonary Bypass: Principle and Practice. Philadelphia: Lippincitt William & Wilkins, 2000.

2　Gunaydin S, Farsak B, Kocakulak M, et al. Clinical performance and biocompatibility of poly(2-methoxyethylacrylate)-coated extracorporeal circuits. Ann Thorac Surg 2002, 74: 819 – 824 .

3　Zwischenberger J B, Alpard S K. Artificial lungs: a new inspiration. Perfusion 2002, 17: 253 – 268.

4　Iwasaki Y, Uchiyama S, Kurita K, et al. A nonthrombogenic gas-permeable membrane composed of a phospholipid polymer skin film adhered to a polyethylene porous membrane. Biomaterials 2002, 23: 3421 – 3427.

5　Nishinaka T, Tatsumi E, Taenaka Y, et al. At least thirty-four days of animal continuous perfusion by a newly developed extracorporeal membrane oxygenation system without systemic anticoagulants. Artif Organs 2002, 26: 548 – 551.

6　Mueller X M, Jegger D, Augstburger M, et al. Poly 2-methoxyethylacrylate (PMEA) coated oxygenator: an ex vivo study. Int J Artif Organs 2002, 25(3): 223 – 229.

7　Haft J W, Montoya P, Alnajjar O, et al. An artificial lung reduces pulmonary impedance and improves right ventricular efficiency in pulmonary hypertension. J Thorac Cardiovasc Surg 2001, 122: 1094 – 1100.

8　Palanzo D A, Zarro D L, Manley N J, et al. Effect of carmeda bioActive surface coating versus trillium biopassive surface coating of the oxygenator on circulating platelet count drop during cardiopulmonary bypass. Perfusion 2001, 16: 279 – 283.

9　Wendel H P, Philipp A, Weber N, et al. Oxygenator thrombosis: worst case after development of an abnormal pressure gradient—incidence and pathway. Perfusion, 2001, 16: 271 – 278.

10　胡小琴主编. 心血管麻醉及体外循环. 北京: 人民卫生出版社, 1997.

第四节　血液过滤器

微栓对身体主要器官特别是脑所产生的危害，已被认识到是和 CPB 过程相联系的危害之一，包括在 CPB 之前已存在的或在 CPB 过程中产生的微颗粒和气体微栓，都被证明会对心脏手术患者的神经系统产生明显的影响。在 CPB 过程中有多种方法可以去除有害的微栓物质,其中应用微栓过滤器是最有效的方法。微栓过滤器通常应用在动脉端、心内吸引端和心肌保护灌注回路等处。

理想的微栓过滤器是能有效地从血液中去除所有潜在的有害气体、微栓及微颗粒,但同时不能去除或破坏血液中的细胞或生物活性物质;血液过滤不应激活生物学系统,血和生物制剂的液体过滤器比单纯用于滤过晶体和心肌保护液的过滤器又有更多的要求和限制。

一、发展史

循环血液过滤器的发展最初始于两个独立的研究,在 20 世纪 60 年代早期,俄勒冈健康科学中心 R L Swank 医师观察到库血的微黏性明显高于新鲜血。他们进一步分析这一现象,最终发现微聚集,包括不能存活的血小板和有粒细胞,它们在库血贮存时聚集。这些颗粒的范围在 10 μm 以上,微凝集浓度为库血的 10^8/单位。

Swank 用一个 Dacron 羊毛过滤器去除血中的微凝集。最早的临床应用是在 CPB 回路中的心内吸引处,在血液进入主要的 CPB 回路前去除颗粒污染物。临床研究证实从心内吸引血中去除微颗粒能减少脑血管的微栓塞,明显地改善了 CPB 后患者的神经系统症状。

同时,纽约康奈尔大学医学院的 R H Patterson 医师也在研究微栓对脑功能的影响。他证实颗粒和气体微栓的存在,也证明氧合器是微栓的一个重要来源,并推测 CPB 后的狗所出现的脑代谢低下是由于脑微血管栓塞。Patterson 医师设计了一个微孔膜式过滤器放在动脉端以减少微栓的灌注,这明显地改善 CPB 后动物的神经系统状态。但这个 25 μm 孔径的不锈钢网状结构过滤器被证实会产生不可接受的溶血,并不适合高流量的人类 CPB。

最早适用于 CPB 的商品化的过滤器是 Pioneer-Swank 公司的 Dacron 羊毛深层过滤器和 Pall 生化产品公司的聚酯纤维网状膜式过滤器。Pioneer-Swank 过滤器最初是供心内吸引端使用。经过改变后也可适用于动脉端。Pall 过滤器是设计用于心内吸引和动脉端的。另外一些生产商后来生产的深层动脉端过滤器就是由最初的深层和膜式过滤器演变而来。

二、微栓的来源

1. 颗粒的混悬物

(1) 内源性的混悬物　在心肺转流前颗粒污染物有多种途径可以进入 CPB 回路:预充管道或外科手术过程中输入的库血,由变性的血小板、有粒细胞、血纤维蛋白和偶然的红细胞微凝集所产生的颗粒污染物;不可避免的 CPB 各种组成部件在生产和组装过程中产生的非生物颗粒残骸。这些非生物污染物的数量依赖于厂商对产品的适当关注和使用者安装过程中的特别注意。

（2）外源性的污染物　颗粒污染物在转流过程中也会产生。CPB回路中心内吸引贮血瓶是颗粒污染物最主要的来源，手术视野中的骨和组织的碎片、脂肪栓被吸引器吸回后进入回路；转流过程中流量的忽大忽小、血-气接触界面和滚柱泵的机械性损伤等，都会使血红蛋白变性和血细胞成分遭到破坏，它们发生聚集后会形成潜在的有害颗粒栓子；CPB的其他方面也会产生颗粒污染物，如转流过程中，血液暴露在一个大的"外界的"表面，血小板、血红蛋白和这个表面相接触，导致发生微凝集。总之，血-气接触界面、鼓泡式氧合器内的血流湍流和心内吸引端都会产生颗粒污染物。另外由于泵的高速运转并重复挤压泵管，滚柱泵挤压管道的内壁有时引起碎裂，这个碎裂过程和一系列的因素有关，包括管道的材料、泵持续转流的时间和速度、泵头的咬合程度等，这也会产生微颗粒。

2. 气体污染物　在循环回路中气栓的产生有两个途径：转流中产生的微泡和不注意的气团进入血液循环回路。

（1）微泡　微泡一般是持续产生和进入循环血流的。鼓泡式氧合器是微泡最明显的来源，在氧合器内部，完善的设计能有效地避免产生大气泡，而不是微泡。基于工作原理，膜式氧合器通常不会产生大量的微泡，但是血和气之间的膜偶尔也会有小的泄漏，或由于不适当的血和气界面的压差也会导致产生微泡。

已经有文献详尽地记载了关于CPB中不引人注意的微泡来源，其中包括动脉端管道进出泵的固定连接处，扭结或钳夹主动脉端管道，晃动氧合器，旋转静脉贮血瓶，过度或快速的升温等等。

（2）大团的气体栓塞　临床大团气体栓塞的发生是相对很少的事件，但一旦发生会危及生命。引起大团气体进入循环回路的原因已经被引证，包括：动脉管道和接头松脱、氧合器的缺陷，由于不适当的静脉回流引起的动脉贮血瓶打空和滚柱泵的突然失控或加速。Stoney等报道了在临床如何处理这些引起高并发症和死亡率的情况，并指出需要有效的装置如动脉微栓过滤器以减少患者的风险。

三、过滤机制

血液是红细胞、白细胞和血小板悬浮的胶体，这些颗粒的相对直径为$5\sim7\ \mu m$，$8\sim15\ \mu m$和$1\sim2\ \mu m$，因此理想的血液过滤器应能允许通过的微粒直径达$15\ \mu m$，而滤过时没有延迟或妨碍血液有形成分通过。有两种明显不同的血液过滤机制，分别以Swank和Patterson的过滤器为代表。Swank的羊毛Dacron过滤器是"深层"过滤器的代表，Patterson过滤器则是"膜式"过滤器的代表。两种过滤机制有明显的不同，深层过滤器是依赖液体通过过滤器时产生一个曲折的路径，然后在包裹的纤维上吸附颗粒。而膜式过滤器是由聚合物纤维编织成的网组成（图4-4-1）。

1. 深层过滤器　深层过滤器是由压紧的羊毛纤维或多孔的塑料泡沫组成的过滤"层"

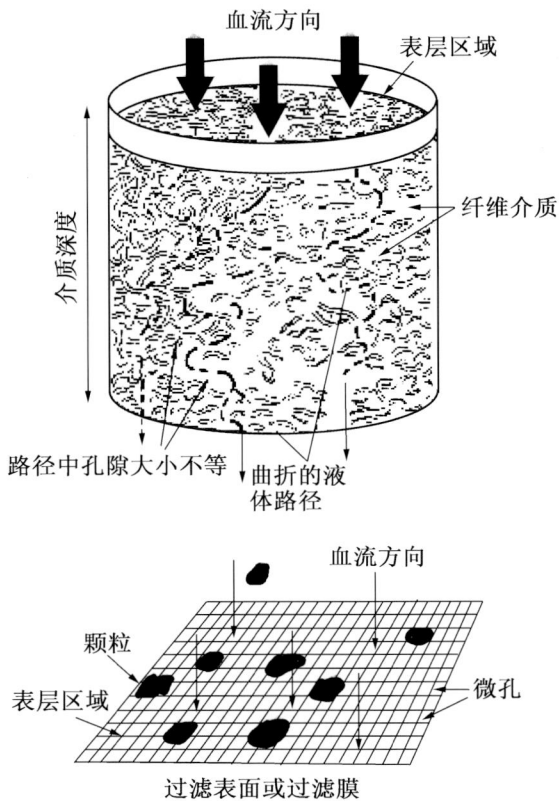

图 4-4-1 两种不同的过滤设计
上图:"深层"过滤,下图:"膜式"过滤

（过滤物质）组成。这些过滤层提供:① 液体必须通过的一个弯曲的途径;② 一个大而湿润的颗粒吸附表面。较大的颗粒在中间层的内表面会被拦截,较小的颗粒随液体流入过滤层的中间结构。由于颗粒本身质量的惯性,液体中的颗粒不能够立刻随液体流向而改变方向,液体很快地通过中间的过滤层,而颗粒的移动沿着径直的途径,最终被吸附在中间湿润的内表面上,吸附的力量会使颗粒陷在中间层的内表面上。

深层过滤器去除颗粒的有效性基于湿润的过滤层表面区域的吸附有效性,颗粒和过滤层的理化特性及适合血流通过的通道尺寸。去除颗粒的有效性会随着血流路径的长度和狭窄度的增加而增加,因为有效通道的深度增加或直径减少,都将导致过滤层的压力差（流动的阻抗）增加,而增加深度也会增加血-外界异物表面的接触区域。在设计深层过滤器时,依据预期使用的情况,必须对这些因素和特性进行权衡。

进入过滤床的颗粒太大会堆积在过滤层的"第一"层表面。如果这些颗粒的数量很明显的话,由于可适用的表面区域减少,过滤器的有效滤过寿命会受到限制。为了增加深层过滤器的最外层表面积,整个的过滤中间容量及和外表面接触面积会明显增加。因此,设计这样的过滤器必须作审慎的平衡选择。

深层过滤器去除颗粒的有效性不仅依赖于嵌塞的可能性,还依赖于表面吸附颗粒的有效性。在过滤过程中,有效的吸附表面会被所吸附的颗粒涂层覆盖,对于另外颗粒的吸附性会减低,最终饱和状态将会产生,超出滤器最初设计的吸附能力。这种"饱和状态-突围"现象是任何一种过滤介质的特性,也是决定深层过滤器的有效滤过能力的重要因素。

2. 膜式过滤器 膜式过滤器是由聚合物纤维丝编织成（织物）的多孔结构过滤层。当颗粒大于孔径时,就被吸附在过滤层的外表面,孔径的作用就是去除颗粒,这个机制称为直接拦截;吸附的力量并不涉及任何明显的范围,因此膜式过滤器不会允许大于它的孔径的颗粒通过过滤层,可以延长使用时间。膜式过滤器相对于深层过滤器而言有个相对小的湿润的外表面区域,在给定的过滤腔内皱褶的过滤膜可以增加外表面区域,较大的开放过滤表面能减低血流通过的速度和跨膜压差,从而明显地减少对血细胞有形成分的破坏。

深层过滤器是有效的,但会破坏循环血液的有形成分,增加溶血,减少血小板计数和降低滤泡能力。无论是在过滤机制还是在临床实践中,血液过滤普遍应用膜式过滤器。膜式过滤器中尼龙过滤器已被认为是无效和有损害的,如果应用尼龙或孔径小于 40 μm 的膜式过滤器,会增加肝素化血的补体活性,所以现在普遍应用的是 40 μm 孔径的多聚物制成的膜式过滤器,在临床上也已被证明是安全和有效的。

四、多孔滤器结构所用的材料

在滤器的所有部分中,和血液接触的最大的"外"表面是过滤层,过滤层一般由多聚物或尼龙两种材料组成,尼龙对灌注血液中的补体激活早已引起关注。Chenoweth 等报道由于氧合器中的尼龙斜纹织物组成的去泡层,使灌注血液中的 C3a 和 C5a 的碎片增加。Yellon 等(1981)报道在动脉血液过滤器中尼龙网状结构相对于多聚物的网状结构,会更增加补体激活。一些临床数据也指出在这个人造环境中对于补体激活有明显的病理生理学上的影响,ECRI(急诊监护研究学会)报道了尼龙网过滤器在临床引起的较高并发症;在其他研究中,对于患者的心理学测试也显示了使用尼龙过滤器组的结果要差于多聚物组;在另外的因素方面,如孔径和血流动力学上,还没有定论。

在影响的病因学上,一些研究提出一个可能的机制:临床所用过滤器的电子显微镜制图显示,相对于多聚物过滤层,在尼龙过滤层上有更多的有粒细胞的沉淀;由尼龙层引起大量的沉淀仅次于补体激活。

五、微孔滤器阻滞气栓的机制

除了去除血液中的颗粒污染物,微孔滤器还能阻止微泡和大量气栓的通过,这在应用于动脉端时显得尤为重要。过滤膜是由相对亲水的物质组成,亲水物质在分子水平和水相互作用强烈,换而言之,这些物质是"湿润"的,一个多孔的湿润亲水层在水的内部保持了一个和膜接触的附着力,会使水在膜表面堆积,而在孔内并不直接和膜接触。亲水和疏水力量的平衡,阻止从微孔中水被气体取代。在流动的状态下,这意味着液体将通过微孔,但未溶解的气体将被一个压差阻止(Δp)。使气体通过微孔的实际压差,定义为"起泡点压力"(BPP),能用以下的等式表示:

$$BPP = 4\gamma\cos\theta/d$$

公式中:γ——液体表面张力(亲水性的量度);d——微孔直径;θ——液体/固体互相作

用淋湿的角度（疏水性的量度）。

对于 40 μm 的多聚物编织成的膜式过滤器，血浆是湿润剂，它的起泡点压力大约为 37 mmHg。与 200～250 mmHg 的标准主动脉灌注压力比较，这是一个相对较低的压力。由于动脉端膜式过滤器的滤过层是个较大的开放区域，甚至在高流量灌注或位于搏动灌注的收缩压峰值时，跨膜的 Δp 典型的也只有几个 mmHg。因此，在正常的情况下，跨膜的 Δp 不会明显地推动大于微孔孔径的微泡通过滤过层。深层过滤器阻止气体通过是同样的机制。但由于深层过滤器的血液通过途径不规则的形状和可变的尺寸，其 BPP 不是可预知的。

动脉端的过滤器能阻止通过的气体并不仅是微泡和小气体栓子，还能阻止大团的气体进入 CPB。当跨膜 Δp 超过 BPP 时，大量的气体能通过过滤膜。前面已提过，当 5L/min 的血流通过滤器可适用外表面区域产生的压差只是几个 mmHg。

目前，动脉端滤器已逐渐被大多数的心外科手术所采用。78％的灌注师会采用动脉滤器；用于动脉端时，膜式或直接拦截的过滤器比深层滤器更优势（99％：1％）；生产厂商在介绍动脉用的滤器时，首选的也是膜式机制；更多（97％）的灌注回路会结合一个心内吸引端的微孔滤器。

血液过滤器除了常规应用在动脉端，由于其过滤的原理和机制，还应用于 CPB 的其他情况，如 ECMO 或肝脏灌注等。

六、动脉端过滤器的排气孔

滤器的排气孔应尽可能连接到氧合器的回流室通大气的排气孔。一般情况下，心内吸引贮血瓶只应用于收集排出的液体。

1. 微孔滤器的预充　在 CPB 前预充动脉过滤器是为了通过自循环去除气泡。每家生产厂商都会提供产品的预充说明书。许多灌注师用医用级的 CO_2 预充回路。比起普通空气中存在的 O_2 和 N_2，CO_2 在预充液里有更高的溶解度，使整个回路包括过滤器的排气速度更快。

2. 安全旁路　许多生产厂商建议在动脉过滤器装个安全旁路。它由两个 Y 接头加一段管道在过滤器旁形成可分隔通路。转流前安全旁路通过自循环进行预充，但转流过程中要钳夹掉。无论出现哪种情况，灌注师决定血流不宜流经过滤器时，就可移去旁路上的钳子，然后钳夹过滤器的入口和出口，使血液从旁路通过。在实践中，这个旁路的应用机会是相当少的。在美国有 93％灌注师在他们的灌注回路中使用带安全旁路的动脉血液过滤器。

3. 安全性　对过滤器来说，最重要的安全因素是血液的组成成分能通过过滤器而不被破坏。一些研究已经检测了红细胞、血小板、白细胞和血浆蛋白成分。

血浆中游离血红蛋白水平的改变提供了一些 CPB 过程中关于溶血程度的测定。不论是否有微孔滤器，由于滚柱泵产生的切应力和挤压，及更特殊的由于血液湍流和在心内吸引回路及鼓泡式氧合器中的血-气接触面，体外过程中会产生一些不可避免的溶血。Patterson 和 Twichell，Guidoin，Skagseth 等都证明 40 μm 的膜式微孔滤器并不会增加溶血；Guidoin 发现 Dacron 羊毛和聚氨酯泡沫的深层滤器会增加溶血，而多元酯纤维的膜式过滤器则不会。

在体外过程中，血小板、白细胞和血纤维蛋白水平的降低和滤器使用是无关的。不同的因素，包括血-气界面，和异物表面接触等已经暗示血浆蛋白的化学变性和吸附作用、血小板和白细胞的聚集。一个微孔滤器就像体外回路中其他的组成部分，会潜在地和血液成分相作用的。但现有的研究都不能证明血液有形成分的丧失是由于微孔滤器的影响。

七、过滤和小儿心脏外科

目前还没有明确的数据和标准说明血液过滤器在小儿心脏外科中应用的必需性，但在成人和小儿应用的原则是相同的。对于心脏手术后儿童的长期智力发展来说，可能会更显示出其应用的必需性。目前在中国，并不是所有的心脏中心都在小儿 CPB 中应用动脉过滤器。大多数反对应用动脉过滤的理由是其相对较大的预充容量，但随着超滤技术在小儿 CPB 的广泛运用和更小预充的性能优良的过滤器的问世，相信在小儿心脏外科的 CPB 回路中动脉过滤器的运用会更加普遍。

（陈　虹）

参 考 文 献

1　Elliott M. Minimizing the bypass circuit：a rational step in the development of paediatric perfusion. Perfusion,1993,8,81－86.

2　Gourlay T, Gibbons M,Fleming J, et al. Evaluation of a range of arterial line filters：Part I. Perfusion,1987, 2, 297－302.

3　Gourly T. The role of arterial line filters in perfusion safety. Perfusion,1988, 3,195－204.

4　Berdahl L, Bjork V O. The effect of a nylon mesh blood filter in the arterial line during extracoporeal circulation. Scandinavian Journal of Thoracic and Cardiovascular Surgery,1980, 14;263－266.

5　Haw M P. Filtration in paediatric cardiac surgery. In;Richard A, Jonas M D. Cardiopulmonary Bypass in Neonates, Infants and Young Children. Oxford；England, Butterworth-Heinemann1994, 150－157.

6　Aris A,Solanes H,Camara M L,et al. Arterial line filtration during cardiopulmonary bypass. Journal of Thoracic and Cardiovascular Surgery,1986, 91,526－533.

第五节　血液变温器和变温水箱

1952 年 Lewis 采用全身体表中度低温的方法成功完成了世界首例心内直视手术。即在现代 CPB 出现之前，低温几乎是心脏直视手术的唯一保护措施。外科医师已认识到低温对心脏手术的重要性。在现代心脏外科半个世纪的发展过程中，低温仍然是 CPB 及心肌保护的最基本保护措施之一，特别是手术过程中要求低灌注流量或停循环的患者。

一、简史

在 CPB 的早期，变温器主要用来维持 CPB 手术时患者的体温。变温器通常由不锈钢或玻璃制成，其中最为经典的是 Brown-Harrison 变温器和 Sarns 变温器[1,2]，两者均为不锈钢制造的可重复使用的装置。由于致热原反应、装置的清洗困难，以及在准备 CPB 装置时需要额外的预充量和排气困难等众多难以克服的缺点，人们一直在探寻和研究更好的变温装置。随着氧合器生产技术的不断提高，热交换器开始作为氧合器的一个部分直接安装在氧合器内，即一次性使用的变温器，使 CPB 的准备更为简单、安全，并减少了预充量。

Bentley Temptrol Q-200 鼓泡式氧合器的变温装置安装在其自身的动脉贮血器内，不仅简化了有关操作，同时也减少了动脉贮血器的预充量。

随着膜式氧合器的广泛使用，心脏外科的发展对 CPB 的要求不断升高，对变温器各种性能指标，包括变温效率、预充量、生物相容性、及血流动力学等方面的要求也越来越严格。理想的变温器要求与血液接触表面具有良好的生物性状，合理的热交换性能，及不会形成局部的血液超温。

二、原理

变温器的工作是对流经该装置的血液或其他流体进行降温或升温。长期以来这种热能的交换都是通过水作为媒介实施的。降温时进入变温器的水来自或经过冰水池，或流经一专用的制冷装置；升温时则通过电阻式加热器将水温升高到一定温度后再进入变温器。这种通过水作为媒介的热交换方式，有效避免了使用物理装置对血液进行直接的制冷或加热导致的局部超温现象，减少了血液破坏和大大降低了血液变温的危险性。通常认为变温器是水与血液或其他流经该装置液体之间的热能交换场所。

Brown-Harrison 变温器(图 4-5-1),它是一种圆柱形的装置,内有 24 条长约 38 cm 的平行排列的薄壁小管,血液流经管内。小管由不锈钢外套包裹,水在外套内循环并通过小管的薄壁与小管内的血液进行热交换。通常用于 CPB 的动脉管路,水源则使用手术室的中央供水系统。但该变温器也存在一些弊端:如薄壁小管构成的血液通道有较高的阻力,只能使用于动脉管路,预充量很大。Sarns 变温器为不锈钢制成的重复使用的血液变温装置,水流在不锈钢管内,血液则在其外以薄膜形式流过进行热交换。具有较高的热交换效率,但因同样存在血流阻力,也是只能用在 CPB 的动脉管路。两种变温器内的水流方向都与血流

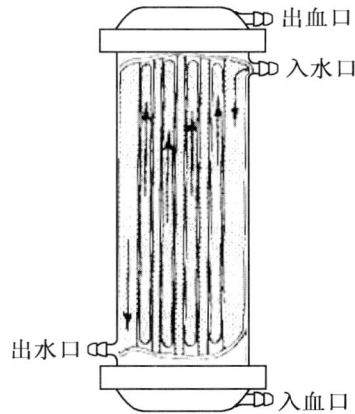

出血口

入水口

出水口

入血口

图 4-5-1　Brown-Harrison 变温器剖面图

方向相反,血液以薄层的方式流过变温管的表面,以利于热交换的进行,这种水与血液的对向流动及尽可能薄的血层成为后来几乎所有变温装置的设计方式。

随着 CPB 设备的改进,以上独立式反复使用的变温器逐渐转变为作为氧合器组成部分的一次性使用装置。在氧合器内的变温装置,大大简化了 CPB 准备的有关操作,安装在动脉贮血器内的变温器还减少了动脉贮血器的预充量。水在变温装置内与血液逆向流动。变温装置为金属材料制造,通常不是不锈钢,但多使用黑色合成材料对其与血液接触的表面进行涂层处理。

热交换即能量的交换,所有变温器的热交换性能都用热交换系数或热交换率表示,其计算公式如下:

$$热交换系数 = \frac{入血温度 - 出血温度}{入血温度 - 入水温度}$$

热交换系数是一理论计算值,也是比较不同变温器性能的参数之一,但更重要的是变温器在临床实际使用过程中的变温能力。

CPB 血液的变温与变温器的热交换系数有关,同时也与通过变温器的水流量密切相关。受变温器结构、材料、工艺等因素的限制,经过变温器的水流量通常因其耐受压力的限制而受到限制,通常在 $10 \sim 70$ psi(1 psi=6894.75729 Pa)之间。

变温器使用的水源可以是手术室的中央供水(wall water)或使用 CPB 的专用变温装置。使用中央供水时,需要有一个带温度显示的水混合装置,使进入变温器的水达到理想的温度;有时还需要在供水阀门与变温器之间使用减压装置,以适应变温器允许的不同水压。尽管中央供水操作方便及可快速达到设定的水温,但中央供水对患者存在潜在的威胁,进入变温器的水温可能超过 42 ℃ 的限制,以及通常只有一个供水通道,故灌注师多不主张使用

该装置。目前除少数国外医院仍使用中央供水外，CPB 专用的变温水箱已被临床普遍采用。理想的变温水箱通常要求有两个或以上的变温水通道，各通道的温度及开启或流量控制应该是相互独立的；供应氧合器内的变温器、心肌保护装置及变温水床等，水温通常为 2~42 ℃，水流量 15~30 L/min，以适应手术过程中不同的需要。如变温水箱仅有一条通道，在手术过程中为了对水温进行转换及供应不同装置的变温，则需要在水箱的出入口附近的管道中进行必要的改装。变温水箱均应具备 42 ℃水温报警及自动停止升温功能。无论是使用变温水箱或中央供水系统，在将变温水接入有关装置前，均应核实该装置所允许的变温水压或水流量，及供水系统是否可以安全使用。因为变温器使用过程中最大的危险是渗漏，包括水向血液通道或血液向水流通道的渗漏，因此在变温器（或氧合器）预充前必须接上并启动变温水源至少 5 min，以检查是否有水渗漏，如有渗漏必须及时更换装置并再次检查。无论是使用中央供水或变温水箱，变温水中均含有大量微生物和藻类，尽管变温水不直接接触患者，但因变温器的安装及使用过程可能出现的溅洒或渗漏，可能成为手术的污染源。

三、材料与结构及种类

早期多次使用的独立式变温器通常由不锈钢制造，根据其结构分为平板式、套筒式和多管型。虽然目前临床上变温器几乎都是氧合器的一个部分，但独立的一次性变温器仍有一定的临床使用价值，如进行体外膜肺氧合（ECMO），或不需要使用氧合器的 CPB 或辅助循环时使用，以弥补机体因周围环境导致的热量丢失和维持正常体温。为加强局部或全身的变温效果，有时可在循环管路中插入额外的独立式变温器。

安装在鼓泡式氧合器内的变温器多使用金属材料，通常为铝质材料，少数使用不锈钢。为改善其热交换效能及其与血液的生物相容性，在其与血液接触的外表面进行阳离子化学处理，或采用涂层技术。涂抹材料包括：黑色化学合成材料、环氧树脂等高分子材料。

膜式氧合器的使用使 CPB 更接近生理状况，为保证膜式氧合器这种生理状况及更优秀的操作性能，对其中的变温器也有更高的生物相容性、热交换性能及控制预充量的要求。于上世纪末高分子材料开始替代金属使用于变温器。在使用塑料作为变温器材料的早期，因发生在变温器内的静电放电导致塑料纤维形成小孔而出现变温器渗漏。通过使用硅橡胶泵管或离心泵可避免血流通道与水流通道之间的静电形成；或在氧合器外部或内部设计一条"等电线"（charge equalization line），可避免电荷在纤维两侧蓄积。通过工艺及结构的改进，塑料材料的中空纤维变温器有很好的热交换性能、更优越的生物相容性及其他安全性能，越来越多的膜式氧合器使用塑料作为其变温器的材料。

变温器在氧合器中的位置也存在一些差异。单独使用的变温器因控制预充量的需要使装置的阻力较高，使用前需要排气，多安放在循环管路的动脉端（即泵后）；部分体积较大的单独使用的一次性变温器（如 Travenol Miniprime 和 Sci-Med Omnitherm）则可在静脉端使用。鼓泡式氧合器中的变温管多安装在氧合室内，或是在贮血器内（泵前）。膜式氧合器的变温部分则根据氧合器的类型不同，可以是在泵前或泵后。泵后型变温器安装在血液进入氧合室前，是目前绝大多数临床使用的氧合器普遍采用的设计方式；泵前型变温器可安置在泵前型膜式氧合器内的血流通路上（如 Terumo Capiox E），或安置在泵后型膜式氧合器的静脉贮血器内（Edwards Vital）。Sutton 等对位于静脉血路、动脉血路和与气体交换同时进行三种部位的膜式氧合器内的变温器进行比较，结果并未发现在微气栓形成方面三者有明显差异。此外，泵后型变温器除变温功能外，有时还可作为捕捉器用于清除泵入的气泡。安装在动脉管路上的独立式的变温器也具备气泡捕捉功能。

除上述独立式和作为氧合器成分之一的变温器外，不同类型的变温器还普遍作为心停搏液灌注装置的主要部分之一，用于心停搏液的变温。此外带有变温器的贮血器也用于需要变温的局部组织灌注。

四、体外循环与变温

低温作为 CPB 的重要保护措施之一，通过降低 CPB 过程中的代谢率，实施对生命重要器官及全身组织的保护。体温每降低 7 ℃，氧的需求降低约 50%。低温对人体的保护主要是针对正常状态下高灌注的器官，如肾、心、脑和肝脏。高灌注器官在变温过程中出现的温差也较大，较容易出现相对性的灌注不良，因此体温的监测及升降温的速度对变温过程中高灌组织的灌注极为重要。早期 CPB 手术多数监测直肠温，直肠温主要反映腹腔内脏的温度，并不反映患者的中央体温；食管温也是 CPB 时常监测的体温，它间接反映患者心肌的温度，但也不能较好地代表患者的中央体温；目前认可的较准确代表患者的中央体温的为鼻咽温；患者的大脑温度则可通过鼓膜温度间接反映。由于温度是小儿 CPB 心脏手术中至关重要的因素之一，手术过程中安全的体温监测方法是同时测定鼓膜温度、食管温度、直肠温度。

CPB 低温的标准在不同医院有所差别，通常分为浅度低温、中度低温、深度低温和超深度低温。

常规心脏直视手术均可在中度低温 CPB 下完成；深度或超深度低温主要用于手术操作过程中需要进行低流量 CPB 或停循环的新生儿及婴幼儿复杂先心病手术，或涉及头臂干和主动脉弓的大血管手术。CPB 过程中需要根据体温的变化及时调整人工肺的供气及灌注血流量，以满足机体的代谢需求。

患者升降温的速度在很大程度上仍有争论，但避免降温或复温过快及过度复温已成为一种共识。在实际操作过程中，以下几方面因素可限制变温的速度：

1. 变温器的材料及热交换面积　变温器材料的导热性是影响热交换率的重要因素，金属材料以其具有良好的导热性能被广泛应用于各种类型的变温器。为了改善材料的生物相容性及变温性能,近年来塑料材料开始使用于变温器。

有效热交换面积越大热交换性能越好,但为减少装置的预充量及减少血液与异物表面的接触,热交换面积通常受到一定限制。在不增加预充量的前提下,通常可通过使用中空纤维,或在金属变温管上进行螺纹化处理,以增加热交换面积,以及通过改变流经变温器的血流为较薄的血层,提高变温性。高效能的变温器可使灌注师更好地控制患者的体温,以节省CPB时间。目前使用的变温器的变温效能可完全满足甚至大大超过临床CPB对升、降温的需要及患者对温度变化的生理性耐受,实际使用过程中灌注师要注意的是控制变温速度,以保证CPB患者的安全。

2. 变温水源 变温水流量越大和水与血的温差越大其变温效果越好,流经变温器的水流量受到变温器的压力承受能力限制。如果使用中央供水及变温器可以直接耐受中央供水的压力,患者的降温通常较快;如果变温器内的耐受压力有限,仅允许 10 L/min 左右的水流量,则降温或复温的速度较慢。对现有的变温器,15~20 L/min 的变温水流量可最大限度地发挥其变温效能。

变温水源的温度也受到一定限制,复温的水温不可超过 42 ℃ 的限制。44 ℃ 的水温可引起患者高温性损伤,及血液蛋白质变性和有形成分的破坏。因此,有必要保持 2 ℃ 的安全空间以防止温度监测时可能出现的误差,尽可能避免出现超温。相比之下,因降温的水温通常不受明显限制使降温的速度较复温快。Geissler 认为使用 10 ℃ 及以上温差的水进行血流降温可能导致血液中气体逸出,但快速降温并不引起主动脉内的空气栓子形成及任何空气栓塞的表现。尽管如此,为使降温过程更加平稳,在不影响手术进程的前提下灌注师可选用适当的降温水温。此外在复温过程的后期,因水温与血温的温差逐渐减小,复温的速度也随之变慢。

3. 血流量 变温过程中 CPB 的灌注流量,即流经变温器的血流量,与变温的速度有关。从变温器的热交换性能的角度,血流越慢,血液的变温效果越好,特别是对一些变温效率不高的变温器;但随着血流量降低使血液对热能的输送量减少,此时血液的变温效果好,但患者的变温效果并不好。对目前临床使用的变温器,通常认为患者的变温效果与流经变温器的血流量成正相关。由于变温器的有关参数及使用的变温水源是相对固定的,手术过程中通过改变水温与血温的温差来控制变温速度通常受到严格限制,特别是复温阶段。此时灌注师可通过提高流经变温器的灌注血流量来加快变温的速度。为了避免复温时期高血管阻力和高灌注流量双重因素导致的血压过度升高,可适当使用血管扩张药物,使升温加快及维持较理想的灌注压和充分的组织灌注。

4. 血红蛋白氧离曲线 血液温度对血红蛋白氧离曲线的影响是限制变温速度最重要的因素之一。低温使氧在血液中的溶解度升高,降温时氧合后的低温血流进入较高温的组织中时,血液温度随之升高使氧在血液中的溶解度降低,结果可能使溶解状态的氧在组织中变成微气泡逸出;复温时,在 CPB 系统中血温升高同样也可因氧溶解度降低导致微气泡在循环中逸出。因此,变温的温差应该受到严格的控制。在 CPB 心脏手术的早期即有大量实验及临床研究表明,将水温与血温的温差控制在 10 ℃ 以内可避免微气栓形成。也有人认为复温过程中水温与患者体温的温差在成人不超过 12 ℃,小儿不超过 10 ℃;或患者体温上升 1 ℃ 使用 3～5 min 或以上的复温时间,以及限制动脉氧分压低于 200 mmHg。复温速度的控制是避免氧逸出和保证患者安全的重要指标之一。根据这一原理,变温器安置在静脉通道上较之在动脉通道或动脉贮血器内更为安全。此外,在手术过程中为减少血液与体温的温差,根据 CPB 后期患者血管紧张度上升的特点,在复温时可适当使用血管扩张药物,如酚妥拉明、硝普钠等,以使组织升温更为均衡,降低体温与血液的温差。在降温时体温与血温的温差要求通常不如复温时严格。有实验证明,虽然降温时温差大于 10 ℃ 可能导致空气栓子的形成,但在快速降温时主动脉远端的血管中并不能探测出空气栓子,临床也无栓塞表现。加上因手术操作需要常要求 CPB 迅速达到目标温度,以紧凑手术步骤和节省 CPB 时间,因此降温速度通常不受明显限制。但在不影响手术操作的前提下,应尽可能避免过快速度的降温,特别是在深低温停循环手术时。一般认为降温的速度不应超过 1 ℃/min。

临床也可通过限制降温及升温时间来控制降温及复温的速度,如在成人的深低温手术,降温时间通常要求不短于 30 min,复温时间必须长于 40 min。

5. 患者的体重及体温监测的部位 患者体重对临床的变温效果有直接的影响,即体重越大变温越慢。

CPB 过程中温度的改变与温度监测的部位有直接的关系。通常认为升降温过程中温度反应的快慢依次为:食管温、鼻咽温、鼓膜温、直肠温。如为股动脉插管灌注则肛温反应较快。需要特别提出的是任何部位的体温监测均可能出现较大的偏差,因此临床上常需同时测定多处的体温。除患者的体温外,CPB 过程中的对动、静脉血温的监测有重要的临床意义。通过氧合器专用的温度探口,对血温的测定受其他因素的干扰较少,其可信度大。静脉血温可作为患者体温的参考;动脉血温则更受到灌注师及外科医师的重视,复温时保持动脉血温在 38 ℃ 以下,不仅可以避免患者因过度升温导致的组织损伤,而且可使复温更为均匀和避免患者脱离 CPB 后体温明显下降。

近年来有文献报道在变温器降温时出现的一种罕见的现象,即在 CPB 降温过程中,在膜式氧合器的变温器中出现纤维蛋白原及其他凝血因子沉淀导致的纤维蛋白形成。这种低温 CPB 时纤维蛋白形成与患者具有形成更紧密的纤维蛋白胶网结构倾向有关。由于冷沉淀纤维蛋白在变温器内沉积,循环通路出现进行性阻塞,此时表现为灌注泵的阻力升高,有时需要更换氧合器。

五、其他变温装置

除变温器直接改变患者的血液温度以外,CPB 过程中患者全身或局部体温的控制装置还包括：变温水床、电热毯、室温控制等。低温 CPB 手术时,虽然使用变温器可对血液复温至患者中心体温(如鼻咽温)达到正常,但在结束 CPB 后体温将不可避免出现不同程度的下降,下降的幅度与降温的深度有关。临床上常使用变温水床、电热毯及提高室温等方法对患者进行保温。为保证心脏局部的深低温状态,一种心脏专用装置 heart jacket 可用于心脏局部的隔离降温。此外一些简单的变温装置还可用于降主动脉手术时的脑脊液降温。

（章晓华）

参 考 文 献

1 Gravlee G P,Davis R F,Kurusz M,et al. Cardiopulmonary Bypass. 2nd edition. Philadelphia PA:Lippincott Williams & Wilkins,2000.

2 Reed CC ,Stafford T B. Cadioppulmonary bypass. 2nd edition. The Woodlands,Texas:Surgimedics/TMP,1989.

3 Weitkemper H H,Spilker A,Knobl H J ,et al. The heater-cooler unit—a conceivable source of infection. J Extra Corpor Technol, 2002,34:276 - 280.

4 De Somer F,Dierickx P,Dujardin D,et al. Can an oxygenator design potentially contribute to air embolism in cardiopulmonary bypass? A novel method for the determination of the air removal capabilities of neonatal membrane oxygenators. Perfusion, 1998,13:157 - 163.

5 Walker C T,Folk T M, Vassiliades T A Jr. CAPS-coronary-assisted perfusion system. J Extra Corpor Technol, 2002,34:209 - 212.

6 Cina C S,Irvine K P,Jones D K. A modified technique of atriofemoral bypass for visceral and distal aortic perfusion in thoracoabdominal aortic surgery. Ann Vasc Surg, 1999,13:560 - 565.

7 Guilmet D,Bachet J. Surgical replacement of the aortic arch. Arch Mal Coeur Vaiss, 1997,90(12 Suppl):1781 - 1792.

8 Elgas R J. Investigation of the phenomenon of electrostatic compromise of a plastic fiber heat exchanger. Perfusion, 1999,14:133 - 140.

9 Snijders J,de Bruijn P,Bergmans M. Study on causes and prevention of electrostatic charge build-up during extracorporeal circulation. Perfusion, 1999,14:363 - 370.

10 Sutton R G,Riley J B,Merrill J H. Comparison of gaseous microemboli counts in arterial,simultaneous and venous heat exchange with a hollow fiber membrane oxygenator. J Extra Corpor Technol, 1994,26:56 - 60.

11 Yokote Y,Kimura S,Kyo S,et al. Cerebral protection with selective cold blood cerebral perfusion by gravity during aortic arch reconstruction. Nippon Kyobu Geka Gakkai Zasshi, 1993,41:1119 - 1124.

12 Reed C C, Kurusz, Lawrence A E. Safety and Techniques in Perfusion. Texas:Surgimedics/TMP,1988.

13 Geissler H J,Allen S J,Mehlhorn U,et al. Cooling gradients and formation of gaseous microemboli with cardiopulmonary bypass:an echocardiographic study. Ann Thorac Surg, 1997,64:100 - 104.

14　Clark R E, Dietz D R, Miller J G. Continuous detection of microemboli during cardiopuomonary by-
pass in animals and man. Circulation, 1975, 54:74 - 78.

15　Blomback M, Kronlund P, Aberg B, et al. Pathologic fibrin formation and cold-induced clotting of
membrane oxygenators during cardiopulmonary bypass. J Cardiothorac Vasc Anesth, 1995,
9:34 - 43.

16　Luckraz H, Boolauky D, Mohangee A. Cryofibrination:did it really happen? Perfusion, 2001, 16:
83 - 86.

17　Rajek A, Lenhardt R, Sessler D I, et al. Tissue heat content and distribution during and after cardiop-
ulmonary bypass at 31 degrees C and 27 degrees C. Anesthesiology, 1998, 88:1511 - 1518.

18　Cooley D A, Jones B A. Use of selective hypothermia to protect the spinal cord during resection of
thoracoabdominal aneurysms. Tex Heart Inst J, 2000, 27:29 - 31.

第六节　贮　血　器

　　静脉回流贮血器收集从上、下腔静脉或右心房引流的血,同时也接受经过过滤的心内吸引贮血器中汇集的血,主要用于 CPB 时滤血、贮血、去泡,也可用于自身血液回收,是 CPB 设施中的血液回收装置(图 4 - 6 - 1)。

　　设置静脉回流贮血器的目的是用作贮备或补充血液。灌注师能通过贮血器内的血平面控制调节和平衡进出体内的液体量。贮血器内贮存一定量的血液对 CPB 灌注也是一安全保障,转流中若静脉回流突然减少或中断,能给灌注师提供缓冲时间以防止气体入泵管。再则是有效的清除过滤静脉血中微小的气泡和异物,使氧合血中可能混入的微泡上浮逸出,进一步净化静脉血液。

　　贮血器功能上应具备:① 有效容积,保证最少预充量。② 有两个独立的去泡室的设计,保证长时间的优秀的去泡能力(4~6 h),有效地驱除静脉空气。③ 能滤除 40 μm 以上的微栓或有内置式心内吸引过滤器,提供有效的 20 μm 的过滤。④ 有用于加药、再循环、预充和多个入血接口,提供过滤性快速预充和

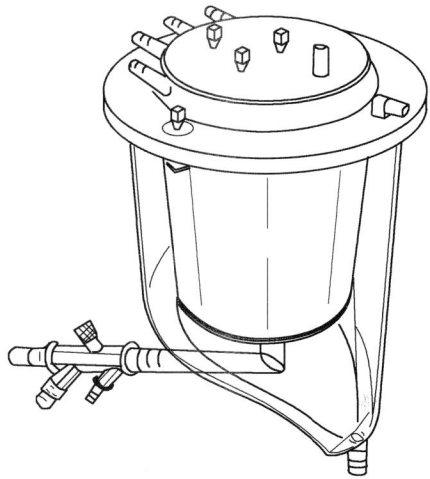

图 4 - 6 - 1　一种典型的静脉贮血瓶

过滤性非过滤性加药口。有整体式排气系统和预防压力过高的排气口,有的排气口设计有压力释放阀,有压力使用范围,阀内有一活瓣,确保压力效果。⑤ 进出血口无血流涡流和溅

落现象。⑥ 外壳通明以便能及时发现滤网堵塞等问题。⑦ 有配套支架便于安装。⑧ 消毒灭菌彻底无致热原等。⑨ 造价低、体积小,便于运输和贮存,破损率低,一次性使用。

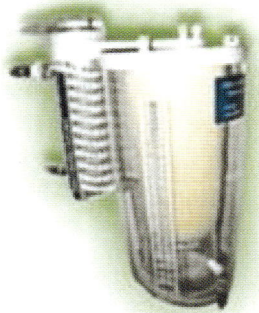

图 4-6-2 鼓泡式氧合器及贮血器

基本结构:鼓泡式氧合器集氧合、变温、贮血、过滤、去泡功能于一体,静脉回流和心内吸收血液可直接进入鼓泡式氧合器。但过滤、去泡功能不如膜式氧合器,因而需要静脉贮血器(图 4-6-2)。有时转流中再装一个心内吸引贮血器,增加贮血容量和去除栓子。膜式氧合器的静脉贮血部分是与氧合部分分隔的,进口的膜式氧合器通常与之呈"一体化",但可分拆。

国内外近年研制、开发、生产销售的不同品牌和型号的静脉贮血器很多,整体造型和结构上均较新颖,可分为开放式和封闭式两种。由外至内依序是:软质或硬质的塑料外壳、过滤网、去泡海绵。

贮血器盖透明,盖上通常有 1 个快速预充口;2~3 个加药口,分别为有滤过和无滤过功能;4~6 个回心血输入口,可接心内、左心、氧合器自循环管。另有静脉和心内吸引贮血器的 2 个排气出口,当回收血过多,血瓶内气压升高时,可排出过高的气压。有的型号的静脉贮血器如 Edward VITAL,腔静脉血回流是由顶盖处进入的,优点是能使血液均匀分布,减少破坏。意大利进口 Dideco 系列产品贮血器盖为多功能高挑的旋转台设计,有垂直过滤的 0.95 cm(3/8 in)和 0.64 cm(1/4 in)的快速预充接口和数个不同口径的血接口供选择,360°可旋转使连接管道最短,从而减少预充量,还可置放可拆装的采样板,方便药物添加和抽取血样(图 4-6-3)。

瓶体外壳外观高度通明可视性,摒弃了传统的"外挂式"的设计,让人清楚地知道静脉回流柱与心内吸引过滤层是分开的。外形大都呈圆桶形,标有精细的、低液面分度的容量刻度,保证精确的容量调节;依据大小,容量一般从 400~2000 ml 不等。儿童使用的外形较成人型瘦长,这样能做到容量相对低,平面较高,能保证转流安全,这对婴幼儿 CPB 尤为重要。

贮血瓶内主要装置是滤网。通常配备独立的静脉血过滤和心内吸引血过滤系统:如丹麦 Polystan 产品,两系统均可视且互不干扰。瓶体外观精致灵巧,其中 MICRO 款式适用于新生儿的 CPB 转流,但血液出口处的底部过于宽大,不利于减少预充量。

滤网是 CPB 中微栓的主要滤除装置,通常以渗透式为主,可收集来自静脉回流、左心减压、心腔内或手术野吸引的血液并过滤微栓。性能优良的过滤材料包括不同孔径的聚氨酯海绵、涤纶布滤网,多的可达 4 层。最外层滤网孔径在 60~80 μm,可为液体提供不规则的流动途径。尼龙网或海绵有吸附功能,上面通常涂上硅油,可降低血气泡表面张力,达到去泡作用。血液经混合方式过滤后,25 μm 以上的微栓可清除 90%,如组织碎片、血、油栓、骨

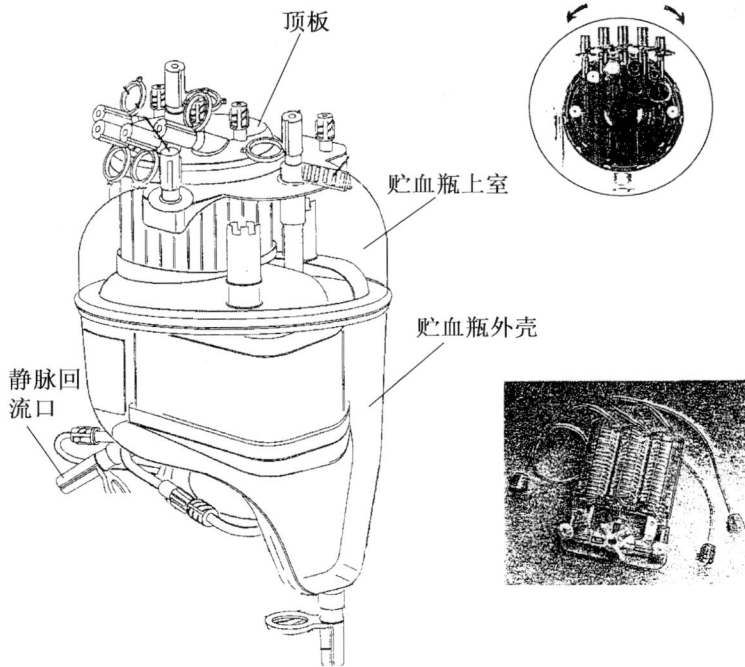

图 4-6-3 一种贮血瓶及 360°旋转顶端和采样板

蜡、滑石粉等。大栓子在流经滤器开始就被滤除,小栓子则在滤器流动中嵌顿。回流室过滤的特点是吸附水能力小,动态预充量小,流量大,阻力低。必须注意在血液未经肝素化时不能将其引至回流室内,否则可发生凝血而阻塞滤网,这将严重降低滤网的功能,且易诱发凝血级联反应的激活。

贮血器底部特殊的结构设计使得贮血瓶氧合器的结合呈"一体化"结构。通常可转位270°,有 0.95 cm(3/8 in) 至 0.64 cm(1/4 in) 转换器,使静脉出/入口易于转化。底面呈光滑的圆弧锥形,使最低平面抬高,减少与异物接触面积并设有警示标志。静脉血出口位置低,有的贮血器如美敦力 AFFINITY CVR 还设有"按需型"防泡沫机制,限制泡沫的发生。血液经过滤,去泡后,可迅速脱离有去泡剂的聚氨酯泡沫材料,流向贮血器底部,从而减少了去泡剂中栓子的混入和减少血液损伤。意大利进口的 Dideco 705 静脉出血口特备有安全阀,血液泵空时自动关阀,防止空气进入体内,使用安全可靠。

静脉贮血袋的优点是取消了血-气界面,气体不易进入泵管。缺点是容量计算不够精确和贮血量大时会引起静脉回流阻力增加,这时可将与其连通的心内吸引贮血器搁置水平降低,减少两者间位差,可起到减压和改善引流的作用。进口的产品,如美敦力 MINIMAX 是特为小儿设计的,能去除静脉空气,有良好的血液动力学特性,能轻柔地导引空气升至顶部再排出贮血器;0.95 cm(3/8 in) 至 0.64 cm(1/4 in) 转换器,使静脉血入口转接方便;预置再循环管道,使安装和预充方便。国内生产封闭式静脉贮血袋的单位有吉林省塑料制品研究所、兰州军区兰州总医院、天津塑料制品研究所等。

(傅惟定)

参 考 文 献

1　龙村主编.体外循环学.北京:人民军医出版社,2004.
2　李佳春,李功宋主编.体外循环灌注学.第2版.北京:人民军医出版社,1993.

第七节　血液浓缩器和自体血回输机

一、血液浓缩器

顾名思义,血液浓缩器是用来浓缩血液成分的一种工具。

(一) 目的

CPB期间应用血液浓缩器可减少血液稀释带来的渗透压变化,减轻组织脏器的水肿,减少炎症反应,帮助脏器功能的恢复;在转流后期或术后迅速提高血细胞比容和凝血物质浓度,改善氧供,减少出血;也可在CPB全程进行平衡超滤,以去除部分中小分子物质(如尿素氮、肌酐、炎性因子等)。

(二) 结构

血液浓缩器通常由高分子聚合材料膜所制作,这类生物材料必须具有无毒、无致热源、生物相容性好的特点。与非合成膜相比,其膜的孔径大、通透性好,能以弥散和对流的方式清除大量的溶质。血液浓缩器的人工合成膜按结构可以分为两大类:其一为结构对称型,如磺化聚丙烯腈膜(AN69)、聚甲基丙烯酸甲酯膜(PMMA);另一类是结构不对称型,如聚砜膜(PS)、聚胺膜(PA)。CPB中使用的血液浓缩器多用结构不对称的中空纤维膜制作而成,较常用的为聚砜材料。一般膜由内膜和支持层组成,内膜又可称之选择层,是水和溶质的屏障,膜的孔径大致相等,理论上讲,小于孔径的物质均可滤出。在选择层外侧为支持层,起承受跨膜压的作用。小于滤过膜截留相对分子质量的分子(如水分、尿素、肌酐等)可以自由地被滤过。而大分子物质(如蛋白质、血液有形成分等)则不能通过滤膜,保留在血循环内。

（三）原理

在心脏外科手术中血液浓缩器主要用于解决因为血液稀释造成的水潴留。血液浓缩器利用中空纤维半透膜的特性，当血液通过中空纤维时产生膜两侧的压力差而形成水的超滤作用。我们还可以根据不同膜的滤水性差异，在浓缩器出水口加用一定量的负压，以达到超滤能力的提高。下面这个公式表达这些压力之间的相互关系：

$$TMP=(Pin+Pout)\div2-Ps$$

公式中：TMP——跨膜压差；Pin——浓缩器的入口（动脉端）压力；$Pout$——浓缩器出口（静脉端）压力；Ps——浓缩器出水口所用的负压大小，单位以 mmHg 计。

在正常情况下，动静脉压差都小于 100 mmHg。这个血压的落差是血液流经浓缩器时系统内原有阻力所致。但是，也有许多可变因数可以影响到动静脉的压力差，如血红蛋白浓度、温度，以及血液流经浓缩器的速率（各厂家提供的浓缩器装置依据其特性的不同，其跨膜压的范围也不尽相同，但原则上都应在 100～500 mmHg 之间）。血红蛋白水平相同的情况下，通过浓缩器的血流高或低所产生的阻力极不一样。血液降温后增加了黏滞度，后者又可增加血液流经浓缩器的阻力（图 4-7-1）。高水平血浆蛋白也是造成动静脉跨膜压差的因素。

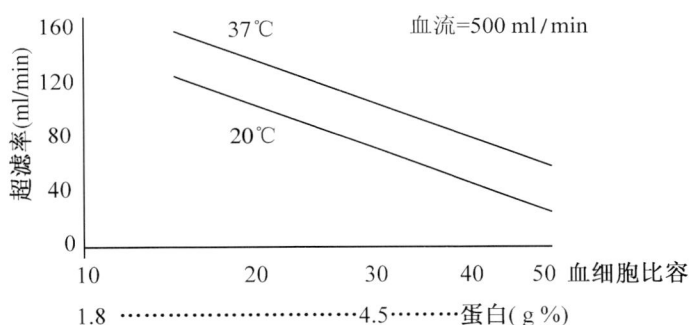

图 4-7-1　浓缩器超滤率与温度、Hct、蛋白的关系

流量恒定的情况下，血细胞比容增高、血浆蛋白水平上升、温度下降都会降低超滤率
(From Wheeldon D R,Bethune D W. Blood conservation during cardiopulmonary bypass-autologous transfusion,cell saving and hemofiltration. In: Taylor K M, ed. Cardiopulmonary Bypass. Baltimore:Williams & Wilkins,1986,301)

不同浓缩器的超滤能力不同。这个能力可用超滤系数来表示，每个浓缩器有自己的超滤系数。判定超滤系数的重要因素包括膜孔的直径，膜表面总的膜孔数量，膜孔的长度（膜厚度）。超滤系数(Uc)直接与浓缩器装置排水能力(QF)相关，公式为：

$$QF=Uc\times(TMP-I_p)$$

公式中：I_p——血液中胶体渗透压。

血浆蛋白浓度高，超滤率就低。如果不考虑因膜结构不同造成的超滤率差异，以及温度、血浆蛋白浓度等因素，那么经膜清除水分的状态主要是依靠跨膜压来评定的。用钳子钳夹浓缩器出口管子增加出口处的压力，进而增加灌注压力，或者增加出水口的负压都可增加超滤能力（图4-7-2）。

血液浓缩器膜孔的大小很重要。一般膜孔的正常范围在1.0～3.5 nm，可允许相对分子质量为20000以下的分子滤过。血液浓缩器去除可溶性分子的能力谓之筛分系数（sieving coefficient），它与分子的大小直接相关。一些小分子物质（相对分子质量＜10000）如钠、钾、氯、尿素、肌酐和糖的筛分系数为1，可以被滤过。而一些大分子物质，如白蛋白（相对分子质量69000）、血红蛋白（相对分子质量68000）、纤维蛋白原（相对分子质量341000）以及血液细胞成分（白细胞、血小板、红细胞）均不能通过膜孔而滤出。

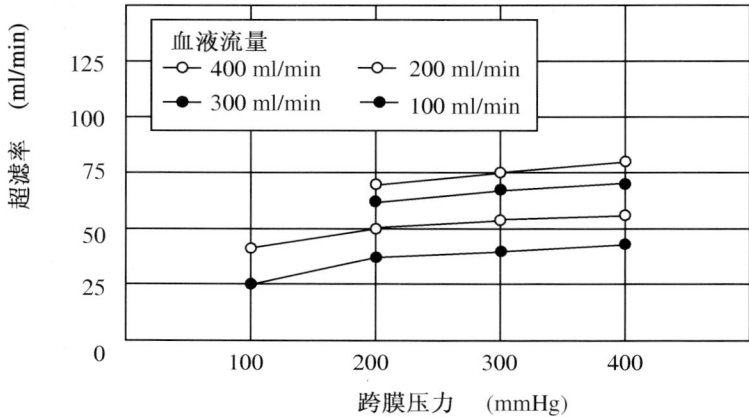

图4-7-2　超滤率与跨膜压的线性关系

（四）儿科常用的血液浓缩器

小儿CPB手术遵循在保证有效、可靠、安全的前提下尽可能使用小预充量装备的基本原则，对血液浓缩器的选择同样如此。我们常用三种品牌，即目前在国内市场销售的日本泰尔茂公司（TERUMO）生产的Capiox HC 05型［图4-7-3(a)］、美国明太克公司（MINNTECH）生产的HEMOCOR HPH 400型［图4-7-3(b)］和意大利地带科公司（Dideco）生产的DHF 0.2型［图4-7-3(c)］。在以往相当长的一段时间里，国内并无真正的血液浓缩器产品，临床上大多以人工肾（透析器）替代，虽然价格上便宜，但并发症较多。近年开始有国产血液浓缩器问世。以下简单介绍这些产品。

1. TERUMO Capiox HC 05 血液浓缩器　其为中空纤维型，具有如下特点：

（1）超滤率高　使用聚砜材料制作，既提高了超滤率，又保留了白蛋白。当血流速度为

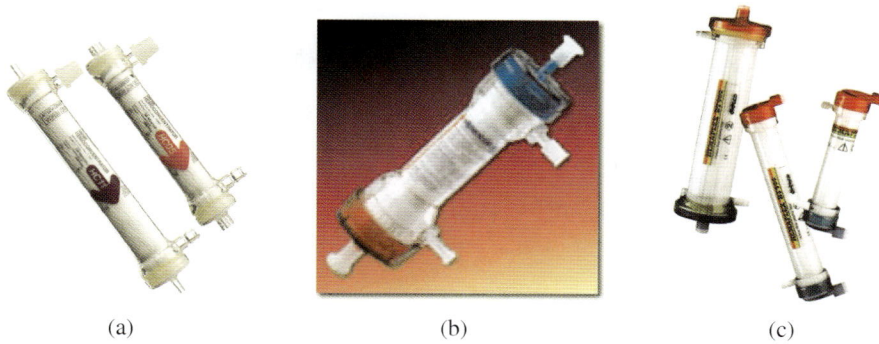

| (a) | (b) | (c) |

图 4 - 7 - 3　血液浓缩器

（a）Terumo HC 11 和 HC 05 超滤器；（b）Minntech HEMOCOR HPH 400 超滤器；（c）Dideco DHF 系列超滤器

400 ml/min，跨膜压差 300 mmHg 时超滤率达到 75 ml/min。

（2）安装简单、无需预冲洗　改变过去需要预先进行晶体液冲洗的传统，使手术中或急症使用超滤时能做到快速简单。

（3）低预充量　仅 35 ml 的低预充量对婴幼儿尤为重要。

（4）血流平稳　血液入口的独特设计符合流体力学，确保血流平稳，减少血液滞留，预防血栓形成。

（5）加工精良　外壳材料全透明，光洁度高。外观在同类产品中较为突出。

在体外实验中对维生素 B_{12}、菊粉和白蛋白的筛选率分别为 99.8%、97.4% 和 0.6%。

相关技术参数见表 4 - 7 - 1。

表 4 - 7 - 1　Capiox HC 05 血液浓缩器技术参数

项目	特性
纤维材料	聚砜膜
有效表面积（m²）	约 0.5
预充量（ml）	35
血出入口［cm（in）］	0.48(3/16)或 0.64(1/4)接头（螺口）
滤出液口［cm（in）］	0.64(1/4)接头
血流量范围（ml/min）	100～500
最大跨膜压（mmHg）	500
消毒方法	环氧乙烷

2. MINNTECH HEMOCOR HPH 400　明太克公司 HEMOCOR 系列是较早进入中国的 CPB 专用血液浓缩器，其相关技术参数见表 4 - 7 - 2。

表 4－7－2　HPH 400 血液浓缩器技术参数

项目	特性
纤维材料	脱脂聚砜膜
全长（cm）	13.8
有效纤维长（cm）	9.4
直径（cm）	3.0
滤过面积（m²）	0.3
预充量（ml）	27
血出入口（cm）	0.64 接头
滤出液口（cm）	0.64 接头
血流量范围（ml/min）	50～500
最大跨膜压（mmHg）	500
压力落差（mmHg）	61
消毒方法	环氧乙烷

HPH 400 型血液浓缩器的特点：

1）入血口、出血口端自带 0.64 cm（1/4 in）管道；并附有塑料多齿管道夹；

2）脱脂聚砜膜（glycerin-free polysulfone）具有良好的生物相容性；

3）可在 CPB 过程中随时接入而无需预充（改良超滤例外）；

4）可滤出物质的相对分子质量最大为 65000；

5）可承受最大跨膜压为 500 mmHg；

6）压降（压力损失）为 61 mmHg；

7）相同 TMP（100～400 mmHg）下 UFR 与 Qb（50～400 ml/min）基本成正比。

3. Dideco DHF 0.2　采用新型 flux polyethersulfone 膜，改善了生物相容性，改善了血流分布和血液浓缩能力，出水较快。

表 4－7－3　Dideco DHF 0.2 血液浓缩器技术参数

项目	特性
纤维材料	聚砜膜
壁厚（μm）	30
内径（μm）	200
有效滤过面积（m²）	0.25
预充量（ml）	30±10
最大流量（ml）	500
血出入口	螺纹口
滤出液口（cm）	0.48(3/16)～0.64(1/4)接头
最大跨膜压（mmHg）	495
消毒方法	环氧乙烷

Dideco DHF 02 对小分子物质的超滤能力表现为：尿素 32 ml/min；肌酐 28 ml/min；磷

酸 26 ml/min；B_{12} ml/min；超滤率 16 ml/min。

4. 国产血液浓缩器 广东东莞科威医疗器械厂 2004 年推出国产血液浓缩器，采用进口德国中空纤维聚砜膜，自行解决封头、切割、检漏等一系列难题，目前在一些医院临床应用取得较满意的效果，因价格相对便宜，已显现良好的市场前景。

（五）血液浓缩器的操作要点

由于不需要使用晶体液做冲洗，操作者既可选择在 CPB 管路安装时将其匹配在一起，也可在转流过程中利用自循环通道随时进行安装。作常规超滤或平衡超滤方法时因其出血口液体回到贮血罐，所以不必预先排气，而考虑作改良超滤的则因出血口液体直接回到右心系统必须预先将血液浓缩器仔细预充排气。

血液浓缩器的预充排气应考虑其本身的流量限度，并将出血口向上，在液体流动的情况下用手掌或橡皮锤轻轻叩击浓缩器主体（不可敲击进出口端）。排气过程中要钳夹侧面的超滤液引流管，避免预充液的丢失。

（六）各种血液浓缩器优缺点

1. 外观 Terumo 公司 Capiox HC 05 血液浓缩器加工光洁度最高，可视性最强，手感好。Minntech 公司 HPH 400 血液浓缩器以不同色彩标志血液进出口，给人更多直观，制造工艺精良。相比之下 Dideco 公司的血液浓缩器外观略显逊色。而国产同类产品由于模具及加工的关系仍与进口产品有一定差距。

2. 安装和排气 和以往的产品需要甘油保湿，使用前必须用许多晶体液冲洗不同。现在市场销售的各牌号血液浓缩器已经完全省却这一步（此系纤维材料不同的缘故），给使用者带来方便。各种浓缩器的排气均很方便，流量亦不必太高。HPH 400 因直接携带 0.64 cm（1/4 in）管道，连接较方便，但在叩击排气时务必注意不要触动进出口接头，此处极易断裂。Dideco 产品可按使用者要求，匹配不同接头和管道，适应面较广。Capiox HC 05 自身已携带 0.64 cm（1/4 in）的连接管。

3. 质控 稳定性不够是多家产品的弱点，有时候会出现滤出液颜色呈浅红色或浅褐色，液面有较多的泡沫，实验室检查可见红细胞和蛋白。说明膜的质量和加工过程的把关还有待提高。

二、自体血回输装置

CPB 心脏血管手术、肝脏手术等各种大型、危重手术开展以来，血液需求量以惊人的速度增长。有关资料提到我国年用血量已达到 1000 t，北京地区每年采血 60 t 仍供不应求，上海一地每年的用血缺口就近 140000 ml。用血量与日俱增的同时，输血成本高得惊人。北京的费用就达到每年 6 亿元。在血源紧张的矛盾日益突出的同时，由于应用同种血制品带来并发症(包括感染病毒性肝炎、艾滋病、梅毒、巨细胞病毒及弓形虫等血液传播性疾病)的恐惧，以及某些宗教信仰造成的用血障碍使得临床医师在异体血的输注管理上越来越谨慎，有相当数量的患者甚至要求减少或拒绝输注异体血。

早期的 CPB 手术中，医务人员一般是在术后将心肺机内的余血直接回输给患者。但是，经过稀释的血液回输往往会引起容量超负荷，增加心脏负担，儿科患者尤其突出。大量肝素化血液的回输也增加了术后出血的风险。为此，医务和工程技术人员开发出自体血液回输装置(autologous transfusion system，ATS)(图 4 - 7 - 4)，在一定程度上解决了部分患者的用血问题和大量出血再利用的难题。

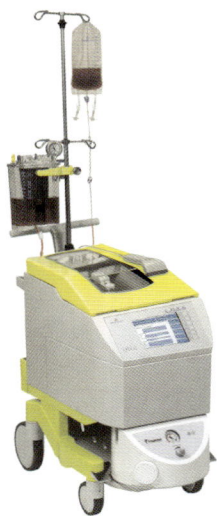

图 4 - 7 - 4　一种自体血回输装置

(一) 目的

自体血液回输装置主要用于战伤、创伤和各种大型外科手术(包括心血管 CPB 手术)过程中，对患者流失的血液进行回收、抗凝、过滤、分离、洗涤、净化后再回输给患者，以避免血液的丢失，减少异体血的应用，减少输血后的并发症。

自体血液回输装置还可用于术前浓缩红细胞、富血小板血浆、少血小板血浆的采集。

(二) 历史

早在 1818 年，英国产科医师 John Blundell 第一次记载了他给 10 例产后严重出血的产妇收集并回输了她们的自身血液。1874 年，William Highmore 发表了第一篇科学论文，证实了手术期间自体血回输的价值，使自体血回收的理念引起了注意。20 世纪初，维也纳大学的 Karl Landsteiner 发现了人类红细胞 ABO 血型，加上血液保存技术和血库的发展，人们的目光逐步转向同种输血。但是，血液成分极其复杂，包括红细胞、白细胞、血小板、淋巴细胞、血浆蛋白在内，不但有众多的血型系存在，更有 10^{17} 种之多的抗原表现型存在。20 世纪 60 年代越南战争的炮火造成了无数的伤病人员，大量的用血需求和无规律性使得人们无法从同种血源中得到保证。而其时美国 Bentley 实验室发明了一种特殊装置解决了失血收集快速回输的问题，手术野的失血吸引到贮血瓶，经去泡、过滤后可立即回输。1968 年 Wilson 设计出应用离心力分离洗涤红细胞的装置，并在第二年成功用于临床。1974 年美国 Hemonetics 公司研制的第一代 Cell Saver 血液回输装置问世后，血细胞洗涤技术得到普遍认可，自体血回输技术才真正进入临床应用阶段。随后，类似的专门装置也在世界数家大公司研发成功并供应市场。我国卫生部于 2000 年 6 月 1 日发布了"临床输血技术规范"，国产

ATS 同年推向市场,自体输血和血液回收的临床应用和普及也在我国提到议事日程上来了。

(三)自体血回输机装置及其工作原理

根据处理方法的不同,血液回收分为血细胞清洗式(血液回收机全程处理)和血细胞非清洗式(单纯过滤或血液回收机半程处理)两种。非清洗式仅用于纯粹的出血,如大动脉破裂、脾破裂等。主要的优点是在出血量大的紧急情况下,及时提供可使用的自体血,并避免丢失太多的血浆和血小板,对仪器的要求较低,费用自然也就低。主要的缺点为若合并有其他组织损伤,混入胆汁、细胞碎片、游离血红蛋白、尿液等杂物和有害物质时,易致严重的并发症。而清洗式的优缺点则与之相反。

一般手术野失血回收处理的过程以 Hemonetics 公司的 Cell Saver 5 为例,包括血液收集、抗凝、过滤、分离清洗、回输等几个步骤。

1. 收集　血液的收集利用负压通过单腔或双腔吸引管把患者手术野、创面的出血吸入贮血器中,纱布吸附的血液经生理盐水浸泡洗涤后也可以回收。收集时应注意及时吸引手术过程中的出血,以避免血凝块的形成。CPB 手术病例因全身已经抗凝,一般不必另加抗凝剂。使用的负压以 100～150 mmHg 为宜,并应防止空气混入使红细胞破损率增加。

2. 抗凝　各种抗凝剂均可使用,但以肝素或枸橼酸葡萄糖(ACD)保存液最佳(在血小板回收中应采用枸橼酸抗凝,用肝素会破坏血小板活性)。一般在生理盐水或平衡液1000 ml 中加入肝素 20000～30000 单位,流速与吸入血流 1∶5 匹配(每 100 毫升血液加 20毫升抗凝剂)。当回收血吸入的速度发生变化时应及时调整抗凝剂的滴入速度。必须明白,自体血回输装置使用过程中抗凝的最主要问题不是抗凝剂的种类,而是抗凝剂与血液混合的比例和均匀度。

3. 洗涤　回贮的血液达到一定量后,以 200～600 ml/min 速度将血液泵入高速旋转离心杯(4000～10000 r/min)中进行离心。有形成分会因离心作用位于离心杯底或紧贴杯壁,其余成分被分流到废液袋中。随血层增加,内置红外线探测仪感知后,仪器停止泵血并开放清洗管路,用盐水置换位于血层内的微小杂质颗粒、血浆成分、游离血红蛋白、抗凝剂及部分血小板等。

4. 回输　清洗毕,血泵逆转将浓缩血泵入保存袋中备用。一般机洗后的血细胞比容在50%～60%之间,特殊需要可行手动清洗。输洗涤后的红细胞可不必另加鱼精蛋白。

目前世界上主要的血液回收处理系统见表 4-7-4。

表 4-7-4　几种不同类型血液回收装置的性能比较

项　　目	Cell Saver-5	Electra	BRAT-2	AUTOLOG	ZZ-2000
生产厂家/产地	Hemonetics/美国	dideco/意大利	Cobe/美国	Medronic/美国	京精/中国
贮血罐容积(ml)	1200,3000	3000	3000	3000	2000
离心杯容积(ml)	125250	55125	135250	135250	175225
操作模式	自动/半自动/手动	自动/半自动/手动	自动/半自动/手动	自动/手动	自动/手动
进气识别	可以	可以	可以	可以	可以
红细胞血层探测	可以	可以	可以	可以	可以
自动启动进血	能	能	不能	能	能
防红细胞丢失调节	可以	可以	不能	可以	不能
安全保护性装置					
洗净度监测	可以	可以	不能	不能	不能
废液袋更换提示	有(称重)	有(称重)	有(计算)	有(计算)	无
血液更换提示	无	?	有(计算)	有(计算)	无
排空压力保护	有	有	无	有	无
离心怀漏血监测	有(自动停机)	?	无	无	无
血液分离功能	有	有	有	无	有

(四) 术中血液回收的适应证

一般认为成人手术估计术中失血大于 600 ml,血液中不含恶性肿瘤细胞和感染时均可考虑使用。小儿全身血容量少,特殊情况(如复杂性心脏病多次手术)时亦可考虑选择性使用。有人认为,小儿手术即使回收少量的血液(50~100 ml)也是有意义的,能明显减少异体血的用量。当血液稀释较大时可以使用胶体溶液代替生理盐水进行洗涤,以减少红细胞的破坏,提高回收率。因此,在小儿心脏外科手术可以常规应用血液回收。笔者在美国密西西比州医学院附院就曾看到他们在小儿 CPB 手术中应用自体血回输技术。目前,单从费用考虑自体血液回输技术的成本依旧较高。

(五) 术中血液回收的禁忌证

对有败血症或怀疑有细菌感染的患者(如口腔、尿道脓肿,感染的脏器手术)应禁止应用ATS 技术。怀疑有肿瘤的患者原则上也应谨慎,有报道以白细胞滤器过滤和直线加速器照射后再回输,可明显提高安全性。但对因宗教信仰而拒绝输异体血者为补充其血容量,拯救患者生命,不得已时也只能回输恶性肿瘤术中的回收血液。有报道肿瘤患者心脏手术中应用此项技术后并未发生相关的肿瘤转移。

（六）术中血液回收的优点

1）防止了譬如肝炎、梅毒、疟疾、巨细胞病毒和艾滋病等疾病传播的危险。

2）异体血液中的红细胞、白细胞、血小板及各种血浆蛋白抗原等对受体来讲都是异体蛋白，能产生同种免疫反应。自体输血就没有产生这种免疫反应的危险。

3）自体输血能避免发生移植物抗宿主疾病（GVHD）的危险。

4）自体输血没有免疫作用而致的溶血、发热及过敏反应的危险。

5）对少数罕见血型和配血有困难的患者，自体输血解决了血源上的难题。

6）回输的新鲜血富含2,3-二磷酸甘油酯（2,3-diphosphoglycerate），血小板和凝血因子。其红细胞活力较库血好，携氧能力增强。

7）无须检查血型和交叉配血。操作简单，易于推广。

8）扩大了血源，减少患者经济开支，提供安全用血。

（七）术中血液回收的缺点与争议

人们觉得自体血回收处理后返还给患者的主要缺点是血浆成分的丢失。血液处理过程中抗凝问题也存在争议。尤其遭遇大量出血，清洗液比例低且泵速快时，应注意出凝血功能的变化。在血液处理的过程中可能引起脂质过氧化物产生肝毒性代谢产物，数量虽少，亦应引起使用者的关注。有文章提到自体血液回输装置使用后会有一过性血尿，但这些患者的肾功能检查没有阳性结果。有报道经处理的血液中炎症反应物质有不同提高，C3a，C5a，TNF-a，IL-2β水平升高具有临床意义。使用此技术后可能引起的免疫抑制方面的影响也存在争议。

（八）自体输血在体外循环中应用的前景

目前，在澳大利亚和美国手术患者自体贮血式输血比例已占输血量的80%～90%，CPB中血液回输技术应用非常广泛。但是，由于血容量的缘故，儿童病例还是不多。我国自20世纪90年代起已有许多医院开展了这方面的工作，应用的范围十分广泛。阜外医院从血液保护的角度出发，对许多患者进行术前血液收集（自体血回输的一种方式），涉及的患者甚至拓展到小婴儿。

现在，中国市场上国产和进口的血液回收处理系统已经有多种品牌，可以说几乎涵盖了当今世界上几乎所有的同类产品，竞争异常激烈。许多产品以其良好的性能，方便的可操作性拥有了一批用户；离心杯破损等事故的发生频率越来越低使操作者信心倍增。

目前，因为缺血影响医疗工作的情况引起了各有关职能部门和百姓的关注。各地政府从节约血源和减少污染的角度出发出台了相应的政策来支持自体血采集和回输工作。如上海就明确规定了医保可以报销的自体血回输机耗材价格的最高上限，对低价格的国产设备的推广应用起到很大鼓舞作用。相信这一科学有效的技术在 CPB 领域的应用前景是乐观的。

（朱德明）

参 考 文 献

1　Saatvedt K,Lindberg H,Geiran O R,et al. Release of interleukin-8 and calprotectin during and after paediatric cardiopulmonary bypass with and without ultrafiltration. Scand J Thor Cardiovasc Surg, 1996, 30:53 - 60.

2　Roche J K,Stengle J M. Open-heart surgery and the demand for blood. JAMA, 1973,225:1516.

3　Popovsky M A, Devine P A, Taswell H F. Introperative autologous transfusion. Mayo Clin Proc, 1985,60:125 - 134.

4　Blundell J. Experiments on the transfusion of blood by the syringe. Med Chir Trans, 1819,9:56 - 92.

5　Highmore W. Practical remarks:overlooked source of blood supply for transfusion in postpartum haemorrhage. Lancet, 1874,1:891.

6　Grant F C. Autotransfusion. Ann Surg, 1921,74:253 - 254.

7　Brzica S M, Pineda A A, Taswell H F. Autologous blood transfusion. Mayo Clin Proc, 1976,51: 723 - 737.

8　Wilson J D,Taswell H F. Autotransfusion historical review and preliminary report on a new method. Mayo Clin Proc, 1968,43:26 - 35.

9　Rosenblatt R,Dennis P,Draper L D. A new method for massive fluid resuscitation in the trauma patient. Anesth Analg, 1983,62:613 - 616.

10　Wilson J D, Utz D C, Taswell H F. Autotransfusion during transurethal resection of the prostate: technique and preliminary clinical evaluation. Mayo Clin Proc,1969,44:374.

第八节　体外循环管道和接头

一、管道材料

CPB 中使用的管道接头涉及医用高分子领域,它与化学、生物化学、病理学、基础医学和临床医学等学科息息相关。随着医学科学的不断进步和科学技术的迅速发展,医用高分子材料作为一种新材料发展很快。从 1953 年 Gibbon 利用垂屏式氧合器及滚压式泵进行 CPB 为房间隔缺损患者修补成功以后,CPB 在世界各地广泛开展。历经数十年,许多医学专家会同生物医学工程、塑料工程、橡胶工程等研究人员一起不断探索和开发新的更理想的医用生物高分子材料,从而推动了CPB的发展。

CPB装置中的管道是连接患者和氧合器的重要组成部分,是连接人工心肺机和机体的通道,相当于人工心腔和血管。它与血液接触的面积较大,对人体来讲是一种异物。无论是就材料本身的质量和特性还是考量它对人体的影响都有极严格的要求,因此它必须具有以下特性。

1. 材料本身

1）耐生物老化性,生物稳定性好,低裂解性。目前CPB的管道和接头多为一次性使用,但仍要求其在一定时间内生物降解成的无毒小分子物质能通过代谢排除。

2）物理和化学稳定性好,强度、弹性、尺寸稳定性、耐挠曲疲劳性和耐磨性均要好。

3）易于加工成形。

4）耐高温灭菌。

5）材料来源丰富,价格适中。

2. 对人体的要求

1）无毒,CPB装置中的高分子材料应该具有稳定的化学结构且质地纯净,同时辅助成分的添加和配方也要符合规格。

2）无热源反应。

3）无致癌和致畸物质。

4）不引起过敏反应,不干扰机体免疫。

5）由于与血液直接接触,材料应该具有良好的血液相容性,不造成溶血,不破坏血小板。

6）不扰乱电解质平衡。

7）在材料表面不形成沉着反应。

因此在投入生产之前,对材料的生物性能和反应应该进行严格的、系统的测定。

高分子材料在CPB管道中的应用研究还是相当快的。在数十年的CPB发展过程中,初期我们使用过天然橡胶（laxter rubber）的管道,20世纪50年代开始着手研制聚氯乙烯塑料（polyvinyl chlonide）并应用于临床,60年代开始研制医用硅橡胶（silicone rubber）。

天然橡胶管道最早在CPB中使用,是因为它具有优良的弹性、强度、耐疲劳性。但是天然橡胶与人体组织亲和性差,血液相容性差,在使用中对血液的破坏较严重。在以往使用的病例中曾出现严重的溶血现象,因此目前天然橡胶已不作为制作CPB管道的材料。

硅橡胶在30多年前开始在医学中应用,用它制作的管道在CPB中应用具有比较明显的优势。它有优良的疏水性和生理惰性,组织相容性好,对血液破坏小,减少血液成分尤其是血小板和白细胞的破坏,对血细胞破坏也较少;此外,由于其优良的理化特性,在CPB中能减轻炎症反应综合征。然而硅橡胶管道价格的昂贵又制约其在临床上的广泛应用,目前在一些单位只能部分应用(只用作泵管甚至在泵管中也只是一段)。

医用聚氯乙烯似乎比较符合以上的标准,而且价格又适中。但在最初使用阶段,聚氯乙烯在温度降低时材料变得较为僵硬,长时间转流挤压后管道容易破裂,使转流的安全性存在隐患。新配制的医用聚氯乙烯改变了混合剂的成分,由于添加了增塑剂,制成软质的聚氯乙烯,其柔韧性和耐压性都得到提高。目前,在聚氯乙烯塑料中又添加硅的成分,它的生物相容性有明显的提高,对血液的破坏也明显减少,因此聚氯乙烯塑料是目前临床上使用最广泛的管道材料。

作为 CPB 装置中的管道,除了材料要求严格以外,对制作工艺也有严格的要求。主要包括以下几点:① 高度透明无瑕疵;② 管道的管径符合标准;③ 内壁光滑;④ 管壁的厚度均匀一致。

二、体外循环管道的口径

在 CPB 装置中选择管道,要力求做到血液的有形成分破坏少、预充小、血细胞阻力小、没有渗出(管道内的液体外渗或者是管道外的气体内渗)。为了减少对血细胞的破坏,首先对管道材料有严格要求(如上文提到的要求),其次管道内壁必须光滑,再次在流体力学上要避免血流在管道内的速率大于 100 cm/s,避免超出临界的雷诺值 1000(表 4 - 8 - 1)。同时推进血液流动的压力阶差也应有所限制(表 4 - 8 - 1)。

表 4 - 8 - 1 管道内径和最大血流速率

管径 cm(in)	最大流速(L/min)						
	保持的压力阶差		保持的雷诺值		保持的速率		
	<5 mmHg	<10 mmHg	<1 000	<2 000	<100 cm/s	<200 cm/s	
0.48(3/16)	<0.1	0.1	0.2	1.8	4.0	1.0	2.0
0.64(1/4)	0.11	0.5	0.9	2.1	4.5	1.7	3.4
0.95(3/8)	0.35	2.0	4.0	3.7	6.5	3.9	>6
1.27(1/2)	0.45	3.8	7.0	5.0	9.5	>6	—

因此在选择管道内径大小时,以上两点是考虑的主要因素。选择大管径的管道可以减少血流的阻力,减少血液流动的压力阶差,保持合理的雷诺值。但是管径过大时对于体重小的患者会增加预充(表 4 - 8 - 2),这是比较矛盾的一点。较为理想合适的管道口径要考虑患者的体重、转流时的流量、患者的预充三方面的因素,尤其对于体重较小的患者为减少预充应尽量选择小口径的管道,但也要保证转流过程中压力不至于过高。上海儿童医学中心有配套的不同口径的管道适合不同体重的患者(表 4 - 8 - 3)。国外对于小于 5 kg 以下的小婴儿,使用 0.48 cm 的管道作为泵管和动脉灌注管。一般转流中所有的管道的长度大约为 3 m 左右,为节约预充量,缩短管道的长度也是一个比较有效的办法。

在安装氧合器、动脉过滤器、血液浓缩器时使三者尽量紧凑，并使氧合器靠近人工心肺机的泵头是比较节约管道的办法。

表4-8-2　管道尺寸和预充

内径 cm(in)	内径(mm)	预充(ml/m)
0.48(3/16)	17.8	17.8
0.64(1/4)	31.7	31.7
0.79(5/16)	49.5	49.5
0.95(3/8)	71.2	71.2
1.27(1/2)	126.6	126.6

表4-8-3　三种配套管的比较(上海儿童医学中心)

配套管型号和连接	A 型	B 型	C 型
动脉端[cm(in)]	0.95(3/8)	0.64(1/4)	0.64(1/4)
静脉端[cm(in)]	0.95(3/8)	0.95(3/8)	0.64(1/4)
预充量(ml)	360	240	120
适合体重(kg)	>15	10～15	0～10

根据不同管道在CPB装置中所处的位置和作用不同，最基本的管道分为以下几种：

1. 泵管　位于泵头内的管道。对于这段管道的质量要求比较高，尤其是它的耐磨性和耐压性都要比其他的管道高出很多。在上海儿童医学中心使用的配套管中，泵管的工艺和材质是所有管道中最好的。为减少接头，一般用一段较长的管道连接氧合器和贮血瓶。但有一些单位使用硅橡胶的管道，为了降低CPB管道的成本，仅在泵头内使用一段硅橡胶管，必须多使用接头。

2. 动脉灌注管　从氧合器到主动脉插管的塑料管，现在中间都有动脉微栓过滤器连接。

3. 静脉引流管　连接腔静脉插管和贮血瓶的管道，有Y形的接头与两根腔静脉插管连接。为了引流的通畅，一般使用的管道口径应与患儿的年龄和体重匹配。

4. 排气管　位于动脉微栓过滤器排气口的管道。主要作用是在预充排气时使用，一般管道口径较小，所以流量有所限制。

5. 给氧管　给氧合器供氧的管道。

6. 连接管　连接左心吸引和心内吸引的管道。一般以0.64 cm的口径最多。

7. 测压管　为确保压力在管道中不被衰减，多选择硬质的管道。

临床上选择管道时，应以安全、简单、安装方便为原则，尽量减少管道的长度和接头，不仅可以减少预充量，而且可以减少血液和异物接触的表面积，减少血液的破坏。

选择管道的口径时,应根据患者的体重计算流量,选择不同口径的静脉引流管、泵管和动脉灌注管,同时与氧合器的管道接口相配套。目前很多生产商为医院定做 CPB 管道,根据医院要求配套静脉引流管、泵管、动脉灌注管这三种管道,并进行分装、消毒。以上海儿童医学中心为例,管道分为三种:A,B,C(表 4-8-3)。配套包装中,同时配备有心内吸引的管道,并留有余地,以备不时之需。

三、体外循环接头

在管道安装过程中,还需要不同的接头将管道连接。在 CPB 开始初期,接头使用不锈钢的材料,而且经清洗后接头可以重复利用。但是金属接头在安装时容易损伤工作人员,同时反复使用在消毒隔离上存在一定的隐患。随着高分子技术的飞速发展,高分子材料的日新月异,目前使用的接头多为聚碳酸酯的材料,在使用过程中是抛弃型的。

聚碳酸酯(PG)的材料具有熔点高和高的热强度的刚性,同时分子柔顺性好。由它做成的接头透明、机械性能优异,尤其是耐冲击性能好。此外,耐热性、耐寒性、吸湿性、气体透过性好。在制作工艺上要求内壁光滑,尤其是和聚氯乙烯塑料的管道在吻合处要求吻合良好,不易引起湍流,不会对血细胞有明显的破坏。同时接头在使用过程中是一次性的,一般不宜反复使用。在使用之前如发现有破损应立即丢弃,破损接头对血液的破坏是极大的。

根据管道连接的需要,接头有直型接头和 Y 形接头,连接端依据管道的不同有不同的口径给予匹配。接头在连接处必须足够牢固,能防止血液的漏出和管道的崩脱。在实验室试验中,起码可以承受 500 mmHg 的正压不漏水,而 500 mmHg 的负压没有气体回吸。因此,为了增加接头和管道连接的牢固性,在制作工艺上接头的外径要比同尺寸的管道内径稍大,同时为增加摩擦力,它的外壁都刻有横槽。现在很多出厂制品中,为了医师们装配的方便和安全,CPB 关键部位的管道接头部分都已安装好并用胶水涂抹加强牢固性。例:动脉微栓过滤器的旁路。

在 CPB 的管道、氧合器、接头、贮血瓶一套设备安装完毕后,在预充排气过程中,应再次检查接头处的牢固程度和有无漏水,排除安全隐患。上海儿童医学中心在安装设备完毕后,在氧合器的动脉端加强使用扎带,防止在转流过程中,由各种原因引起的泵压过高而导致的泵管崩脱。

(张　蔚)

第九节 体外循环监测系统

一、温度监测

CPB技术的一个重要内容就是要使患者的体温及心肌温度在整个心脏直视手术过程中能按照术者的要求随时得到有效且相对精确的控制。这就要有一个可靠、灵敏且精确的温度监测系统来随时监测温度的变化。

CPB中温度监测包括三个方面：

1. 患者体温的监测 最简单、常用的是鼻咽温,它比食管和直肠温度接近脑部温度,但因其明显低于脑温,故尚不能代表脑温;食管温,接近心脏温,当血流降温、复温时,它的变化最快;直肠温,代表躯干温度,在血流变温时其变化较慢,与食管温可有近10℃的温差;鼓膜温,最接近脑温;心肌温,利用针型电极插入心肌中测温,对心肌保护所要求的心肌低温的监测最准确,但临床少用。此外,尚可监测经人工肺氧合后输给患者的动脉血温和从体内引流至人工肺的静脉血温。

2. 变温器水温的监测 必须监测从变温水箱输出到人工肺血液变温器的水温,以控制安全、合理的水温与血温的温差。复温时,需控制该温差不得大于10℃。另外,复温时,水温不得超过42℃,否则会引起血细胞及血液成分因高温而变性破坏。从脑保护的角度考虑,现有人提出水温不宜超过40℃。

如使用特殊的用于心肌保护液降温的变温器时,需监测向该变温器供水的水温。

3. 心肌保护液温度的监测 某些型号的心肌保护液灌注装置设有放置测温探头的测温探井。必要时可在此处监测心肌保护液的温度。

现均使用应用热敏电子元件的电子温度计来进行温度监测。一般患者体温的监测多在麻醉用的多功能监测仪上显示。人工心肺机上的电子温度计多用来监测动、静脉血温和心肌保护液温度。变温水箱带有的温度计则显示水温。

根据测温位点的不同,选用不同型号、规格的测温探头。使用时要注意探头放置的位置要准确。

现有一种CPB专用的连续血气、电解质监测仪,其连接于CPB动、静脉管道上的专用接头上设有测温探头。使用此种监测仪时,能监测动、静脉血温度(详见本节第三部分"血气、电解质监测")。

二、压力监测

为了解 CPB 过程中患者的血流动力学情况,必须常规连续监测患者的动脉压(灌注压)、中心静脉压,必要时还要监测左心房压、肺动脉压和右心室压等。实际手术中以上压力多由麻醉师用多功能监护仪进行监测,其结果手术者、麻醉师、灌注师均能从监护仪屏幕上读取(详见本书有关章节)。

使用滚柱泵作主泵时,应监测氧合器动脉管道的压力(泵压)。泵压过低,要及时检查有无大旁路未关闭。泵压过高,其原因可能是:① 主动脉插管位置不当,尤其要警惕是否插管开口未完全进入主动脉内而在主动脉壁内形成夹层;② 主动脉阻断钳钳住了主动脉插管的头端;③ 动脉管道折曲。以上情况出现,可引起严重并发症,或导致动脉管道接头处崩脱的严重事故。

当使用人工心肺机灌注心肌保护液时,需监测该灌注压力。压力过低,影响心肌保护效果。压力过高,则可引起冠状动脉系统血管的损伤。

动脉管道压力(泵压)及心肌保护液灌注压力的监测可使用弹簧式血压计。但常因弹簧弹性疲劳而致测量不准确,且敏感度也较差,现已少用。现在,绝大多数采用电子压力监测仪测压。新型人工心肺机均可选配此类压力监测仪。监测位点的压力由专用的压力监测延长管内的液体传导到压力换能器上,将压力产生的机械能转换成电讯号,经监测仪内电路处理、放大,并在仪器屏幕上直接以数字或(及)波形显示出来。此法灵敏度及精确度均佳。使用中要注意压力监测延长管的壁要够厚;延长管不宜过长,管内液体中不得有气泡,以免压力在传导过程衰减过多,影响准确度。

有些型号人工心肺机(如 Stockert Ⅲ,Stockert C 等)在设定了压力报警上限后,当使用中压力超过报警上限时,除了有声光报警外,有关泵速会自动减慢直至停机。一旦压力降回到许可范围内,泵速将渐回复至原来泵速。这一功能大大提高了操作的安全性。

三、血气、电解质监测

CPB 过程中血气和电解质的稳定对保持患者正常的身体内环境十分重要,因此必须对其进行监测,并据以进行及时、有效的调整,以尽量保证组织、器官的正常生理功能。

对 CPB 来讲,血气监测主要是酸碱度(pH 值)、剩余碱(BE)、动脉血氧分压(PaO_2)、动脉血二氧化碳分压($PaCO_2$)及静脉血氧饱和度(SvO_2)。电解质监测主要是血清钾和钙。

如条件所限,以上监测只能采取间断抽取血标本送检的方法,这要求掌握好检查的时机。CPB 中每次抽取标本的间隔时间一般不要超过 20 min,且要尽快取得结果,以便及时处理。若检验结果超出正常范围较多,则须增加检查频度。国内相当一部分医院是送血去中心实验室检测,多采用电极法分析原理的自动血气生化分析仪进行测定。此法测定结果较准确,但结果的取得往往不够及时。

有条件的,可使用便携式小型自动血气生化分析仪,如 AVL Scientific 公司的 OPTI Critical Care Analyzer。该仪器体积小巧,可置于手术室内。应用荧光比色原理,采用干片法,仅需 0.5 ml 血标本,2～3 min 即可打印出 pH 值,PaO_2,$PaCO_2$,BE,Hct,K,Ca 等结果,堪称方便快捷。

另有一种更好的、CPB 专用的配套设备——连续血气/生化监测仪,能在 CPB 全程连续监测 PaO_2、Hct、Sat 及血温(T)。如 Sorin 公司的 DATA MASTER,可监测动脉的 PaO_2、T,静脉的 Sat、Hct 和 T;新型的如 Terumo 公司的 CDI 500,除了能连续监测以上项目外,还能监测全套血气。

此类连续血气/电解质监测仪有一个一次性使用的专用接头连接在 CPB 的动脉或(及)静脉管道上,接头上有一光学窗口。监测仪的探头卡在该接头外并对准光学窗口。测定 Sat、Hct 和 Hb 时,利用光反射原理,探头内发光元件发出的光脉冲射向接头内的血液,被血液反射再被探头接收。以氧合、还原血红单白的特有光谱为基础,光反射强度随氧合、还原血红蛋白浓度不同而变化,并被仪器自动分析,其结果在仪器的屏幕上显示出来。而测定 PaO_2、$PaCO_2$、pH 值和 K,则应用荧光技术,探头内的发光元件发出的光脉冲穿过接头内血液射向探头内的微接收器。该微接收器由荧光化合物构成,能对光脉冲作出反应发出荧光。发光强度取决于血液中氧、二氧化碳、氢离子、钾离子的浓度。微接收器将接收到的光信号转换成电信号并传送到监测仪,经微机分析、计算,以数字形式在屏幕上显示。灌注师可据此作出处理,非常及时、方便。

有些型号的监测仪(如 CDI 500)在每一病例使用前需用标准气体作一次校正。使用中必要时还需与常规血气分析结果作对照,并予以校正,以使结果更准确。Sorin 公司的 DA-TA MASTER 使用中要与常规血气分析结果作对照、校正。

四、血细胞比容监测

CPB 均需一定程度的血液稀释,这既为了节省预充血,更为了改善在低温时微循环的血流及组织供氧。血液稀释不足,不能达到以上目的;稀释过度,则降低血液携氧能力,影响组织氧供。因此,CPB 中要对血细胞比容(Hct)进行监测。

传统的方法是在 CPB 进行中定时抽血送检。此法利用医院检验部门已有设备,可降低成本,但结果取得难以及时。

如上节所述的连续血气/电解质监测仪能同时监测 Hct,本节不再重复。

五、气泡监测

为了防止CPB动脉管道内可能存在的气泡随血流进入患者动脉系统引起气栓栓塞的严重并发症,可在动脉管道上安装气泡监测探头。较新型的人工心肺机,如 Sarns 8000, Sarns 9000,Stockert Ⅲ,Stockert C,Jostra 15,Jostra 20 等,均可装配气泡监测器。其探头夹于动脉管道上,应用超声原理,探头发出的超声波如碰到管内血液中的气泡,即被探头感知报警并反馈控制主机停泵。但该监测仪的灵敏度的调试较难。若灵敏度过高,会误报警而停机,增加灌注师的麻烦,故多数灌注师不用该设备。

六、血平面监测

氧合器打空,导致空气进入动脉造成气栓,是CPB最严重并发症之一。血平面监测装置能有效避免氧合器打空,是确保CPB安全的重要监测系统。新型人工心肺机都配备这一系统。

其应用的原理大致分为三种:

1. 光电探测 早期血平面监测多应用光电探测。将光电传感器(探头)贴附在氧合器贮血器外壳上选定一平面,只要光源前面有血液,光线被反射返回到传感器,仪器就设定为"正常"。当贮血器内血平面低于设定平面,传感器无感知反射光,即视为"异常",并发出声、光报警。如贮血器内是无色透明的预充液,则影响其灵敏度,甚至不能工作,故现已少用这种装置。

2. 超声探测 血平面监测探头发出超声波,遇到贮血器内液体时被反射回来,被探头接收,这被设定为"正常"。液面低于该平面时,空气对超声波的反射不同,即被探头感知并报警。如:Terumo 膜式氧合器有其专用的液平面报警器 Terumo CAPIOX CE－601。其探头夹于膜式氧合器贮血器外壳上,液平面低于探头平面,即发出声光报警。Sarns 8000 和 Sarns 9000 则可装高、低两个监测探头,液面低于高平面探头时,发出声光报警;液面低于低平面探头时,即反馈控制主泵自动停转,并发出声光报警。超声探测不但可监测血平面,也能监测无色的液平面,且灵敏度高。故优于光电探测。

3. 利用电容原理探测 监测探头、贮血器壁、贮血器内物质(血、液体或空气)共同组成一个电容。液体(血和预充液)与空气的电振荡频率不一样,形成的电容值也就不一样。探头感知这电容变化,监测仪即据以报警。有些人工心肺机(如 Stockert Ⅲ,Stockert C 等)能根据液平面反馈控制主机减慢转速直至停机:当液平面低至警戒线时,主泵自动减慢转速。如液平面继续降低,主泵将停转。如液平面补充了,主泵转速将逐渐加大直至达到原来所设定的数值。

血平面监测装置大大提高了 CPB 的安全性,减轻了灌注师的劳动强度,应推广使用。

当使用超声探头时,要按要求在探头上涂上适量的专用冻胶(超声偶合剂)。探头通过一个探头座贴附固定在贮血器壁外面。如是电容式的,则需将一探测片贴在贮血器外壳外选定平面处,再把平面探测探头卡在探测贴片上。上述探头座及探测贴片均是一次性使用的,不宜重复使用,以免在使用中因粘贴不牢、脱落而误报警,甚至意外停机。

（陈伟达）

参 考 文 献

1　Gravlee G P,Davis R F,Kurusz M,et al. Cardiopulmonary Bypass. 2nd ed. Philadelphia:Lippinocott Williams & Wilkins,2000.

2　丁文祥,苏肇伉主编.小儿心脏外科学.济南:山东科学技术出版社,2000.

3　胡小琴主编.心血管麻醉及体外循环.北京:人民卫生出版社,1997.

4　李佳春,李功宋主编.体外循环灌注学.北京:人民军医出版社,1993.

第十节　体外循环中的微机应用

电子计算机是上世纪最重大的科技发明之一,它被看作是人类大脑的延伸,所以人们常把它称作"电脑"。在当今信息社会中,计算机应用领域日益广阔,已经深入到人类社会的各个方面。

国外,电子计算机的医学应用于 20 世纪 50 年代后期逐渐兴起,现在已经几乎渗透到医药的一切部门和领域。其在 CPB 中的应用是随着心脏外科的发展以及对 CPB 的要求不断提高而逐渐发展和完善的。最初,CPB 中应用电子计算机仅仅是为了准确控制流量和显示单位体重或体表面积的流量,以此来取代人工计算。60 年代的心肺机,如 Sarns‑3500,Polystan 和上海Ⅱ和Ⅲ型等,需要灌注师自行根据患者的体重或体表面积计算单位流量,有的还要通过指示表上泵的转速和泵管的口径人工计算流量,于是在流量的计算和显示上首先引进了计算机技术。如今,不仅所有的转流泵均直接显示流量,而且有些心肺机可根据输入的患者资料自行计算转流中的单位流量,给操作人员带来了方便。随着科学的发展,计算机在 CPB 的应用领域也不断拓展,目前,计算机在 CPB 中主要应用于以下几个方面:

（1）设备的设计和性能测定　　CPB 设备的创新和改进是同 CPB 技术的起步和发展不可分割的,转流泵从滚柱泵到离心泵,现在又开始有轴流泵等新泵型的出现,氧合器从最早的转碟式到鼓泡式直至如今的膜式氧合器。有关 CPB 设备的研制工作仍然在国内外进行,各种新型的设备不断涌现,许多设备研制的初期工作是在计算机上加以完成,然后通过体外乃至动物实验应用后推广到临床。

（2）实时监测和控制系统　CPB中许多实时的监测系统都整合了计算机技术,而且通过转流中实时监测的结果,有些计算机软件还可将实时监测的结果经过计算机处理后为灌注师的操作提供实际指导,以改善微循环灌注,减少CPB中的组织缺氧。

（3）智能化转流设备　随着心脏外科手术的不断进步,先天性心脏病手术中复杂病例的比例越来越多,CPB的时间也随之延长。过长的转流时间不仅对患者存在相当的危害,而且也容易导致灌注师精神不集中。用智能化的心肺机可以在一定程度上完善灌注师的工作,而且电脑可根据转流实际情况使转流流量调节至最佳水平,保证对机体的灌注,减少术后并发症。除智能化心肺机外,还有一些智能化的转流设备也在研制过程中,其中有些已经开始在临床上使用。

（4）数据整理和质量控制　国外心脏病的手术数量相当大,以美国为例,每年要进行35万例左右的CPB手术。近年来,国内心脏病手术数量也不断增多,为了系统、完整地保存病例数据,国外已开发了相应的软件。不仅可方便医师随时查阅病例,而且可以达到资源共享,大大减少了科研工作的工作量。

一、体外循环设备设计和性能测试

在CPB的发展过程中,CPB设备的更新一直是推动CPB技术不断进步的动力。现在在CPB设备的设计和性能测试方面也采用了计算机技术。在设备制造上运用计算机技术可以降低设计成本,减少实物模型的数量,并且缩短了设计周期,加快了设备更新的步伐。

Fiore等利用计算机进行一次性使用搏动泵的设计,在该泵的设计中,包括进出口的两个瓣膜。他们先用CAD(computational assisted design)软件对泵的外形及驱动装置进行设计,建立三维模型,然后采用CFD(computational fluid-dynamic)软件对泵体的结构进行优化设计。运用计算机软件可以方便地模拟泵运行过程中泵体内血液流动的情况,并且能够在短时间内评估不同压力、不同流速下瓣膜的运行方式及其对血流的影响;能够在没有实际制造前对泵体结构提供一个较为满意设计方案,根据该方案制造的泵体在实际运行中所测得的各项指标与电脑的计算结果近似。

计算机技术也可用于对现有转流设备的性能指标进行测定。Antaki等对离心泵和轴流泵内部流场进行测定。他们在液体中加入荧光颗粒,用激光发生器照射泵体,利用连接在电脑上的高速荧光照相机拍摄,以此观察液体流动的状态。运用该方法可以观察不同切面的流体流动特性,可以更全面地了解泵体的运行效能及其对流体的影响。

此外,对心肺机人性化设计,包括外形的美观,操作平台的可视性,可操作性等都可运用计算机技术。

二、实时监测和药物控制系统

1. 实时监测设备　为保证整个 CPB 过程中,患者能保持最适宜的组织呼吸,现有多种实时的动静脉血气监测系统可随时观察动静脉血气指标指导灌注师的操作。Stammers 等根据术中 CDI500 血气实时监测系统所测得的结果调节氧合器供给气体的流量及氧浓度,发现这样更有利于将维持血气指标维持在理想状态,同使用间断测定血气的患者相比,能更准确地控制转流中动脉灌注液的血气指标。转流中使用 CDI500 的患者术后心律失常的发生率较低,同时还有减少呼吸机使用时间,ICU 滞留时间的趋势。

还有人编制电脑程序,通过计算机分析患者状况和术中血气分析的结果,由计算机向灌注师提出合理供气的建议。具体操作为术前由灌注师将患者资料输入电脑,术中将灌注压力,血气指标等输入电脑,电脑通过计算患者的外周阻力、氧耗量和二氧化碳产量,计算出转流中合适的气血比例和氧浓度,指导灌注师更好进行操作。

2. 药物使用的电脑控制　自 1968 年起,Sheppard 就开始在治疗患者时使用自动控制系统,随时根据患者的情况调节药物的剂量,减少病情的波动。有很多人在 CPB 将近结束时使用类似的方法控制血管活性药物的使用,以使患者维持合适的血压。Sebastiaan 建立了多种血管活性药物的控制系统,同时控制动脉血压和肺动脉血压。在血压过高时使用硝普钠和硝酸甘油,血压过低时使用去甲肾上腺素和多巴酚丁胺,肺动脉压力过高时使用硝酸甘油。使用前先根据患者的不同情况设定动脉血压和肺动脉血压的理想值,使用时根据事先编制的程序,通过监测装置所测得的血压的变化由电脑自动控制各种药物剂量的增减。经过 30 名患者的实践应用后,该系统能将动脉血压波动控制在理想值的 10% 左右,肺动脉压波动范围在 20% 左右,并可在使用过程中保持合适的心输出量。而且该系统可以在整个 CPB 围术期使用,促进围术期的康复。

三、智能化转流设备

自 1959 年起,有的医疗机构已经开始智能化转流设备的研制工作,其中以有关转流泵的研究较为广泛。Beppu 等在转流中监测动脉血压、管道阻力及贮血瓶液平面等指标,根据测量结果对离心泵的转速实现自动控制。Fu 等在植入人体的心室辅助泵中加入智能化模糊控制装置,根据心率的变化,自动调节流量,满足人体不同生理条件下的需求。

1. 智能化心肺机　为了更好地控制转流过程,特别是为了在小婴儿转流中维持进出液量的平衡,减少人为因素引起的不良后果,有些医疗机构研制微机控制的心肺机来控制转流过程。

日本东京女子医科大学自 1982 年起开始研制自动化控制的心肺机,经过动物实验后于

1990年开始进行少量的临床试验。该心肺机由微机控制系统、实时监测系统和受控工作系统三部分组成。动脉灌注量和静脉引流量都由泵控制。实时监测系统每秒钟对中心静脉压、贮血瓶液面和特制的静脉回流气囊的情况进行监测,并将信息传递给电脑,电脑经过分析处理后控制动脉转流泵和静脉回流泵的转速。

转流开始时,动脉灌注泵和静脉回流泵同时启动,动脉灌注量略大于静脉回流量,保证患者的血压不至引起过大的波动,此后流量逐渐增加,在 1 min 以内流量增加至 80 ml/(kg·min)。转流过程中依靠对中心静脉压、静脉回流囊的塌陷状况和液平面三者的实时监测控制流量。其中优先程度以液平面控制为主,回流囊其次,中心静脉压的控制要服从前两者。

根据动静脉插管前所测得的患者平均中心静脉压,电脑自动设置转流中所需维持的中心静脉压。一般情况下,主要通过对中心静脉压监测来调节灌注及回流量的大小,转流中可根据运转中的实际情况由电脑自动或由灌注师来调整中心静脉压的设置值。CPB 中,当静脉回流囊塌陷时,静脉回流泵自动停止运转,主动脉灌注泵也自动减速并停止 10 s,当静脉回流囊重新膨胀后,静脉回流重新开始但流量降至原先的 80%。短时间内连续发生回流囊塌陷的情况,电脑会自动上调中心静脉压的设置值。

当转流中贮血瓶平面下降至警戒线(230 ml)以下,电脑自动调节动脉泵的转速,降至原先的 80%,如果 10 s 以内液平面不能回升至安全范围,电脑自动下调中心静脉压设置值。当平面下降至危险范围内(180 ml 以下),动脉泵立即停止;当平面回升至 180 ml 以上时,动脉泵以原先流量的 80%开始运转;当平面回升至警戒线以上时,动脉流量恢复原先水平。

在转流将近结束的时候,由灌注师输入流量下降的指令,这时可将流量控制由中心静脉压转换为液平面控制,电脑可通过对中心静脉压或液平面的调控来维持转流直至结束。

考虑到手术过程中影响中心静脉压的因素很多,该系统还有抗干扰设置,可辨别外界因素对中心静脉压的影响。当中心静脉压变化超过 2 cmH_2O/s 或测定值在 -0.5～0.5 cmH_2O 时,电脑将其自动识别为外界干扰或校零,不改变转流流量。

该系统还能够对自身故障发生反应,当各监测装置的反馈信号超出电脑理解范围时,系统发出警报,当转流泵发生故障时,电脑自动停止转流。在系统瘫痪时,可迅速切换为人工控制,一旦故障排除,又可恢复自动控制。

在临床转流过程中,该系统能够在 90%以上的时间内保持中心静脉压的变化小于 2 cmH_2O,转流期间的液体滞留量同人工操作没有显著差异。不过,由于转流过程中不可避免有突发事件,如手术野出血等,因此该系统并不能完全独立地完成 CPB,仍然需要有经验的灌注师协助进行操作管理。

Anbe 等也设计了另外一种运用模糊控制技术的智能化心肺机。其将转流过程分作三个阶段——开始阶段、转流中期和脱机阶段,在每个阶段编制不同的控制准则,电脑根据其所收集的有关心率、血压、血流、液平面等相关血液动力学指标,控制心泵的转速,实现自动化控制。

现在 CPB 中所使用的各种实时监测装置性能已相当可靠,像 CDI 500 等动静脉实时氧分压、氧饱和度和电解质、血细胞比容监测系统的准确性也较原先的设备有长足的改进,可以部分替代转流过程中所必须进行的动静脉血气检验。可以设想,如果编制软件将转流中的各种人体参数(温度、动脉血压、中心静脉压、血气指标)和心肺机的灌注流量,平面、泵压监测等整合在一起,计算机根据手术前所设定的指标和实时测得的信息自动控制转流中的流量、升降温速率、氧合器的氧流量和浓度,甚至将相关的药物微泵一并联网,这样就可以在很大程度上实现智能化的 CPB 操作。不过这些技术在目前虽可实现,但是由于 CPB 并非仅仅是一个程序化的过程,而且转流中随时可能出现各种意外事件,因此在短时间内经验丰富的灌注师仍是心脏手术成功的保证。

2. 其他智能化转流设备　同主泵相比,在用智能化泵灌注心肌保护液这一方面已发展得较为成熟,并已研制出成熟的产品。如 Stockert Ⅲ 型心肺机具有独立的灌注心肌保护液的管理模块,不仅可以准确地根据灌注压力,灌注量来进行保护液的灌注,而且可以通过不同泵的从属关系来实现从 1∶1～1∶16 的含血心肌保护液灌注。

许多 CPB 设备都或多或少地整合了电脑技术。比如,现在离心泵的使用不断增加,而离心泵是非阻闭型的泵,在同一转速下,其流量受到泵后阻力的影响,为了维持一个恒定的流量就要不断地调节叶轮的转速。而目前使用的离心泵如 Jostra 等,都有两种控制方式,其一是转速控制,其二是流量控制。流量控制就是在使用过程中不断测定输出流量,根据流量变化并通过电脑计算自动调节转速以维持恒定的流量,明显减轻了操作人员的负担。Beppu 等在此基础上更进一步,在测定流量的同时,还利用电脑监测动脉血压以及贮血瓶的液平面,并采用抗干扰程序,滤过心脏跳动产生的干扰。利用该程序不仅可以维持流量的恒定,而且还能够在液面降低的时候采取安全优先的原则自动减少流量,并可对离心泵输入管道的异常状态发生感应,提醒操作人员的注意。

四、数据管理和质量控制

1. 数据管理　计算机在数据管理中的作用毋庸讳言,它能够节约大量的人力和物力。在许多医学领域中都使用计算机来进行数据管理。由于 CPB 是心脏外科不可或缺的治疗手段,很多医疗机构将 CPB 数据库和心脏外科数据库整合在一起。建立 CPB 乃至心脏手术的数据库,其目的是为内外科和灌注师提供更详实的资料以便进行病例统计和预后估计。

美国俄亥俄州格兰特(Grant)医院从 1983 年起用手工方法整理心血管手术的病例资料,自 1988 年即开始启用计算机建立数据库系统,并逐渐将系统建立前的资料也补充进入数据库。此后又不断扩充数据库的内容,先将心导管资料加入数据库中,1994 年起在数据库中添加文字资料,1995 年又在院内形成局域网,涵盖所有心血管方面的资料。

该系统以常用的 Windows 操作系统为基础,组合 Access、Excel 和 Word 等软件的功能。其中 Access 作为数据贮存的基础,数据的分析和统计使用 Excel 工作表,文字资料用 Word 软件编辑。每月用 Excel 对心内直视手术资料进行小结,及时为临床医师提供信息。

自 1991 年起,已采用 Parsonnet 方法对该系统的资料进行分析,对术前患者的预后进行评估。进一步的计划是将该系统与医院的网络系统相连接,达到资源互享,这样可以获得有关医疗费用、保险事项及疾病编目等资料。还打算将患者的病史及体检资料等全部输入系统,最终为所有的心脏病患者建立网上病历。

现在许多心血管中心都已建立了类似的系统,对各自的资料进行总结保存。国内上海儿童医学中心自 1999 年起也已建立了 CPB 资料库,虽然仍在不断地进行补充和完善,但已为大宗病例的总结提供了方便。

最近 Terumo 公司为其新出品的 System 1 系统专门配置了相应软件,可以在转流过程中记录所有的操作及检验结果,便于病例资料的总结。

2. 质量控制 在工商企业管理中,常规运用企业评估的方式进行排位,并以此方式促进企业的发展。美国健康组织联合认证委员会(The Joint Commission on Accreditation of Health Care Organizations)建议将该种方式在医学领域中应用,对各医疗机构的业务水平进行排位及评价,以此促进医疗成本的降低和医疗质量的提高。

北卡罗来纳州 Riley 等利用计算机网络,在 9 家医院建立了 CPB 质量排位系统。该系统的基本原理在于通过各医院大宗病例的总结,将各医院按 CPB 的质量和价格比进行排位,各灌注师可通过该系统了解到自身操作水准,并通过与最佳者的比较了解自身的差距。该系统运作的主要流程如下:

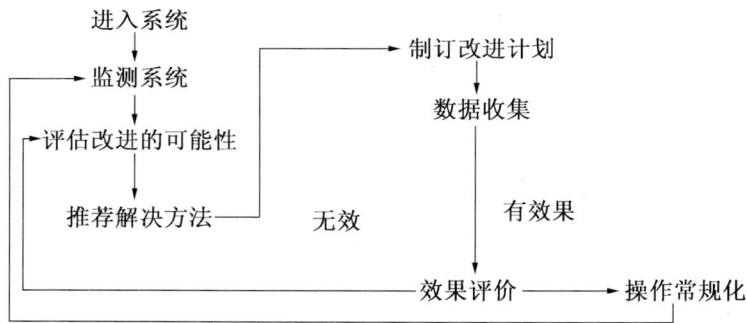

图 4-10-1 质量排位系统流程图

该系统不仅可以通过汇总各医疗机构的病例资料,评估各单位间灌注水平的差异,灌注人员还可以:① 通过该系统了解到各医院操作中的不同点,根据大宗病例的总结结果,明确最佳的操作方式,有利于灌注人员改进自身的不足之处;② 加强各医疗机构间的联系,不同医疗机构的灌注人员能够互相交流经验和教训,并进行疑难病例的会诊;③ 明确各种医疗方式是否有利于降低医疗成本并提高医疗质量。

在CPB中整合计算机技术是必然的发展趋势。在CPB中使用实时监测系统指导CPB操作甚至用电脑控制包括流量、供气在内的所有指标,都有可能在不远的将来实现,但是即使计算机能顺利完成整个CPB操作,但由于CPB中有些突发事件无法完全避免,在一定的时期内,CPB仍不能离开人的操作。作为一名灌注师,不仅应了解掌握不断涌现的新技术,也应当不断提高自身的实践操作能力,才能更好地配合外科医师完成手术。

（王　伟）

参 考 文 献

1 Beppu T,Imai Y,Fukui Y. A computerized control system for cardiopulmonary bypass. J Thorac Cardiovasc Surg,1995,109:428－438.

2 Schmartz M R,Barvais C F,d'Hollander B L,et al. Clinical evaluation of an automatic blood pressure controller during cardiac surgery. J Clin Monit,1997,13:261－268.

3 Beppu T,Seo K,Imai Y,et al. An automatic controller for a centrifugal blood pump. Artif Organs,1997,21:630－634.

4 Mutch W A,Lefevre G R,Thiessen D B,et al. Computer-controlled cardiopulmonary bypass increases jugular venous oxygen saturation during rewarming. Ann Thorac Surg, 1998,65:59－65.

5 Riley J B,Kavanaugh T A. Perfusion services national process improvement benchmarking. J Extra Corpor Technol,1998,30:25－29.

6 Wu Z H,Antaki J F,Burgreen G W,et al. Fluid dynamic characterization of operation condition for continuous flow blood pumps. ASAIO J,1999,45:442－449.

7 Christopher B,Geoff H,gerson R,et al. Fluid dynamics of a pediatric ventricular assist device. Artif Organs,2000,24:362－372.

8 Fu M H,Xu L Y. Computor simulation of sensorless fuzzy control of a rotary blood pump to assure normal physiology. ASAIO J,2000,46:273－276.

9 Trowbridge C C,Vasquez M,Stammers A H,et al. The effects of continuous blood gas monitoring during cardiopulmonary bypass:a prospective,randomized study—Part Ⅱ. J Extra Corpor Technol,2000,32:129－137.

10 Hoeksel S A,Blom J A,Jansen J R,et al. Computer control versus manual control of systemic hypertension during cardiac surgery. Acta Anaesthesiol Scand,2001,45:553－557.

11 Fiore G B,Redaelli A,Guadagni G,et al. Development of a new disposable pulsatile pump for cardiopulmonary bypass:computational fluid-dynamic design and in vitro tests. ASAIO J, 2002, 48:260－267.

第五章

体外循环灌注技术

第一节　插管和插管技术

无论体外循环(CPB)预充的配方怎样完善或体外的建立怎样周详,灌注的计划怎样透彻,还是要通过插管后,患者的血管才能和CPB回路相连接。这看来是很简单的步骤,其实却有着潜在的困难。由于小儿先心病的解剖有时很特殊,外科医师在插管时会碰到一些问题,大部分是因为先心病解剖的多变性,以及与术中要求"干"的心内操作视野有关。此外,一些特殊手术还要求采用特殊插管来解决问题。在外科医师的头脑里必须考虑到个别特殊插管的重要性,有时甚至还需要有特殊设备帮助插管。但外科医师选择插管时也会有些个人喜好的特性和习惯。

CPB中的腔静脉插管必须要提供合适的静脉引流[至少2.4 L/(m² · min)],这包括通过心肺转流泵到患者正向的流量,和从循环顺流而下到循环回路的逆向血流。两部分静脉回流到心脏的血流应能够顺利通过所选的插管,同时既不能被插管本身阻碍,也不能损伤血管。

循环中动脉端的插管必须提供足够的输回到患者的正向血流[>2.4 L/(m² · min)],血流必须直接流向主动脉,不能被放置插管所阻碍,以保证身体的所有区域必须都被灌注到。

因此,CPB中的插管应该能提供:

1) 合适的血流;

2) 不被阻碍的引流(正向和逆向);

3) 灌注和引流所有的血管。

在手术之前,外科医师必须决定所采用的灌注方法,这将影响到选择插管的方法和对特殊插管的流量要求。

一、插管的基本技术

（一）主动脉插管

插管必须是易弯曲和耐久的，在低温的手术操作情况下，当快速地改变温度和压力时也足以维持它们的形状和流量特性。对于新生儿和婴儿，主动脉插管的尖端应该很小以便能容易地插进很小的主动脉，也不妨碍插管外周血流。当 CPB 开始时和脱离 CPB 时，保持插管外周的血流是非常重要的，否则它会明显地妨碍小婴儿从主动脉输出的血流。在相对较低的灌注压力的情况下，要达到合适的灌注流量。插管尖端过高的压力会产生强大的喷射血流，这会损害主动脉的内膜和细胞成分。

1. 插管位置　插管位置的不同可能使一个简单的手术变得困难。在大多数手术中主动脉插管应该放置在最接近无名动脉的起始部，插管的尖端直接指向主动脉弓。但根据特殊手术的需要，插管的位置也可以变化。主动脉插管一般是放置在升主动脉；大血管的解剖和外科手术的方法可能影响主动脉插管的放置。例如：对于左心发育不良综合征，升主动脉口径仅 1～5 mm，以致放置的插管不能提供足够的系统灌注。另一选择就是主动脉插管放置在主肺动脉。系统灌注血流是通过动脉导管未闭再下到降主动脉。冠状动脉灌注是由发育不良的升主动脉逆向供应。左、右肺动脉用控制带圈住，以阻止对肺血管床的过度灌注。在法洛氏四联症修补术中，手术的操作步骤集中在右心室流出道或肺动脉，插管的位置应偏向主动脉的右侧，远离主要的手术操作区域。对于手术操作在上腔静脉或右肺动脉的手术，例如在全腔肺吻合术中，要把插管放置在无名静脉，操作时经常会更方便些。在近主动脉的手术，例如大动脉转位术或主动脉瓣上狭窄的手术，为了在近插管处留出足够的空间去横断主动脉，也为吻合留下足够的组织，要求尽可能在升主动脉远端放置插管。在这种手术中，主动脉应从无名静脉下游离，可以在无名动脉起始部的末端做荷包线的缝合，稍偏向弓部的下缘。这样的位置能留下足够的空间去阻断以及安全地分离主动脉。在新生儿的大动脉转位手术（Switch 术）中，由于外科手术有很大部分的操作是在主动脉根部，因此主动脉插管应放置在升主动脉的更远端。新生儿的主动脉弓中断的手术要求两根主动脉插管中一根放在升主动脉灌注头部血管，另一根放在降主动脉灌注身体部位。在新生儿和婴幼儿的心脏手术中股动脉的插管是较少用到的，因为他们的股动脉太细了。对于再次手术的儿童，考虑锯开胸骨时非常可能会弄破血管或心腔，风险很高。对于这些患者，应该考虑股动脉或髂动脉的插管。选择插管尺寸不仅要依据病种而且还有患者的大小。

新生儿和婴儿的主动脉插管放置可能碰到一些问题。主动脉插管的位置可能优先促进主动脉的流量降低或产生文丘里（Venturi）管现象：从脑循环中"窃取"血流。用氙监测脑血流证明了左、右大脑半球存在很大的差异，已有学者提出这个问题。主动脉插管的放置尽量在远端,就如通常放置在升主动脉或靠近要求重建的主动脉弓的过程(例如:大动脉转位手术),可能也起到了改变脑血流的作用。根据已观察到的新生儿和婴儿的降温方式,它不同于成人和年长的儿童。当肛温的下降不如鼓膜的温度时,应该引起外科组的注意。这可能意味着一个明显的主动脉阻塞或本身的缩窄。

2. 荷包的放置 荷包线的缝合位置在小儿心脏外科手术中也是很重要的。婴幼儿的主动脉相对它的插管和荷包线可能会比较小。在 CPB 结束荷包线打结时,荷包线开口方向不同或太大的荷包都可能导致主动脉受到严重的限制。因此,荷包线直径应该且仅比插管大一点,对于很细小的主动脉,通常用一根荷包线比用两根要好。正确的荷包缝合方向也是重要的。在细小的主动脉,荷包的长轴应平行于主动脉的长轴。在这个方向的荷包线打结很少限制或使主动脉产生狭窄。同样太大的荷包线也可能导致或限制而使主动脉狭窄。在循环开始以前和停 CPB 后拔去插管前,这可能是很重要的。因为在这时心脏仍有输出,由于荷包缝合引起的主动脉狭窄可能导致外周灌注不足,或观察到桡动脉测量的血压下降。在体外过程中,如果插管尖端向主动脉伸出,会在 CPB 结束时观察到血压的下降,可能会导致估计出一个不正确的偏低的心指数,因此而开始过激的强心治疗。而当拔去主动脉插管后,会发现血压有很明显改善。

3. 插管 尽管选用插管的依据是根据插管尺寸和术中所需流量而定,但主动脉插管的选择还是非常个性化的。选择的插管必须足够大以维持最小的切应力,尽可能减低一个线性压力。对于特殊的小儿可以根据患儿体表面积计算流量和推算出一个最大流量,例如 3.5 L(m² · min)。如果选择的插管没有一个用于固定插管的缝合边,那么在插管上放置一小截橡皮管,以限制插管进入主动脉的长度,同时也在插管周围提供控制带系结的固定点。

4. 插管的插入 主动脉插管的插入有几种方式,在 GOSH(Great Ormond Street Hospital)习惯用直接切口的方法。在荷包线内的心外膜上,用非常锋利的尖头剪或 NO. 11 解剖刀横切后,用镊子夹住切开的心外膜的外缘,借助 NO. 11 解剖刀慢慢划开心外膜进入主动脉。再把划开外膜的上缘盖下来以防止由于解剖刀进入主动脉引起的出血。主动脉插管通过切口插入,再用外膜划开的上缘控制出血。如果做的切口太小,可以用蚊式钳通过切口的一边轻轻地扩大。在波士顿儿童医院和上海儿童医学中心通用的方法是采用侧壁钳。方法是用侧壁钳在荷包线缝合的长轴位置夹住主动脉,而后在荷包线内做一个常规切口,当主动脉的尖端进入切口内后,把侧壁钳移去。但这一技术也有潜在的危险,例如主动脉的正向血流受阻和由于部分阻断或扭曲升主动脉弓上端引起的脑循环障碍。荷包线应该用控制带收紧后,在插管缝合边处打结防止滑脱。当插管连接到循环回路上时,应该把插管固定在手术切口边缘,以防止移动及保持插管离开手术操作的主要区域。插管的确切位置应该由手术的具体需要决定。

(二)静脉插管

静脉的解剖可能非常复杂。对双上腔静脉,上腔静脉引流到奇静脉或半奇静脉,或肝静脉直接引流到一个心房腔内,先心病患者的静脉系统的解剖是经常有变化。如果在持续转流的 CPB 中修补缺损,静脉插管的选择必须根据这些变化而定。

如果修补是在深低温停循环下进行,CPB 通常是一个降温的过程,修补是在停循环阶段进行。因此能简化腔静脉插管,在右心房放置较大的单根插管能有效进行引流。当降温结束,移去插管,即可在无插管的视野内进行外科修补;相反,如在持续灌注的 CPB 过程中,必须根据复杂的静脉解剖,尤其是内脏异位的单心室患者,他们通常是有双上腔静脉的。

修补伴有静脉系统回流异常的缺损,有时可能需要三根静脉插管。如果采用右弯角的静脉插管,静脉引流更有效,插管在手术视野里不显得突出。下腔静脉用短的弯角插管,在心包反折的下方插入,短的插管避免插管尖端放入肝静脉,引起肝静脉受阻。如果大的左上腔静脉和无名静脉之间没有交通存在的话,可能需要第三根插管。在开始 CPB 后,放置这根插管会更容易的。

为适应外科需要,可利用更大的静脉插管的分类系统,采用的静脉系统的类型和静脉回流的效果依赖于插管的尺寸、患者的解剖、插管位置和妥当的插管放置。为达到有效的系统灌注,合适的腔静脉插管是重要的。糟糕的静脉插管位置会潜在地引起腔静脉回流受阻,这可能导致脑静脉或内脏堵塞,在 CPB 期间因为低的灌注压,尤其是新生儿,静脉回流受阻的问题是特别强调的。相对较大的、较硬的静脉插管容易使非常柔软的大静脉扭曲,应该避免采用这种插管。

下腔静脉的插管能妨碍内脏血管床的静脉回流,导致由于增高的流体静力压力引起的腹水,或会直接减少跨膜的灌注压(肠系膜、肾脏和肝脏血管床的),可能引起明显的肾、肝、胃肠道功能障碍,应该预先考虑到这类患者在脱离 CPB 后无法解释的腹水;同样地,上腔静脉的受阻是可能的,这可能升高颈静脉压,降低脑部灌注压力,引起脑缺血。在手术室内,在体外开始后监测上腔静脉压力,直接通过颈内静脉压力或观察患者头部的明显肿大或静脉扩张,也是发现系统静脉阻塞的方法。和灌注师讨论适当的静脉回流,应该提醒麻醉师和外科医师警惕潜在的静脉插管问题。

1. 单根静脉插管 这是 DHCA 等停循环手术惯常选择的插管方法,但也经常被许多其他的手术采用,包括做大动脉转位手术而习惯持续灌注方法的。

(1)插管的选择 这是非常重要的,尤其在手术中 CPB 是持续灌注的情况下,这时单根右心房插管是最有用的。在控制带收紧固定插管以前,插管可插入到直角的弯角上方,然后拔出插管再固定在右心房的右冠状动脉和主动脉根部的下方。另一个相似选择是采用一根直的静脉插管,把它的尖端插入右心耳,放入到接近两个腔静脉开口处。外科医师放置插管的具体方法根据插管和体外管道的连接,以及 CPB 管道的放置而定。

(2)荷包的放置 荷包线的缝合通常是在右心耳附近,利用三或四处小的组织,然后加上控制带固定。如果要对主动脉进行探查,那么尽可能将荷包的控制带放在荷包的下方或朝向右方,这将帮助插管避开主要的操作部位,反之亦然。如果手术中要在主动脉上进行操作,荷包尾线应放在上方。大多数的手术中,为了更好帮助固定插管,用于固定插管的控制带要留下长长的尾线,这样长长的尾线能被夹在周围的开刀巾上,使插管能良好地固定到所选择的位置。

(3) 插管　插管的方法很多,而且也是具有个性化的。在荷包线的下部用普通的DeBakey镊子夹住心耳,然后外科医师在心耳的顶端切开,夹住它的侧缘拉开,助手用DeBakey镊子轻轻地放入插管,放开心耳底部镊子,夹住心耳切开中间边缘平滑地插入插管,然后收紧荷包线。也可以用侧壁钳或Cooley钳夹住心耳底部。第二种简单的方法是由主刀和助手用两把镊子在两面夹住荷包线底部的心耳组织,然后在心耳上做一个切开,扩大切开插入插管,这技术通常是很安全的。当患儿在机械通气下或存在较低的右心房压和房室通道的情况下,可能有空气吸入及形成气栓,尤其是有自主呼吸的情况下;因此前提必须是,患儿此时是完全麻痹的。

2. 心房双腔插管　许多外科医师喜欢选用双腔静脉插管来提供完全的静脉回流,以便在CPB转流时保持良好的心内暴露;其次,最有可能采用的就是通过右心房的腔静脉插管,一般这是首先考虑采用的方法。

(1) 荷包的放置　这也是其中最重要的决定,在大多数手术中,上腔静脉插管如上所述是通过右心耳插管,但下腔静脉荷包的放置是很有争议的。插管的选择是受手术操作影响的,而且是个性化的。首先,手术本身就是决定下腔静脉荷包位置的一个因素,如果通过右心房修补膜周流出道的室间隔缺损,肯定要在心房内通过三尖瓣,那么将下腔静脉插管的荷包放置在右心房前侧位的下腔静脉开口的下方。许多儿童有一个发育很好的欧氏瓣(Eustanchian valve)防卫在下腔静脉的入口处,单从外部不能分辨它是否存在。如果荷包线是在欧氏瓣的上面,有时插管要通过它进入下腔静脉可能有点困难。尽管多做些额外的准备,但也有用技巧顺利使插管进入下腔静脉,因此把插管进到欧氏瓣下方也是可能的。在下腔静脉的前面,心包过度向后反折,使心包变成下腔静脉的一部分,那么通常可看到从肝脏到下腔静脉的第一个分支,那么荷包直接放置在心包反折部分的上面,即右心房/下腔静脉连接处。荷包的尾线留在前侧位使控制带远离操作区域,这以后的下腔静脉插管是特别适合那些冠状窦在心房左侧的房室间隔缺损,或全腔肺吻合的患者。

(2) 插管的选择　插管的选择变化很大。对于双腔插管,每种尺寸的插管有三种长度可选,分为长、中、短。中号插管是更适合上腔静脉,短的适合下腔静脉。因为太长的插管的尖端通过肝静脉到下腔静脉的入口,很容易阻碍来自肝脏的静脉引流;所以下腔静脉还是采用短的插管为好。插管尺寸的选择是根据流量的需要而定。插管不能太大,这点是得到广泛认同的。因为太大会阻碍它侧孔的引流,尤其是来自肝静脉的回流。Wanger等(1988)显示了几项实验研究:插管尺寸接近静脉的大小,最大引流量会有明显的下降。

(3) 插管　上腔静脉插管对血流动力学的干扰通常比下腔静脉插管要少。因此,最好是先放置上腔静脉插管,然后单根插管开始CPB,在转流中再放置下腔静脉插管。必须记住，当插管插入上腔静脉时，在上腔静脉开口的上半部，右心房的界嵴在右心房内呈现出一个明显的突出。如果忽视这点，就很容易把上腔静脉插管插在界嵴的上面，这可能是危险的，会损伤心房、引起出血或增加节律障碍等。如果采用的是直角插管，为避免这点，在插管前稍微把直角插管的弯角拉直一点，使插管能更好导入或减少直角情况下进入右心房，再从侧面略微垂直地旋转插管一点角度，以致它能滑过界嵴进入上腔静脉。如果使用 Ryxx 插管，在插管上有一个缝合边，通常最好把它也放在右心房内，这样的位置能确保放置的插管能自由牵拉。

有时可能由于在心脏跳动时放置下腔静脉插管，会因干扰血流动力学而变得困难一些。因此，先上腔静脉插管，再在 CPB 下进行下腔静脉的插管会更好。右心房应被牵引而偏向左侧，用 Langenbeck 牵引器在心包的膈面暴露下做下腔静脉荷包。在下腔静脉中央放一个 CPB 的吸引器，用镊子夹住荷包的侧面，在荷包内做一个横切口。这非常有助于在脑海里产生下腔静脉、欧氏瓣和肝静脉（很容易错误地在这些静脉插管）的结构图。在插入之前略微弄直插管（如同上腔静脉）也是有用的。先轻轻旋转插管下到欧氏瓣的下面，然后进入下腔静脉，再从这位置轻柔地侧向前进。如果插管是朝向中间的，那它很容易被欧氏瓣阻碍甚至是插在冠状窦内，必须警惕这一点。

如果已经选择了直插管，要小心地进入到下腔静脉的开口，很小的压力也能帮助插管下到欧氏瓣的下方。要注意，必须确保插管不会进入下腔静脉太深。

3. 直的双腔插管　在某些状况下也需要采用直的双腔插管：当通路是在心房上面，例如一个静脉窦型的房缺；需要大面积的暴露，或修补一个房室间隔缺损；这时右心房壁自身也成为修补的一部分，又如在 Senning 手术中等。已经设计了更加方便插管的特殊插管。这些插管的基本特征是长度较短、管壁薄和或大或小的右向弯角度，以便使它们在狭窄的管腔中也能提供良好的引流。

（1）上腔静脉荷包的放置　放置在上腔上方的右心房连接处大约 0.5～1.0 cm 范围内，荷包缝合的朝向是重要的，特别是在婴幼儿手术中。要避免在灌注结束时会引起上腔静脉狭窄或回流受阻碍的荷包缝合。荷包线放置的纵向定位和尾线的放置要离开右心房上端，形状像一个狭长的盒子，这样的荷包线打结时只会稍微收紧上腔静脉，但不可能使它狭窄。如果对会狭窄静脉的可能性还有质疑的话，应该在手术结束时直接用优质的聚丙烯线在切口上进行修补。当荷包线在外面打结时，单根荷包线也可以更好地防止心外膜被拉到荷包内。婴儿用 5-0 的聚丙烯，大些的儿童用 4-0 即可。

（2）插管　上腔静脉直接插管可能是困难的，因此通过在右心耳做一个荷包，先下腔静脉插管后建立 CPB，这经常是实用而且安全的。然后可以在下方收紧，增加上腔静脉的暴露。右心耳的这个操作位置在以后可以作为放置左心引流管的位置或作为改良超滤期间超滤血的回心处。当上腔静脉荷包已经打开后，应该用蚊式钳夹住荷包的中间和侧面，然后处理荷包缝合。夹住上腔静脉的整个管壁也非常重要的，因为只夹住心包膜可能导致插管困难或阻闭血流,甚至会把上腔静脉血管壁剖割开。在插管前用蚊式钳能更好地帮助插管。在荷包内用NO.11长柄解剖刀做一个切口,用蚊式钳尖端夹住切口的边缘,随后在荷包内用类似蚊式钳的器械通过切口进入上腔静脉,这可能有助于稍微扩大切口,通常可以观察到麻醉师已放置的中心静脉测压管,这可能会阻碍上腔静脉的顺利进入。

尝试在浅表面的上腔静脉插管计划是简单的,因此如上所述通过切口边缘用蚊式钳撑开切口,进行插管是有帮助的。在进入上腔静脉前,插管应尽量垂直地进入静脉,然后收紧荷包控制带,固定插管。当上腔静脉引流用这种方法建立,泵吸引器可以在右心耳替代下腔静脉插管,然后有条不紊地在安全的情况下,直接下腔静脉插管,再用圈套收紧。所有冠状窦的引流都能被放置的心内用吸引器吸走。

手术结束时,拔掉插管后,最好直接修补上腔静脉,用缝线从切口纵轴方向的横截面上修补。这技术更适用于较小的上腔静脉或那些全腔肺吻合的患者。

良好的静脉引流是好的心外科手术的基础,但有时在手术中急着做这关键部分的时候反而是没有感觉的。

(三) 左心引流

心脏排气口的需要及其方法经常是心脏外科医师之间争论的一个话题。在先心病外科,CPB期间经常存在相当多的静脉血回流到左心房,尤其有大量侧支存在的紫绀型的儿童,这些患者也许存在在CPB前不可能控制的大量分流。心内的暴露尤其是房室间隔缺损,可能在这样左心回流的情况下很难修补,因此适当的左心吸引是必须的。如果存在主动脉或三尖瓣反流,要考虑心室扩张的风险。在这些情况下,左心室本身必须引流:左心房或肺动脉引流是不合适的。引流管的尖端必须放在左心室腔内。左心引流放入的时机是随手术的过程而变化的。通常通过打开的右心房房间隔缺损放置一根心内吸引或引流管是有效的。但心内吸引也可以在中间插入,更可取的是在右上肺静脉(RSPV)和右心房的连接处做一个"正式"的切口来放置引流管。在右上肺静脉的切口是通过以下技术做的:通过打开的右心房,经过房间隔缺损或卵圆孔,一个右向弯角的引流管能进入到RSPV,在管的前端推动它,在静脉血管的外部对着它用NO.15解剖刀切开,产生一个很"干"的孔。等引流管一放好,用5-0或4-0聚丙烯荷包线固定它。在手术期间这荷包线也可用于放置左心测压管。如左心可能在主动脉阻断前膨胀,那么直接插入一根引流管也是必要的。在左心房壁上能容易地做一个直接切口,但糟糕的是可能在RSPV或心房的后壁穿入。因此,解剖刀必须在中间成角度以避免后壁穿孔的危险。

引流管也可以通过左心耳上肺动脉的荷包放入,在这位置也是非常有效的。

在涉及打开肺动脉的手术,通常允许良好的引流,尽管在操作视野里过多的血流可以导致左心房引流比实际更多;更多的争论是在于左心室顶端引流的作用。有两种极端观点:在心脏外科,没有位置来放置"顶端"引流;从"顶端"引流是唯一有效的引流 。但无论如何,左心室顶端引流可能会产生问题,可能从心室破口和晚期的左心室顶端动脉瘤会持续出血。解决左心室顶端心内吸引的位置和在 CPB 结束评价潜在的心脏血流动力学结果是同样重要的。如在手术中同时发生冠状动脉的扭曲及静脉回流受阻,那心脏是受累的。应该尝试尽可能避免心尖端的引流,但可用于因某些条件和技术的原因,使用其他的引流方法不能使心脏减压的情况。根据一些外科医师的经验,一根引流管可以方便地通过二尖瓣进入左心室,几乎不需要顶端引流。

在很少情况下,如采用左心室心尖端引流。外科医师的左手要把心脏提起,这会使你看到左心室尖;快速地察看顶端并确定插管的合适位置,用 NO.11 解剖刀做一个切口,用蚊式钳尖端探查进入心脏的通路。

有适用于儿童的引流器械,但还没有合适的商品化引流管是完美的。目前多种规格的一次性的 DLP 的引流管以及三腔金属引流管是最可靠的。

(四) 右心排气

通常右心是用静脉插管引流或排气,当采用双腔插管时,不需进行右心排气。如果右心室不能射血,右心必须插管进行引流,心内吸引或用外科方法打开后引流到心包腔去。

使用左心室排气是为了防止心室膨胀,减少心肌颤动和帮助外科暴露。希望通过防止左心室的膨胀引起过度拉伸对肌肉造成的机械损伤。也可以通过降低心肌氧耗来加强心肌保护。提供良好的心内膜下灌注(心内膜下灌注压力相当于主动脉压力减少左心室压力)和防止可能引起的肺损伤或水肿引起肺静脉高压以及肺动脉高压。

(五) 左心室回血的来源

CPB 期间,正常的左心室回心血来源包括支气管和 THEBESIAN 静脉和通过体外腔静脉插管肺循环回到右心的血。非常规的来源包括左上腔静脉,动脉导管未闭或体-肺动脉分流(例如:B-T 或 WATERSON),房间隔缺损或室间隔缺损,所引起的进入左心静脉的异常血及主动脉的反流;即使在手术前不明显,但当在主动脉根部灌注心肌保护液和由于其他外科操作引起的主动脉根部扭曲后也会产生主动脉反流。

当 CPB 时心脏发生纤维颤动时,甚至血流动力学上的轻度主动脉反流(例如小于 1 L/min),由于左心室不能排空产生持续的主动脉反流,都可能导致灾难性结果。

二、特殊情况

(一) 左上腔静脉的管理

有一部分病患存在左上腔静脉,在一些畸形中这是非常普遍的。这通常能很容易地用二维超声诊断到。通过左上腔静脉到开放的右心房,持续静脉回流能严重地阻碍外科医师的视野,冷的、暂停的心脏要比以往的方式更快地升温。处理这回流的方法应该由手术的进程决定,由于这决定会影响所考虑的CPB方法。如果在做完右上腔静脉和下腔静脉的圈套后还有过多的右心房回血,应寻找是否存在左上腔静脉。

最简单的解决方法是用单根静脉插管,和修补心内缺损而采用的停循环方法一样。这个方法没有特殊的理由需要去考虑左上腔静脉的存在。在实践中,这方法仅限于采用短暂停循环的小婴儿。采用单根插管不停循环也是较常用的处理左上腔的静脉回流的方法。例如,大动脉转位手术(Switch术)。

如果不采用停循环,打开右心房后必须采用另一种方法。对于小婴儿简单地在冠状窦内放置一根心内吸引管,是通常处理左上腔静脉回流的方法。但在手术过程中吸引管经常会滑出来,要重复地放置。在CPB的泵流量减少的情况下,这方法是很有效的,但在高流量时效果就不甚理想。不过这方法还不失为简单可行。

在较大的儿童,对于那些有较多左上腔静脉回流,简单地放置吸引管可能没用;对于这些患者,另一种值得尝试的方法是避免采用直的上腔静脉插管。可以放置一种带球囊的Foley导管到冠状窦。在左上腔静脉内球囊充气,导管中心内腔连接到吸引泵的管道上。重要的是要在左上腔静脉内对球囊进行充气,而不是在冠状窦内。这有两个理由:其一,实际上在左上腔静脉内很少能测到静脉压力,因此,Foley导管会因为某些原因受堵,不仅左上腔内静脉压力高,而且心脏到冠状窦的静脉引流压力也高。这样的压力对于停搏的心脏影响很大,心肌温度和术后心脏的含水量都会升高;如果给予心肌保护液就尤为重要,因为过高的静脉压将阻止冷停搏液在心脏的均匀分布。这将明显地直接影响术后心脏功能。其二,在冠状窦口对Foley球囊充气可能使手术区域周围组织变形,也会潜在损伤、压缩传导束。

最后的选择是直的左上腔静脉插管。这方法尤其适合较大的儿童或那些有很大的左上腔静脉的患者。即使在实践中有时有些困难,但理论上直插管还是可行的。所采用的三根静脉插管应该通过单根静脉引流管回流。这可用一个特殊的三脚接头或两个Y接头,通过右心房或右上腔静脉、下腔静脉建立CPB。只有在CPB开始平稳后,肺总动脉才能向右牵拉,左上腔静脉就能看到。同时左心耳经常也在这位置。用长的缝线在左心耳的尖端收住,缝线穿过心室在它下方露出来。这样向下牵拉左心耳能很好地暴露左上腔静脉。在左上腔静脉上过多折叠的心包应该割掉,然后轻轻移动导管;用5-0或4-0聚丙烯做纵向荷包,然后用类似右上腔静脉直插管的方法进行插管。一个合适的尺寸、壁厚的右角插管通过蚊式钳撑开的纵向切口插管,然后插管与静脉回流管道相连接。

另一种观点在特殊情况下有用,即如采取左上腔静脉荷包,但在尖端插入左心吸引管,则相当于一根静脉插管。

因此,对于左上腔静脉插管管理的建议如下:

1）停循环；

2）冠状窦的吸引管；

3）通过冠状窦的 Foley 导管；

4）直的静脉插管（三根插管）；

5）左上腔静脉直接用左心吸引管。

（二）全腔-肺吻合

这种手术包括横断的上腔静脉到右肺动脉的吻合，做心房内隧道，使下腔静脉血流转而吻合到肺动脉的下面，到最后形成心脏的上腔静脉。下腔静脉插管应该在心包反折处的欧氏瓣下面插入。但上腔静脉的插管比通常情况更为困难。要做全腔、肺吻合，上腔静脉必须被游离延伸，包括结扎和分离奇静脉（除非奇静脉和上腔静脉有交通）及小分支、侧面的胸腔内的分支。因此，CPB 上腔静脉插管应放置在这些静脉的上方，实践中这意味着放置在上腔静脉-无名静脉连接处或在无名静脉内。这个插管位置对于某些不规则的静脉引流到上腔静脉的情况也是有用的。基本的插管方法和一般直的静脉插管方法是相同的，不再重复。通常采用短的薄壁右角静脉插管，在这个手术中静脉路的回流受阻是很严重的。移去插管后可能引起的任何狭窄都应该采用直接修补来处理，偶尔也可能用静脉插管在无名静脉插管。如果是这样，通常放置吸引管使血通过泵回流到静脉贮血器。

如果有左上腔存在通常如上所述处理，但有时要接近到这静脉的表面是困难的，有时插入一根心内吸引管也能有效引流。

部分全腔、肺吻合手术也存在"心房同分异构"，这时心脏自身经常存在有异常的静脉系统的回流，这通常引起从下腔进入心房不同的形态变化（尽管是在形态学上）和肝静脉数量不同。和奇静脉或半奇静脉的交通会延续到下腔静脉，由于这可以用合适的静脉直插管来处理，因此通常不会是问题。单独的肝静脉和下腔静脉在心包反折的下面，可以用薄壁的短插管单独插管，但这种复合插管会导致如"圣诞树"的复杂静脉管的连接。为了避免术中潜在的危险，必须确保手术中所有台上人员及早对这种情况引起警觉，以减少管道的偶然折叠。

总结：

1）无名静脉插管或连接到上腔静脉；

2）较高位的左上腔静脉插管；

3）在心包反折和欧氏瓣的下方进行下腔静脉或肝静脉插管；

4）如果左上腔静脉插管困难，那么可以用左心引流管代替；

5）注意不要引起静脉管道打折。

（三）主动脉弓中断

对这种畸形的首要治疗现在被广泛接受的选择是完整的修补。手术需要至少一段时间的停循环来连接主动脉弓和降主动脉。儿童的这种手术不能采用单根的主动脉插管,上下两个血管床都必须被灌注到。中断前的升主动脉的供血区域和中断下面的被动脉导管供血区域都要求被单独灌注。这可以采用一个 Y 形的接头来解决,连接两根合适的动脉插管(通常 8 或 10 Fr),分别通过不同的荷包缝合插入。插管的位置在升主动脉和接近肺动脉或动脉导管处。供应下肢血灌注的插管可以插入到降主动脉,以确保正确的流量分配。这种技术的缺点是流量将倾向于通过较低阻抗的血管床,因此是不可能去断定特殊区域的是否被充分灌注。但不必为两个血管床而建立两个单独的体外灌注泵。在修补完主动脉后,可以重新放置单根主动脉插管进行灌注。

总结:

1)主动脉端采用 Y 形接头。

2)放置两根主动脉插管:① 升主动脉;② 通过动脉导管到降主动脉。

3)完成主动脉修补后转换到单根主动脉插管。

(四)左心发育不良综合征

因为升主动脉非常小(通常直径 2~3 cm)。主动脉插管是通过主肺动脉和动脉导管完成,就像主动脉弓中断的下肢灌注一样。到肺里去的血被左、右肺动脉上的圈套阻止。在再修补的灌注过程中必须维持前列腺素输注。静脉回流采用单根右心房插管。对于停循环的手术,患儿采用中心降温的方法。对于新生儿在修补之后,首要的是重新建立起新的主动脉插管,这建议可通过同样的主动脉荷包,但必须控制分流,直到心功能好转和升温良好。

(五)心脏移植

在这种情况下,主动脉插管位置必须尽可能高,要留出足够的空间以分离主动脉和进行再连接。静脉插管也必须直接放置到腔静脉,下腔静脉插管位置在心包反折处的下方,或留有足够的右心房组织可适用于连接供心。

(六)先心病的再次手术

大多数再次手术的先心病患者可以通过正中切口和以上所述的插管方法完成。但也可能因为弄破心脏或粘连的血管而引起大量出血,因此正中切口有时也被认为是危险的。为了避免这样的风险,较大的儿童可以先经股动、静脉插管,建立 CPB,然后再做正中切口,这类似成人心外科所采用的方法。

在小婴儿和儿童有些因素是预见到的,通常股动静脉太小无法允许合适的血流。在这种情况下,髂血管提供了更具吸引力的选择。髂血管是很容易从腹膜外找到的,在髂前上棘上方 1 cm 处,在向右或左的皮肤皱褶处做横向切口,并向中间扩大到腹直肌的肌鞘边缘,用类似于阑尾手术分离肌肉的技术使切口深入。即使停留在腹膜外,腰肌也可以很容易地触摸到。实际上采用这个方法时,在放入撑开器之前,通常就能发现髂动脉。然后在髂动脉暴露的区域放入湿海绵,拉住要缩回的腹膜。一般髂动脉能轻易地用电烫分离或钝性分离,用硅橡胶血管控制带穿过它,必须小心放置,要避免经过髂血管周围区域的输尿管。在把髂动脉拉到身体的对侧后,髂静脉就暴露了。通常总是令人吃惊地发现这点是如此靠近下腔静脉的分支,当控制带穿过血管时,小心避免刺穿它。在肝素化后,应通过横切口先行动脉插管。一般能采用升主动脉插管时同样尺寸的动脉插管。插管应该尽可能地插得深些。在静脉插管时,有和上腔静脉插管时同样的插管尺寸的限制。同时插管都应该足够长,保证能很好地进入上腔静脉,甚至进入右心房。我们现有的钢丝加固的直的长插管是最可靠的。在插入插管之前,先测量从插管的位置到右心房的距离是有用的。因为如果插管能进得如此远的话,那么在 CPB 时,通常能达到全流量灌注。已消毒的水溶性 K－Y 润滑啫喱能很好地帮助插入静脉插管。

在手术结束时,应该用 6－0 或 7－0 的聚丙烯线直接修补横向切口。

三、总结

在做切口之前,必须要有周详的插管计划。同时在外科医师、洗手护士和灌注师之间的良好沟通也是很重要的,这将有助于 CPB 平顺的开始以及术中良好的管理。良好的插管是良好的 CPB 的必要条件。

(陈 虹)

参 考 文 献

1 Wenger R K, Bavaria.J E, Ratcliffe M b, et al. Flow dynamics of peripheral venous catheters during extracorporeal membrane oxygenation with a centrifugal pump. Journal of Thoracic and Cardiovascular Surgery.1988,96.478－484.

2 Konstaninov I E , Benson L N, Caldarone C A,et al. A simple surgical technique for interventional transcather completion of the total cavopulmonary connection. J Thorac Cardiovasc Surg,2005,129(1):210－210.

3 Eugene A, Hessel Ⅱ. Cardiopulmonary bypass circulatory and cannulation techniques. In:Gravlee G P, Davis R F, Utley J R. Cardiopulmonary Bypass: Principles and Practice. Lippincott. Philadelphia: Williams & Wilkins,1993,55.

4 James R,Zaidan. Initiation and maintenance of cardiopulmonary bypass. in: Christina T, Mora, ed. Cardiopulmonary Bypass Principles and Techniches of Extracorporeal Circulation. Springer 1995, 264.

5 M Elliott. Cannulation for cardiopulmonary bypass for repair of congenital heart diease. In: Richard

A, Jonas M D. Cardiopulmonary Bypass in Neonates, Infants and Young Children. Oxford: Butter-worth-Heinemann, 1994, 127 - 140.

第二节 预充液及其配制

　　1868 年 Ludwig 及 Schmidt 描述了用机械方法将动脉血灌入哺乳动物体内,1885 年 Frey 和 Gruber 开始用薄膜进行氧合,以及首次以气泡吹入静脉血内进行氧合,但由于气泡去除的问题而失败。直到 50 年后 Gibbon(1937 年)在费城的实验室中使用最原始的"人工心肺机"在动物实验中获得成功。

　　在很长一段时间内,CPB 的开拓者、伟大的实践家们的研究和设想都是围绕着氧合器、灌注泵以及如何保持温度延长手术时间,而很少关注到装置中的预充液体。因此在动物实验阶段整个装置中使用的都是用全血预充,7～14 kg 的狗的用血量要达到 850 ml。1961 年 Nazih,Zuhdi 等开始进行血液稀释(hemodilution)的实验,并应用于临床。我们现在已经完全了解到血液稀释可以降低血液黏稠度,减少血流阻力,有利于组织的灌注,同时还可以减少溶血,但当时人们对血液稀释后导致的携氧能力的降低深感不安。直到 1963 年由于低温技术的出现和应用,转流过程中机体的氧耗得到控制,人们才开始对预充液的成分有了新的认识和研究,CPB 可以在不加血或者少加血的状况下维持。研究者开始寻找一条通过控制预充液的配方来提高转流效果的途径。因此,血液稀释是 CPB 发展中的一个里程碑。在以后的发展中,胶体的重要性越来越被大家所认识,同时不同种类的药物加入到预充液中试图去减少包括 CPB 中毛细血管的漏出和炎症反应等各种各样碰到的问题。现在虽然各个单位根据自己的经验制定出不同成分和组分的预充液,但预充液中电解质的成分和胶体渗透压越来越接近血浆,也越来越符合生理。

一、预充和血液稀释

　　由于外源性的液体进入血管内或自身性的血液丢失造成组织间液经毛细血管进入血液循环的过程,同时使血细胞比容及血液黏稠度下降。CPB 中使用晶体液预充人工心肺机,使血细胞比容及血液黏稠度明显降低属于"人为的控制性的血液稀释"。

　　CPB 最早使用的是不经过稀释的全血预充,然而随着心脏外科的发展和 CPB 研究的深入,越来越多的观点表明,全血预充存在很多的弊病。

　　1. 血液传播性疾病的发生率提高 近年来由于输注库血造成血源性传播性疾病的发生率明显提高,其中最多的是血源传染性肝炎,输注库血感染肝炎的发生率是 5% 以上。而艾滋病的出现,并且输注库血造成感染艾滋病的病例已有报道,给使用库血带来更高的感染疾病的风险。同时还有其他 T 细胞病毒和一些血液传染病也可以通过血液传播。

2. 使用全血预充,血细胞比容过高　血细胞比容是决定血液黏滞度的主要因素。尤其是在降温患者中,全血的黏滞度增加更加明显,推动血流的阻力更大,造成血流缓慢,微循环灌注不足。有实验表明,过高的血细胞比容(高于 34%),是导致冠状血管栓塞的主要因素,复跳后出现 Q 波的风险明显增高,并最终导致左心衰竭。同时红细胞在其他脏器的毛细血管内堆积,也可造成其他脏器微循环的栓塞,导致脏器的损伤,如急性肾衰竭、脑缺氧、脑栓塞、肺栓塞等。

3. 血细胞破坏严重　CPB 过程中,由于血液与人工表面如氧合器、过滤器、管道、接头等接触,对红细胞膜的结构产生破坏。同时人工心肺机的机械挤压对血细胞的破坏,在转流过程中血细胞比容越高机械破坏所产生的结果越明显,短时间内就可以出现严重的血色素尿。在临床操作中可以发现降温至 30 ℃ 以下血细胞比容>30% 时转流约 30～40 min 患者就开始出现血色素尿,破碎的红细胞碎片沉积在毛细血管中,加重了脏器的栓塞。

4. 血源紧张　CPB 早期,由于人工心肺机系统庞大,需要使用 3～5 L 的全血预充才能完成手术。即使是现在,在设备和技术都有极大提高的情况下,对于 10 kg 的儿童倘若使用全血预充也需要 700～800 ml 的库血,如果将血液稀释至血细胞比容 25%,只需要使用 300 ml 的库血。因此在 CPB 中应用血液稀释可以少用血甚至不用血。

在 CPB 过程中,低温、血细胞比容过高(40%)、非搏动性血流都可以使微循环血流障碍,而血液稀释可以改善以上因素产生的负面影响。血液稀释,降低了红细胞的浓度,减轻了 CPB 对红细胞和血小板的破坏,减少溶血、凝血系统激活所引起的血栓及栓塞。由于稀释后,可以少用血甚至不用血,缓和了血源紧张的矛盾,也为患者节约了很多费用。

但是在进行血液稀释时适当的稀释度是预充时需要斟酌的部分,尤其对于体重比较小的婴幼儿和新生儿,他的解剖、生理、水负荷的能力与成人不同:① 婴幼儿脏器发育不成熟,细胞膜的稳定性差,容易造成水肿;② 肾小球滤过率很低,处理水负荷的能力较差;③ 小婴儿的组织疏松,液体容易在组织间隙内潴留。因此,在稀释过程中,由于血浆蛋白、胶体渗透压均降低,容易造成液体从血管中漏出导致比较明显的水肿,在血液稀释时需要极其谨慎。

目前临床上我们用血细胞比容(Hct)来表示血液稀释度,可将血液稀释度分为 5 度:

1) 轻度血液稀释,Hct ≥30%;

2) 中度血液稀释,Hct 20%～29%;

3) 中深度血液稀释,Hct 15%～19%;

4) 深度血液稀释,Hct 10%～14%;

5) 极度血液稀释,Hct<10%。

在最初使用血液稀释进行 CPB 时,血细胞比容甚至可以达到 15%～18% 水平,Jehovab

认为,即使在这种稀释度中,由于生理补偿机制的作用,患者在临床上也表现出很好的耐受性,Jehovab's甚至认为在DHCA中血细胞比容低到15%以下患者也能较好耐受。支持这种观点的理由是认为转流与稀释度的选择是分离的。在血细胞比容降低至15%时,保持一定的流量可以满足各脏器的血液灌注。虽然心内膜下血流发生不良分配,但冠状血管血流停止后(阻断后),冠状血管循环和CPB是分离的。特别是使用含血的心肌保护液后,冠状血管的血细胞比容一般高于这个水平。

但是,Gacthderm认为血液稀释度是灌注后影响健康恢复的重要因素之一。在血细胞比容20%以下时,红细胞的携氧能力明显下降,不利于组织的灌注。血细胞比容在20%以上时,红细胞携氧能力不受影响,微循环血流量增加,血流分布均匀,因此组织实际摄氧量增加。理论上,在血细胞比容大于30%时,由于血流阻力的增加而微循环的灌注将减少,且血细胞破坏的风险明显增高。因此,一些中心在CPB时尽量维持血细胞比容在30%以下。对于患者血容量大、血细胞比容高,则需要在转流前放血并添加胶体或晶体补充容量使转流中的血细胞比容达到预计的水平。温度(低温)也影响血细胞比容的变化。由于温度对黏滞度-流量的反比例关系的影响,在进行血液稀释时也应该考虑温度的因素。安全的稀释度,特别是使用晶体预充液,也要考虑稀释对手术后出血的影响。由于稀释使凝血因子浓度降低,造成手术后出血,因此现在的观点对极度稀释并不支持。

理想的稀释度应兼顾到转流过程中升降温对氧供应的影响。一般在温度低于30 ℃以下时,血细胞比容应在30%以下或者更低一些;如果温度在25 ℃,血细胞比容应在25%左右;在温度更低的深低温转流或DHCA的患者中,血细胞比容可以低至20%±2%。普遍认为,在低温过程中,血细胞比容维持在25%是比较安全的。但是在安装了超滤器的CPB过程中,有观点认为可以接受比较低的血细胞比容,只要在CPB结束后将血细胞比容纠正至正常水平。但许多经验表明,血细胞比容降至20%以下将导致脏器血流的重新分布。上海儿童医学中心不赞成血细胞比容降至20%以下。对于体重较小的患者和手术前血细胞比容较高的紫绀型患者,在稀释度的选择上更加谨慎,一般采取略偏高的血细胞比容进行转流,以保证组织尤其是脑部的氧供(<10 kg, Hct 26%～28%;<5 kg, Hct 28%～30%),在深低温的情况下可以选择较低的血细胞比容(Hct 24%～26%)。

总之,在稀释过程中,维持一定的血细胞比容是对组织氧灌注的保证,而胶体液的加入则维持了一定的渗透压,是防止水肿的一个重要措施。血细胞比容和胶体渗透压这两个指标在转流过程中各司其职,在血液稀释前制订预充计划时应同时考虑。

二、预充液的选择

就像心肌保护液各不相同一样,各个单位都根据自己的经验制定出不同成分的预充液,同时不断地完善和提高。目前预充液的电解质成分和渗透压越来越接近血浆,不仅对生理干扰最小,同时又能预防和对抗 CPB 过程中可能产生的酸中毒、肾衰竭等并发症。常规使用的预充液分为血细胞、晶体液、胶体液。

1. 血细胞 在儿童中,使用血液来维持一定的血细胞比容是比较普遍的。目前使用的血液有库存浓缩红细胞、库存全血、新鲜全血。一般来说在预充液中加入的血液应该是越新鲜越好,应少于 72 h。原因有以下几点:① 存在于红细胞中增加氧在组织中交换的酶的含量减少,使红细胞的携氧能力明显下降,交换能力也有所减低。② 各种电解质和代谢产物的含量在红细胞贮存过程中发生了相当的变化。特别是采集并贮存的第二日,钾的水平达到生理水平的高限(7~25 mmol/L),同时乳酸盐的水平也达到高峰。③ 纤连蛋白是单核吞噬细胞内一种重要的调理素。纤连蛋白在患者体内减少会引起组织的损坏,和患者病情的恶化有直接联系。在库血中纤连蛋白的含量明显低于新鲜血,而纤连蛋白的减少是发生在最初的 24 h 内。④ 库血存放久后,破碎的血细胞易形成微颗粒,在转流过程中被肺截留,可损伤肺功能。

浓缩红细胞对提高血细胞比容有比较直接且明显的作用,但库存全血中糖的含量比较高,加入后可使转流中血糖增高比较明显,高血糖是 CPB 对儿童神经系统损害的一个重要因素。因此,从预防肺功能损害、防止神经系统损害考虑,建议婴幼儿及复杂严重心脏病患者做手术时,CPB 预充及输血均应采用新鲜血,即使一般手术,预充 CPB 系统及输血也不宜用贮存过久(超过 5 d)的库血。美国波士顿儿童医院多年来一直坚持使用 72 h 以内的新鲜血,但由于多种客观原因的限制,即使在美国其他儿童医院也难以做到这一点。我国在这方面也有更长的路要走。

2. 晶体液 常规预充中,多用晶体液作为基础预充液。在晶体液中加入血细胞、血浆、血浆代用品、电解质等成分。常用的晶体液有以下几种:

(1)复方林格液、乳酸林格液或勃脉力-A 电解质成分与血浆成分基本相似,是许多医院普遍选用的预充液。但在 CPB 中,肝脏的功能被抑制,对乳酸的代谢将减缓。上海儿童医学中心研究发现采用勃脉力-A 作为小儿 CPB 中的预充基础液可以显著降低转流过程中的乳酸浓度,特别在小婴儿中效果更加明显,而且其对葡萄糖浓度无显著影响,因此婴幼儿心肺转流采用勃脉力-A 作为预充液优于乳酸林格液。

(2)5% 葡萄糖注射液 在一些非心脏手术的患者因为血糖过高影响到神经系统的恢复,故对手术中糖的使用和血糖的处理争议较多。这些争议影响到 CPB 的预充方案。以往使用的是含糖的液体,而且在 CPB 过程中也不控制血糖的数值,在 CPB 中血糖含量可以高达28~44.8 mmol/L。Metz 和 Keats 提出在预充液中加入糖,可以提高预充液的渗透压,明显减少围术期液体的摄入和术后液体的滞留。但现在的研究表明,转流过程中低温引起胰岛素的功能暂时降低,使血糖处在较高水平,这种现象在儿童中尤为明显。CPB 转流中加入含糖液体,使无氧酵解的底物增加,产生过多的乳酸,与中枢神经系统的损害和局部缺血有关。其次有数据表明,在术前有高血糖的糖尿病患者,转流后感染的风险明显增高,因此术中和术后控制血糖相当重要。鉴于以上原因上海儿童医学中心在 CPB 中不使用任何含糖液体。

（3）甘露醇　它是一种高渗的、低分子的晶体液。化学结构是己六醇，在体内不参与代谢，但可以在血管内产生高渗透压并弥散到细胞间质中。在 CPB 预充液中加入甘露醇主要有以下几个原因：① 甘露醇有较强效的利尿作用，使用甘露醇的患者排尿量明显高于对照组。研究表明，甘露醇对肾脏的保护作用是公认的，甘露醇可以调节肾脏血流量，增加毒素的排除，防止急性肾衰竭的发生。② 甘露醇对于由于氧自由基释放而造成的心肌再灌注损伤有一定的保护作用。在体外心脏实验中，加入甘露醇和歧化作用的酶，可以抵抗心肌缺血的发生，提高左心的功能。③ 甘露醇可以增加冠状动脉的血流量，并由此改善心肌缺血的状况。④ 甘露醇在转流后期加入似乎可以明显减轻心肌细胞和脑细胞的体积，减轻水肿。但是甘露醇在低温下容易产生结晶，对选用中深低温较多的先心病手术患儿不利，所以上海儿童医学中心一般在升温（28 ℃）后才加入，在浅低温或常温的患者则可以将甘露醇直接加在预充液中。

（4）碱性药物　在预充过程中，晶体液的 pH 值都在 4～7 之间，加入的库血由于经过不同时间的保存后产生了酸性代谢产物和枸橼酸的缘故而呈酸性，因此在预充液中加入碱性药物中和是很有必要的。在转流过程中，低温情况下各器官容易产生酸性代谢产物，而经过稀释后，自身的缓冲系统对酸中毒的缓冲能力减低，因此在转流过程中仍需要根据即时的血气分析追加一定量的碱性药物。最常用的制剂是 5％的碳酸氢钠。

（5）电解质　在大量晶体液的预充下，电解质容易发生紊乱。在转流过程中，稀释和利尿的使用使肾脏排泄钾离子增加，低钾容易使 CPB 后期心脏复跳困难，在主动脉开放后造成心律紊乱。因此应在预充液中加入钾离子，维持转流过程中钾的浓度在 4.0～4.5 mmol/L。

3. 胶体液　在 CPB 早期，使用晶体预充或胶体预充是比较有争议的。而现在大量的研究可以证明，单纯使用晶体预充液的患者，难以维持适当的胶体渗透压，在胶体渗透压下降至 10 mmHg 以下后，可造成严重的后果——水肿，肺血管外的水分明显增多，使转流后肺的顺应性下降，造成手术后呼吸机的使用时间延长。和成人相比维持适宜的血浆胶体渗透压对于儿童更有临床意义，因为婴幼儿器官发育不完全，血液稀释后，肾脏对水负荷承受能力不足，较成人更易造成组织水肿。Haneda 在研究了大血管错位手术的儿童（1985）后发现，使用晶体预充的婴儿转流中液体潴留超过 63 ml/kg，而使用胶体预充的可减少至 16 ml/kg。现在普遍使用的预充液是晶体液和胶体液的混合预充液，以晶体液作为基础预充液，加入一定比例的胶体对于儿童在 CPB 中维持合适的胶体渗透压是有利的。常用的胶体预充液有：

（1）血浆　血浆是预充中使用最普遍也最直接的胶体预充液。但目前由于血制品的来源紧张和血源性疾病的传播，血浆逐渐为其他一些胶体液所代替。

（2）人血白蛋白 是重要的天然胶体，主要在肝脏中合成，具有较强的亲水活性，在人体内90％的渗透压是由白蛋白产生的。商业提供的白蛋白溶液是从捐赠的血液中提取并保存。人血白蛋白的溶液有三种，其中4.5％的白蛋白渗透压和血浆的渗透压是一样的，而10％和20％的白蛋白溶液则是高渗的。在CPB中使用白蛋白主要是提高胶体渗透压，预防水肿，多选用20％的白蛋白溶液。但研究表明它还有其他重要的作用：① 白蛋白有一定的抗炎活性，它可以通过抑制粒细胞对毒性氧化物质的释放而减少炎症反应。② 白蛋白可以改善微循环灌注和组织的氧合。Kamae等研究发现维持白蛋白在一定的浓度能够抑制游离脂肪酸对红细胞的破坏，减少皱缩红细胞的出现。减少红细胞的破坏，从而改善微循环的灌注。对于体重较小的儿童，20％的白蛋白在预充中使用，不仅可以节约预充量，又使胶体渗透压维持在一定的水平。但是由于血液制品比较昂贵，且使用后容易患血源传染性疾病，故也有不主张使用的观点。上海儿童医学中心对于体重小于10 kg以下的患儿和严重紫绀、血细胞比容较高的患儿均使用人血白蛋白。

（3）右旋糖酐（dextran） 在20世纪40年代使用非常广泛。是含糖的高分子胶体液，有右旋糖酐40、右旋糖酐70两种制剂。可降低血液黏度，改善微循环。80年代中期由于明胶的大量使用后，右旋糖酐的用量逐年下降。

（4）羟乙基淀粉（hydroxyethylstarch）（706代血浆） 原料来源于玉米，分子结构与糖原相似，无免疫原性，主要经肾脏清除。早期使用的是低相对分子质量的羟乙基淀粉，在维持胶体渗透压及血容量方面与右旋糖酐相似，在70年代使用较多。但由于它有减低血小板黏附力和凝血因子的作用，容易造成手术后出血，目前的使用量已明显减少。目前中分子羟乙基淀粉的出现更符合生理，对人体兼容性好，对凝血因子的影响也较小，已在发达国家得到广泛认可。

（5）明胶（gelatin） 作为一种新的人造胶体，20世纪70年代后期在欧洲开始使用，现在被越来越多的中心所接受，最广泛使用的是聚明胶肽（haemaccel，海脉素）和琥珀酰明胶（gelofusine，佳乐施）。两者可输量大，体内干扰小，半衰期短，可充当CPB预充液的组成部分。但海脉素的含钙量偏高，转流中使血钙偏高，不利于心肌保护。在和未肝素化的血液混合时容易造成血液的凝集（海脉素中的钙离子引起再钙化），在使用时应当注意。鉴于以上原因，目前上海儿童医学中心在CPB预充液中使用的明胶是佳乐施。在所有的人造胶体中，明胶是属于比较容易产生过敏的代用品，但它所产生的过敏一般都比较轻微。

（6）其他具有携氧作用的胶体液 无间质血红蛋白（storoma free hemoglobin，SFH）和氟碳乳剂（fluorocarbonemalsion，FCE）。两者属于实验研究阶段，在临床上未广泛使用，在国内也未有此类商品出售。

4. 其他药物 糖皮质激素：在预充液中加入，以防止体外转流所致的炎症反应综合征。一般CPB预充液中加入地塞米松（5 mg/kg），在深低温患者中采用甲基强的松龙（30 mg/kg）。

抑肽酶（10万单位/kg）：丝氨酸蛋白酶抑制剂，保护血小板的功能，减少手术后的出血。

酚妥拉明[0.1~0.2 mg(kg·次)]:在转流过程中扩张外周血管,降低外周阻力,改善微循环。

呋塞米(1~2 mg/kg):是 CPB 中最多使用的一种利尿剂,具有较强的利尿作用,同时通过扩张肾血管增加肾血流量。

三、预充的实施

在 CPB 中,由于装置中的氧合器、管道、接头、动静脉插管的不同,预充液的配方和预充量也有所不同。对于成人来讲,由于体重相对恒定,变化不大,因此使用的 CPB 装置都有统一的、不大多变的预充量。而儿童体重和疾病的变化很多,选用的氧合器、管道、血液过滤器的品牌和型号也较多变,因此预充液的配方和量也难以固定。

在预充液的选择和配制方面,儿童要比成人谨慎和重要得多。在转流中,往往会碰到很多新生儿,他们的体重只有 2~5 kg,全身的血容量只有 170 ml~400 ml,整个 CPB 装置的预充可能要超过他血容量的 200%~300%,而在成人预充量只是血容量的 25%~33%。同时对于儿童来讲,很可能需要比较长的时间进行 CPB,或者需要多次手术才能彻底矫治畸形。在心脏直视手术中,控制患儿的液体预充量和血液稀释度,对于减少 CPB 转流的水肿是相当重要的。因此采取一定的措施,在安装时选择更细小的管道、使用预充量更小的氧合器、减少氧合器和泵头的距离、减少泵管的长度都是有效控制预充量的方法。

每一个特定的氧合器-管道系统都有一个最小的静态的预充量(表 5-2-1)。

表 5-2-1　国内常用进口氧合器

品牌与型号	预充量(L)	最大流量(L/min)	氧合面积(m²)
Dideco901	60	0.8	0.34
Dideco902	105	2.3	0.6
Dideco705	140	4.0	
Minimax	149	2.3	0.8
Polystan micro	52	0.8	0.33
Polystan min	140	2.3	0.66
Edwards OXIIM06plus	110	2.0	1.0

在手术之前,灌注师首先了解患者的疾病情况包括体重、血细胞比容、血红蛋白,然后确定与患者匹配的氧合器及管道。在进行预充液时,灌注师应先确定全套 CPB 回路所需要的总预充量,确定合适的稀释度,然后根据公式计算预充液中所要加入的晶体液、血球和胶体的量(见公式)。

追加的红细胞 = 循环总量 × 预计 Hct − 血容量 × 术前 Hct

循环总量 = 血容量 + 预充液量 + 心肌保护液量

举例来说,一个 10 kg 的患儿,血细胞比容是 40%,按体重 7.5%计算血容量为 750 ml（在体重较小的婴幼儿中,血容量要占到体重的 80%～85%）。如果在 CPB 中预计的红细胞压积为 25%,灌注师在整个装置中使用的预充量是 700 ml,那么根据公式,追加的红细胞 ＝(750＋700＋150)×25%－750×40%,在预充中要加入的红细胞的量是 100 ml。如果我们选择浓缩红细胞（血细胞比容为 60%）作为预充的话,那么大约需要 160 ml,正好接近一个单位的库存红细胞。当然,在实际 CPB 中,血细胞比容还受到很多因素的影响（如转流时间、尿量、心肌保护液、库血质量等）,在转流过程中应反复监测,及时补充。胶体的加入临床以晶胶比例作为依据,一般普遍接受的比例为 0.5～0.6,在儿童中晶胶比可以略高。依据这一比例,设计 CPB 预充液中胶体溶液投入量的公式:

$$血浆／人造胶体(ml)=[总预充量－(库血量＋患儿血浆量×0.7)]×0.7$$

按此公式,举例中的患儿,在预充液中加入的胶体的量大约是 150 ml。由于人血白蛋白的浓度有 5%,10%,20%的不同,因此在加入时应换算至血浆的浓度再使用。对于使用较小氧合器的患儿,建议使用 20%浓度的白蛋白为好,可以大大节约预充的量。

在整个 CPB 管路安装完毕后,使用基础预充液（乳酸林格氏液或勃脉力-A）进行排气。然后按照公式计算排除多余的晶体液,加入一定的血浆、白蛋白、血细胞。

在有一些中心,在低体重小年龄的婴幼儿中使用全胶体预充,使转流中的胶体渗透压接近生理水平来预防水肿。因此在排气结束后,加入血制品同时将晶体液尽量排空。

各个中心对 CPB 预充液的配置,都有自己的经验和体会。以下是上海儿童医学中心 CPB 预充液配方表（表 5-2-2）。在对婴幼儿进行预充时,除了要关注稀释度和胶体渗透压以外,同时在预充液中加入糖皮质激素,以减轻全身性炎症反应综合征。使用甘露醇,减轻组织水肿,减少氧自由基对机体的损害。对于酸碱度、电解质平衡、钙浓度、血糖浓度、乳酸的变化都应兼顾。如果预充液中使用了较多的库血,那么钾离子浓度、糖和乳酸的浓度可能会偏高,而钙离子的浓度却明显降低。在转流过程中应密切监测并纠正,使各项指标都维持在正常范围。

由于预充液中加入了大量的库血,往往使 pH 值呈酸性,需要追加碳酸氢钠予以纠正。这就是说应在转流前对预充液进行血气检查,这一问题应当引起灌注师的重视。

表 5-2-2　上海儿童医学中心 CPB 预充液配方表

成　　分	剂　　量
勃脉力-A	预充基础液
少浆血	根据患者血细胞比容计算
血浆	根据胶体用量计算公式计算
20%人体白蛋白	可 1∶4 抵充血浆
血定安	血浆代用品（用于 10 kg 以上患儿）
5%的碳酸氢钠溶液	2～5 ml/kg

续表

成　分	剂　量	
20％的甘露醇溶液	2.5 ml/kg(升温后加入)	
呋塞米	0.5～1 mg/kg(总量不超过 20 mg)	
地塞米松	5 mg/kg(总量不超过 100 mg)	
甲基强的松龙(替代地塞米松)	30 mg/kg(深低温转流用)	
10％的氯化钾	转流中按血气结果添加	
5％的葡萄糖酸钙	心脏复跳后按血气结果添加	
肝素	4 mg/100 ml 少浆血,2 mg/100 ml 血浆,1 mg/100 ml 晶体	

注:地塞米松和甲基强的松龙两者用一

（张　蔚）

参 考 文 献

1　Fennema M,Erdmann W,Faithful N S. Myocardial oxygen supply under critical conditions, the effects of hemodution and fluorocarbons. In:Erdmann W,Bruley D F,eds. Oxygen Transport to Tissue XIV. New York:Plenum Publishing,1992, 527－544.

2　Gould S A,Sehgal L R,Rosen A L,et al. The efficacy of polymerized pyridoxylated hemoglobin solusion as an O_2 carrier. AnnSurg, 1990, 211:394－398.

3　Laver, M B,Buckley M J. Extreme hemodulion in the surgical patient. In:Messmer K,Schmid-Schoenbein H,eds. Hemodilution. Theoretical Basis and Clinical Application. Basel:Karge,1972, 215－222.

4　Guyton A C,Richardson T Q. Effect of hematocric on venous return. Circ Res, 1961, 9:157－163.

5　Brass L M,Pavlakis S G,DeVivo D, et al. Transcranial Dopper measurements of the middle cerebral artery. Effect of hematocrit. Stroke, 1988, 19:1466－1469.

6　Hepps S A,Roe B B,Wright R R,et al. Amelioration of the pulmonary postperfusion syndrome with hemodilution and low molecular weight detran. Surgery, 1963, 54:232－243.

7　Solis R T,GIBBS M B. Filtration of the microagregates in stored blood. Transfusion, 1972, 12: 245－250.

8　Laver M B,Buckley M J,Austen W G. Extreme hemodilution with profound hypothermia and circulatory arrest. Bibl Haematol, 1975, 41:225－238.

9　Hagl S,Heimisch W,Meisner H,et al. The effect of hemodilution on regional myocardial function in the presence of coronary stenosis. Basic Res Cardiol, 1977, 72:344－364.

10　Gruner, A. Colloid osmotic pressure and albumin metabolism during parenteral nutrition. Current Studies in Hematology and Blood Transfusion,1986, 53:18－32.

11　Hande K, Sato S,Ishizawa E. et al. The important of colloid osmotic pressure during open heart surgery in infants. Tohoku Journal of Experimental Medicine,1985, 147:65-71.

12 Hoeft A,Korb H,Mehlhorn U. et al. Priming of cardiopulmonary bypass with human albumin or Ringer lactate:effect on colloid osmotic pressure and extravascular lung water. British Journal of Anaesthesia,1991, 66:73-80.

13 Hulse J D, Yocobi A. Hetastarch:an overview of the colloid and its metabolism. Drug Intelligence and Clinical Pharmacy,1983, 26:266-268.

14 Lumb P D. A comparision between 25% albumin and 6%hydroxyethyl starch solusion on lung water accumulation during and immediately after cardiopulmonary brpass. Annals of Surgery, 1987, 206: 210-213.

15 Lundsgaard-Hansen P. Physiology and pathophysiology of colloid osmotic pressure and albumin metabolism. Current Studies in Haematology and Blood Tansfusion,1986,1986,53:1-17.

16 Perttila J, Salo M, Peltola O. Plasma fibronectin concentration in blood products. Intensive Care Medicine,1990,16:41-43.

第三节　体外循环灌注方法

一、标准体外循环

CPB 过程中,静脉回心血液被引流入贮血瓶,经泵进入氧合器中变温氧合,排除二氧化碳。动脉血经过滤后注入人体内各个脏器,使组织细胞得到必要的血流灌注和氧供,以维持代谢和功能的需要。在整个灌注过程中维持良好的微循环和机体内环境稳定是 CPB 的最终目的,保持足够的灌注量和具有良好的灌注技术至关重要。

40 多年来,CPB 的设备、技术和理论研究都有了长足的进展,CPB 结合低温、血液稀释、心肌保护、微栓过滤、血液浓缩等技术的应用,使 CPB 的安全性极为提高,促进了心脏外科事业的发展。

但 CPB 仍属于非生理性,对脏器灌注和药效动力学有不同程度的影响,因此转流中维持脏器功能和内环境的稳定是手术者和灌注师的共同职责。

CPB 灌注技术繁多,专业技术性很强,要求灌注师不但要具有扎实的医学理论基础,而且要有较强的工作责任心。灌注师在灌注中注意力必须高度集中,对转流中出现的各种问题能准确判断,及时处理。

为适应各种外科手术的需要,有不同温度、不同方法的灌注技术,还有各种辅助循环技术、体外膜式氧合器支持技术。但无论何种灌注技术,都离不开一般 CPB 技术的基础(浅低温或中低温转流）。

（一）转流前的准备

严格按照 CPB 操作程序,核对各种器械、装置、管道和患者资料,为确保万无一失,列表记录是比较好的办法(如表 5-3-1)。

表 5-3-1　核对并记录,在相应的位置填写×或√

患者	心肌保护液
病历核对	液体核对
手术方案核对	管道安装完好
人工心肺机	系统排气
速度控制	**安全系统**
泵头松紧度	报警装置安装
流速和流量精确	平面监测报警
电源接触可靠	泵压监测
蓄电池充电	
气体供应	**监护系统**
供气可靠	温度监测
流量稳定	血气分析
废气排除通畅	**抗凝**
管道	肝素已加入
安装完好	活化凝血时间的报告
管道无折叠	
旁路已关闭	
	时间:＿＿＿＿＿　签名:＿＿＿＿＿

所有要素都经过仔细核对后,说明 CPB 装置已安装到位并进入工作状态。一旦台上手术者将动静脉管道连接完毕,心肌保护液灌注针荷包缝线做好后,灌注师应通知台上和麻醉师准备开始 CPB,并请外科医师去掉台上所有的钳夹。

（二）转流过程的分类

根据 CPB 灌注过程中主动脉的阻断与否,可将心肺转流分为三大步:

(1) 前并行　指 CPB 开始至主动脉阻断、腔静脉阻断的这段时间,通常需保持患者心跳节律良好,血压较为平稳。此阶段的目的主要是将患者的肺循环顺利而平稳地过渡到人工心肺机,并适当进行降温,为心脏停搏做好准备。

（2）完全CPB（全转流） 是指升主动脉阻断至腔静脉开放的这段时间，患者的肺循环完全由人工心肺机替代，脏器灌注完全由泵来推动，因此该阶段是最重要的阶段。在这阶段内，灌注师应密切监测患者的各项指标包括：温度、流量、血压、血气分析、电解质指标等。

（3）后并行 是指主动脉和腔静脉都开放、心脏恢复搏动到CPB结束的阶段。后并行阶段，对灌注师的技术要求较高。在这阶段内的CPB使心脏偿还氧债，逐步恢复转流前的状态，为脱离人工心肺机做好准备。

（三）操作技术要点

1. 前并行 患者的肺和人工肺，患者的心脏和血泵共同支持循环，在前并行的时间里，灌注师必须严格做到以下两点：① 严格控制患者的液体进出平衡，防止心脏过瘪和过胀；② 保持患者体内适当的容量负荷以维持患者适当的灌注压；③ 预防心室颤动的发生，避免增加心肌的耗氧，造成心内膜下缺血性损伤。尤其是有些手术需要较长时间进行分离和解剖，更要注意前并行的平稳。同时在前并行阶段要注意与手术者沟通，为手术者创造较为理想的手术条件。

（1）维持稳定的血压 转流开始时必须缓慢开动主泵，使贮血瓶内平面略有下降后（婴幼儿的量应控制）缓慢松开静脉回流控制钳或者可以部分钳夹静脉回流管，操作时监测血平面和血压，双手配合使主泵的供血和静脉的回流达到平衡。开始可以在较低的流量水平上维持液体平衡，待心率、血压比较平稳后逐渐适当加大流量。在前并行时，只要血压维持在满意的范围内即可，流量不是衡量灌注好坏的主要指标。但是在前平行时往往会出现不同程度的血压降低的现象，尤其是在上、下腔静脉都开始回流后，灌注师必须及时而准确地对低血压的原因作出判断并处理，一般原因有以下几点：

1）回心血量过多，心脏空虚，多由操作不当引起，灌注师两手配合不协调。可以见到贮血瓶内平面明显升高伴有血压的显著降低，同时手术者可能会有一定的提示。此时可以使主泵流量加大补充机体容量或部分钳夹静脉回流管道，使静脉回流减少，保持液体的平衡。

2）血管活性物质（儿茶酚胺）的稀释，血管张力降低。

3）血液稀释后使血流阻力降低。

4）存在其他的畸形未被诊断，如：动脉导管未闭、肺静脉的异位引流，或者有比较大的侧支，使机体的有效灌注不足。

5）对预充液中的部分药物过敏，如：肝素、抑肽酶等。这种情况较为少见，但如果发生一般较为严重。由于外周血管的扩张，血液潴留在外周血管中，造成有效的血容量的减少。在这种情况下，血压下降较明显，而贮血瓶内平面难以维持，以致流量受到限制。如果怀疑是过敏，应请麻醉师协助查看患者头面部有无皮肤过敏的表现，并作出明确诊断，以抗过敏治疗为主，单纯以增加容量负荷不是有效的方法。

6）手术前患者情况较差，心功能已处于临界状态，年龄较小的患儿由于禁食等原因体内血容量不足,开胸、插管过程中失血过多也是体内血容量不足的原因之一。

总之前并行初期是转流过程中的关键一步,尤其是要预防动脉血压过低,而有效措施是:平稳过渡,缓进缓出,保持平面。

(2)了解静脉回流状况 在前并行阶段,灌注师同时应关注平面的变化,并与术者及时沟通,防止在转流过程中由于静脉回流不畅造成各种各样的并发症。在转流进行到下腔静脉插管和右心房插管进入上腔静脉时,灌注师可以通过平面的变化来判断上、下腔静脉插管位置的恰当与否。腔静脉的位置深浅,影响到组织器官的回流,严重的会造成脏器淤血水肿、灌注不良和代谢障碍。上腔静脉的回流障碍会造成脑组织的血液循环障碍,导致脑水肿、脑死亡。同样下腔静脉引流不畅会引起肝脏淤血、肾脏淤血,影响术后肝功能和肾功能的恢复。

灌注中影响回流的因素是多方面的:① 静脉回流插管过细或过粗,或者与体重不匹配;② 插管的位置和深度不当;③ 静脉控制带的位置和松紧不当;④ 氧合器和手术台的落差太小,小于40 cm,造成血液的回流困难;⑤ 静脉回流管内有较长段的气体;⑥ 合并其他畸形,如左上腔残留,动脉导管未闭。中心静脉压的监测可以比较客观地反映上腔静脉的回流状况,上腔静脉回流障碍时,中心静脉压显著升高。

在发现腔静脉回流障碍后,必须与手术者及时沟通并作出处理,在心脏未停跳时改变现状甚至不惜更换插管。切不可得过且过,以至造成不可挽回的后果。

(3)温度的控制和监测 待转流平稳,各系统均进入正常状态后,开始降温。上海儿童医学中心仍然以体表降温和血流降温相结合的降温技术进行操作。两者相结合降温,不仅降温速度较快,而且降温均匀,可减少中心和外周组织的稳差,降低酸中毒。但在年龄和体重较小的患儿中,要注意水温的控制,过冷的水温可造成体表温度过低,而导致心室颤动。因此控制水箱的温度,对小年龄小体重的患儿是比较重要。体重小于10 kg的患儿一般将水箱温度设置在28~30 ℃,在降温过程中视降温的速度再往下继续调整。对于体重较大的患儿在降温过程中水箱的温度也不应低于4 ℃。灌注师根据疾病的复杂程度、主动脉阻断时间和手术者的操作情况,决定降温的深度。对于比较简单的手术,主动脉阻断时间在30 min以内,如室间隔缺损、房间隔缺损、条件好的法洛氏四联症等疾病鼻咽温降到32~28 ℃比较合适。如手术中遇到侧支回流过多,手术视野不清,还需根据手术者的意愿进行调整温度或流量。

在温度控制中,上海儿童医学中心主要监测三个温度指标:① 肛温反映中心体温;② 食管中段温度近似心温;③ 鼓膜温度反映脑温。一般在升降温中以肛温为主要监测指标,鼓膜和食管的温度为辅助指标。在降温过程中,食管温度下降的速率快于肛温,使两者出现温差。原因是:① 水温较冷,降温不均匀;② 外周血管收缩阻抗较高;③ 麻醉深度不够,出现寒战。因此,要注意降温的均匀,控制水温是比较重要的,同时降温过程中要给予足够的麻醉深度,特别是肌松剂的剂量要大。在降温过程中,如果外周阻抗较高,血压也较高,可以给予少量扩张血管的药物,如硝普钠、酚妥拉明等。在肛温降至接近预定温度时,可以停止降温,如果食管温度和肛温的温差较大,肛温会有比较大的续降。

2. 完全 CPB　当主动脉阻断,上、下腔静脉阻断后,人工心肺机和氧合器完全代替患者的心脏和肺脏工作,是整个灌注过程中至关重要的阶段。在完全 CPB 阶段,灌注师应控制转流的各个环节并密切监测患者的各项生理指标。

(1) 流量的控制　在完全 CPB 中,流量是这个阶段中的关键。在完全转流阶段,到底使用多少的流量是比较合理而且比较安全的呢?这是一个值得探讨的而且也颇有争议的话题。事实上流量的多少受到多方面的影响,包括:体重、体表面积、患者的年龄、手术中的温度、手术中的血液稀释度等,而且在转流中的各个温度阶段,流量都是不同的,甚至在同一名患者不同的脏器对流量的依赖程度也不相同。对于神经系统的保护而言对流量的要求较高,而对肾脏来讲则比较依赖压力。但适当的灌注流量和灌注压是维持良好灌注的关键。公认比较科学的计算流量的方法是按照体表面积来计算的,因为人体的耗氧量与体表面积有关。<1.8 L/(m^2 · min) 为低流量;$2.0 \sim 2.2$ L/(m^2 · min) 为中流量;>2.4 L/(m^2 · min) 为高流量。但是在 CPB 中,以体重计算比较直观也比较方便。按照公斤体重计算的划分标准:<50 ml/(kg · min) 为低流量;$50 \sim 80$ ml/(kg · min) 为中流量;>80 ml/(kg · min) 为高流量。但高流量的概念在体重较轻的儿童中是有区别的,在体重 <10 kg 或 5 kg 的婴幼儿中,高流量的概念是指流量达到 $120 \sim 150$ ml/kg 甚至 200 ml/kg,或者心指数达到 $2.8 \sim 3.0$ L/(m^2 · min) 甚至 3.2 L/(m^2 · min)。一般在浅低温转流中,比较接受也比较多的是使用 $2.2 \sim 2.4$ L/(m^2 · min) 或 $80 \sim 100$ ml/(kg · min) 的流量。但就代谢需要而言,婴幼儿较成人需要更高的灌注流量。在体重偏小的患儿或转流中温度较高阶段时,建议采用较高的流量。长时间的低流量灌注会造成组织的灌注不足,但过高的流量对血细胞的破坏比较严重,其次也是造成组织水肿的原因之一。

在转流中,我们也应该注意到流量和有效灌注血流(effective flow blood)的概念。有效灌注血流是指离开氧合器实际灌注进入组织的那部分血流。显然,一定的流量从灌注泵出去以后,由于解剖上的关系,丧失了一部分的有效血流。例如,支气管动脉血流是最常见的左向右的分流,大约要占到心排血量的 $2\% \sim 4\%$。在一些侧支形成比较严重的法洛氏四联症的患者中,有较多的侧支血管供应肺,在转流中侧支的分流使组织的有效灌注明显减少。因此,灌注中除了把握一定的流量以外,还要密切监测生理指标来判断灌注的良好与否。比如:尿量、酸中毒的情况、静脉氧饱和度等。

(2) 气体的处理　不同型号或品牌的氧合器虽然在外形上有所不同,但对于膜式氧合器来讲,在氧合、通气、变温的方法上都是大同小异的。氧合器的膜对氧气的弥散作用使血液中的血红蛋白氧合,血液中的二氧化碳通过弥散贮留在膜式氧合器中,通过气体的流量将蓄积在膜管内的二氧化碳冲出。在操作时,CPB 开始之前或者同时,即开启气体阀门。一旦氧合理想,就可以看到从氧合器动脉端出现颜色较为满意的鲜红色的氧合血液,在动脉和静脉的氧饱和度监测中可以看到氧合的效果。在转流较为稳定时调整气体的流量和空气、氧气的混合比例,在血气的监测中有两个指标反映氧合器的工作状态:PCO_2 和 SaO_2。PCO_2 的高低是依靠气体的流量来调整,而 SaO_2 是通过空氧混合来调节的。但调整时主要还是结合当时的流量和温度,同时参考动静脉的氧饱和度。一般临床上常规使用的气体/血流的比例是 0.5～1.0,在温度较高时使用 80%～100% 的氧气浓度,在降温时可以使用含氧量略低的气体一般可以达到 40%～60%。但现在的一些研究表明,对于术前就存在紫绀的患者不建议在开始转流还没有降温就使用高流量的氧浓度,因为存在一个氧超载损伤。在转流中通过血气分析来了解气体/血流比例是否合理,使用的空氧混合是否恰当。合适的气流和氧供,应保持血气中 PCO_2 在 35～45 mmHg、SaO_2 在 100%～200%。然而氧合器的通气和氧合性能不一,因此监测和调整就显得尤为重要。例如:Edward OXIIM 06plus,通气性能较好,比较容易产生过度通气,应使用较小的通气/血流比例;丹麦 Polystan 的氧合器则需要比较高的通气/血流比例和较高的空氧混合,才能获得较好的氧合和通气指标。一般在氧合器刚开始工作时,会出现血气中二氧化碳比较高的现象,但随着时间的推移,二氧化碳会逐渐降低。

但是如果使用 pH 稳态进行血气管理时,在氧合器中还要充入一定浓度的混合二氧化碳气体,达到脑保护的目的。上海儿童医学中心在使用深低温技术(DHCA 或 DHLF)的时候采用这种方法,在较低的温度时保持血气分析中一定的二氧化碳分压,以增加脑血流量。但在波士顿儿童医院,如果是 pH 稳态管理血气,在开始降温时即开始使用二氧化碳混合气体,只是在不同的温度阶段有不同浓度的混合气体。在 28～30 ℃时使用含二氧化碳 20% 的混合气体。随着温度的降低,进一步使用含二氧化碳 3%、4%、5% 的混合气体。

在转流中,如果有血压顽固性、持续性较高的患者,使用多次降压药或加深麻醉程度都无效的,可以通过向氧合器内吹入麻醉气体(恩氟烷)的方法来降压。在临床操作时,得到麻醉师的许可后,将麻醉气体的管道接入氧合器的进气口,由麻醉医师调节麻醉气体(恩氟烷)、氧气和空气的比例,当血压下降至正常时可以恢复至 CPB 的正常通气。上海儿童医学中心在临床使用中效果较好,几乎每一位患者都可以得到较好的血压控制。

(3)温度的控制　在全转流期间,为维持患者的体温在一定的范围,应将水箱维持在一定的温度。但估计手术者将要开放主动脉时,在得到手术者的许可的情况下,可以将肛温升至 30 ℃左右,在主动脉开放后可以加快复温的速度。但复温时水温不能超过 42 ℃,水箱与血温的温差不能超过 12 ℃,否则可能会引起血浆蛋白变性和微气栓。复温时,应注意血温不要升得太高,否则可以导致氧耗加剧。在连续动静脉氧饱和度仪的监测中可以看到升温过程中的一段低氧期,一直到上下腔静脉开放以后才有所改善。因此,快速升温应在后平行阶段,也就是在上下腔静脉开放以后。

(4)转流中的心肌保护　随着心脏外科的发展,心脏手术向着复杂化、小年龄化发展,手术需要的时间和主动脉阻断时间也越来越长,心肌保护也越显得重要。多年来,心肌保护已经形成一套规范的程序。心脏手术中的心肌保护是指进入手术室后的过程,包括麻醉、手术、CPB、解剖矫治等等。

CPB中的心肌保护确切地讲是指心肌缺血后的心肌保护。CPB直视手术的成功,很大程度取决于主动脉阻断后心肌保护是否安全。在主动脉阻断后,心脏停搏液不但能使心脏迅速停跳,而且能使心脏继续产生能量,减少心肌缺血带来的不良影响。

心肌保护液根据它的成分可以分为晶体心肌保护液、冷血心肌保护液、温血心肌保护液等。根据心肌麻痹的方式划分有细胞外液型和细胞内液型,前者如 St. Thomas 溶液、KirKlin溶液、Roe 溶液;后者有 Custodiol(HTK) 溶液和 UW 溶液。

目前各个中心使用的心肌停搏液种类繁多,上海儿童医学中心比较多使用的有两种心肌保护液,St. Thomas 的晶体保护液和 1∶4 的含血心肌保护液(其中 4 份晶体 1 份血),在进行心肌灌注前保存在 0 ℃ 的冰水混合液中。在主动脉阻断后,由主动脉根部注入,使用的剂量是 15～20 ml/(kg·次)。在使用的经验中,含血心肌保护液的心脏停搏作用和心脏自动恢复搏动率明显好于晶体。同时在泵进行心肌保护液的灌注过程中,流量和主动脉根部的压力也关系到心肌保护的效果。上海儿童医学中心在临床的研究中表明,选择合适尺寸的足够大的灌注管针头是关键,在流量 0.15～0.22 ml/min 时,或泵压在 180～200 mmHg 的情况下,可以保证主动脉根部的灌注压平均值在 45～50 mmHg 左右。但也有认为使用晶体保护液比较好的观点,尤其是在体重较轻的患者中,晶体保护液和含血保护液的心肌保护作用差异不明显。在美国波士顿儿童医学中心如果使用晶体保护液的,则用量较大,达到 20 ml/kg。他们的观点认为,在转流过程中维持心电稳定是非常必要的,因此在心肌保护液的灌注时必须达到心电图的基线为一直线为止。心肌灌注中要尽量避免将保护液回吸入贮血瓶中,以免影响转流中的血细胞比容和胶体渗透压。

对于心肌保护液的多次和单次灌注争议颇多。赞成多次灌注的观点认为,每 20 min 的灌注可以及时地带走心肌代谢的产物,同时有效地使心肌温度保持在满意的低温状态。赞成单次灌注的观点认为多次灌注对冠状动脉的内皮细胞反复冲刷损害较大,而且容易造成心肌的水肿,不利于心肌的保护。

在欧洲(德国心脏中心)CUSTODIOL HTK SOLUTION 使用较为常见,这种心肌保护液的有效成分中含有氨基酸缓冲对,是属于细胞内液型的心肌保护液,在临床使用中具有良好的缺血耐受性、较好的缓解新陈代谢的能力、自动恢复搏动率高的优点。而且一次灌注后停搏时间为 120 min,临床使用中较为方便。但是缺点是费用较为昂贵,而且使用量也偏大,40 ml/kg 的用量和晶体灌注液或含血灌注液相比是比较多的。

3. 后并行　从主动脉开放心脏恢复搏动至 CPB 停机,此阶段称为后并行阶段。后并行阶段是辅助循环阶段,它的任务是帮助手术后的心脏逐渐恢复功能,逐步过渡到自身循环状态。后并行的转流技术要求更为严格。在此阶段内,灌注师必须一边继续进行复温一边及时调整患者的血气、电解质至正常,使患者做好脱机的准备。

复跳初期,由于心肌保护液的作用尚未消除,心肌局部缺氧缺血的状态尚未改善,心肌局部的代谢产物尚未清楚,因此心肌细胞的功能还没有彻底恢复。在此阶段应防止心脏过度膨胀,使心肌纤维过度拉长,增加心肌的能量消耗。

当心脏恢复跳动后,注意维持灌注压的稳定,40～60 mmHg 左右即可,太高的动脉血压势必增加心肌的后负荷,不利于心肌氧债的偿还。随着心肌收缩力的恢复,上、下腔静脉的开放,此时适当地控制腔静脉的回流,缓慢降低流量,使动脉压力持续稳定在 60～80 mmHg。当流量降至 30～40 ml/(kg·min)时,并且患者具备以下指标时可以停止 CPB。① 心电节律正常;② 心肌收缩有力,平均动脉压 60 mmHg;③ 肛温达 35～36 ℃;④ 血气、电解质检测正常;⑤ 后平行时间达到主动脉阻断时间的 1/3～1/4;⑥ 没有明显的活动性出血。停机时要首先缓慢钳夹静脉回流管,再缓慢降低流量直至停机。

(四) 体外循环中的灌注指标和监测

一个完整的 CPB 过程包括较多的监测项目:人工心肺机系统、生命体征系统、血液生化系统、脏器系统,等等。在整个灌注过程中,灌注师随时根据监测的结果进行调控,使 CPB 更符合生理也更加安全。

(张　蔚)

二、深低温停循环方法

深低温停循环(deep hypothermia circulatory arrest,DHCA)或深低温低流量(deep hypothermia low-flow,DHLF)转流技术为外科医师提供了一个几近无血的手术环境,也为重要的心内修补提供了更好的手术视野。外科医师可以根据情况采用 DHLF(如为伴有大量主肺动脉侧支分流的患者修补肺动脉)或 DHCA(如修补主动脉弓)转流技术。目前,在临床上经常使用的深低温转流技术有三种:DHCA,DHLF 及 DHCA＋DHLF。在过去的 30 年,心脏外科技术有了惊人的发展,其中深低温转流技术,对于提高患者预后有着非常重要的贡献。

1952 年 Niazi 首先开始运用 DHCA。1972 年,Barratt-Boyes 等人提出了"低温停循环"概念,之后,Castaneda 等人也提出了这个概念。至此,复杂心脏畸形手术的成功率随着深低温技术的应用,终于有了明显的提高。

20 世纪 70 年代开始,DHCA 技术被广泛地应用于新生儿和婴幼儿心脏手术中,在年龄较大的患儿手术中也有所采用。当时,由于 CPB 的装备和灌注技术都欠成熟,尤其是对于小儿患者,其损伤作用非常明显,但 DHCA 因其有效地减少 CPB 的转流时间,表现了其突出的优点。之后,随着小儿 CPB 技术的发展,DHCA 的这个优势却变得越来越不突出,不再成为人们的必然选择。尽管如此,DHCA技术目前仍被继续使用,其主要原因就在于:它能提供其他方法所不能提供的清晰的手术野。对于小儿患者来说,这一点尤为重要;同时,它可以减少手术野中的各种动静脉插管,以达到充分暴露的目的。因此在一些特殊畸形的矫治术中,DHCA还是无可避免的首选。

(一)深低温的保护机制

低温是减少组织缺血性损伤的一个重要手段,而代谢率是用来衡量组织耗氧的一个指标。低温可以明显降低机体代谢率。代谢率的大小与多个酶系统的活性有关。在下述的Van't Hoff公式中,t_1和t_2分别表示绝对温度,而Q_{10}用来表示温度每变化10 ℃的Van't Hoff系数,k_1和k_2分别表示在t_1和t_2时的化学反应速率:

$$Q_{10} = (k_2/k_1)10/t_2 - t_1$$

如果Q_{10}为2,那么,当温度下降10 ℃时,化学反应速率将下降一半(即$k_2/k_1 = 2 \times 10/10$);在人体中,Q_{10}约为2.2。在最近的研究中发现,小儿的Q_{10}与成人的Q_{10}是不同的,小儿为3.7。

如果代谢率的降低是低温给机体所带来的唯一的保护作用,如果Q_{10}为2.5,降温至临床中DHCA所处的体温,脑的缺氧安全期就会由37 ℃时的3～5 min提高至17 ℃时的15～25 min。动物实验和临床应用证明:当鼓膜温度为17 ℃时,DHCA可使脑的缺氧安全时间超过25 min。

(二)深低温与pH值

细胞内pH值在维持细胞内代谢活动中扮演着重要的角色。许多代谢底物为弱酸性,无论是代谢底物本身还是在磷酸化以后,这些物质的相对分子质量都很小;在正常生理状态下,这些物质在细胞内多以离子形式存在,所以表现出很强的亲水性(极性)。正是由于这种亲水性,使它们很难通过那些特殊的离子通道而到达细胞外。随着细胞内环境酸性的不断增强,溶于水的代谢底物会变得越来越少,而且表现出很强的亲脂性(非极性),这时,这些代谢底物就可以自由地通过细胞膜到达细胞外,从而使细胞内代谢底物减少。

水的溶解系数与温度也有密切的关系,这就使得水的pH值随着温度的变化而变化。例如:当温度为37 ℃时,pH值为6.8,而当温度为20 ℃时,pH值为7.40。因此,低温会减小脂溶性与非脂溶性代谢底物的比率,抑制代谢底物通过主动扩散向细胞外的移动。更进一步地说,缺血可以加强葡萄糖无氧酵解率,而低温可以使无氧酵解率减低,减少细胞内H^+的产出量;另外,在低温时,提高细胞内pH值可以使部分酶系统的催化效率提高。

(三)深低温与无复流现象

1968年,Ames及其同事描述了"无复流损伤"现象。如果在常温下阻断脑部循环

15 min 后,再将胶体碳悬液灌注入大脑,就可以看见大大小小的白色区域,这表明此类区域内微循环匮乏。1979 年,Norwood 和同事研究发现:脑部无复流现象与缺血或缺氧的持续时间、灌注液的 pH 值及温度有关;他们还证明了深低温(20 ℃状态下持续 90 min)可以有效地减轻这种无复流现象,同时,当细胞外液为偏碱性时,无复流现象也会有所减轻。如果将与纯氮气进行气体交换后的血液灌注组织,无复流现象依然可以再现,这说明无复流现象只与缺氧有关,至于是否停循环并不是很重要。

很多研究证明:血管内皮细胞同时扮演着收缩和舒张血管的角色,它们可以通过分泌内皮素来收缩血管,也可以通过分泌内皮源性松弛因子或一氧化氮来舒张血管。在一定程度上无复流现象说明:由于缺氧,内皮细胞这种对抗性分泌调节活动已经失衡。

(四) 低温、脑血流及脑代谢率

在常温状态下,即使脑部的灌注压在一个相当大的范围内波动,但脑血流(cerebral blood flow,CBF)基本上能够维持在一个比较稳定的水平,这种现象被称为"压力血流自身调节"。这种稳态的实现是由于脑部血管舒张及外周血管收缩的共同作用而实现的。Greeley 及其同事在研究中发现,在儿童患者中,通过氙清除实验所测得 CBF 与 CPB 时间呈线性相关;在中度低温(25~32 ℃)CPB 中及 CPB 后,脑部的压力血流自身调节依然存在,但在深度低温(18~22 ℃)CPB 术后,这种调节就不再存在了。后来他们又通过颈动脉和静脉的血氧含量差对一组患者进行脑代谢率的连续测定,实验发现:在 CPB 中,当流量控制在 100 ml/(kg·min)时,无论压力血流自身调节是否存在,CBF 都可以满足不同温度下脑代谢的需求。

波士顿儿童医院通过对小猪低温停循环模型的研究发现,脑部缺血后,当再灌注45 min 时,通过氧耗量所测得的 CBF 和通过葡萄糖消耗量所测得的脑代谢率均有所下降,这一点与常温 CPB 所测得的结果相同;当再灌注超过 3 h 后,CBF 和脑代谢率均可恢复至正常水平,这是常温 CPB 所不能实现的。在动物实验中,以低流量[50 ml/(kg·min)]进行低温 CPB 可以获得相似的结果。这种一过性的 CBF 及脑代谢率下降可能是由于脑部复温不充分或不均匀所至。

(五) 深低温停循环技术

深低温有限 CPB 停循环技术,简称 DHCA 技术,有别于单独体表降温停循环。经过 20 多年的摸索,现今采用的 DHCA 技术已有了很大程度的发展。由于大动脉转位、法洛氏四联症等先天性心脏畸形的矫治有尽早治疗的趋势,使得应用 DHCA 的手术例数越来越多。但一些心脏中心在行新生儿及婴儿手术时采用深低温持续灌注即 DHLF 技术而非 DHCA 技术,他们认为这种方法的效果也是很满意的。

在深低温阶段,由于细胞的新陈代谢及细胞膜通透性的降低,在一定时间内,很大程度上还是能满足细胞的基础代谢和保持细胞膜的完整性。对于低温的保护作用,最引人注目的应用就是 DHCA 技术。当系统温度为 20~22 ℃或更低时,允许停循环的时间为 40~60 min。这不仅增加了外科的暴露,提高了手术速度,减少不可避免的出血,而且没有明显的重要脏器损伤。不但新生儿和婴儿的复杂先心病修补术中较多地采取 DHCA 技术,那些较年长的复杂先心或主动脉弓畸形的手术,也能从较短的停循环时间中受益。

当采用 DHCA 方法进行心内部分的修补时,一般选用单根右心房插管。在停循环期间,可以拔掉右心房插管,其优点是在手术切口内没有腔静脉插管,也提供了最佳的静脉回流。采用这个技术,由于手术视野中无血和无插管,使外科修补变得更为精确、更为顺利。

但在停循环期间,甚至于在深度低温下,也提出了迫切需要采用更合适、更完善的深低温技术来保护重要脏器的功能,其中脑保护技术是最为关注的。自 1960 年 Bjork 报道了应用深低温技术出现神经系统损害后,有关 DHCA 术后脑部并发症的报道日益增多。资料表明,DHCA 术后中枢神经系统并发症发生率高达 4%~25%,脑损伤主要表现为术后短期的舞蹈病、震颤、阵发性痉挛、认知障碍等。尽管目前包括低流量以及低流量和停循环相结合的灌注技术的使用,大大减少了术后脑部的损害程度,但在技术上仍无法完全替代 DHCA。因此,采取综合措施以完善 DHCA 灌注技术将是今后未成熟脑保护的关键。

1. 降温期　虽然说 DHCA 主要是通过 CPB 的中心降温来实现的,但在麻醉诱导期、CPB 前的操作时体表降温也是需要的。在整个手术过程中,手术间室温要保持在 16 ℃左右,注意无影灯的亮度应尽量控制在最小,这样可以避免热辐射所带来的心肌温度升高。术者所使用的头灯最好为冷光源,以氙灯为最佳,这种灯有较低的红外线及红光成分;在患儿头部四周放置冰袋,在手术床上放置变温毯,变温毯的水循环温度控制在 3~4 ℃。

在经过 pH 值调整的晶体预充液(normosol-R,pH 值 7.4)内加入适量库血和 20% 的人体白蛋白,维持较高的胶体渗透压,并使血细胞比容保持在 20%,在上海儿童医学中心,对于新生儿和小婴儿,要求开始转流时血细胞比容维持在 25% 以上;对离子钙的浓度无需校正,所以其浓度经常比较低,小于 0.4 mmol/L(正常值为 1.0 mmol/L);在配置预充液时,以 1.25 单位/ml 加入肝素(患儿血液也需要肝素化,剂量为 2 mg/kg),使活化凝血时间维持在 480 s 以上;预充液在室温下经人工心肺机动静脉管道及旁路进行自循环,此环路包括膜式氧合器及 40 μm 动脉端微栓过滤器。升主动脉及右心房单管插管完成后,即可开始 CPB。此时,因室温和变温毯的作用,一般肛温已降到 33 ℃左右,在 CPB 开始的同时,降温也同步开始,其下降速度控制在 5 min 内下降 5 ℃左右。不同的热交换器的降温效率有很大的差异。如波士顿儿童医院因为有中心冷水供应,所以降温速度相对较快,最快速度可以在 7~8 min 内将新生儿的肛温降至 18 ℃以下,但应尽量避免降温速度过快(10~12 min 内肛温下降至 18 ℃以下),同时监测食管、鼓膜及直肠温度。对于 2.5 kg 至 10 kg 的患儿,在降温期间,CPB 转流量应控制在 150 ml/kg(在复温时保持同样的速度)。如果使用 α 稳态酸碱平衡调节机制,一定要避免在 CPB 前因过度通气而出现碱中毒,即呈现过度 α 稳态。在预充液中加入酚妥拉明 0.2 mg/kg,呋塞米 2 mg/kg,甲基强的松龙 30 mg/kg,在肛温降至 30 ℃时加入异丙酚 4 mg/kg。持续降温至鼓膜温度及肛温均低于 18 ℃。阻断主动脉后,停 CPB,在主动脉根部灌注心肌停搏液 15 ml/kg,同时有节奏地轻压患儿肝区腹部,并膨胀肺,使血液尽量引流入贮血器,将静脉引流管钳夹后拔出。

在停循环期间,引流入贮血器内的血液要在 18 ℃条件下进行自循环。

2. 复温期　心内操作完成后,用盐水将心腔充满,尤其要注意将左心室、左心房及肺静脉内的空气排净;将静脉引流管重新插入右心房,再建立 CPB。血温维持在 18 ℃,热交换器内水和血的温差控制在 10 ℃以内,但水温最高不得超过 42 ℃;一般情况下,在重新转流后不久就可以开放主动脉。开放后,以 0.5 g/kg 给予甘露醇;当肛温恢复到 30 ℃时,根据术中给予的血制品的量和术中血气,给予葡萄糖酸钙,将血离子钙浓度调节至正常水平。在复温期间,可以使用酚妥拉明 0.1 mg/kg,或去氧肾上腺素 5 μg/kg,将灌注压维持在 30～60 mmHg 水平;当肛温恢复至 32 ℃时,复查血气、血电解质、血钙浓度及胶体渗透压,并将其调整至正常水平。待心率、血压平稳后,逐渐减少腔静脉回流,提高中心静脉压,以促进血流由 CPB 机的恒流向心脏自身的搏动性血流过渡;恢复呼吸辅助有助于将心脏内的气体进一步排净,同时可以判断在 CPB 停机后是否需要使用正性肌力药物,当然也有其他的一些好处,如:可以促进去甲肾上腺素的分解代谢等。CPB 停机后,对新生儿及婴儿常规使用多巴胺 5 μg/kg,对于生命体征较为平稳的患儿可以在离开手术室时停用多巴胺。

DHCA 技术虽然已使用了近 20 年,但目前对其中三个主要关键的技术性问题还存在着一定的争议:中枢神经系统的降温和升温,pH 值与 PCO$_2$ 的控制以及停循环的安全时限。

3. 表面降温与中心降温　在 DHCA 发展的早期阶段,降温主要是通过体表降温来实现的,中心降温是通过平行 CPB 来完成的。利用冰袋和变温毯降温,同时通过 CPB 辅以短时的中心降温(不超过 5 min)。表面降温的支持者认为,表面降温,不但可以有效地缩短 CPB 时间,而且可以使机体全身降温较为均衡,而不会出现过大的温差。实验证明,单纯使用 CPB 进行降温会使骨骼肌保持相对的高温。表面降温的主要缺点就是降温速度慢(需要 90 min 才能使 6～8 kg 婴儿的肛温降至 25 ℃以下);另外,随着体温的下降,心排血量也有所下降,此时很难保证脏器有充足的血供(导致乳酸堆积性酸中毒),而且当体温降至 30 ℃以下时有心室颤动的危险。在对存在由左向右分流小猪模型进行研究时发现,低温会使左向右分流量加大、系统灌注不足及细胞代谢发生改变。所以一般临床上都采用表面降温和中心降温相结合。在实际临床工作中,对于婴儿患者,表面降温和中心降温的区别并不是那么明显;在麻醉开始时变温毯的使用、手术室较低的环境温度、不经加热的辅助呼吸和静脉输注液体本身就已经有很好的降温效果,当 CPB 建立后,中心降温开始的时候,通常肛温已经可以降至 32 ℃了。

4. 中枢神经系统的降温和升温　在小儿心脏外科中,目前 DHCA 或 DHLF 仍是最重要的手段。尤其是在复杂先心病手术或主动脉弓修补术中,人们试图使这技术更加生理化,如运用更加新的监测和保护策略提高患者的脑预后等。焦点之一就是停循环前的降温方法,其中降温速率和脑部降温的有效性是脑神经系统保护的重要因素。低温脑生理的研究发现,脑损伤不仅是脑血管缺氧阶段的问题,降温技术的应用不当引起的区域性脑温不均匀、脑温反跳,低温破坏脑血流的自主调节机制和脑血流/脑氧代谢偶联,氧自由基和缺血再灌注损伤,L-谷氨酸的兴奋毒性,NO 的神经毒性及细胞凋亡等现象和理论均反映 DHCA 的脑损害机制的复杂性。其中深低温破坏脑血流的自主调节机制可能是其中的源中之源,该现象在停循环之前就已发生,并可能加剧停循环中的脑损害。因此,深低温的脑保护要从降温期开始。

为了保证脑部均匀降温,在停循环前必须保证适当的有效降温时间。一组研究报道,通过颈内静脉氧饱和度的监测显示,在停循环之前运用 α 稳态血气管理的 DHCA 转流,如果降温时间少于 20 min 的,其中有 1/3 婴儿发育中的智商数较低。对于某些特殊的患者,均匀的脑部降温也可能存在问题,例如伴有大量主肺动脉侧支分流的紫绀患者,会增加 CPB 期间神经系统受损的风险,测量到这些患者的 CBF 全部或局部减少,从而导致脑部降温的有效性降低。

中心降温的持续时间一直是颇有争议的。早期关于 DHCA 的文献建议将肛温降至 22 ℃;目前在停循环时无论是肛温还是鼓膜温都要求降至 18 ℃ 以下。由于 CPB 机的热交换器系统的不同,有的医院在 10 min 之内就可以达到这个要求,但有的却需要长达 30 多分钟。在一项研究中分析了 28 名行大动脉调转术的患儿,平均停循环时间为 64 min(49～109 min)。研究发现,智力的发育与 DHCA 建立前的降温速度有着密切的关系:在 20 min 内完成降温的患儿,其智力发育与降温持续的时间有明显的正相关($r=0.85$;$P<0.001$),在这样一个降温时间范围内,降温时间每增加 5 min,患儿的智力发育指数提高 26 个百分点。在 CPB 中,这些患儿大部分采用 α 稳态方案来进行 pH 值及 PCO_2 的调节,由此推断,当通过 α 稳态进行酸碱控制时,偏碱的环境有可能引起脑血管的收缩,因此这些患儿需要较长的降温时间以达到脑部的均匀低温状态,加强脑保护。

由于在深低温期间脑是酸中毒的,存在着巨大的代谢负债,因此 CPB 的重新建立及复温期也是很重要的。一些有意义的数据建议在 CPB 重新开始后,一段时间的冷血灌注和延迟的复温可能是有益的。这些研究者证明,复温延迟 10 min 的婴儿组的 CBF 速度提高。同时应避免深低温后升温的过度积极,这对脑神经的预后也是有害的。Martin 和 Mora 等报道在成人患者中,积极地使用 39～40 ℃ 的水升温到 37 ℃,与那些系统温度维持在更接近温热的心脏循环的 33～36 ℃ 的相比,脑神经系统损伤的风险增加。他们指出不是“常温”的患者经历脑部的高温(>37 ℃),这可能会加重心脏手术中脑部缺血的病理变化。在啮齿类动物的实验中也发现,在决定脑缺血性损伤加重与否这个问题时,脑部各区域间的微小温差(2 ℃)起着关键的作用。试验数据证实,甚至小小(2 ℃)的脑温增加,也可能使脑损伤加剧,引起脑血屏障发生改变,缺血后谷氨酸盐释放增加,从而增加死亡率。

5. pH 值与 PCO_2 的控制　在新生儿和小婴儿的深低温转流中,由于年龄、深低温的因素以及在 DHCA 期间的低灌注状态,还没有充分的临床和实验资料来定义在这样一个特殊状态下,怎样的血液酸碱度对神经系统有充分的保护作用。

一般在 pH 值为 7.4、温度为 37 ℃时,细胞内及细胞膜上的酶系有着最佳的活性。在正常循环情况下,机体通过代谢机制及呼吸作用将 pH 值努力维持在这个水平。但低温使水的溶解系数发生变化,pH 值也会发生相应的变化,因此当水温为 20 ℃时,pH 值也会相应地升高至 7.7 左右;许多酶系在此 pH 值状态下会表现出更加旺盛的活性;归属于组氨酸的一类咪唑系物质是蛋白缓冲系统中重要的组成部分,α 就是某种物质的溶解量与非溶解量的比值,水的 pH 值会因为温度的下降而有所升高;如果血液 pH 值随着温度的下降而升高的幅度与水的 pH 值的变化幅度呈现平行,那么,α 也会保持不变,这就是 α 稳态酸碱调节机制。在这种情况下,由于血气分析的结果没有进行温度校正,所以正常的血气结果 pH 值为 7.40 而 PCO_2 为 40 mmHg。必须注意,所得的血气分析结果是校正至 37 ℃还是校正至患者体温? α 稳态概念是在 20 世纪 80 年代后才在临床上被广泛使用的,时间相对较短,但当时无论是临床或是实验室的研究都证明了它的正确性。比如,应用 α 稳态所算得的机体氧耗量要较应用 pH 稳态所算得的值要大;更重要的是,通过 α 稳态进行酸碱平衡调节可以获得更为理想的 CBF。

当脑血流超过正常代谢所需的流量时,被称之为"过剩"脑血流;在 CPB 中,这种过剩脑血流会增大脑栓塞的危险性。但对于小儿患者,脑栓塞并不是最大的问题,最大的危险是来自于低血流量甚至无血流量所引起的脑缺血、缺氧损伤。对于这种情况,有几种观点支持应用 pH 稳态进行酸碱平衡调节,尤其是对于那些采用 DHLF 或停循环转流技术的小儿患者。在 CPB 降温期,向混合气体内加入一定比例的二氧化碳,调整 pH 值及 PCO_2,以达到温度校正的效果;血液的相对偏酸性可以刺激脑血管扩张,在脑部灌注压极低的情况下增加脑血流。无论是否停循环,在深低温阶段的快速降温期添加 CO_2,都能提高对脑部深层结构的冷灌注。已有研究显示,用 pH 稳态管理血气能增加脑部外周的灌注,帮助脑部完全、快速地降温。此外,低温使氧离曲线左移,偏碱性的血液可以使氧离曲线进一步左移,这可能使组织的氧供减少;而偏酸性可以使氧离曲线右移,提高组织氧供。Swain 及同事通过磁共振波谱研究发现,在低温 CPB 期间,即使是应用 pH 稳态进行酸碱平衡,脑细胞内的 pH 值也会稍偏碱性;波士顿儿童医院的研究也证实了这一点。因此,当 CPB 流量维持在临界灌注量时,使用 pH 稳态可获得较好的脑血流贮备;同时,也有利于脑细胞内酶系统的活性。在这一点上,应用 α 稳态或 pH 稳态进行酸碱平衡调节的效果相同。尽管在这些研究中也证明了采用 pH 稳态能提高降温的效果,但停循环后脑代谢的恢复还是受损的。因此在脑复温后,如继续使用它会引起酸负债增加,同时对酶的功能也有一个负面的影响。

波士顿儿童医院在一个小规模的回顾性研究中,对 16 例因大动脉转位而在 DHCA(停循环时间为 35～60 min，平均 43 min）下行 Senning 手术的新生儿和小婴儿进行了分析，其中 10 例采用 pH 稳态进行酸碱平衡调节，6 例采用 α 稳态进行调节。研究发现，停循环前的 pH 值与 PCO_2 在推测预后上有着显著的统计学意义，P 值分别为 0.05 和 0.02；应用 α 稳态调节组的预后较差（即偏碱性的 pH 值意味着较差的预后）；CPB 中降至要求低温的平均时间为 14.5 min±6.2 min（$P=0.1$）；停循环时间与预后无关（$P=0.49$）。由此得出的结论为，相对快速的降温及相对偏碱性的 pH 值对脑部的保护效果较差，这可能是脑血管的收缩或氧离曲线的左移使脑部的氧供不足所引起。苏肇伉等通过动物试验和临床研究发现降温期应用 pH 稳态管理血气，脑代谢更低，而且应用 pH 稳态后脑部温差低于 α 稳态，认为其机制在于 pH 稳态能使 pH 值依赖的能量代谢酶活性受到抑制，提高了脑对缺氧的耐受。

　　人们对于酸碱平衡调节方法的思考最初源于比较生理学的研究。在低温 CPB 状态下，哪一种调节方法更为合理呢？一般说来，变温动物的体温会随着周围环境的变化而变化，对于它们，采用 α 稳态调节方案更为合理；冬眠类动物在没有冬眠的时候是恒温动物，而在冬眠期间就不是了，对于它们，采用 pH 稳态调节方案更为合理，因为它们在冬眠时的呼吸频率很慢，并且可以耐受一定程度的呼吸性酸中毒。Rahn 和同事及 Reeves，Swan，White 等都曾经就此进行过讨论，他们都认为：人在低温 CPB 状态下，要使酶的功能达到最佳状态，就应像变温动物一样采用 α 稳态方案，这样做较为合理。正是这样的结论，说服了众多的心脏中心在低温 CPB 时采用 α 稳态方案进行酸碱调节；但对于婴儿患者，采用冬眠动物的 pH 稳态调节方案则更为理想，因为冬眠动物与 DHCA 或 DHLF 外循环的患儿状况更为相似，毕竟冷血动物在低温状态下是依然保持活动的，这与手术中的患儿情况不同。冬眠动物的生活方式是为了在低温状态下可以减少机体的氧耗和能量的消耗、保证脑等重要器官的血供、减少暂时不工作区域的血供，如骨骼肌等。波士顿儿童医院进行过这样一项随机的前瞻性研究，对于成人患者，在中度低温（25～28 ℃）CPB 时采用 pH 稳态调节方案的临床结果表明：在神经系统并发症方面，是否采用 pH 稳态进行酸碱平衡调节并没有统计学意义；在中度低温时，pH 稳态调节方案并不像在深低温时那么重要，因此，在温度相对较高的低温 CPB 中，pH 稳态和 α 稳态并没有明显的区别。

（六）停循环的持续时间

　　脑代谢活力是随温度的降低而降低，但即使温度接近 0 ℃，也不会停止，同时脑是受损风险最高的器官，这都限制了停循环的"安全"时间。除了减少脑的代谢率，低温的保护作用涉及的更多，Q10 为 2.7 时预测在 20 ℃"安全"的停循环时间只有 15 min。临床和实验数据证明 30～45 min 的停循环时间还是可以耐受的，但这和加深低温的程度或脑保护的影响是不成比例的。另外的因素，如细胞外的 pH 值，Swain 和同事揭示低温会明显增加脑和心脏的组织能量状态和细胞内的 pH 值。高能磷酸水平的增加也部分解释了低温在器官耐受缺血方面的益处。另一方面，脑的氧耗减少呈非线性曲线，而且曲线随温度的降低而下降比以前认为的更陡峭。Michenfelder 和 Milde 揭示 Q10 从 37~27 ℃ 的 2.23 至 27~14 ℃ 的 4.53 的变化，他们假定更低温度下，氧耗的明显下降能解释低温在神经功能完整方面的主要影响。缺血和缺氧的影响是"无复流"现象，脑微循环能多焦点的暂时关闭，在流量恢复时引起不完全的再灌注。这一问题的病原学目前还不完全明白，可能涉及血液黏滞度的增加和血管平滑肌的收缩，从而导致细胞外钾的增加和毛细血管前漏。

应用 DHCA 面临的最主要问题是对风险最大的器官——脑的潜在危害。随着技术的提高、死亡率下降，无论是否停循环，深低温 CPB 后的问题即今后智力的发展显得越来越重要。一些研究已经显示智商及其发展能力的下降与停循环的时间有关。目前还没有当鼓膜温度为 20 ℃ 时，少于 60 min 的停循环对智商及其发展能力的负面影响。Newburger 和同事报道对新生儿和婴儿来说，DHCA 比 DHLF 有更高的神经系统危害，DHCA 组的儿童有明显的精神性运动的发展指数减少。

20 世纪 80 年代，波士顿儿童医院进行一个前瞻性的研究，选择了一组同病种患儿，所有患儿的年龄均为 3 个月以内，均为大动脉调转术，并且都使用了停循环技术。在选择研究对象时，将患儿随机地分为停循环组及持续低流量组，研究对象共有 171 名，其中停循环组的平均循环停止时间为 55 min。通过对术后结果的分析发现：停循环组患儿的肌酸激酶分泌量有显著性的增高，而且其增高量与停循环时间呈现正相关。

许多调查者尝试去界定"安全"的停循环时间，但至今仍然没有答案。众多的临床研究建议 60 min 的停循环时间一般是能耐受的。尽管患者的变化很多，Newburger 等的数据还是建议在 18 ℃ 时 35 min 的停循环是最小限度的有精神性运动测试的结果。对于不同的个体，很难说多长时间的停循环是合适的，首先这与个体间的差异有关，其次，各个心脏中心实现 DHCA 的综合技术也有所区别。

在应用 DHCA 技术后，对患儿脑组织结构及功能的研究发现，如果将肛温维持在 15~20 ℃，停循环时间不超过 30 min，则对中枢神经系统较为安全；当停循环时间在 45~60 min 时，中枢神经系统的安全性受到威胁。波士顿停循环研究证明，随着停循环时间的延长，脑电图开始出现持续活动。脑功能失调包括有癫痫，有报道指出，此并发症可在术后第二天到第六天出现，其发生率为 1%~19%。在波士顿儿童医院的上述研究中，有一例患儿患此症。虽然这种并发症为一过性，但对于严重者有可能在运动方面出现永久性失调。对于婴儿患者，这种术后短期一过性发病的概率约为 4%~10%。在波士顿停循环研究中，临床明确诊断的癫痫发病率，停循环组为 12%，而持续低温低流量组仅为 1%；而当通过脑电图进行诊断时发现，在术后 48 h 内，停循环组的发生率为 26%，而持续低温低流量组则为 13%。因此，癫痫与停循环时间有明显的相关性（$P=0.004$）。

因此，"安全"的停循环时间是复杂的，不能肯定的。低温能延迟但不能阻止代谢的存在，缺血期脑部结构的改变会导致神经功能的受损。尽管患者的可变因素很多，Newburger 等还是提出了在 18 ℃ 时，35 min 的停循环时间对儿童的精神性运动的测试的不利影响是最小的。

（七）深低温停循环对中心神经系统的影响

有大量的研究对 DHCA 术后认知能力的发育情况进行了探讨，但鉴于研究方法的限制，大多数的研究都失败了，导致失败的原因包括：缺乏合适的对照组、样本量过小、病种不统一、矫治年龄存在差异、实验设计不同以及在不同的时期所采用的手术技术不同等等。作为波士顿停循环研究的一部分，还对患儿在 1 岁时的精神发育情况进行了初步研究。结果发现，若术后出现癫痫，则用于衡量运动技能发育情况的精神运动发育指数（psychomotor development index）将会低于正常；而用来衡量认知水平发育情况的智力发育指数（mental development index）则与术后是否出现癫痫、术中是否应用停循环或持续低温灌注技术无关。

Wells 及其同事研究发现，在婴儿期应用 DHCA 技术行心脏外科手术的患儿，其 McCarthy 发育等级分数要明显地低于其他未应用 DHCA 技术进行手术的兄弟姐妹的分数。这种分数上的差距与停循环的时间有关；对于那些在中度低温持续 CPB 下进行手术的患儿，其分数与其兄弟姐妹的分数没有差异。有的文献报道认为，患儿在认知方面、行为方面、语言方面的发育均与 DHCA 的持续时间有关；也有文献则报道，应用 DHCA 技术进行手术的患儿，其发育情况与对照组没有显著性差异，其中的一项研究是将患儿的术前、术后情况进行对照而得到此结论。

1. 舞蹈病手足徐动症　报道有 1%～20% 的经历 DHCA 心脏手术的儿童术后有舞蹈病手足徐动症。它通常出现在术后 2～6 d，而且一般严重程度随时间推移而减低。在一些病例，舞蹈病手足徐动症或全身性的肌张力减退可能持续。在持续的 CPB 后，也偶然观察到，尤其是经历了极深低温（10～20 ℃）的患者。在更为年幼的儿童可观察到较轻微的变化情形。因为可能存在着从脑循环"偷"流到肺动脉的现象，尤其是在不适合的脑降温的情况下，此症状最有可能发生在体-肺分流术的患者。尽管方便的头部 CT 或 MRI 经常检测不到病变，但舞蹈病手足徐动症可能是一个和年龄相关的现象。波士顿儿童医院的数据说明在 6～9 月开始至 5～6 岁的这一年龄段是最易发生的。

2. 发作　CPB 后婴儿的癫痫发作比成人更为普遍。CPB 手术后大约 20% 的婴儿有临床发作。脑电图检测到癫痫的发作比临床观察到发作要普遍，有一点很重要，那就是术后的药物麻痹。发作通常是自我限制的，不管是否采用停循环都能产生。有些报道并没有长期不利的结果，另一些除了神经学和 MRI 异常外，已经有精神性运动发展指数的降低。这些儿童的远期预后仍然不得而知。问题是发作本身实际上是加深了损害，这还只是严重的脑部病变下的反映。目前，对此问题还没有答案，这需要更深层次的研究。

关于受损阶段的病因论众多，包括高血糖、不均匀的降温、无复流现象、多巴胺类神经递质改变、能引起脑兴奋的氨基酸神经毒性等，通常认为运动功能亢进的运动紊乱是神经基底结受损的结果。这一点在脑部表现得更为明显,主要是由于乳酸穿透血脑屏障的能力比较弱,而神经元的养供又主要是依赖于葡萄糖的代谢。在脑获得部分灌注时,高血糖使脑细胞损伤加重,这个问题在应用 DHCA 技术的心脏手术中也有所体现。Steward 及其同事在研究 DHCA 时发现:当血糖小于12 mmol/L时,6 例患儿中仅有 1 例出现中枢神经损伤;当血糖在 12～24 mmol/L 时,25 例患儿中有 6 例出现中枢神经损伤;当血糖高于 24 mmol/L 时;3 例患儿中有 2 例出现中枢神经损伤。Ratcliffe 及其同事也提出,对于 15 kg 以下的患儿,应避免在 CPB 预充液中使用葡萄糖,应用葡萄糖溶液会使患儿容易发生高糖血症。在这项研究中,在小儿 CPB 预充液中使用大量的枸橼酸盐/磷酸盐/葡萄糖(CPD)库血而导致的血糖升高的情况也引起了重视。但一些研究发现,对于新生儿来说,缺血前及缺血后的高糖血症会造成一定程度的不良后果,但其严重程度并不如那些相对成熟的动物,这可能是由于成熟与未成熟动物在代谢机制上存在着很大的区别。

三、深低温低流量方法

DHLF 是在 DHCA 技术的基础上发展起来的,近年来在婴幼儿复杂先心病手术中应用广泛的 CPB 技术。为避免和减轻 DHCA 对神经系统的损害,对一些手术采取不停循环而维持低流量持续灌注的转流方式。低流量 CPB 具有如下优点:① 回心血少,手术视野清晰;② 减少血液有形成分的机械性损伤,减低术后并发症发生率;③ 机动性强,可根据情况决定暂停循环或逐步升温。

(一)深低温低流量体外循环技术

自 20 世纪 80 年代起,DHLF CPB 技术进行了不断的改进。这项技术主要是为了适应那些患有复杂的心脏转位畸形,但需在新生儿期即行手术矫治的情况。比如:对于患有大动脉转位伴室间隔缺损,或主动脉弓发育不良或离断的患儿,如果进行主动脉弓重建、大动脉调转及室间隔缺损修补,仅应用 DHCA 技术,则手术中会有较长时间停循环过程(至少80～90 min);而在右心房内置入单管静脉插管,那么在行大动脉调转术时就可以继续 CPB 而无需停循环。对于新生儿来说,使用单管静脉插管比双管静脉插管要好,可以避免手术野过于复杂。术者可以清楚地观察到右心房,也可以随时发现静脉引流是否充分,这一点相当重要。对于新生儿患者,CPB 转流会使毛细血管渗出量增多,所以往往需要大量的液体补充,当仅有一根腔静脉插管时,如果放置的位置不当,有可能引流不畅,不可避免地加入大量的液体;而在很小的右心房内有两条静脉插管时,又经常出现引流不畅的情况,尤其是在主动脉阻断以前,会有大量的血液经冠状静脉窦回流入右心房。另外,大动脉转位患者在手术前,往往会先行房间隔球囊造口术,回流入左心房的血液会经人造房间隔进入右心房而被引流至 CPB 的贮血器,所以不需要另外放置左心房引流;但要注意,必须是在其他的畸形全部矫治结束后才能关闭此人造房缺。

在应用 DHLF CPB 技术时，除了维持 DHLF 转流，其他方面与停循环 CPB 技术是一样的。对一些操作位置较深的手术或主动脉弓重建术，在低温低流量 CPB 的时候，也允许有一段时间的停循环。但有一点非常重要，那就是在开始低温低流量 CPB 时，必须确定"低流量"的程度。上海儿童医学中心所采用的最低低流量为 $25\sim50$ ml/min，流量指数大约为 $0.36\sim0.7$L/(min·m^2)。

（二）深低温低流量灌注率

深低温是脑保护的主要措施，但在深低温条件下，脑血管自身调节功能丧失，生理性 CBF/CMRO$_2$ 的偶联中断，可见深低温本身是具有脑损害的。由于深低温带来的脑血管麻痹，CBF 取决于灌注流量，即"流量依赖"。大量的研究探讨了在 DHLF CPB 情况下机体所能耐受的最低流量。1984 年，Fox 及其同事对猴大脑半球的区域及整体流量情况进行了测定，同时也通过测定脑动静脉血氧量来评估最合适的脑血流量。他们发现，在 CPB 状态下，当流量由全流量减至 0.5L/(min·m^2)时，大脑氧耗量并没有变化，但脑血流量已有所下降；大脑氧耗量之所以可以维持的原因有两个方面：一是大脑的氧摄取量提高，一是机体其他部分的灌注出现再分配，以保证大脑的氧供。Miyamoto 及其同事也对 20 ℃下进行 CPB 的狗的脑血流进行了直接测量，他们发现，在深低温（20 ℃）情况下，大脑的最佳灌注量为 30 ml/(kg·min)；当灌注量小于 15 ml/(kg·min)时，脑部将会出现氧债，从而导致无氧酵解代谢加强。Kern 及其同事在一项临床研究中发现：在 18 ℃时，$5\sim30$ ml/(kg·min)的灌注量会导致细胞出现氧债；而在 $27\sim28$ ℃时，$30\sim35$ ml/(kg·min)的灌注量就会导致细胞出现氧债。Swain 及其同事对羊进行核磁共振波谱研究，发现当灌注量不低于 10 ml/(kg·min)时，细胞内高能磷酸化物质的含量还可以维持恒定，而当灌注量为 5 ml/(kg·min)时，细胞内的磷酸肌酸 ATP 会进行性减少，同时出现细胞内酸中毒。徐志伟等通过动物实验证实 DHLF 的安全灌注范围后，认为 25 ml/(kg·min)以上为安全可行的。他们于 1993 年开始在上海新华医院应用于临床后，再次证实 DHLF 灌注安全可行，而且其低流量灌注时间在 40 min 以内完全能满足临床需要。在复杂先心病矫治术中可间断应用，如侧支循环丰富、心内回血多暴露困难时可降低流量，一旦操作完成，做其他操作时即可提高流量。尽量缩短低流量转流的时间。

（三）深低流量降温期的血气管理与脑保护

深低温低流量设计的目的在于弥补停循环对脑的损害，但极低的流量[<25 ml/(kg·min)]和降温技术运用不当仍会造成脑损害。低流量灌注期间脑损害的因素主要包括：深低温的转流降温技术应用不当、过低的流量和低流量转流时间过长等。Jonas 等认为，DHLF 虽为脑保护所设计，但降温期同样可能存在脑部降温不均匀。pH 稳态因额外吹入的 CO$_2$，可代

偿氧离曲线左移,增加 CBF,有利于克服低温导致的脑区域性血管舒缩不均引起的脑部降温不均,提高降温期末深低温阶段脑循环的开放程度,改善末梢循环灌注。有研究证实,因 CO_2 造成细胞外偏酸环境对抑制谷氨酸递质的兴奋毒性反应有明显作用,该因素也可能参与 pH 稳态的脑保护机制。可见降温期应用 pH 稳态后可提高低流量阶段脑末梢循环的灌注效率。苏肇伉等通过研究证实在低流量的降温期应用 pH 稳态管理血气,脑代谢更低,而且应用 pH 稳态后脑部温差低于 α 稳态,乳酸积聚也较应用 α 稳态组低。其机制在于 pH 稳态使 pH 值依赖的能量代谢酶活性受到抑制,提高了脑对缺氧的耐受。上海儿童医学中心的临床资料还发现,降温期应用血气管理在不同的低流量水平上对脑保护的作用强度也不同,pH 稳态在低流量 25 ml/(kg·min) 水平上对脑保护的强度较 50 ml/(kg·min) 水平更为明显。无论动物实验或临床研究都证明,尤其在 25 ml/(kg·min) 低流量灌注的降温期,pH 稳态的血气管理是必须的。

由于在深低温时脑组织微血管收缩,存在大量动静脉分流,这种异常生理现象使快速降温后的深低温持续低流量无法保证对脑组织末梢循环的有效灌注,大量脑组织仍处于氧和能量代谢障碍。因此,保证快速降温和深低温阶段血流的均匀灌注,在深低温阶段维持一定的低流量水平和限制一定的低流量时限,都可以避免或减轻低流量灌注中潜在的脑损害因素。

(四) 肺动脉闭锁

如果肺动脉的血液不是由心室射出的血液供应时(不包括腔-肺静脉分流),它就必然是由体-肺循环之间的直接通路所供应的,这些直接通路可能是未闭合的动脉导管,也可能是在外周存在的体、肺循环间的侧支循环。如果这种情况存在,那么,在 CPB 下进行手术矫治时,就可能会有大量的血液由体循环分流进入肺循环,然后直接回到氧合器,这部分血液将不参与机体灌注,因此有可能导致体循环供血、供养不足。

自 1984 年,对于复杂的法洛氏四联症患儿(肺动脉闭锁或肺动脉严重发育不良并伴有大量侧支循环)进行矫治手术以及单心室并肺动脉闭锁的患儿进行 Fontan 手术时,波士顿儿童医院开始应用球囊导管于矫治术中,这使得手术过程得到了良好的控制,很多年都没有患儿并发舞蹈手足徐动症;但在 1986~1990 年间,有 19 例患儿罹患此并发症,其中的 18 例患儿发现有潜在的解剖畸形,这中间也包括有肺动脉闭锁。在对 11 例患儿术前心脏造影的回顾中发现,其中 5 例的肺动脉侧支循环是与脑供血血管相连的,如椎动脉。在意识到这种情况的存在以后,他们会在术前血管造影时即将此类血管堵闭。另外,灌注的方法也有所改进,在 CPB 前及循环中避免碱中毒,这是因为过低的 PCO_2 有可能会使脑血流下降、而肺血流增加。如果有可能,尽量采用低温低流量 CPB 技术,而不是 DHCA。

对于肺动脉闭锁的矫治,一般是采用同种异体的管形移植物与肺动脉起始处的右心室相吻合以取代发育不全的主肺动脉。目前,对于肺动脉细小的患儿,在远端吻合时使用一个

C 形夹进行控制,而近端的吻合及右心室流出道的疏通矫治则在 CPB 建立以前完成。在这种情况下,为保持心脏不停搏,应将预充液温度控制在 37 ℃,并保持离子钙水平正常。再一次强调,一般情况下,在深低温 CPB 时,为了更好地保护心肌,应将离子钙水平保持在很低的水平。进行了这些改进以后,肺动脉闭锁矫治术后舞蹈手足徐动症就很少再出现了。

四、深低温停循环与深低温低流量体外循环的交替应用

目前很多中心都已基本上已放弃单一应用 DHCA 技术,而逐渐开始经常性地应用低温低流量 CPB 技术。由于应用低温低流量循环技术会使 CPB 时间延长,在手术结束后,新生儿机体水肿的情况会更加严重;有研究显示低温低流量 CPB 要比应用 DHCA 技术的 CPB 多输注 25%～50%的液体。因此,在手术结束时,行低温低流量 CPB 的患儿体重增加的幅度比较大。

数据分析表明,应用 DHCA 技术会使患儿癫痫发生的风险率有所提高,肌酸激酶-BB 的释放量增加,脑电活动恢复前的潜在活动增加,虽然这些结果有待于进一步的确定,但起码初步的结果已发现,低于正常的精神运动发育指数是与癫痫发作有关的。

目前大多数的观点都认为深低温低流量较 DHCA 更为有利于脑保护。低流量一定程度上可以弥补降温期的脑损害,但它也并非是一种十全十美的灌注方式,例如,DHLF 对肺保护不利,在目前的临床应用中,也并不能完全取代 DHCA。因此,在某些手术中,DHCA 和 DHLF 的交替联合使用,从全身器官保护的角度来看,似乎更为合理。

（陈　虹）

参 考 文 献

1　Almond C H,Jones J C,Snyder H M,et al. Cooling gradients and brain damage with deep hyperthermia. J Thorac Cardiovasc Surg, 1964,48:890.

2　Jonas R A,Bellinger D C,Rappaport L A,et al. pH strategy and developmental outcome after hypothermic circulatory arrest. J Thorac Cardiovasc Surg, 1993, 106:362-368.

3　Jonas R A,Wernovsky G,Ware J,et al. The Boston Circulatory Arrest Study: perioperative neurologic outcome after the arterial switch operation. Circulation, 1992, 86(suppl I):360.

4　Ames A ,Wright R L,Koward M,et al. Cerebral ischemia. Ⅱ. The no-reflow phenomenon. Am J Pathol, 1968, 52:437.

5　Anand K J S,Hickey P R. Halothane-morphine compared with high dose sufentanil for anesthesia and postoperative analgesia in neonatal cardiac surgery. N Engl J Med, 1992, 326:1.

6　Aoki M,Nomura F,Stromski M E,et al. Effects of pH on brain energetics after hyperthermic circulatory arrest. Ann Thorac Surg, 1993, 55:1093-1103.

7　Barratt Boyes B G. Complete correction of cardiovascular malformations in the first two years of life using profound hypothermia. In Barratt Boyes B G, Neutze J M, Harris EA(ed). Heart Disease in Infancy. Edinburgh: Churchill Livingston, 1973. 35.

8　Bjork J, Hugli T E, Smedegard G. Microvascular effects of anaphylatoxins C3a and C5a. J Immunol, 1985, 134:1115.

9　Bengtsson F, Siesjo B K. Cell damage in cerebral ischemia: physiological, biochemical and structural aspects. In: Schurr A, Rigor BM(ed). Cerebral Ischemia and Resuscitation. FL: CRC Press, 1990. 215-223.

10　Bjork V O, Hultquist G. Brain damage in children after deep hypothermia. Thorax, 1960, 15:284.

11　Bellinger D C, Wernovsky G, Rappaport L A, et al. Congnitive development following repair as neonates of transposition of the great aarteries using deep hypothermic circulatory arrest. Pediatrics, 1991, 87:701.

12　Blackwood M, Haka-Ikse K, Steward D. Development outcome in children undergoing surgery with profound hypothermia. Anesthesiology, 1986, 65:437.

13　Brunberg J A, Doty D B, Reillery E L. Choreoathetosis in infants following cardiac surgery with deep hypothermia and circulatory arrest. J Pediatr, 1974, 84:232.

14　Castaneda A R, Lamberti J, Sade R M, et al. Open heart surgery during the first three months of life. J Thorac Cardiovasc Surg, 1974, 68:719.

15　Brunberg J A, Reilly E L, Doty D B. Central nervous system consequences in infants of cardiac surgery using deep hypothermia and circulatory arrest. Circulation, 1974, 49:62.

16　Blauth C I, Arnold J V, Schulenberg W E, et al. Cerebral microembolism during cardiopulmonary bypass. J Thorac Cardiovas Surg, 1988, 95:6868.

17　Blauth C I, Smith P L, Arnold J V, et al. Influence of oxygenator type on the prevalence and extent of microembolic retinal ischemia during cardiopulmonary bypass. J Thorac Cardiovas Surg, 1990, 99:61.

18　Corbett R J T. In vivo multinuclear magnetic resonance spectroscopy. Sem Perinatol, 1990, 14: 258-271.

五、体外循环操作程序和注意点

(一) 体外循环手术的准备工作

手术前灌注师要和外科医师就病例的手术方法和步骤,CPB 要求,CPB 模式进行商榷,制订手术方案。灌注师在理解手术意图后要认真随访患者,查看病例,核对各项化验指标。如有手术禁忌(新近有外伤史、肝肾功能和凝血异常等)应及时与手术组医师联系。

灌注人员应作如下检查:

1) 检查 CPB 机电源系统,是否有应急电源。因机械性或电源性故障可通过手动或直流电源驱动。

2）开启电源,空转每个泵头。检查有无噪声或异常响声,熟悉调节旋钮的调节幅度、滚压泵两臂滚轮的松紧及运行状态。

3）了解变温水箱的制冰情况,检查水量、电路及工作状态。

4）检查气源设备、氧气、压缩空气、二氧化碳,都应有明确标识,同时查看气体流量表是否灵敏、可靠、准确。

5）根据患儿的病情特点、体重、手术难易等因素来选择合理的灌注泵及氧合器。

6）制订合理的灌注计划和选择适当灌注方式。

（二）转流前管理

转流前管理主要集中在循环回路的连接,预充液排气,抗凝及 CPB 插管的准备。

1. 循环管路的连接

1）在拆开氧合器、贮血器、动脉微栓过滤器及管道等包装前应注意外包装是否完好,消毒是否过期,打开包装后应检查有无破裂。

2）在无菌技术操作下铺设无菌工作台,按常规戴消毒手套,在无菌的情况下安装 CPB 消毒物品。

3）上海儿童医学中心将体外管道分三类选用:A 类为 0.95 cm(3/8 in)管道,用于体重大于 15 kg 的患儿;B 类为动脉端 0.64 cm(1/4 in)、静脉端 0.95 cm(3/8 in),用于体重在 10～14 kg 的患儿;C 类为 0.64 cm(1/4 in)管道,用于体重小于 10 kg 的患儿。

4）按要求连接好循环回路,注意动脉泵管方向勿接反,检查管道是否完好,如有破裂或扭折,应及时更换。连接管道时注意呈流线型,以减少涡流或湍流对血液的破坏,各管道接头处务必牢靠,可用扎带实施外固定,以防转流中出现接头脱落。

5）将氧合器、贮血瓶及整个循环管道安置在 CPB 机之适当位置,勿扭曲。循环回路各单位间的连接争取接头少、管道短。动脉泵管及动脉微栓滤器的出入口勿装反。

6）从贮血瓶预充口加入预充基础液,利用重力预充泵管,并钳夹,然后把泵管装入泵槽内,将泵的转臂压紧泵管后,开放夹钳,根据泵管内的液平面调整泵头松紧适当。安装后检查各出入口的连接是否正确牢固,注意开放贮血器的排气孔,连接好采集血样或给药的采样板,采集血样的循环通路动脉端有单向阀,勿接反。

7）部分氧合器变温部分进出水口不同,勿接反出入水管;在预充排气前应进行水循环实验以检查有否渗漏;水温低于 42 ℃,水压小于 275.8 kPa。

2. 预充排气

1）在使用膜式氧合器前需仔细阅读使用手册和操作说明,按要求连接好回路,置氧合器于合理位置,一般膜式氧合器低于回流室。

2）任何膜式氧合器在使用之前应进行水循环试验,以防止变温器漏水造成血液污染,但水循环实验的水压不宜过大,水温不宜过高。

3)预充排气前可充入一定量的二氧化碳,尤其对动脉过滤器和膜式氧合器等,以利于循环排气。

4)检查氧合器是否渗漏,沿循环回路排气,反复敲打氧合器、微栓过滤器及超滤器等,直至完全排尽气体后停泵,钳闭动静脉管路。要注意叩击 CPB 设备的力度,避免损坏。

5)有必要时可开放循环排气管,再次调整泵头。排出多余预充基础液体,在预充口加入胶体、血液和药物等;一般在加入血制品前加抑肽酶和激素,发挥其抗炎、保护血小板及减少异物接触反应的作用,注意不能从排气孔加液体或药物,以免溅落后会在液面产生气泡。血制品内注意加入肝素抗凝,观察贮血瓶内是否有异物或血块,开放排气管,缓慢自循环。

6)注意左心吸引管、动静脉及各心内引流管勿接反,并调整引流管泵头松紧适当,动脉端与台上管连接后应用扎带固定;台上管排气前顺序操作:停动脉泵,关闭动脉过滤器上端的三通开关旁路端和开放静脉回流端钳夹,将动脉过滤器倒置叩击,循环排气;注意防止贮血瓶泵空气体通入泵管。

7)如果泵松紧调节后仍有泵管内液平面倒退现象,应注意旁路、侧支是否关闭良好,氧合器是否有渗漏,如为有血预充转流后可见有血渗入水管,此时必须更换氧合器。

8)可先加大流量检测循环通路是否安全,但必须在氧合器所规定的流量范围内,以防损坏氧合器内部结构,特别是中空纤维膜;将随后流量降低缓慢自循环以防凝血并预热。台上钳夹管道前应加强联系,应先停泵后钳夹。

3. 抗凝 抗凝是 CPB 转流前的一个重要步骤。目前肝素仍然是唯一在 CPB 中医用的抗凝药物。手术台上由手术者经右心耳注入,2 mg/kg,随后在转流前抽血查活化凝血时间,理想抗凝水平在 $400\sim600$ s 之间,若小于 400 s 则追加肝素用量。机器内预充如同时加用库血,应将库血肝素化后加入,以防与钙离子混合后产生微血栓;首次剂量上海儿童医学中心是按血制品与晶体液的比例而定,每袋血为 200 ml(其中含血细胞 150 ml、枸橼酸钠 50 ml),每 100 ml 加肝素 4 mg,白蛋白加血浆是每 100 ml 加肝素 2 mg,晶体液为每 100 ml 加肝素 1 mg。转流后每 30 min 重复测活化凝血时间,并根据情况追加肝素,使之维持在 $450\sim600$ s。抗凝不足或过度会导致凝血机制紊乱。

4. CPB 插管 CPB 插管时总是先动脉插管后静脉插管。主要原因是静脉插管时如果有意外出血可立即供液抢救。

(1)**动脉灌注** 动脉灌注常用部位有升主动脉及无名动脉,以升主动脉最常用。优点是手术野清晰,便于操作,对于心脏及脑部灌注满意。缺点是升主动脉压力大,张力高,操作不慎可引起供血管滑脱和大出血。插管时注意灌注管置放方向并加以有效固定,管斜面应对向头部,勿过深以免伤及主动脉后壁或插管误入主动脉弓分支血管,更应避免插入主动脉夹层。年长儿插管应相应深一些,以防转流中滑脱。阻断升主动脉时钳夹部位应适当,切勿离插管太近,夹住灌注管开口造成灌注不足及阻力增高。转流中常规测泵压,一旦发现泵压的变化与流量的改变幅度不相适应时即应提醒术者及时检查纠正。不宜行主动脉插管的病例，紧急抢救作部分CPB者以及二次心内直视手术在开胸前需要做好动脉输血准备者，股总动脉插管较为适宜。灌注流量可取得与升主动脉插管的同样效果，但股动脉易发生痉挛；灌注中如动脉管内阻力加大，应想到发生插管嵌入夹层的可能，术终拔管时注意修补动脉壁，充分止血并预防血管狭窄、堵塞或出血等并发症。特殊病理解剖情况下的插管问题，需作特殊考虑。主动脉弓中断伴心内畸形的病例正中进胸同时矫治者，需同时备动脉灌注，需插管两根和Y接头一个，分别插在升主动脉和肺动脉，如果先行侧面处理再正中进行心内直视手术者，可只于升主动脉插一根灌注管。

（2）静脉引流管　凡左、右心之间有分流时应采用上、下腔静脉分别引流插管。凡左心手术时均可采用右心房或右心插管。一般经右心耳插入上腔静脉，复杂先心病如Gleen术、Fontan术有时采用直角插管置入上腔静脉，其优点是可增加右心房的手术野，下腔静脉插管经右心房下部插入下腔静脉。国外有些医疗机构全部采用直角插管直接进行上、下腔静脉插管，减少插管对手术的干扰。

（3）左心引流管　为了避免左心膨胀及使手术野清晰，常安放左心房吸引管经右上肺静脉或左心耳送入左心房。此管除术中吸引血液外还可减少心肌张力及手术中排除心腔内空气。但在心功能良好者或心内回流不多的手术中也可以不必放置此引流管。

（4）心内回血　CPB期间心内吸引的作用有减压、排气及提供无血手术野等，吸引时应避免负压造成血液破坏。回血过多原因可有动脉导管未闭及侧支循环丰富型先心病（如法洛氏四联症、肺动脉瓣狭窄等），应予低温、低流量及静态膨肺处理。右心房回血多，色暗，则多为腔静脉阻断不全或有左上腔静脉，术中根据具体情况处理或加大心内吸引。

（三）灌注技术

1. 前平行　前平行是指在转流开始至升主动脉阻断前的阶段，目的是要将患者的自身循环平稳地过渡到人工循环，并在低温转流中行适当的血流降温，为心脏停搏做好准备。转流开始前台上台下应密切联系，确定活化凝血时间值大于480 s，机器所设置的泵管尺寸规格与实际相符，灌注师右手缓慢开启动脉泵，左手握住动脉泵的输出端并观察灌注压力的变化，根据患儿的体重不同使用不同贮血器内液平面下降，左手缓开腔静脉控制器（或钳），同时右手增加泵速，双手配合以维持出入量平衡直至达到该患者的最大流量。操作者在转流中应密切观察氧合器液平面，使转流中血位不低于临界线，严防因操作失误至液平面迅速下降而出现管道排空。期间灌注师还应估测、氧合器氧合是否正常及腔静脉引流是否通畅。如供血管插入动脉夹层可表现为：① 插管时静脉回流不畅；② 持续低动脉压；③ 供血管压力高。腔静脉引流不畅多由于：① 引流管选择不当，内径过小，不能达到预期引流量，引流管过大可能造成部分侧孔被堵塞；② 插管过深上腔至无名静脉回流受阻，或过浅，甚至侧孔在阻断带外，至引流管内混入大量气体。上腔静脉阻塞的证据是中心静脉压升高，这可使颅内压急骤上升。

前平行时要达到以下要求：① 体内、外血流平衡；② 小儿维持血压 20～60 mmHg，注意反映心肌温度的食管温度不宜太低，在阻断前防止心脏停搏或心室颤动的发生；③ 紫绀型心脏病患者，充分的平行循环可以冲洗心肌内静脉血液，有利于心肌保护。插下腔时右心房需维持一定容量，避免右心房切开时有气体进入。

2. 全心肺转流 是指升主动脉和上下腔静脉阻断，体循环完全由人工 CPB 替代的阶段。心灌注停搏液后，灌注师主要根据血气检测指标调整，并防止意外的发生。

灌注指标检测包括灌注流量、灌注压力、温度、尿量、中心静脉压、血细胞比容及血气监测等。

（1）温度 低温能降低机体的代谢率和耗氧量，是目前普遍在 CPB 期间应用的技术。低温分为：① 浅低温 34～30 ℃；② 中度低温 30～25 ℃；③ 深低温 25～18 ℃；④ 超深低温 18 ℃以下。常温或浅低温用于简单的心内手术，阻断时间短；中度低温用于手术难度较大，阻断时间较长的手术；深低温及超深低温通常用于复杂的心内直视手术。CPB 期间，温度监测具有特殊意义。食管温度反映心脏温度，鼓膜温度反映脑部温度，直肠温度反映外周温度。CPB 期间心脏温度下降迅速，而外周温度下降缓慢；升温时中央温度比外周温度上升快。鼓膜温度间接反映大脑温度，变化迅速，肛温反映腹腔脏器温度，变化缓慢，如长时间降温，肛温变化小应警惕主动脉缩窄和动脉导管未闭的可能。婴幼儿降温时水温应注意逐步下降至 15 ℃左右，控制降温速度，减少组织温差，过快降温会引发心脏心室颤动而停搏、血压下降。心内操作基本完成即可复温。复温时提高灌注流量、氧浓度，注意变温器水温与血温差应小于 10 ℃，水温不超过 42 ℃，以避免蛋白变性血细胞破坏，同时应缩小组织温差，防止酸中毒；温差过大会产生大量的微气栓。但如果升温缓慢要检查侧支旁路是否开启。平均动脉压高时可应用少量的扩血管药物，如酚妥拉明扩张外周血管；一些患者需长时间平行循环维持心脏搏动，应保持灌注血液的温度。

（2）灌注流量 CPB 中良好的组织灌注能减少 CPB 对机体的损伤并维护内环境的稳定。CPB 开始灌注流量随温度的高低调整，温度每降低 1 ℃，组织耗氧量减少 7%。流量降低仍可维持灌注从而达到保护脏器功能、提供无血手术野的目的。不同的降温幅度有不同的循环安全停顿时间。随着研究的不断深入，目前认为的安全停循环时间较早期所认为的要短，比如以前认为肛温保持 20 ℃，停循环 45 min 是安全的，但是现在认为30 min 以上即有可能导致神经系统的不可逆损伤，所以对这方面的认识还在不断改进之中。成人患者中一般将灌注流量按公斤体重或体表面积分为，高流量：大于 80 ml/(kg·min)或 2.4 L/(m²·min)，中流量：60～80 ml/(kg·min)或 2.0～2.4 L/(m²·min)，低流量：小于 60 ml/(kg·min)或 2.0 L/(m²·min)，而小儿患者由于不同年龄流量有很大的不同，因此没有固定标准，新生儿需达到 3.0～3.2 L/(m²·min)以上才可以满足机体需要。临床判定灌注流量是否足够的重要指标可以测静脉血氧饱和度，一般需大于 65%，但流量除根据温度外还要照顾手术操作的便利。紫绀型先心病支气管动脉侧支循环丰富或有双上腔的患者,转流中分流量及回心血量较多,影响手术操作,可在开始转流时用高流量灌注,尽快降温,达到预定温度后,用低温低流量法,可使手术野相对无血,但应尽可能地缩短时间。

（3）灌注压　是灌注流量、体内流量和血管阻力的综合指数。小儿 CPB 期间灌注压控制在 20～60 mmHg。血压过高有脑出血和脑缺氧的危险,过低则使组织灌注不足而引起缺氧及酸中毒。CPB 操作中血压过低,可因:① 无搏动血流灌注;② 血液骤然稀释使血液黏稠度下降血液阻力降低;③ 血中儿茶酚胺浓度降低,血管扩张,血容量相对不足;④ 灌注流量低,体内血容量不足;⑤ 患者有未闭动脉导管或有大量侧支循环,使 CPB 产生分流。一般情况下于 CPB 后 10～15 min 血压可自行回升,不应急于血管加升压药物,若低血压状态持续超过 5min 不回升,小儿低于 30 mmHg,在排除血容量不足、灌注流量不够及其他病理因素情况下,可谨慎给予间羟胺 1～2mg/次。血压过高可因:① 低温 CPB 期间,随着转流时间的延长,儿茶酚胺水平增高;② 麻醉过浅。

（4）尿量　CPB 中尿量的多少是平衡组织灌注是否充分的重要观察指标之一,可指导 CPB 中液体的管理、灌注流量的调节及根据尿量、尿色决定处理措施。患者由于手术前禁食禁水致血容量不足,灌注流量或灌注压力偏低、低温使血液黏稠度增加,肾血管收缩等可引起尿量减少甚至无尿,对严重的血红蛋白尿可用碳酸氢钠碱化尿液,以防游离的血红蛋白堵塞肾小管。如有大量尿液排出,应注意补钾,防止低钾。新生儿也可无尿。

（5）中心静脉压　它是观察体内血容量是否充足,CPB 中腔静脉引流是否通畅的一个参考指标。转流中中心静脉压过高的原因有:① 灌注流量大于静脉回流量;② 静脉插管口径小,静脉引流管曲折、受压或空气堵塞;腔静脉插管位置不当,插的过深或过浅,引流孔部分堵塞。

（6）动脉血气、静脉血饱和度和电解质监测　CPB 中通过动脉血气可判断氧合器的氧合效果及机体氧耗和酸碱平衡的状态。通过静脉血氧饱和度监测也可初步判断机体的灌注流量是否足够,复温阶段代谢率上升且毛细血管未开放,静脉血氧饱和度会有所下降,可通过提高灌注流量、氧合器内氧浓度及血细胞比容来保证满意的氧供。但静脉氧饱和度监测有一定的局限性,如长时间 CPB 时动静脉生理及解剖短路开放及深低温低流量等情况下,虽组织灌注不良,静脉血氧饱和度仍可较高。转流中应保持静脉血饱和度大于 65%;动脉血氧分压应保持在 150～250 mmHg,二氧化碳分压应维持在接近正常水平。CPB 中对血流动力学影响最明显的是钾离子,二氧化碳分压过低、低温、过量使用碱性药物、多尿都能使血钾水平降低。

（7）血细胞比容　转流中血细胞比容一般维持在 25%～30%,过低导致组织缺血缺氧,加重钠水潴留,过高往往使血液破坏增加,产生血色素尿,此时可补充液体稀释或放出部分自体血。

3. 后平行　后平行是指上下腔静脉开放,心脏复跳至停机的心脏辅助阶段,是患者心

375

肺取代人工心肺机进行全面系统准备的过渡阶段;其主要分为再灌注、辅助循环和 CPB 终止三个阶段。

（1）再灌注 此期间操作主要是减低心肌的再灌注损伤,清除氧自由基,尽快地使心肌恢复正常功能。操作上要注意:① 开放主动脉时要降低流量采取低压灌注,以防高灌注压引起心肌细胞水肿;② 防止左心室过度膨胀,如多次电击除颤无效,心室颤动波形细小、心肌松软张力低,应给予增强心肌收缩力的药物,如肾上腺素,待心室颤动波形活跃后再电击除颤。

（2）循环辅助 循环辅助期应逐渐降低流量,保持进出平衡使血压逐步上升心脏复跳有力,上、下腔静脉开放,停止左心减压,置入左心房测压管,调整输血量。

（3）CPB 终止 辅助循环结束,患者的心脏功能已完全可以替代 CPB,将人工心肺机的作用逐步减少,代之以自循环。操作上应注意:先部分控制静脉回流,使心脏充盈满意,同时降低动脉泵流量,观察左心房压及血压,如两者均在正常范围,证明容量平衡,心功能良好。左心房压下降,血压下降或无变化,略增加入量,可维持转流一段时间,再调整减低静脉引流及灌注流量,直至完全阻断腔静脉引流,同时停止动脉泵。在心功能不全,阻断时间长的患者这种分段灌注是十分必要的。如果减低流量,减少静脉回流,出现左心房压上升,血压下降,则证明心功能不全,可给予正性肌力药物及扩血管药物;若仍不能纠正,则立即恢复辅助循环。

CPB 后停机困难,首先考虑外科手术矫治是否彻底,电解质是否紊乱及酸碱是否平衡。若与解剖无关,则延长辅助循环时间,并适当调节容量负荷,应用正性肌力药物及血管活性药物。在血压及左心房压正常条件下,心脏搏动有力时,再加以试停机步骤。危重患者每次降低流量要小,维持时间要长,使心脏逐渐适应;当循环和血液动力学稳定,电解质和血气分析正常时,可考虑停机。

（傅惟定）

参 考 文 献

1 龙村主编.体外循环学.北京:人民军医出版社,2004.

2 李佳春,李功宋主编.体外循环灌注学.第 2 版。北京:人民军医出版社,1993.

六、体外循环用药

CPB 的药物动力学和药效学与临床药理不同。CPB 时人是在非生理状况下用药,受许多因素影响和制约,如果不了解这些特点,不结合患者具体情况,不考虑如何加以调整,就难以达到最大疗效和最小反应的治疗目的。因此,每个灌注师必须根据 CPB 药理学的特点选药,了解并掌握各种影响因素,用药做到个体化,不能单纯公式化。现简单归纳 CPB 药理学的特点如下,有关药物的具体使用详见附录 2。

(一) 用药方式

药物的吸收是指药物从给药部位经过细胞组成的屏蔽膜进入血液循环的过程。CPB 中均为静脉给药或直接通过人工肺加入血中,药物迅速而准确进入血液循环,没有吸收过程;心脏病患者药物安全范围窄,对药物的耐受能力差,药物要少量、分次,并密切观察疗效。注意小儿用药不是成人的缩影,根据年龄、体重不同而各有特点。

(二) 血液稀释

药物进入循环后首先与血浆蛋白结合,酸性药物多与白蛋白结合,碱性药物多与 α 酸性糖蛋白结合,还有少数药物与球蛋白结合;心脏病患者大多血浆蛋白含量较低,CPB 预充液又大量增加机体细胞外液,使血液稀释,血浆蛋白浓度降低,从而影响药物与蛋白质的结合、转运和活性,使游离药物浓度增高,药物作用增强,而发生中毒。

(三) 抗凝

CPB 中使用抗凝血药肝素干扰凝血因子、阻止血液凝固;同时肝素有降脂作用,能使血管内皮细胞释放脂蛋白酶,使血浆自由脂肪酸增加与药物共同竞争受体使游离型药物浓度增加。

(四) 药物的潴留

1) 上、下腔静脉血流阻断期间,肺对麻醉药物有潴留作用,恢复血流后,这些药物又重新进入体循环中。

2) 心脏和肺对某些药物有亲和力,如芬太尼。

3) CPB 聚氯乙烯管道、氧合器等对亲脂性药物如丙泊酚(异丙酚)有吸附作用,能使药物分布容积增加,而使血药浓度降低。

4) 红细胞对某些药物有潴留作用。

(五) 温度

低温增加血液黏滞度,减少组织灌注,抑制酶的活性;体内药物主要在肝脏转化而失去药理活性,并转化为极性高的水溶性代谢物而利于排出,低温影响药物在肝脏内的氧化、还原、水解或结合,使药物的半衰期延长。低温还能影响内分泌如肾素血管紧张素-醛固酮系统反应增强,改变血流分布。

（六）流量

转流中血液分布不均,以心脑为主要器官,肌肉、肠道为缺血器官。不同的转流方式、灌注流量和压力均会影响血流分布,而对药物作用产生影响。肾脏是主要的排泄器官,游离的药物通过肾脏排泄,低流量灌注使肾小球、肾小管过滤作用下降,脂溶性和水溶性药物的排泄功能也下降。

（七）麻醉气体

吸入性麻醉药是挥发性液体或气体,CPB 期间麻醉气体主要通过氧合器的二氧化碳排出口大量以原形排出体外。

（八）酸碱状态

CPB 血气管理采用 pH 或 α 稳态,由此导致的理化反应可改变机体细胞原有的功能水平和药物的作用机制,影响生理物质转运,改变血流分布,如增加脑血流。pH 值影响血浆蛋白的离子状态及电解质,可使心律发生变化,洋地黄毒性增加。酸碱平衡失调时原尿 pH 值的改变也会影响药物的重吸收而使药物排出增多或减少,从而影响药物的作用,如碱化尿液可加速酸性药物自肾脏排泄;反之,酸化尿液可加速碱性药物的排出。

（九）年龄

小儿由于生长发育处于不同阶段,许多脏器的生理功能各有特点,因而对不同药物的代谢能力也不同。新生儿药理学特点表现为:① 血浆蛋白浓度低,结合药物的能力弱,血中游离药物多;② 细胞外液容积较大,约占体重的 35%,接受药物后药物多分布于细胞外液中;③ 各种生理功能、体内酶系、自身调节功能尚不成熟完备,对药物的敏感性反应较高,如对多种药物的代谢的酶发育不足,接受抗菌药物后的血药浓度达较高水平,甚至引起中毒,药物的半衰期较长,特别是氨基糖苷类抗生素;④ 水盐代谢和酸碱平衡的药物较敏感;⑤ 肾功能只有成人的 20%,是影响药物代谢动力学的主要因素。又如,2 岁以下的幼儿由于血脑屏障不完善而对吗啡特别敏感,所以应根据小儿的不同阶段发育及所用的药物特点,采用合适的计算方法,并考虑其他可能产生影响的因素来初步拟定用药量试用,随时监测血药浓度和药物反应来调整剂量。

（十）疾病类型

先天性心脏病病种类型不同,药代学和药效学也各有特点,如紫绀型先心病侧支循环血量多,非紫绀型肺循环阻力较高都影响药物作用;又如慢性心力衰竭心肌细胞 β_1 受体浓度下降等。

（十一）全身性炎症反应

CPB 期间血液与体外氧合器、管道等异物表面接触，激活补体，缺血-再灌注损伤等诱发炎症介质释放，如肿瘤坏死因子、白细胞介素、内毒素、一氧化氮等均各自或相互对药物的分布、代谢产生影响。

（十二）表现形式

CPB 中因患者处于全身麻醉状态，药物作用的效果主要以体征和仪器监测的结果来体现。

（傅惟定）

第四节　特殊体外循环技术

一、离心泵与小儿体外循环

（一）概述

心泵是 CPB 装置中最主要的部件之一，目前临床 CPB 转流常用的心泵有滚柱泵和离心泵两种。自 20 世纪 70 年代离心泵问世以来，随着制作技术和材料的改进和完善，以及人们对离心泵原理及特点的逐步认同，如今离心泵已被广泛应用于成人 CPB 和转流，短暂的心室辅助循环（VAD）以及体外膜肺氧合（ECMO）。然而，对于离心泵装置应用于小儿常规 CPB 转流，灌注界对其可行性持有各自的看法和不一致的意见。笔者自 20 世纪 90 年代中期开始，在离心泵用于成人 CPB 转流的临床基础上，结合小儿 CPB 转流的特点，将离心泵用于小儿常规 CPB 转流和术后短时间心室辅助循环。

（二）原理

离心泵是依据有质量物体作旋转运动时能产生离心力，离心力的方向是由中心向外周呈辐射状，离心力的大小和旋转运动的速度成正比的物理现象，而设计出的一种圆锥形的泵体。当液体在这一密闭的圆锥容器内作高速旋转运动时，液体产生的离心力对容器产生一定的压力，该压力和圆锥体中心部液体涡流运动产生的负压之间的压力差推动液体由中心部向周边部的切线方向流动。如果中心部和圆锥体底部各开一孔,则由圆锥体中心部引入的液体将向底边输出。当泵内液体压力高于泵外压力时即产生液体的单向流动。在外界压力不变的情况下,离心泵的输出流量随转速的增加而增加。

根据临床 CPB 转流对无菌术和血液相容性的基本要求,离心泵基本结构由一次性使用泵头和可反复使用的驱动控制装置两部分组成。泵头为一透明圆锥形容器,由外壳体和转子两部分组成。壳体中心顶部为液体输入口,底边部切线向开口则是液体输出口。转子表面均置有放射状翼片,以提高泵效。不同品牌的离心泵转子内的驱动磁性材料的置放位置有所不同;无论磁性材料置于转子体内或转子体外,以及由轴承驱动转子转动的不同设计,均保证达到磁性材料、轴承、及连接处完全密闭,不直接和血液接触的基本要求,保证离心泵安全和血液相容。实际使用时,需要将泵头置放于控制装置上,和驱动电机的连接部通过电磁效应由驱动电机带动泵体内转子作旋转运动,利用控制驱动电机的转速来调节离心泵的输出流量。目前较常见的离心泵尽管外形略有不同,但工作原理相同。

(三) 特点

和滚柱泵相比较,离心泵最显著的特点是它的安全性。

1. 有限的输出压力 离心泵在设定的流量(6 L/min)条件下,所产生的输出压力为 700～900 mmHg,远小于相同流量条件下滚柱泵所产生的大于 2000 mmHg 的压力。在 700～900 mmHg 压力作用下,如果是离心泵输出端管道意外扭折闭合,或发生完全钳闭的情况,都不足以管道和接头处脱开和管道壁爆裂。滚柱泵在此情况下,2000 mmHg 足以产生严重的接口脱开和管道的爆裂事故。因此离心泵产生的有限压力可显著提高安全性。

2. 低缓的输入端负压 同样在 6 L/min 流量情况下,离心泵输入端能产生的约 150 mmHg 压力仅为相同条件下滚柱泵产生 760 mmHg 压力的 1/5 左右。低缓的负压减轻负压对血液有形成分细胞膜的影响和破坏。

3. 流量反应 离心泵输出流量和输出端阻力呈负相关,离心泵在一定转速条件下输出流量随输出端阻力改变而改变。输出端阻力增加时输出流量变小,而阻力下降时流量增加。离心泵流量和输出阻力的反应关系从另一方面提高了安全性,可以避免因动脉插管位置不当(插入动脉壁夹层)滚柱泵强行灌注致使主动脉壁内层剥脱形成动脉瘤的恶性并发症的发生。当输出端阻力异常变化时,输出量减少的变化能使灌注师及时发现和纠正。

4. 空气处理 离心泵的工作原理决定了当突发性空气进入离心泵体后,其对空气处理情况和滚柱泵完全不同。在因静脉引流意外减少时贮血器打空情况下,大量空气进入离心泵体,由于空气相对密度小于血液,因此泵内旋转的空气所产生的离心力远小于相同容积的血液所产生的离心力,此时离心泵输出压力下降,泵流量减少,大部分进入的空气将留在泵体内空转而无输出。这样操作者有足够的反应时间来停泵处理,排除空气。而当少量空气意外进入后,也因其质量小,少量空气被集留于泵体的近中心部不被泵出,若非必须可暂缓处理。而滚柱泵血流中一旦进入空气,无论量大小,即在瞬时被泵出,造成严重的灌注意外。因为滚柱泵转轴转动挤压闭合管道正向排空的工作原理不具有良好的空气处理能力。

5. 颗粒微栓　众所周知,滚柱泵转流时因磨轴直接挤压管道,一定时间后,挤压力将对管道内壁的完整性产生影响,引起管壁物质的脱落形成颗粒微栓。离心泵工作时不挤压管道,泵体转子高速旋转带动血液所产生的离心力,对于光滑泵体内壁和管道内壁的冲击压力难以破坏泵体内壁和管道内壁的完整性,最大限度减少颗粒微栓形成,离心泵的这一特征是其被选作较长时间转流装置的基础。

(四) 临床应用

1. 常规 CPB,病例选择　笔者在体重 10 kg 以上预计灌注流量 1.0~1.2 L/min 的病例组中应用 Biomedicus BP - 50(预充量 50 ml)离心泵,进行常规 CPB 转流,取得满意的临床效果。

具体操作步骤和注意事项如下:

1) 以 6 L/min 流量的二氧化碳,充入 CPB 回路中灌注 5 min。

2) 钳闭阻断连接于贮血器和离心泵头之间的管道,然后将预充液放入贮血器。再将泵头从驱动装置部位取下,置离心泵头低于贮血器液体出口,致使泵头输出口高于输入口。松开置于贮血器和泵头输入口之间的钳闭钳,让液体随其重力由泵头输入口进入泵头腔体,将空气经泵头的输出端驱出,轻拍泵头至无气泡,然后钳闭泵头输出端管道;再将泵头放入驱动装置的正确位置,使泵头输出口处于最低位(此步骤称为静止重力排气)。

3) 启动流量转速旋钮,缓慢将泵头转速调节至 1500 r/min,松开原输出端的钳闭钳,使预充液在泵流下预充灌注系统,对膜式氧合器、动脉过滤器及管道进行转流排气,直至空气全部排尽,同时钳闭阻断泵头输出端管道和静脉引流管道接入贮血器之前处,然后停泵调节流量零位(转流排气)。

4) 体外循环转流:① 开始转流的即刻,先启动流量转速旋钮,使离心泵转速达 1500~1600 r/min,其产生的灌注压力足以克服外周阻力(包括患者主动脉压力,患者泵面与静脉引流管接贮血器处的位差重力,膜式氧合器灌注阻力,等等)。然后松开动静脉管道的钳闭钳,开始转流观察静脉回流量,逐步调节离心泵转速以达到预计的灌注流量。开始转流。② 转流期间,密切观察灌注流量、患者动脉压和转流系统的灌注压。由于转流期间的低温、麻醉和血管活性药的应用,以及离心泵所产生的平流灌注形式等诸多因素都影响患者的外周血管阻力状态,这一阻力状态的改变会直接影响离心泵的输出流量。应结合观察静脉端血氧饱和度,随时调节离心泵的转速,达到所需的灌注流量,使静脉血氧饱和度不低于60%。对于任何可能分流离心泵输出量的因素加以考虑记入(如接入血液浓缩器做常规超滤时,超滤分流量,动脉过滤器排气管开放分流量,以及动静脉端血液样品采集口开放时分流量),正确调节离心泵转速增加输出流量,以补偿分流,避免对患者低灌注状态的发生。③停CPB转流,前于停转流即刻,先控制静脉回流量,将容量还给患者,逐步调节离心泵转速,降低其输出流量,但仍须保持离心泵一定的转速(1000～1200 r/min);然后同时钳闭动脉、静脉端管道,停止CPB,但离心泵不停机。需停转流后回输机血时,仅需部分松开动脉端管道钳闭钳,观察贮血器液平面刻度读数,根据所需回流量,缓慢地给予。待撤除动静脉插管后方可停机。

2. 心室辅助循环 基于离心泵的安全性和流量反应特点,离心泵装置已被广泛用作心室辅助。我们曾使用 Biomedicus 离心泵装置,对于因心内直视手术后无法脱离CPB转流的三例低心排血量患儿,实施了 18～26 h 左心室辅助转流(LVAD)。操作步骤和注意事项如下:

1) 左心室辅助转流的插管位置。我们采用升主动脉和左心房的位置。将常规CPB时主动脉插管仍置于原位,离心泵输入端插管经由左心耳置入以引出血液。

2) 左心室辅助转流的连接。离心泵输入端接入置有Y形接头的管道,Y形接头的两侧端分别为液体的输入口和接左心房引流插管之用。离心泵输出端接入置有侧孔的直接头管道,以便和主动脉插管相接。直接头侧孔置一个三路开关,分别接测压装置和作为血液样品采集口。

3) 系统预充和排气。离心泵头和管道系统经二氧化碳压力充入后,先用钳闭钳阻断离心泵头的输入道管道。置预充液体袋高于离心泵装置,让预充液经Y接头的双侧臂(U管原理)缓慢充入准备和左心房插管相接的管道,充满后在液面下置钳闭钳阻断备用。然后尽可能置离心泵头于低位,将离心泵输出端高于输入端,缓慢松开输入端管道的钳闭钳,以预充液重量使预充液进入泵体,将空气从输出口驱出,直至预充液充入输出端管道。同样在液面下置钳阻断备用。然后进行三路开关测压装置及血样采集口排气,确定无气泡后关闭三路开关,最后阻断预充液输入口,整个灌注系统处于闭合状态。将离心泵头放入驱动装置的正确位置,静止备用。

4) 辅助转流。正确接妥主动脉端和左心房端管道后,调整辅助装置的高度,使离心泵输入端口处于患儿心脏的同一水平位置。先启动转速旋钮使离心泵转速至 1200～1300 r/min,然后同时松开输入输出端的钳闭钳,开始转流辅助。每隔 30 min 采集血样,检测激活凝血时间(ACT),要求ACT维持在 180～220 s。如ACT小于180 s时,根据具体情况给予肝素。转流辅助期间需注意观察患儿的血液动力学指标、动脉压、中心静脉压,以及尿量,如容量不足时,可从离心泵输入端的预充液入口放入容量(血液或晶体液)。在加入容量时尽量避免带入空气。容量充足后,调节离心泵转速,使辅助流量达到最适状态,实施有效的左心辅助。

5) 停止辅助转流。在停止辅助转流时,应同时钳闭阻断离心泵的输入输出端,但仍维持一定转速。待患儿血液动力学指标稳定后再停泵,撤离辅助装置。中和肝素,使ACT恢复至正常患儿。

（五）评估

基于小儿心脏外科的特点，小儿CPB对心泵的性能要求较高。理想的心泵须具有：输出流量准确稳定，操作简便，安全性好以及对血液有形成分破坏少等特点。虽然离心泵已经被广泛用于成人CPB转流，但对其用于小儿常规CPB转流持有异议，在目前离心泵技术条件下，当离心泵输出流量小于1 L/min时，无论采用多普勒超声技术和电磁流量技术，对流量测定尚不稳定和精确，并且不易调节和控制，因此离心泵不适合用于低体重，婴幼儿的常规CPB，也不适用于深低温低流量的灌注技术。大多数儿童医学中心所收治的先心病患儿中，婴幼儿和复杂性先天性心脏畸形的病例比率较大，因此离心泵不被采用的原因是显而易见的。而且有研究结果表明，离心泵在维持300～500 ml/min输出流量时在相同时间和流量情况下，对血液有形成分的破坏作用大于滚柱泵，这是由于离心泵在低流量情况下仍需维持较高的转速所致。这一负结果也是离心泵不被采用于小儿常规CPB转流的另一重要原因。然而，对一定体重范围内的小儿病例，采用离心泵作常规CPB转流亦是一种可行选择。

（韩幼奇）

参 考 文 献

1　Gravlee G P,Davis R F,Utley J R,Cardiopulmonary Bypass Principles and Practice. Istedition,Baltimore：Williams and Wilkins,1993.

2　Tamari Y,Sensiba K L,Leonard E F,et al. The effects of pressure and flow on hemolysis caused by Bio-Medicus centrifugal pumps and roller pumps. J Thorac Cardiovasc Surg,1993,106：997 - 1007.

3　Jonas R A, Elliott M J. Cardiopulmonary Bypass in Neonates Infants and Young Children. Oxford：Bufferworth-Heinemann,1994.

4　Mora C T. Cardiopulmonary Bypass Principles and Techniques of Extracorporal Circulation. New York：Springer,1995.

5　Naito K,Suenaga E,Cao Z L, et al,Comparative hemolysis study of clinically available centrifugal pumps. Artificial Organs, 1996,20：560 - 563.

6　Nishinaka T,Nishida H, Endo M, et al. Less blood damage in the impeller centrifugal pump：a comparative study with the roller pump in open heart surgery. Artificial Organs,1996,20：707 - 710.

7　李佳春,李功宋.体外循环灌注学.北京：人民军医出版社,1993.

8　胡小琴.心血管麻醉及体外循环.第1版,北京：人民卫生出版社,1997,305 - 309.

二、左心转流技术

左心转流又称左心CPB，是将部分左心血液跳过主动脉病变段引流到体外，再通过机械循环法注入病变远段主动脉或股动脉,如此可以避免因手术需要阻断胸主动脉而引起的上半身淤血、血压升高、加重左心负担,下半身血液灌注不足引起肝、肾、脊髓等重要器官的缺血缺氧损害,使手术能得到一个较长时间的操作条件。

(一) 应用指征

左心转流在小儿使用机会不多,在成人主要用于胸主动脉瘤手术,在小儿可用于动脉导管未闭手术后并发局部动脉瘤再次手术、主动脉缩窄较重较长缩窄段的切除并用人造血管替代术等。一般婴幼儿主动脉手术均可在 DHCA 下手术,较少采用左心转流的方法。

(二) 装置与操作方法

左心转流装置较心肺转流简单,在左心耳与血泵间连接一个贮血器,在血泵与股动脉或病变胸主动脉远端间放置一个动脉血液过滤器。贮血器开放与吊瓶相通,用于转流补充血液或预充血液。由于转流时需要调节保持血液温度,或因手术需要需变更为全 CPB 时操作方便,有将贮血瓶改为鼓泡式氧合器。如此,氧合器又做贮血及回收手术野血液用,也可做血液变温。因为使用了贮血器,其内血流速度慢,所以需使用同全 CPB 同量的肝素剂量,如不使用贮血器,则类似于左心室辅助,肝素用量和对 ACT 的要求可以参照心室辅助装置的用法。左心转流时可将贮血器放置于心脏水平下 40~50 cm 落差,利用重力原理调节落差高度来控制左心房负压及左心引流量的多少,维持转流前后的适度血压。开放式贮血器还可将左心引流管中的气泡逸出,不致进入体内。

操作方法是先用血液或液体预充管道排气,测定转流量,全身肝素化与 CPB 相同,左心房插管后钳夹引流管,与贮血器或氧合器进血管连接,股动脉或降主动脉插管排气后与血泵后管连接;检查系统连接无误,血泵后管路无气泡后开始转流。

(三) 转流中注意事项

1) 在整个手术过程中,维持上肢血压不超过转流前 20 mmHg,下肢血压在 40 mmHg 以上即可。下肢血压不低于 32 mmHg,肾脏能维持过滤功能。

2) 当心泵转速已调整至预定流量,观察贮血器内的血平面,如见增高,同时上肢血压又有下降,则用夹子部分夹住左心引流管路,减少引流血量,此时上肢血压可逐渐提升;但若下肢血压也同时下降时,则将血瓶内预置血液放入贮血器补充血容量。

3) 若发现转流过程中右上肢血压过高,可能是左心引流管太细或放置不当、扭曲等原因引起使左心引流不够畅通所引起。应立即予以检查纠正。

(丁文祥)

参 考 文 献

1 兰锡纯,冯卓荣主编.心脏血管外科.第2版.北京:人民卫生出版社,2002.
2 沈宗林,姬尚义主编.主动脉外科.北京:人民卫生出版社,2001.
3 汪曾炜,刘维永,张宝仁主编.心脏外科学.北京:人民军医出版社,2003.

三、体外膜肺氧合技术

(一) 定义

体外膜肺氧合(extracorporeal membrane oxygenation,ECMO)是将患者之静脉血引流至体外,经气体交换后,再从动脉或静脉送回患者体内。其原理接近传统的CPB,但两者仍有很大的不同。

CPB和体外膜肺氧合之比较见表5-4-1。CPB用于开心手术时,静脉回流管经常携带大量的空气,同时在手术过程中,患者往往有快速且大量的血容积之变化。因此在静脉回流管路中间,要有一个大的贮血槽,用于捕捉携带的空气,并调整患者体外和体内之间血容积的巨大变化。但因在贮血槽中,血液有流动缓慢甚至停滞的现象,因此需要使用大量的抗凝剂防止血液在贮血槽内形成血栓。另外,在进行完全CPB时,在肺部血管和心腔内也有血液停滞的现象,这也需要完全的抗凝以防止血栓形成。通常是以大量的肝素来达到完全抗凝的作用。相比之下,ECMO只提供部分的心肺支持,使用时患者本身的心肺仍继续工作,没有血液停滞的现象。因为ECMO是一个密闭管路系统,没有贮血槽。因此,血液的流动在整个系统中并没有停滞的现象,只需要轻微的抗凝作用,便足以防止血栓在系统中形成。虽然出血仍是ECMO使用时最常见的并发症,但这是在一个可容许的范围内。CPB需要完全抗凝,长期使用出血并发症太严重,因此无法用于监护病房的重症患者。

表5-4-1 心肺体外循环(CPB)和体外膜肺氧合(ECMO)之比较

	心肺体外循环	体外膜肺氧合
使用场所	手术室	监护病房
静脉血贮血槽	有	无
活化凝血时间（s）	＞600	120～180
自体输血	是	否
低体温	是	否
溶血	是	否
动脉管路过滤器	需要	否
型式	静脉-动脉	静脉-动脉/静脉-静脉

总而言之，CPB 和 ECMO 最大不同点在于静脉血贮血槽的有无，这也决定了运作时所需要的抗凝程度，及其他相关的参数。

(二) 原理

体外膜肺氧合，有静脉-静脉 ECMO (veno-venous ECMO)（图 5-4-1）和静脉-动脉 ECMO (veno-arterial ECMO)（图 5-4-2）两种。VV-ECMO 引流患者静脉血至体外，气体交换后再从静脉输回患者。VV-ECMO 只取代肺脏的气体交换功能，对心脏的循环功能则完全没有助益，因此纯粹用于肺部疾病。VA-ECMO 引流患者的静脉血，气体交换后从动脉输回患者。因此，可同时取代心肺功能，对心、肺疾病皆有支持作用。

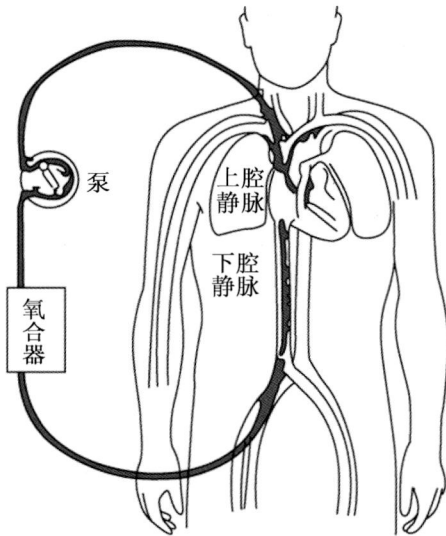

图 5-4-1　静脉-静脉 ECMO(VV-ECMO)示意图　　图 5-4-2　静脉-动脉 ECMO(VA-ECMO)示意图

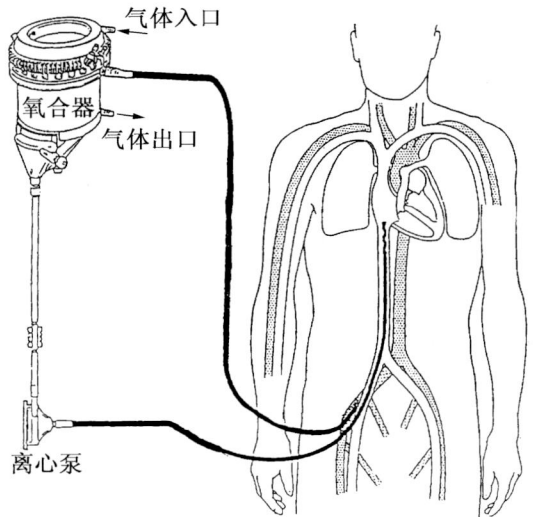

体外膜肺氧合的功能，对肺脏而言，① 取代肺脏气体交换的功能，排除体内的二氧化碳并供应氧气；② 减少对呼吸机的要求，让肺脏休息得以恢复。肺脏功能不好时，为了维持同样的气体交换量，只好调高呼吸机的设定，使用较高浓度的氧气以提高血氧浓度，使用较高的吸入气道压(inspiratory airway pressure)以扩张塌陷的肺泡。但是高浓度的氧气，对肺部有伤害；高吸入气道压对肺部也能产生气压伤(barotrauma)。较高的吸入气道压，往往未能撑开已塌陷的肺泡，反而使原本较正常的肺泡，过度扩张而造成伤害，进而出现肺水肿、肺纤维化，而失去了功能。因此急性呼吸窘迫综合征的患者，往往面对一个恶性循环。肺部功能不好，被迫使用较高的呼吸机设定（较高的氧气浓度，较高的吸入气道压力），以维持足够的换气量，但这调高的呼吸机设定却进一步破坏肺功能，造成需要更高的呼吸机设定以维持原先的换气量，如此恶性循环下去，终至患者不治。ECMO 术可取代肺脏气体交换功能，减

少对呼吸机的需求，也让肺脏有一个休息恢复的机会。对心脏而言，ECMO可增加组织灌流，改善循环。对已衰竭的心脏，可减轻其工作量，减少强心剂（inotropes）的使用，让心脏有一个休息恢复的机会；减少了前负荷（preload）的需要，也减少淤血性心力衰竭的症状。

（三）发展史

1953年5月1日John Gibbon第一次成功使用人工心肺机取代心肺功能，并使心脏暂时停止跳动，让医师直接在静止的心脏上进行修补手术。当CPB逐步发展，使各种开心手术变成可能的同时，人们亦开始研究改进人工心肺机，希望能长期支持心肺功能，用于治疗严重心肺衰竭的患者。

1975年，第一次成功地使用ECMO治疗新生儿肺部疾病。在过去20年间，ECMO主要是用于新生儿肺部疾病〔包括：肺透明膜病变（hyaline membrane disease），胎粪吸入性肺炎（meconium aspiration pneumonia），新生儿持续性肺高压（persistent neonatal pulmonary hypertension），先天性横膈疝气（congenital diaphragmatic hernia）〕引起的急性呼吸衰竭。但是，随着其他较不具侵袭性治疗方法的发展，例如一氧化氮吸入治疗、高频率呼吸机、表面张力素（surfactant）治疗，等等，使大部分新生儿肺部疾病引起的急性呼吸衰竭，可用这些方法进行有效的治疗，而不需使用昂贵、复杂，又极具侵入性的ECMO方法。图5-4-3显示使用ECMO治疗新生儿肺部疾病的患者数，最近10年呈逐年下降趋势。

新生儿呼吸衰竭年病例数

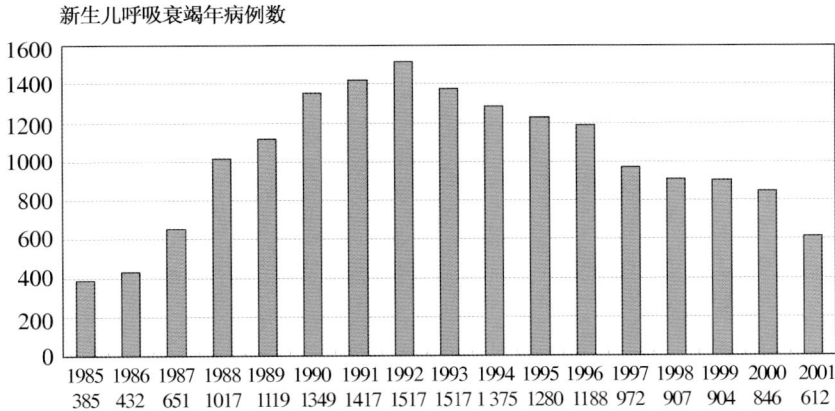

1985	1986	1987	1988	1989	1990	1991	1992	1993	1994	1995	1996	1997	1998	1999	2000	2001
385	432	651	1017	1119	1349	1417	1517	1517	1375	1280	1188	972	907	904	846	612

图5-4-3　根据ELSO（extracorporeal life support organization）所作的统计

ECMO用于新生儿呼吸衰竭的每年病例数，因为有其他有效且较不具侵袭性的治疗方法，因此需使用ECMO的病例数逐年下降

1972年，ECMO第一次成功治疗一位患急性呼吸窘迫综合征的成年患者。此后虽有零星的病例报告，但早期较大规模的研究，都未能显示ECMO对成人急性呼吸窘迫综合征有确实的疗效。这些研究结果冷却了人们对ECMO的过度期望。而ECMO早期用于治疗心

脏手术后的心因性休克,治疗效果也不好。

但是,随着我们对疾病的病理生理有了更进一步的了解及科技的进步,最近几年ECMO对急性心肺衰竭的治疗,似乎又重新占有一席之地。考察最初使用 ECMO 治疗急性呼吸窘迫综合征效果不好的原因,是对呼吸机引起的肺伤害了解不够。在那些使用 ECMO 的患者,并未降低呼吸机有关参数上限的设定,未能避免高浓度氧气及高吸入气道压力,所以,虽然 ECMO 改善了身体的气体交换,但未能减少呼吸机引起的肺损害。因肺脏功能不能恢复,患者最后仍会死去。现在,因为增加了对急性呼吸窘迫综合征病理生理的了解,医护人员已能充分利用 ECMO 增加气体交换,减少患者对呼吸机依赖程度而发挥其治疗效果。和CPB 比较起来,ECMO 虽然仅需较少的抗凝作用,但出血仍是 ECMO 治疗中最重要的并发症。特别在刚手术后的患者,即使少量的抗凝治疗也会增加出血的危险。Carmeda 肝素表面涂层技术(heparin bound Carmeda bioactive surface,CBAS)之发明,更进一步减少ECMO 对抗凝的需求。Carmeda 肝素表面处理的 ECMO,如果只是短期使用,只需很少甚至完全不用肝素注射也能使用一段时间而没有血栓的并发症。减少全身性肝素的使用,减少出血倾向,这对手术后的患者使用ECMO是一大福音。另外这种肝素表面涂层可增加生物兼容性,减少血小板、白细胞的活化,减少血清中炎性因子的产生;长时间使用引起的全身炎症反应综合征(systemic inflammatory response syndrome)也较轻微。这些优点减少了ECMO 长期使用的副作用。微孔膜氧合器(microporous membrane oxygenator)相对于传统的硅胶膜氧合器(silicone membrane oxygenator),气体交换效率更高;使用时排气容易,便于快速预充。而硅胶膜氧合器预充时不易排气干净,造成预充费时。情况紧急时,会有延误治疗的缺点。最新型的微孔膜氧合器的细孔更加缩小,这种所谓中空纤维——防血浆渗漏纤维(plasma resistant fiber,PRF),可减少血浆渗漏(plasma leakage)的问题,延长氧合器使用的寿命。

因为以上各种知识和材料的进步,最近几年 ECMO 在急性心肺衰竭患者中的使用逐年增加,特别是用于机械性循环支持,并取得较好的效果。

(四) 装备

ECMO 之组成,包括转流泵(人工心脏),氧合器(人工肺脏),空氧混合器(向氧合器提供设定流速和氧气百分率的装置),加热器(补偿血液在体外管路流动时的散热),各种管路上的监视器以监视血液流速、血红蛋白、血氧饱和度、血液温度,活化凝血时间检测器,各种动静脉插管等。

1. 转流泵 有离心泵和滚柱泵两种,各有优缺点。离心泵前后的管路若钳夹起来,在泵前后,各自产生负压和正压,但到一定的程度为止。反之,滚柱泵的前后管路钳夹起来后产生的负压和正压,理论上是无限大,巨大的负压会产生气泡,巨大的正压使管路破裂,因此滚柱泵要有较佳的监视器和较严格的控制。滚柱泵前(入口端)的管路上有一自动断电装置,内含一个具弹性的血囊,充血时膨胀,则该装置会继续供电给滚柱泵让其继续转动。一旦静脉引流不足,血囊扁塌,该装置能立刻察觉,自动停止供电给滚柱泵,而使泵停止转动,避免管路内形成巨大的负压,直到血液继续流入血囊,使血囊重新膨胀起来才开始供电让滚柱泵继续转动。

2. 氧合器 有微孔膜氧合器和硅胶膜氧合器。微孔膜氧合器,气体交换效率较高,且因排气较容易,故预充(priming)较快。目前,最新型的微孔膜氧合器表面有肝素涂层处理,可进一步减少血栓的危险。膜上的通气孔更细小化,用更不易产生血浆渗漏的中空纤维制成使氧合器使用时间更长。这些进步使氧合器在临床上的使用更方便。硅胶膜氧合器气体交换效率较差,但因膜较厚,且无小孔,没有血浆渗漏的问题,可使用较久的时间。

3. 加热器 大量的血液连续流经体外管路时,会有大量的热量漏失,因此管路上要有加热系统,补偿漏失的热量。

4. 监视器

(1)光谱计(例如:Medtronic 公司的 MX - 2 spectrophotometry) 利用血红蛋白带氧和不带氧时吸收光谱不同,以光谱计直接监测管路上的血氧饱和度。氧合器后的血氧饱和度表示氧合器能否把缺氧血完全变成含氧血。氧合器前的血氧饱和度,代表了患者的混合静脉血氧饱和度,反映患者氧气供应和消耗的平衡状态。MX - 2 也可利用反射光度法(reflectance photometry)直接监测血中血色素之值。

(2)血流监测器 利用液体在两个电极中间流过产生电位差或利用超声波的 Doppler 效应,直接测量血流速。这两种方法可不接触血液而连续性地监测管路中的血流速度。

(3)温度计 连续测量血液温度。

(4)活化凝血时间监测器 采血后注入特殊管子内,置入机器中可测抗凝程度。

5. 导管 各种大小长短的动静脉插管,插入血管或心房中,作为 ECMO 和患者之间的血管通路。

6. 管路 连接 ECMO 各部分和患者的血液通路。

7. 体外膜肺氧合作业管理系统 ECMO 之使用通常很紧急,因此平时各种较少用的器械、零件也要列表,放在固定位以便随时取用。ECMO 需要的手术器械、针线、手术衣、消毒被单,等等,皆事先消毒备好,放在一辆推车上,并定期检查消毒是否过期。物品是否齐备,应随时维持在最佳备战状态。一旦需要 ECMO 时,立刻把必要的装备随车推到救治地点,不管是心导管室、急诊处,甚至院外,当场建立 ECMO,以争取时效。待 ECMO 建立后,再把患者运回监护病房继续治疗。

(五)使用对象

任何需要暂时性心肺支持的患者,皆为 ECMO 可能的使用对象。

1. 心力衰竭 急性心力衰竭,无法以药物或主动脉气球反搏维持循环时,可考虑使用

ECMO。

（1）心脏手术后的心脏功能障碍　此多为缺血-再灌注损伤引起的心肌震昏（myocardial stunning）造成。

（2）急性心肌炎　严重心肌炎造成血行动力崩溃。因心肌炎多为暂时性的，且一般恢复良好，因此暂时以 ECMO 支持循环，是一个可考虑的治疗方法。

（3）急性心肌梗死引起严重心源性休克　先以 ECMO 维持循环，立刻心导管检查。依据检查结果，给予必要的治疗，包括冠状动脉旁路移植术（CABG），经皮冠状动脉腔内成形术（PTCA）等。

（4）各种心肌病变　可先以 ECMO 稳定循环，过渡到心室辅助器再做心脏移植，或直接心脏移植。

（5）急性肺栓塞　因肺动脉阻塞，引起急性右心衰竭，血行动力崩溃时，先用 ECMO 稳定患者，再给予血栓溶解剂（thrombolytic agents），或栓子切除术（embolectomy）。

2. 肺衰竭　急性呼吸衰竭，无法以传统呼吸器机，甚至高频呼吸机（high frequency ventilator）、一氧化氮吸入、趴卧（prone position）维持足够的气体交换时，ECMO 可用于取代肺脏功能，并降低呼吸机设定，让肺脏休息。

（1）新生儿肺部疾病　包括透明膜病变，持续性肺高压，胎粪吸入性肺炎，先天性膈疝，等等。

（2）急性呼吸窘迫综合征。

3. 其他　一些手术需要使用 CPB 时，除非需要同时修补心脏，或需要完全的 CPB，否则都可用 ECMO 取代。例如：

1）肺脏移植。肺脏移植过程中，摘取单侧肺叶时，或者因换气功能不足，或者因肺循环阻力太大，因而需要 CPB 支持，直到新移植肺植入。肺脏移植手术使用经股动静脉ECMO，取代传统的 CPB，有几个优点：① 短期使用 ECMO 只需要很少肝素，甚至不用，因此出血的危险，输血的需要皆减少很多。② 因出血少，手术区域较干净，手术变得较容易。③ 经股动静脉建立 ECMO，因此手术区没有心脏插管的干扰，不会影响手术。④ 由于手术一开始已有 ECMO 的心肺支持，可安全地塌陷肺叶，以方便解剖切除（dissection）。反之，若使用传统的人工心肺机 CPB 术，则需完全抗凝并增加手术出血量。长时间的 CPB 并发症多，因此手术医师不到最后关头，不会开始 CPB。未塌陷肺叶不易解剖，手术进行困难。但一旦塌陷肺叶，血流动力学会不稳定。这两难的问题，造成手术进行的困难。⑤ 在经股动静脉路径建立的 ECMO 支持下，左侧单肺移植和右侧单肺移植一样容易。使用人工心肺机的 CPB 术，若从股动静脉建立，虽然对任何一侧肺移植均没有影响，但是手术一开始就启动 CPB 则其长期使用的并发症太大。若手术进行一半才开始 CPB，在患者已侧躺的状态下经股动静脉建立 CPB 术，技术上较困难。

使用 ECMO 支持，优点多，并发症少，可降低肺移植手术使用 CPB 术的标准，适用于较多的肺移植患者,也减少手术中的紧张性。

如果肺移植手术用 ECMO 提供所需的 CPB 支持,术后万一移植肺没有立刻发挥良好功能,同样的那一套 ECMO 可继续在术后支持心肺功能,并不需额外的器械和手术。待移植肺发挥功能后,再把 ECMO 移除。

2)神经外科手术,需 CPB 者,可考虑以 ECMO 取代。

3)无心跳器官捐赠者之维持。一些已停止心跳的器官捐赠者,用 ECMO 灌流腹部器官,减少其热缺血损伤(warm ischemic injury),以延长可用于器官摘取的时间。

(六) 使用方法

ECMO 建立与使用,包括:

1. 预充　使用生理盐水便可,除非患者体重小于 10 kg。连接 ECMO 后产生的稀释后贫血(dilution anemia)太严重,此时就需用血液预充 ECMO 以防止血细胞比容下降太多。预充用的生理盐水加入肝素(2 单位/ml),以防止血栓形成。加入氯化钙(1 mmol/L)以防止急性稀释后低血钙(dilution hypocalcemia)。一般患者在连接到 ECMO 后,血细胞比容常降到 30% 以下,此时再输少浆红细胞(packed RBC)逐渐提升血细胞比容至 30% 以上。若血容量因输血而太多,可使用利尿剂。

2. 路径　体重小于 10 kg 的患者,因股动静脉太细,除非要直接开胸建立 ECMO,颈动脉、颈静脉通路变成唯一的选择。体重大于 20 kg 的患者通常使用股动脉、股静脉建立 ECMO。至于体重 10～20 kg 之间,则视情况而定。一般而言,ECMO 路径,选择外围血管(股部,颈部)时,最好打开伤口找出血管再插入导管,这个方法优于经皮盲目穿刺(percutaneous blind insertion)。因为直视下可选择较适当尺寸的导管,也减少盲目穿刺造成的血管伤害。ECMO 之目的只在于取代部分心肺功能,因此宁可选细一点的插管,而不要为了使用粗一点的插管而把血管(特别是动脉)完全堵死,阻碍血流。万一插入股动脉插管造成肢端缺血,可加装再灌流导管插入远程股动脉(distal femoral artery)以供应血流。

3. 运行　ECMO 运行时通常使用肝素连续静脉注射,维持活化凝血时间为 160～180 s。当然,肝素实际使用量可视出血危险性多少而定。必要时,可完全不用肝素,待 ECMO 出现血栓,再予以整套更换新的 ECMO。泵前的负压维持在 −35 mmHg 以上,太大的负压,易造成溶血。太大的负压,表示静脉引流不好,吸不到血,处理方式包括补充溶液、降低泵之转速,或调整插管位置,以改善静脉引流。应给予患者镇静剂静脉输注防止躁动,减少管路脱落的危险,也减少氧气的消耗。血细胞比容维持在 30%～35% 之间,血细胞比容太低,携氧能力不足,血细胞比容太高,有增加血栓形成的危险。

4. 更换　ECMO 并非设计于长期使用,临床上出现以下之情形,则必须更换 ECMO。

1)机械性溶血。可直接测量血中的游离血红素,或临床上发现血色素尿。

2)氧合器出现严重的血浆渗漏,甚至已影响其气体交换功能。

3）氧合器气体交换功能变差。

4）ECMO 系统内见到血栓形成。

通常为了方便起见,我们都是更换整套 ECMO 系统,而非只更换其中某一部分。

5. 脱机　ECMO 使用过程中,我们会逐渐减少强心剂的使用剂量。当然强心剂减量的速度,视心脏功能恢复程度而定。通常在多巴胺加多巴酚丁胺少于 10 μg/(kg·min)的情形下,心脏超声波检查左心室的射出率≥40%,可开始 VA-ECMO 之脱离尝试。把ECMO流速降到0.5 L/min 以下,观察动脉压、中心静脉压、SvO_2(混合静脉血氧饱和度)是否有变化。心脏超声波直接观察心脏功能,观察其收缩情形,心室腔是否扩大,并排除心包填塞。通常观察 10 min 以内,便可决定患者是否可脱离 VA-ECMO。VV-ECMO 之功能只是在体外交换气体而已,因此只要先停止通往氧合器的气流,停止氧合器的气体交换即可。此时VV-ECMO 只是把静脉血引流出来,再输回静脉,完全没有实质的作用,因此极易检测患者是否可脱离 ECMO。

6. 撤离　静脉注射麻醉剂下在床边打开伤口,移除 ECMO 插管,再直接修补血管。通常移除 ECMO 之前,强心剂之使用皆已减到最低,此时可酌量提升剂量,呼吸机之设定也要提高,以符合患者需要。ECMO 移除以后的照顾和一般监护病房患者的照顾并无不同。

（七）优缺点比较

常用的用于急性心力衰竭患者的机械性循环辅助有主动脉内球囊反搏、ECMO、心室辅助器。

1. 主动脉内球囊反搏　主动脉内球囊反搏之作用是提高舒张压,增加冠状动脉灌注压及血流,增加对心肌之氧气供应;降低收缩压,减少左心室之后负荷,减少心肌之做功及氧气消耗量,且提高心排血量。因此主动脉内球囊反搏对缺血性心衰特别有用。主动脉内球囊反搏因较不具侵袭性,如果可能的话,它是机械性循环辅助的首选。但主动脉内球囊反搏也有以下缺点:① 可增加的心排血量不多,对于功能很差的心脏,不能提供足够的支持;② 对右心衰竭,没什么效果;③ 主动脉内球囊反搏之作用机制,通常用心电图控制,所以快速心律不齐(tachyarrhythmia)的患者,主动脉内球囊反搏不易使用;④ 对于婴儿、新生儿,由于体重小、血管细,应用受限。

2. 心室辅助装置　心室辅助装置可提供足够的心输出量,对极差的心脏仍能提供足够的循环支持。但心室辅助装置之建立需要全身麻醉,锯开胸骨,在手术室花相当时间才能建立,因此对于重症患者在紧急状况下并不适用;且心室辅助装置价格昂贵,因此对适用患者的选择标准极高,造成一些成功率较低的患者,根本被剥夺了使用心室辅助装置的机会。

3. 体外膜肺氧合　ECMO 可快速预充,在床边局部麻醉下便可快速建立,所以适用于重症患者。体重从 2.5 kg 至 90 kg 的患者皆可适用 ECMO。适用 ECMO 的患者年龄、体重范围也较大。ECMO 可支持左心衰竭、右心衰竭甚至肺衰竭;在紧急状况,病况不明的情形下,可作最大的应对。ECMO 比心室辅助装置便宜甚多,拆装也较容易,因此适用患者的选择较宽松。我们可用 ECMO 先稳定住患者,视后续情况再来决定下一步,以免在装昂贵的心室辅助装置以后,才发现患者已有脑死亡或其他严重休克伤害而根本不可能存活,在一个没有机会存活的患者身上装一个昂贵的心室辅助装置是一个可怕的医疗浪费。

相比较于一般 CPB,ECMO 只需较少的抗凝,尤其是具有肝素表面涂层的 ECMO,更可减少抗凝血剂的使用,减少出血的危险。且随着材料科技的进步,ECMO 和血液接触表面的生物相容性愈来愈好,即使长期使用,全身炎症反应也不多。总之,目前的 ECMO 可快速安全、简单、有效提供相当长期(1～2 周)的部分心肺支持。但 ECMO 仍有一些缺点:① 虽然与血液接触表面的生物相容性有进步,但氧合器内与血液接触表面积还是很大,长期使用累积起来的炎症反应仍有相当伤害。② ECMO 不方便移动,患者需要卧床。③ ECMO 系统大,接头多,表面积大,感染机会不少。④ 虽然抗凝血剂可用较少的剂量,但并非可长期完全不用,所以出血仍是最重要的并发症。反之,血栓也是常见的并发症。⑤ 溶血。因以上种种缺点,ECMO 在现阶段临床使用,仍定位在对急性心肺衰竭的患者提供短期的部分心肺支持,直到心肺器官功能恢复、器官移植,或患者转移到其他能较长期使用的支持疗法上,例如心室辅助装置。

(八) 应对措施

ECMO 可快速提供短期的心肺支持,且短期使用下并发症不多,其在重症医学临床应用的范围,仍会日渐增多,前途未可限量。

从我们 ECMO 的临床应用中,可归纳出 ECMO 治疗成功的条件如下:① 所治疗的疾病是短期内可逆的,或者短期内可做心脏或肺移植。如果心肺功能不能短期内恢复,也不打算器官移植,使用 ECMO 只是延长死亡过程,不具实质意义。② 在使用 ECMO 时,患者尚无严重的休克伤害。若已有严重休克伤害,即使后来 ECMO 提供了心肺支持,患者仍会死于严重休克后的并发症。③ 没有来自 ECMO 本身的并发症。ECMO 极度耗费人力、物力,需要很专注地照顾患者,才能避免各种并发症。因此,成功的 ECMO 治疗需要我们:① 慎选病例。个人认为 ECMO 最大的问题,在于其"误用"和"滥用",常常为了非医学的理由,而装设 ECMO 于不应使用 ECMO 的患者身上,当然治疗效果会变差。② 若有 ECMO 的适应证,患者需要心肺支持,应尽量早用。要在休克伤害造成之前,尽早使用 ECMO 提供心肺支持,以减少休克伤害程度,也促进心肺衰竭早日恢复。③ 积极照顾患者。以避免 ECMO 本身的并发症。在临床使用上,若能严格遵守以上三原则,EC-MO 治疗效果当可改善。

(柯文哲)

参 考 文 献

1 Ko W J, Wang S S, Chen Y S, et al. ECMO before and after heart transplantation. Transplant Proc, 1996,28:1737 - 1739.

2 Wang S S, Chen Y S, Ko W J, et al. Extracorporeal membrane oxygenation support for postcardiotomy cardiogenic shock. Artif Organs, 1996,20:1287 - 1291.

3 Ko W J, Chen Y S, Chou N K, et al. Extracorporeal membrane oxygenation in the perioperative period of heart transplantation. J Formos Med Assoc, 1997,96:83 - 90.

4 Chen Y S, Wang M J, Chou N K, et al. Rescue for acute myocarditis with shock by extracorporeal membrane oxygenation. Ann Thorac Surg, 1999,68:2220 - 2224.

5 Ko W J, Chen Y S, Luh S P, et al. Extracorporeal membrane oxygenation support for single lung transplantation in patients with primary pulmonary hypertension. Transplant Proc, 1999, 31: 166 - 168.

6 Chen Y S, Ko W J, Lin F Y. Insertion of percutaneous ECMO cannula. American Journal of Emergency Medicine, 2000,18:1 - 3.

7 Ko W J, Chen Y S, Tsai P R, et al. Extracorporeal membrane oxygenation support of donor abdominal organs in non-heart-beating donors. Clin Transplant, 2000,14:152 - 156.

8 Ko W J, Chou N K, Hsu R B, et al. Extracorporeal membrane oxygenation rescue after heart transplantation. Transplant Proc, 2000,32:2388 - 2391.

9 Chen Y S, Ko W J, Chou T F, et al. Conversion of extracorporeal membrane oxygenation to non-pulsatile left ventricular assist devices. Is it out-of-data for non-palsatile LAVD? J Cardiovasc Surg, 2001,42:457 - 463.

10 Chen Y S, Ko W J, Lin F Y, et al. Preliminary result of an algorithm to select proper ventricular assist device for high-risk patients with extracorporeal membrane oxygenation support. J Heart Lung Transplant, 2001,20:850 - 857.

11 Chen Y S, Ko W J, Lin F Y, et al. New application of heparin-bounded extracorporeal membrane oxygenation in difficult neurosurgery. Artif Organs, 2001,25:627 - 632.

12 Ko W J, Chen Y S, Chou N K, et al. ECMO support for single lung transplantation. Transplant Proc, 2001,33:1939 - 1941.

13 Ko W J, Chen Y S, Lee Y C. Replacing cardiopulmonary bypass with extracorporeal membrane oxygenation in lung transplantation operations. Artif Organs, 2001,25:607 - 612.

14 Ko W J, Lin C Y, Chen R J, et al. Extracorporeal membrane oxygenation support for adult post-cardiotomy cardiogenic shock. Ann Thorac Surg, 2002,73:538 - 545.

四、心室辅助技术

除 ECMO 外,对于仅存在心脏泵功能衰竭的患者,仅使用心室辅助装置(ventricular

assist device，VAD)也能够支持患者的生命，等待心脏功能恢复或等待心脏移植。

可是小儿对于 VAD 装置的要求较成人更高，因此在儿童中，特别是婴儿甚至新生儿中使用 VAD 要受到较多的限制。目前 VAD 设备大都是针对成人的，一些小儿设备仅将容量减少，在适合小儿的功能方面考虑甚少，而实际上儿童使用的心脏辅助设备对机械性能要求更高。这不仅是因为小儿体积小，要求设备体积小，且设计要求适合不同年龄的小儿循环生理，其结构也更加精密。如用于婴幼儿和新生儿的病例，则需要提供更小的流量，因此就最大流量和最小流量的比值而言，小儿心脏辅助设备的流量调节范围要求比成人宽，同时对小儿辅助循环装置流量的稳定性也要求更高。此外，小儿使用的插管较细，越细，阻力也越大，泵的推动力和吸引力也越大。再者小儿心率较成人快，尤其是婴幼儿，对设备的能源消耗也更大。因此国际上小儿 VAD 的使用不论从历史上还是病例上都不如 ECMO 的使用。

（一）心室辅助装置

1. 短期心室辅助设备　1971 年 DeBakey 首先报道 VAD 用于临床，虽然近年来有报道使用 VAD 抢救 1.9 kg 婴儿成功，但是此辅助装置用于小儿特别是<2 kg 体重婴幼儿较为局限。这不仅有装备的原因，如插管粗细、胸腔大小及成人设备用于婴儿因流量过低易形成血栓等外，先心病患儿一旦存在严重的左心衰竭，常伴有右心功能和肺功能损害。所以在先心病左心功能不全的患儿使用单个心室辅助常不能奏效，故使用 ECMO 抢救者较多。近年来，VAD 在儿童中的应用渐增多，如冠状动脉起源于肺动脉矫治术后，年长儿大动脉转位手术后发生左心功能低下，CPB 灌注难以维持者，经使用 VAD 收到较好的效果。

VAD 一般用离心泵，动脉插管置升主动脉上，型号同 CPB。静脉引出管可置于右上肺静脉近右心房间沟右侧，型号可用上腔静脉管。目前 VAD 多使用肝素涂层管道以减少抗凝药剂量，使用左心辅助泵(left ventricular assist device，LVAD)(图 5 - 4 - 4)能降低左心室后负荷以及心室壁的张力，同时减少强心药的使用，以降低强心药的不良反应；并有效地降低收缩末期和舒张末期的心室容量和室壁张力，使扩张心肌的收缩力改善。降低左心房压使肺毛细血管静水压保持在较低的水平，以预防肺水肿及右心室功能受损等情况。

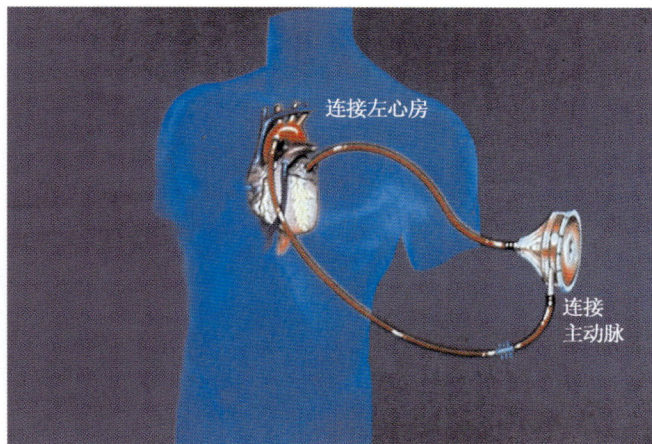

图 5 - 4 - 4　左心辅助泵

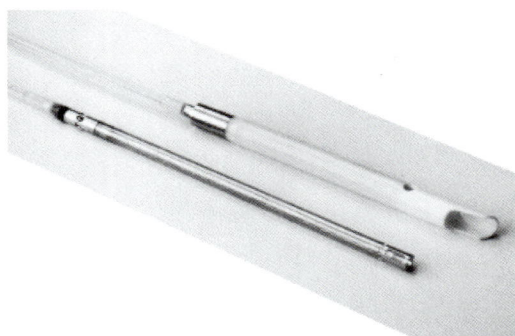

图 5 - 4 - 5　Hemopump 轴流泵

LVAD 操作简单,安装迅速,可缩短准备时间使抢救及时。但 LVAD 仍为非搏动灌注,对微循环灌注不足不利于长期使用。再者 LVAD 支持过程中要求右心室具有维持左心足够的前负荷,否则收效甚差。

VAD 也有用轴流泵(Hemopump)的(图5-4-5),一般用于成人较多,但也有报道用于儿童。此种泵可改善血流动力学,充分灌注组织器官,但也有出血、神经系统损伤、心律失常等并发症出现。优点是使用简便,但使用时间仍受限。Impella Recover 100 micro-axial VAD 也为轴流泵,它通过股动脉插入放置,也可经胸腔直接置于升主动脉内。

2. 长期心室辅助装置　除了上述一些短期 VAD 设备外,也有一些长期 VAD 设备(>30 d)在儿童中应用;儿童很少使用长期机械辅助方式,特别是在新生儿和婴幼儿,主要是没有适合的辅助装置。目前有人用于下列几个方面:① 小儿等待心功能恢复;② 等待心脏移植;③ 替代心脏功能的应用指征基本上和成人无大区别。

(1) 搏动血流型泵　在欧洲,儿童长期使用的心室辅助心泵主要为"柏林心泵"(Berlin Heart VAD)(图5-4-6),心泵为气动型搏动血流泵。其他还有 Thoratec(图5-4-7)、Abiomed BVS 5000(图5-4-8)、Pierce-Donachy Pediatric System、Toyobo-Zeon Pumps 等。搏动血流型泵可减少预充液量及减少毛细管渗出,并可改善微循环,此类泵大多为半植入式的,由瓣膜结构控制血液流向,其抗凝要求较低,对血液破坏也较轻,患者可以脱离呼吸机在一定范围内自由活动,虽然使用期较长些,但仍存在血栓及感染问题,且价格昂贵。

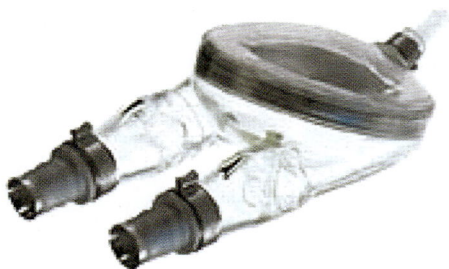

图 5 - 4 - 6　Berlin Heart 气动型搏动泵

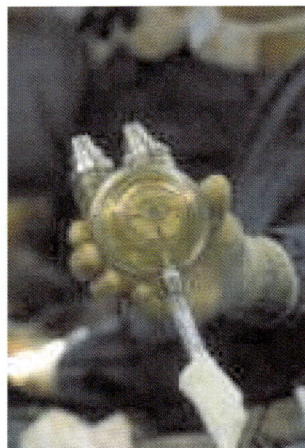

图 5 - 4 - 7　Thoratec 搏动血流泵

Berlin Heart VAD(EXCOR)1988 年问世,充电电池可维持泵工作 5 h,1992 年研制成儿童型,可选用单泵或双泵辅助,1994 年开始整个系统用肝素涂层,减少血栓形成率,按血泵容积提供 10,15,25,30,50,60 和80 ml的不同规格血泵,静脉插管提供3.2,6.4,9.5 和12.7 mm内径规格,心房插管端头设计成 45°,60°,85°三种不同规格角度,适合不同情况的插管需要,使用时保持活化凝血时间在140~160 s 范围内,出血仍是常见并发症。

1998 年报告用于 28 例患儿(6 d~16 岁),支持时间从 12 h 到 98 d(平均 16.9 d),16 例脱泵存活(57%),13 例做心脏移植(7 例长期存活),3 例不能脱离。2002 年柏林心泵在德国柏林心脏中心

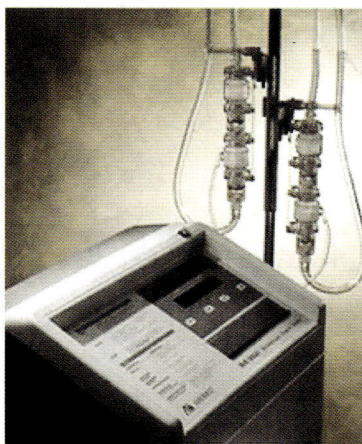

图 5-4-8　Abiomed BVS 5000 搏动泵

(Deutsches Herzzentrum Berlin)用于 45 例患儿,年龄为 2 d 至 16 岁,用于心肌类和心肌病存活分别为 66.7%和 71.4%,总存活率为 48.9%,柏林泵是欧洲主要泵型,已用于北美蒙特利尔(Montral)儿童医院。

MEDOSHIA-VAD 为旁路气动泵,在欧洲已提供 3 种左心泵(10,25,60 ml)和 3 种右心泵(9,22.5,54 ml),每分钟工作 180 周期。早期使用本泵报告用于 6 例患儿,年龄为 5 d 到 18 岁,其中移植过渡 3 例,心脏手术后复苏 3 例,6 例中 2 例感染死亡,2 例脱机出院,2 例移植成功。该泵还用于支持心肌炎心力衰竭。

据 2002 年欧洲心脏中心报告,64 例>16 岁患儿使用 MEDOS 泵,结果总存活率为 36.2%(小号泵)。该泵可同时用于双心室辅助,右心室辅助的每搏输出量约为左心室的 90%,符合生理状态,可与心率完全同步,也可用 1:2 或 1:3 心率同步。Reinhartz 报告儿童病例中成功率仅为36.2%,最小患儿的体表面积仅 0.3 m^2。Weyand 也将其用在等待心脏移植供体的新生儿病例中。

Thoratec 心室辅助系统也是一种气动的搏动型循环辅助装置,曾在个别患儿中使用,最小的一例是 7 岁体重 17 kg 的患儿,因心肌炎使用该系统支持了 23 d 后进行了心脏移植。不过由于该系统是为成人所设计,每搏量过大,所以在使用中出现了严重的高血压,根据患者的情况将搏出量调节至设计的 60%后方获得满意的效果。

Abiomed BVS 5000 也是一种气动泵,产生搏动血流,可双室同时辅助,虽然该设备从 1992 年起已获得美国 FDA 的批准在临床使用,并已有 3000 余例的使用报道,但在儿童病例中的使用较少,个别报道也仅限于大年龄儿童。

Pierce-Donachy Pediatric System 也是气动装置,主要根据成人型号缩小而制造,目前尚在动物实验阶段,实验中发现血栓形成较多,可能同结构设计不适合儿童较低的流量有

关,尚需进一步改进。

日本有 Toyobo-Zeon 型搏动泵,是由两个研究机构研制的三个产品组合而成的一个系列。Toyobo-NCVC 型分 23 和 21 号两种,每搏量分别为 70 ml 和 20 ml,输出量可以达到 7.0 L/min 和 2.4 L/min;Zeon-Tokyo 型每搏量 40 ml,最大输出量 5.0 L/min。目前该系列的产品已在儿科临床上少量使用,主要用在短期支持或等待移植的病例中。

(2) 叶片型心室辅助泵 叶片型泵可分为离心泵、轴流泵和混流泵三类,在长时间心脏辅助设备中主要是离心泵和轴流泵,而且由于轴流泵的机械结构较离心泵更为紧凑,这类装置有很多采用了轴流泵的结构。这类泵的体积都很小,几乎能够完全植入体内。有些在植入过程中甚至无需 CPB 的支持。使用中泵的入口和出口一般分别连接心尖部和主动脉。其优点是体积小,安装和拆卸简便,低噪声,感染概率小,产生血栓的概率也较小;缺点是使用心尖部插管不利于心功能恢复,而且其使用范围目前还限制在体表面积超过 1.5 m² 的患者中。

这类泵中最早使用的是 MicroMed DeBakey VAD(图 5-4-9),目前在欧洲已经商品化。由于其体积小,有进一步改进在儿童中使用的可能。Jarvik-2000(图 5-4-10)也是这类泵中的一种,由电磁驱动,直径 1.8 cm,长 5.0 cm,流量 2~7 L/min,可直接安放在心室内,也可由心尖连接至大动脉。由于该装置体积小,可能可以成为儿童使用的全植入型辅助装置,但是目前该装置的流量过高,在儿童病例中尚无应用的报道。其他还有 INCOR、HeartMate II、IVAD 等。

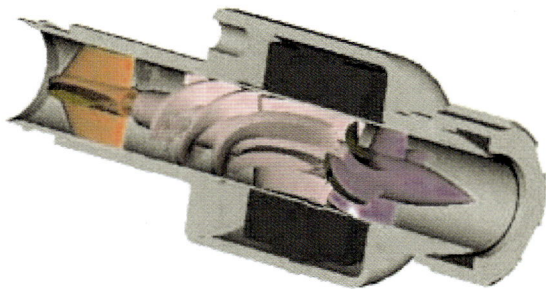

图 5-4-9 MicroMed DeBakey 轴流心泵

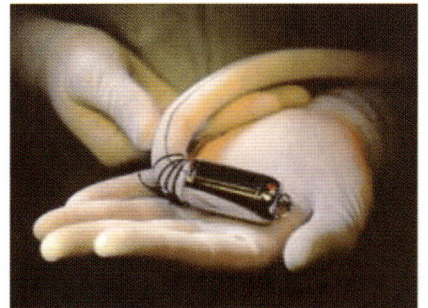

图 5-4-10 Jarvik-2000 轴流泵

(二) 体外膜肺氧合和心室辅助装置的选择

选择使用 ECMO 或 VAD 是依患儿的不同病情来决定,除非诊断明确是单个心室衰竭可选用 VAD。对于新生儿,ECMO 是心脏辅助的唯一选择,尤其是治疗胎粪吸入综合征、肺透明膜病和先天性膈膨升等。ECMO 也是治疗小儿双心室衰竭或低氧状态时的唯一选择,因为两个 VAD 装置与心脏大血管连接管道较多,不适应小儿胸腔容积。对于严重右心室衰竭、肺部损害及复杂心内畸形矫治术后,ECMO 也是唯一的选择。

在选择辅助方法时还应同时考虑以下几方面:

1. 使用方便程度　ECMO 比 VAD 连接管道复杂又同时需配用氧合器,抗凝要求比 VAD 高,安装及准备的时间也比较长。VAD 相对简单,抢救心搏骤停或做单一左心衰竭支持时先用 VAD 则较为适合,缩短安装时间,争取及时抢救,有其优越性。

2. 氧合情况　ECMO 可以同时支持肺及心脏功能,所以对伴有肺损害、呼吸交换不良者应选用 ECMO 支持,对心房内存在分流患者,VAD 会造成左心房压力减低,加重房内右向左分流,致动脉携氧低下,也应选用 ECMO。

3. 抗凝和血液成分　VAD 仅需轻度抗凝,转流初期流量高可不用抗凝药物,CPB 心脏直视手术结束可用鱼精蛋白中和体内肝素,如此可减少术后渗血。ECMO 虽然取用涂层的管道及血泵,但需使用适度抗凝剂并作活化凝血时间监测。

4. 价格因素　ECMO 系统比 VAD 系统的价格明显高,按需选用可减轻病家经济负担。

(三) 心室辅助装置在儿童中应用的结果

根据国外的临床经验显示,使用心脏辅助装置后儿童恢复的可能性较成人为高,不过除 ECMO 以外,其他各种心脏辅助装置在儿科临床上使用的时间都不长,缺乏大宗病例的统计资料。

儿童中有关 VAD 的报道多为小宗病例,各医疗机构所报道的成功率也大都在 40% 左右,其中以在左冠状动脉起源肺动脉手术后治疗左心衰竭效果最佳,可达 70%～80%。澳大利亚 Royal Children's Hospital 报道 53 例,平均使用时间 75 h,38 例(72%)成功脱离 VAD 支持,24 例(46%)痊愈出院,出院后 1 年存活 23 例(44%)。Duncan 使用 29 例,等待移植的病例成功率 50%,冠状动脉起源异常或心肌病成功率 71%。

虽然在儿童机械辅助中使用各种方法和多种不同的设备,但每一种方法和装置都存在各自的缺点,特别是用于心室辅助的装置在机械上有许多值得改进之处。在心脏辅助装置的改进方面最困难的应属如何使其更适合患儿的解剖,降低血栓形成和溶血的发生,以及如何设计全盘的每搏量;某些基础的研究比如如何预防感染,以及导致血液破坏的原因的探索也有利于心脏辅助设备等的发展,并为最终研制永久性的心脏机械辅助设备作出贡献。统计资料显示,仅在美国每年对于儿童辅助设备的需求量就超过 10000 例。总体而言,儿童辅助循环装置在目前还有一定的局限性,只能在 ICU 内使用,而且所有患者都同时使用呼吸机的设备已在欧洲使用,成人心脏长期辅助设备的小型化也是儿童心脏机械辅助设备发展的一条途径。可以预见,今后机械辅助装置在儿童先心病等疾病的治疗中将占据越来越重要的位置。

(丁文祥)

参 考 文 献

1　Karl T R, Sano S, Horton S, et al. Centrifugal pump left heart assist in pediatric cardiac operation. J

Thorac Cardiovasc Surg, 1991,102:624 - 630.

2　Chang A C, Hanley F L, Weindling S N, et al. Left support with a ventricular assist device in an infant with acute myocarditis. Crit Care Med, 1992,20:712 - 715.

3　Takano H, Nakatani T. Ventricular assist systems: experience in Japan with Toyobo pump and Zeon pump. Ann Thorac Sug, 1996,61:317 - 322.

4　Daily H B, Pettitt T W, Sutera S P, et al. Pierce-Donachy pediatric VAD: progress in development. Ann Thorac Surg, 1996,61:437 - 443.

5　Konertz W, Hotz H, Schneider M, et al. Clinical experience with the MEDOSHIA-VAD system in infants and children: a preliminary report. Ann Thorac Surg, 1997,63:1138 - 1144.

6　Hetzer R, Loebe M, Potapov E, et al. Circulatory support with pneumatic paracorporeal ventricular assist device in infants and children. Ann Thorac Surg, 1998,66:1498 - 1506.

7　Throckmorton A L, Allaire P E, Gutgesell H P, et al. Pediatric circulatory support systems. ASAIO J, 2002,48:216 - 221.

8　Duncan B W. Mechanical circulatory support for infants and children with cardiac disease. Ann Thorac Surg, 2002,73:1670 - 1677.

9　Carcillo J A, Fields A I. Clinical practice parameters for hemodynamic support of pediatric and neonatal patients in septic shock. Crit Care Med, 2002,30:1365 - 1378.

10　Jacobs J P. Pediatric Mechanical circulatory support. In: Constantine Marroudis, Carl L Bucker. Pediatric Cardiac Surgery. 3th Ed. Philadelphia: Mosby Inc, 2003, 778 - 792.

11　丁文祥,苏肇伉.小儿心脏外科学.济南:山东科学技术出版社,2000.

五、自身转流技术

CPB 技术发展至今已整整半个世纪,对心血管手术的贡献是不言而喻的。近年来随着手术和围术期处理技术的不断提高,小儿心脏手术已朝着小年龄、低体重、复杂化方向发展。CPB 设备及灌注技术的改进,使新生儿手术更加安全有效。但是,CPB 方法毕竟是一种辅助循环,它对人体会产生一定生理干扰,尤其是长时间转流会造成全身炎症反应、血液有形成分的破坏、凝血功能障碍、神经和呼吸系统并发症等。正是由于 CPB 技术的不够完善,才有了对某些手术采取不用 CPB 设备的自身转流技术的设想和实践。

(一) 历史回顾

小儿自身转流技术是在左心转流基础上发展而来,早期该方法主要应用在主动脉缩窄患者的手术中。由于当初手术技术和手术材料的局限,对于一些长段的主动脉缩窄患者,特别是大年龄和再次手术的患者,考虑手术时间可能偏长,即将左心房血液部分引流至体外贮血瓶,再由心泵(近年来大多用离心泵)注入股动脉逆行灌注,这样既避免阻断钳近端血压过高,加重左心的负担,又保证手术时缩窄段远端的血供,避免长时间缺血的并发症。以后又有学者对侧支循环较差的主动脉缩窄患者采用升主动脉与降主动脉的暂时转流方法,即在手术中用4~8mm直径的聚四氟乙烯管道分别吻合在升主动脉和降主动脉两端,等缩窄段近端主动脉阻断后,降主动脉远端压力低于25 mmHg时,即将该临时管道开放,以避免脊髓损伤。1990年Lamberti首先报道了应用自身转流技术做双向腔-肺吻合手术取得成功,此后该方法逐渐得到推广。近年来,该技术则主要应用于复杂先心病的矫治、如双向上腔静脉-肺动脉分流术(改良Glenn);全腔-肺分流术(改良Fontan)。

(二) 技术优点

小儿尤其是婴幼儿与成人的最大区别是全身器官发育不成熟,循环血容量相对少,氧耗量大,对体温调节能力较差,肺血管床反应性高,对体外转流后微栓耐受性差,这些都是CPB转流后的不利因素。应用自身转流技术,只要指征适当,方法正确,既可确保手术的完成,又可避免CPB转流后的各种并发症。

(三) 基本方法

根据手术要求选择不同自身转流方法。一般分为静脉-静脉和静脉-动脉自身转流方法。目前临床上应用更多的是前者,本章节介绍前者方法,如选择做改良Glenn手术,可选择上腔静脉-右心房或上腔静脉-肺动脉插管,两插管间置直接管相连进行转流[图5-4-11(a)(b)]。如选择做外管道Fontan手术,则应该做上、下腔静脉-右心房插管;根据不同部位的吻合口相应开放上腔静脉-右心房,或下腔静脉-右心房循环[图5-4-12(a)(b)]。

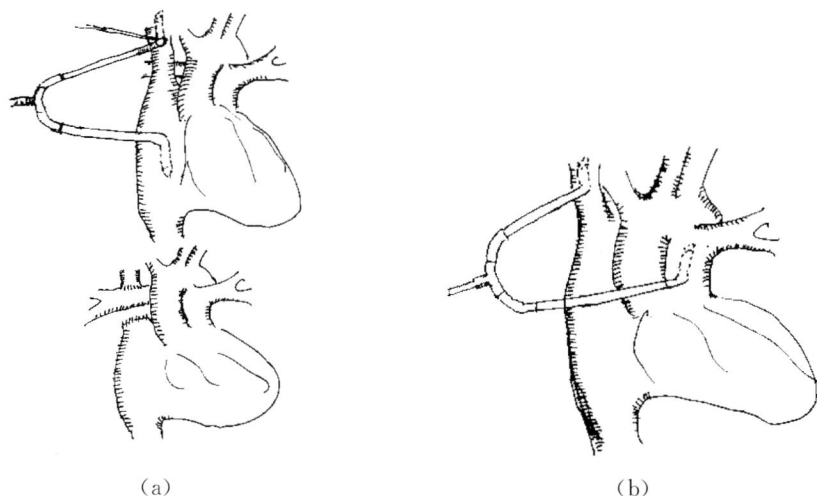

(a)　　　　　　　　　　　　　(b)

图 5 - 4 - 11　Glenn 手术示意图

(a) 上图:自身转流技术在改良 Glenn 手术应用(上腔静脉-右心房);

　　下图:改良 Glenn 手术后

(b) 自身转流技术在改良 Glenn 手术应用(上腔静脉-肺动脉)

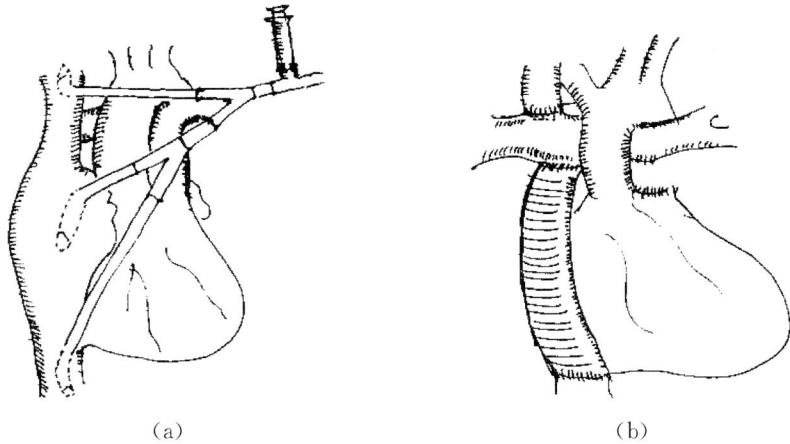

(a)   (b)

图 5 - 4 - 12   Fontan 手术示意图

(a) 自身转流技术在改良 Fontan 手术应用

(b) 外管道 Fontan 手术后

　　手术常规采用胸骨正中切口，切除部分或全部胸腺，心包切开后将上腔静脉尽可能向上分离。上腔静脉插管部位一般在上腔静脉与无名静脉交界处，体内给肝素 2 mg/kg。分别做上腔静脉和右心房插管。如肺动脉干发育较好，可选用上腔静脉-肺动脉干插管，该方法的最大优点是在手术同时已建立暂时的腔-肺循环，可改善紫绀缺氧状况。上腔静脉或下腔静脉插管多选用直角插管，右心房可用普通插管。由于自身转流技术大多采用常温方法，因此插管口径必须足够大，以保证血液回流。通常右心房插管口径要大于上、下腔静脉插管口径。患者体重和插管大小要求见表 5 - 4 - 2。手术结束，可将管道内的血液直接回输给患者。在做外管道 Fontan 手术的患者，下腔静脉需充分游离，下腔静脉插管位置尽可能低，保证下腔静脉吻合容易操作。术毕用鱼精蛋白中和肝素。

表 5 - 4 - 2   小儿不同体重腔静脉和右心房插管选择

体重(kg)	插管规格（Fr）		
	上腔静脉（直角）	下腔静脉（直角）	右心房
0～5	12	14	16
5～10	14	16	18
10～15	16	18	20
15～20	16	20	22
20～25	18	22	24

(四) 适用范围

自身转流技术目前主要应用在改良 Glenn 手术(双向上腔静脉-肺动脉吻合术)和外管道改良 Fontan 手术。

(五) 临床应用

上海交通大学医学院附属上海儿童医学中心自 2000 年 5 月至 2002 年 5 月应用自身转流技术为 20 例复杂先心病患者做改良 Glenn 手术,取得良好效果。患者最小年龄 3 个月,最大 11 岁(平均 2.7±2.6 岁),体重 4.5～32 kg,平均(11.0 kg ±6.0 kg),上腔静脉平均阻断时间 26.2±4 min,全组患者恢复良好,无神经系统并发症,术后机械通气和监护室滞留时间较常规 CPB 方法手术的患者明显缩短。近年来不少学者报道该方法应用于外管道 Fontan 手术。美国亚特兰大 Egleston 儿童医院报道总共 32 例外管道 Fontan 手术患者,其中 21 例采用自身转流技术,另一组采用常规 CPB 技术。两组患者比较,自身转流组患者术后血液动力学稳定,血制品应用减少,气管插管留置时间和监护室滞留时间明显缩短。日本横滨 Kanagawa 儿童医学中心报道应用自身转流技术做心包卷外管道 Fontan 手术,患者最小年龄仅 2 岁 8 个月,取得成功。

(六) 手术注意事项

1. 颈内静脉压的监测　为保证脑血流灌注,在做改良 Glenn 或 Fontan 手术时先建立上腔静脉回流旁路,可以建立上腔静脉-右心房或上腔静脉-肺动脉干旁路。不管哪种方法,都必须保证插管的位置和口径适当,以保证该循环途径畅通。因此术中麻醉师必须与手术医师及时沟通。术前常规放置颈内静脉测压管,术中一旦压力突然升高可及时调整插管位置,必要时需开放阻断钳。曾有作者报道在施行改良 Glenn 手术时,当上腔静脉阻断后保证跨颅压不超过 30 mmHg,可以不建立自身转流而完成手术。但很多学者不同意该观点。Rodriguez 等观察到阻断上腔静脉不建立自身转流,大脑中动脉血流速度下降 50% 以上,另外也可以造成脑皮质电活动的明显变化。我们在手术中也监测到,随着颈内静脉压力上升,脑组织氧合血红蛋白的含量明显下降。我们的研究证明,应用自身转流技术,保证手术中中心静脉压小于 30 mmHg,阻断时间在 30 min 左右是安全的。腔静脉阻断钳开放后,脑氧合血红蛋白含量即恢复至阻断前水平,并随着氧饱和度的升高而有所改善。术后早期和中期无神经系统并发症。

2. 血液稀释　这类手术患者大多是复杂性紫绀患者,术前血细胞比容偏高。对血细胞比容大于 50% 患者,插管后给予适当血液稀释,按 5～10 ml/kg 体重放血,补充晶体和血浆,降低血液黏度。对于术后血细胞比容仍然偏高患儿也可采用此方法,将血细胞比容控制在 40% 左右。

3. 心律不齐的控制 自身转流技术做改良 Glenn 或 Fontan 手术,术中最棘手的问题是患者突发心律失常,缺氧发作持续状态等。如果术中患者动脉氧饱和度持续低于 60%,可应用多巴胺等药物静脉维持提高血压,并给予纯氧过度通气,往往能有效提高氧饱和度。这类患者长期缺氧,心功能状况不佳,心脏特别易激惹,手术操作可能突然诱发室上性心动过速、心室颤动等,因此要求手术操作要轻柔、避免过分牵拉。一旦发生室上性心动过速可考虑同步电复律,应用普鲁卡因酰胺、腺苷等药物。若不能转复,血压偏低应即刻开始 CPB。所以在做自身转流手术时,必须准备好 CPB 的所有设备,一旦需要可在短时间进行 CPB 手术,以确保手术安全进行。

（刘锦纷）

参 考 文 献

1 Christenson J T, Sierra J, Didier D, et al. Repair of aortic coarctation using temporary ascending to descending aortic bypass in children with poor collateral circulation. Cardio Young, 2004,14:39 - 45.

2 Wong C H, Watson B, Smith J. et al. The use of left heart bypass in adult and recurrent coarctation repair. Eur J Cardio-thorac Surg, 1997,11:697 - 702.

3 Lamberti J J, Spicer R L, Waldman J D, et al. The bidirectional cavopulmonary shunt. J Thorac Cardiovasc Surg, 1990,100:22 - 29.

4 Jinfen Liu, Yanan Lu, Huiwen Chen, et at. Bidirectional Glenn procedure without cardiopulmonary bypass. Ann Thorac Surg, 2004,77:1349 - 1352.

5 Tam V K, Miller B E, Murphy K, et al. Modified Fontan without use of cardiopulmonary bypass. Ann Thorac Surg, 1999,68:1698 - 1703.

6 Okabe H, Nagata N, Kaneko Y, et al. Extracardiac cavopulmonary connection of Fontan procedure with autologous pedicled pericardium without cardiopulmonary bypass. J Thorac Cardiovasc Surg, 1998,116:1073 - 1075.

7 Jahangiri M, Keogh B, Shinebourue E A, et al. Should the bidirectional Glenn procedure be performed through a thoracotomy without cardiopulmonary bypass? J Thorac Cardiovasc Surg, 1999, 118:367 - 368.

8 Rodriguez R A, Comel G , Semelhago L, et al. Cerebral effects in superior vena caval cannula obstruction the role of brain monitoring. Ann Thorac Surg, 1997, 64: 1820 - 1822.

9 Shimizu H, Katogi T, Aeba R, et al. The surgical treatment of coactation of the aorta and interruption of the aortic arch in the first three months of life—effectiveness of temporary bypass between the pulmonary artery and the descending aorta. Nippon Kyobu Geka Gakkai Zasshi, 1994,42(11):2009 - 2014.

六、超滤技术

小儿心脏直视手术,尤其是婴幼儿期的 CPB 转流往往需要进行血液稀释,大量附加的低胶渗压的液体长时间的循环使手术后水肿成为一个非常常见的 CPB 灌注并发症,给机体重要脏器功能带来障碍。20 世纪 70 年代,使用特殊化工材料制作的滤器问世,人们开始了在心脏外科领域的应用探索,也有了"超滤"的概念。初时,超滤对象严格限制在重度稀释的患者,用于浓缩术后 CPB 回路中残存的血液,以提高血细胞比容和血红蛋白。80 年代,超滤已不单单局限在少数几个医学中心使用,许多综合性医疗机构亦得到普及。当时主要的动力是超滤技术使患有肾衰竭的患者也能安全地接受开心手术。其次,认识到超滤对一般水负荷过量患者是一个很好的浓缩手段。人们从临床实践中感到,超滤不仅能较好地控制液量平衡,而且通过保留血小板和凝血因子达到了保护血液的目的。90 年代,使用超滤的指征和好处不断增加,超滤的方式也多样化了。超滤在一定程度上还减轻了 CPB 后的炎症反应和免疫活性。补体活性和炎症反应的减轻改善了术后各系统的功能。

当前,超滤技术已在 CPB 中、后普遍应用,并在包括儿童在内的几乎所有的患者身上得到很好的回应。

(一) 工作原理

过去,人们用血透或血滤的方法,对因急性和慢性肾衰竭尿毒症的患者通过弥散、对流和吸附的方式去除体内的中小分子物质(如尿素氮、肌酐、尿酸等),对水分的影响较小。血液稀释的应用在很大程度上改善了 CPB 的灌注质量,但对超滤的主要要求是将多余的水分和低分子物质通过一种半透膜从血液中分离出来。和血透不同的是,超滤技术较为简单,其不需要加用超滤液体。超滤的动力不是来自于溶液的渗透压,而是液体通过超滤膜时产生的静水压差。心脏外科手术中血液浓缩器(或称超滤器)主要用于解决因为血液稀释造成的水潴留。血液浓缩器利用中空纤维半透膜的特性,模仿肾小球滤过原理,当血液通过中空纤维时膜两侧产生压力差而形成水的超滤作用。滤出液成分相当于原尿,主要是水、金属离子、葡萄糖和尿素等中小分子物质。中空纤维膜由不同的材质制作,如铜氨膜、聚砜膜等,根据不同膜的滤水性差异,在浓缩器出水口加用一定量的负压,可以提高滤水能力。下面这个公式表达这些压力之间的相互关系:

$$\text{TMP} = (p_a + p_v) \div 2 - p_s$$

公式中:TMP——跨膜压差;p_a——浓缩器的入口(动脉端)压力,p_v——浓缩器出口(静脉端)压力,p_s——浓缩器出水口所用的负压大小。单位以 mmHg 计算。

在正常情况下,这个压力的落差是血液流经浓缩器时系统内原有阻力所致。但是,许多可变因数可以影响到动静脉端的压差,如血红蛋白浓度、温度,以及血液流经浓缩器的速率(各厂家提供的浓缩器装置依据其特性的不同,其跨膜压差的范围也不尽相同,但原则上都应在 100~500 mmHg 之间)。血红蛋白水平相同的情况下,通过浓缩器的血流量高或低所产生的阻力极不一样。血液降温后增加了黏滞度,后者又可增加血液流经浓缩器的阻力。高水平血浆蛋白也是造成动静脉跨膜压差的因素。

(二) 超滤的应用方式

1. 常规超滤   常规超滤（CUF）是一种应用历史最为悠久,使用面最广泛的超滤方法
(图 5 - 4 - 13)。常规超滤的时间一般选择在转流后期进行,亦即在升温后开始。由于低
温可以降低组织对氧供的需求,人们大都在低温转流过程中采取一定限度的血液稀释,
以降低黏滞度,改善末梢灌注。升温后,组织代谢逐渐增加,组织对氧供的需求也随温度
的上升而提高。此时开始超滤可以去除多余水分,及时提高循环中血细胞比容,保证对
组织的供氧。

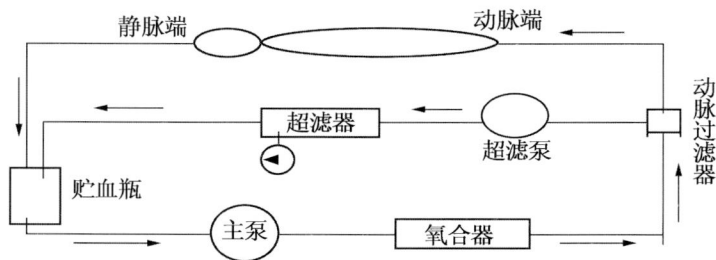

图 5 - 4 - 13   常规超滤示意图

操作要点:CUF 的超滤器如果是同 CPB 管路整体一起安装就位的,那么整个回路的
预充排气可以一并完成。操作者依照氧合器排气的工作模式,左手握住超滤器让其出口
端朝上,右手用手掌或小橡皮锤轻轻叩击超滤器,以便气泡随水流排出。若确认超滤器
已排气妥当,可钳闭进出口管路待命。由于常规超滤的超滤器出口血液最终是回到贮血
罐(也即静脉系统),偶有气泡并不会直接进入体内,因而对超滤器安装后的预充排气要
求不是十分苛刻。这一点对术中临时想加用超滤器的灌注师而言显得十分方便,术者不
会有排气不净引起患者气栓的后顾之忧。甚至有的使用者根本就不排气,到需要使用时
直接开放通路即可。但有时会因此而产生血细胞破坏,滤出液中出现蛋白和红细胞,颜
色变深的情况,需要有所戒备。关于超滤器安置方向的问题,按照使用说明,超滤器应当
按箭头指示将出口朝上。但笔者体会进口朝上亦不影响超滤效果,并且在低流量超滤过
程中,些许微泡会滞留在超滤器的高端,不会轻易逸出,比较起来显得更为安全。特别对
进行改良超滤模式更有意义。

2. 改良超滤   1991 年由伦敦儿童医院首先报道改良超滤(MUF)。新华医院自 1996
年开始实验研究和临床应用,迄今已累积近 2000 多例的使用经验。此种方法改变了以往的
超滤思路,一方面其启动时间是在 CPB 结束后开始进行,二是其行进的方向虽然也是从动
脉到静脉系统,但超滤器进口的血液主要来自于患儿的主动脉,超滤器出口的血液并不是回
到贮血瓶,而是直接循静脉插管经右心房回输给患儿(图 5 - 4 - 14)。

操作要点:由于其超滤目的和超滤器回路安装方向与常规超滤不同,为避免在超滤过程

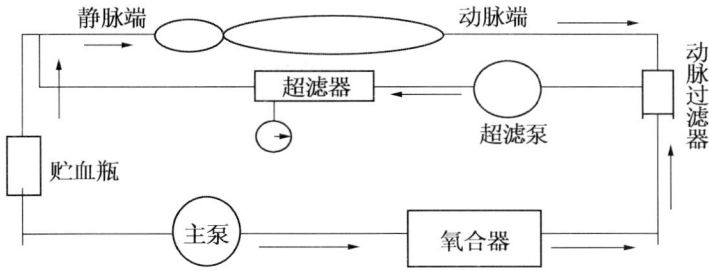

图 5 - 4 - 14　改良超滤法示意图

中有气泡直接进入心内而引起并发症,必须在 CPB 预充阶段严格排气。灌注师将超滤器按照图 5 - 4 - 14 的线路连接好之后,应先钳夹超滤器的进口端管道。晶体溶液预充以后,首先常规完成氧合器、变温器、动脉过滤器等装置的排气。然后关闭氧合器和动脉过滤器自循环通道,开放超滤器进出口端管路,启动超滤器的预充液循环,用手掌或小橡皮锤轻叩超滤器躯干,将超滤器内的小气泡排除干净。在此过程中有两点需要注意,第一,要预先封堵超滤器的滤出液出口,以免排气过程中因为跨膜压的形成,使水分从该出口不断地流失。可以先在滤出液出口连接一根 0.64 cm(1/4 in)的聚氯乙烯管,并将其钳闭,减少排气时跨膜压的形成,排气完毕后撤除钳闭钳。再将此 0.64 cm 的管子连接至低负压吸引器的溶液瓶,当正式进行超滤时,按实际情况加用不同程度的负压,来间接调节超滤的速度(性能优良的超滤器也可不用负压),但是负压不宜超过 100 mmHg。第二,不能叩击超滤器两端的进出口,此乃薄弱点,常可因不当受力而断裂。小儿体温不易稳定,为避免超滤过程体温自然下降,停 CPB 时的直肠温宜提高至 36~36.5 ℃。改良超滤的时间一般在 10~15 min,超滤后可提高血细胞比容 10 个百分点以上。

3. 平衡超滤　CPB 产生的炎性因子主要来自血液与非生物材料的大量接触。因此,当 CPB 开始后血液中的有形成分和管道、氧合器、动脉过滤器等装置反复接触,引起机体一系列的炎症反应。改良超滤在浓缩血液、减少水肿方面有良好的表现。但同时它也未能强有力地体现其去除炎性因子的作用,推测有两方面的原因:① 超滤器本身也是引起血液成分激活的异物,可以额外增加炎性因子的数量和浓度;② 炎性因子在超滤过程中是通过超滤器两边的浓度差转移的。据此,国际上 20 世纪 90 年代又开始了平衡超滤(BUF)的研究和临床应用。通过较长时间超滤和根据滤出液量不断补充等量液体到 CPB 中[有时也称之为零平衡超滤(Z-BUF)],使激活的炎性因子在得到稀释的同时也能陆续得以滤过,据此来减少炎性因子浓度,减少全身性炎症反应,上海儿童医学中心的一系列研究证实了这一方法产生的结果。CPB 转流过程中产生的多种炎性因子(包括 IL-6,IL-8,TNF,E-selectin 等)随着平衡超滤的运用在血浆中浓度下降。

操作要点:在 CPB 启动后随即开始超滤。考虑到婴幼儿绝对总转流量低,流量精度要求较高,而可供变化的范围较窄。因此,术者必须掌握超滤的合适血流量,并注意主泵灌注量和平衡超滤量之间的协调。超滤流量过大,等于人为造成分流,对血压会有明显影响,采用泵控制是唯一的选择。平衡超滤的速度与改良超滤不同,不必严格依照体重计算。它主要追求的不是去除液体(但如果液体量较多时也可发挥其浓缩功能),而是CPB中不断生成的炎性因子。灌注师启动平衡超滤程序,一方面将携有部分炎性因子的液体滤出,另一方面又要根据出水量补充相应的液体,使炎性因子的浓度得以降低。在CPB的全过程,平衡超滤的速度控制在$5\sim10$ ml/(min·kg)已能满足临床的要求。如果CPB的时间长,平衡超滤的量相对就会大,灌注师应当注意血中电解质浓度和肝素水平,必要时按血气检查和活化凝血时间测定结果给以适当的补充。即将停止CPB前可先行停止平衡超滤,以便使灌注师有时间专注灌注后期的过渡和稳定。

(三) 超滤器的放置

CPB回路中超滤器的摆放位置取决于我们作出应用超滤的决定是在建立CPB前还是CPB后。如果超滤的决定是在安装CPB回路前作出的,我们可以从动脉过滤器出口的动脉灌注管分出一路接到超滤器的入口,超滤器的出口连接到腔静脉回流管路中,滤出液管路则连接至可调节的负压装置上(图5-6-15)。另外,在超滤器入口前可加用一个滚柱泵。术中超滤时,超滤过的血液回到贮血瓶;改良超滤时,超滤过的血液回到右心房。此种连接方法的优点是超滤可以在CPB的任意时间点进行,也可以选择任意一种超滤方式,自由度非常高。用附加泵控制可保证有合适和精确的流量,最适宜儿童患者。缺点是增加了对设备的要求。

如果超滤的决定是在安装CPB回路后作出的,可以选择从氧合器自循环旁路上安置超滤器,超滤器的出口连接至心内吸引贮血瓶上(图5-4-15)。此连接方法的优点是用一个泵便可顾及主动脉灌注和超滤需要,缺点是仅适用术中超滤,且超滤的流量没有明确的显示。经验不足者较难把握主动脉灌注流量和超滤流量的合适配比。用此方法做术后超滤也只局限于浓缩心肺机内的余血,无法顾及患者体内多余的水分,对儿科患者不是最合适。

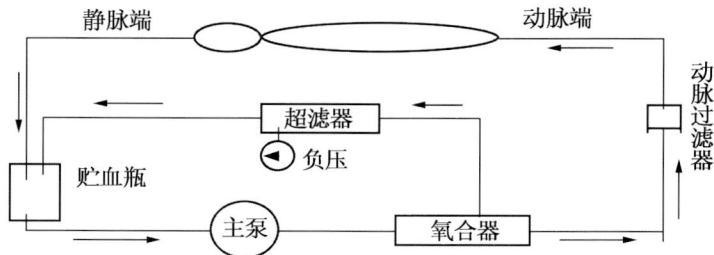

图5-4-15 转流中临时安装超滤器流程示意图

理论上讲超滤器是可以安放在 CPB 回路的任何位置。我们介绍的前两种方法通常叫动脉-静脉连接,即 AV 连接法。也有一种静脉-静脉连接,即 VV 连接法,安装时要延长上下腔静脉引流管,并分别用"Y"管分路连接超滤器进出口,回路中安置滚柱泵,转流中钳闭超滤器进出口。CPB 结束后启动泵运转,开始由静脉到静脉的"改良的改良超滤(VV 连接法)"(图 5-4-16)。此方法主要改变了一般改良超滤所形成的强制性左向右分流。因而不会增加心室的负荷。缺点是增加管道长度,使预充量增多。目前应用单位有限。

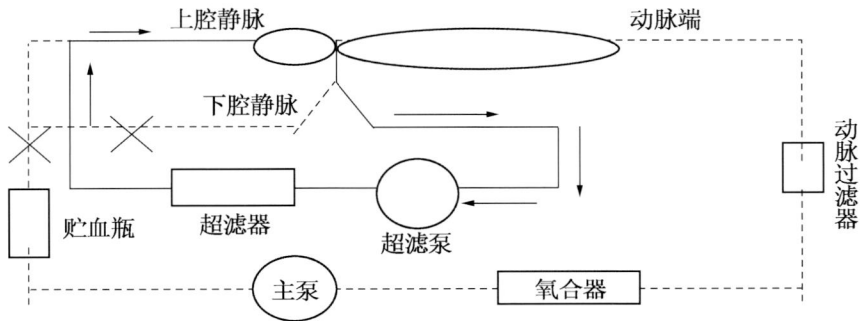

图 5-4-16 改良的改良超滤示意图

(四) 超滤的作用

无论是哪一种超滤,其总的目的是为了去除体内多余的水分,但随着对超滤作用认识的不断深化,今天我们可以这样说,超滤不仅是 CPB 的一个辅助工具,而且成为一种治疗手段的观念正在被大家所认识。

1. 手术中为肾功能不全患者去除多余的水分 对伴有肾衰竭的患者,超滤是处理水过负荷快速而有效的手段。Darup 第一个报告在心内直视手术中应用超滤处理容量问题,有10 例患者转流中有效地控制了水分。肾衰竭患者经受 CPB 后往往不能够通过自身肾脏浓缩已经稀释的血管内容量,超滤就充当起责任,以减少过多的预充量、未吸走的心肌保护液和术前就存在的水过负荷。

对肾功能正常的心脏手术患者,CPB 引起的血液稀释同样可通过超滤的方式来去除多余的水分,提高胶体渗透压。目前,使用超滤的认识已延伸,对长时间转流(>2 h)、术前有水肿者,甚至所有心内手术者都可应用这一技术。

2. 保护凝血功能 超滤的重要指征是血液浓缩,保护血管内各种凝血因子和血小板。一项 100 人 CPB 改良超滤调查结果显示,超滤后血小板计数上升了 57%;纤维蛋白原上升了 102%;血红蛋白上升了 85%;白蛋白上升了 91%。还有一些研究也支持超滤大大提升血红蛋白和血细胞比容及凝血因子的结果。但是,术后出血减少和应用超滤之间的关系不是单纯地归之于凝血因子的浓度。牵涉到凝血因子浓度、较低的细胞运动水平、止血能力回升过程和纤维蛋白溶解这些互动的关系是复杂的。比较直观的结果是超滤浓缩和保护血小板与凝血因子的能力更好地保护了术后止血功能。

3. 改变免疫功能 CPB 是引起炎症反应的强力中介。转流后免疫系统功能失常表现在包括脑、肾、肺和心脏在内的末端器官功能的明显改变和损害。CPB 期间补体激活,细胞因子(cytokine)和趋化因子(chemokine)释放导致血清中性粒细胞、内毒素、elastases 浓度升高。超滤带动前炎症介质的移动具有正面的临床影响。事实上,超滤降低了 TNF,C3a 和髓过氧化物酶的血清浓度。和未做超滤者比较,接受超滤的患者 24 h 后血清 IL-1,IL-6,IL-8,促炎细胞因子(proinflamatory cytokines),中性粒细胞计数和髓过氧化物酶水平都降低了。缓激肽(bradykinin)强力的血管扩张作用能使微血管通透性变化,而超滤可降低缓激肽水平因而减轻这种影响。CPB 术后发热极可能系细胞因子水平上升释放内生性热原的结果。超滤患者术后体温变化幅度的改善是内生性热源,如 IL-1,IL-8 清除的效果。

4. 改善器官功能 略去其他多方面的机体反应影响,超滤对体内各器官的功能完整性有一定作用。超滤可以清除 C3a,减少中性粒细胞在肺血管内皮的黏附及滞留,使术后肺血管阻力下降,肺顺应性提高,平均气道压力降低,呼吸支持时间减少,肺总体状况改善。超滤也可改善 CPB 后血流动力学,通过减轻心肌水肿使左心室顺应性好转,减慢心率,增加收缩压和心脏指数。这一点在超滤过程的后阶段即有所表现,颇得外科医师的赞同。同样道理,在 DHCA 的患者,由于超滤减轻了脑水肿,因而改善了脑部氧输送和脑氧耗代谢率。炎症介质在肾脏组织的作用与其在肺部的经过大致相同。

(朱德明)

参 考 文 献

1 Naik S K, Knight A, Elliot M J. A prospective randomized study of a modified technique of ultrafiltration during peditric open-heart surgery. Circulation, 1991,84:422-431.

2 Journois D, Philippe P, Greeley W J, et al. Hemofiltration during cardiopulmonary bypass in pediatric cardiac surgery. Anesthesiology, 1994,81:1181-1189.

3 Anderson S, Gothberg S, Berggren H, et al. Hemofitration modified complement activation after extracorporeal circulation in infants. Ann Thorac Surg, 1993,56:1515-1517.

4 Wang W, Huang H M, Zhu D M, et al. Modified ultrafiltration in paediatric cardiopulmonary bypass. Perfusion, 1998,13:304-310.

5 Zhu D M, Wang W, Ding W X, et al. Balanced ultrafiltration, modified ultrafiltration, and balanced ultrafiltration with modified ultrafiltration in pediatric cardiopulmonary bypass. JECT, 2001,33:223-

226.

6 王伟,朱德明,黄惠民等.高流量快速改良超滤法临床应用体会.上海第二医科大学学报,2003,23(Suppl):64-67.

7 朱德明,王伟,黄惠民等.不同超滤法在小儿体外循环中的应用比较.中华心胸血管外科杂志.2002,18:172-174.

8 朱德明,王伟,黄惠民等.平衡超滤法对小儿体外循环中炎性因子的影响.临床儿科杂志.2003,21:561-562.

七、胎儿体外循环进展

患有先心病的胎儿常发生死胎或自发流产,因此宫内胎儿心脏畸形的发病率要远远高于活产婴儿的发病率。由于心脏畸形复杂或病情严重,一些患儿往往出生后就已失去手术时机,或仅能行减状手术,严重影响患儿的生存和生活质量。随着胎儿心脏超声检查的开展,人们对先天性心脏病在宫内形成和演变有了更清晰的认识。复杂心脏畸形妊娠早期病变较为单一,由于异常血流动力学作用,产生心脏大血管继发结构改变,甚至影响邻近器官的发育。如肺动脉闭锁伴完整室间隔畸形导致右心室发育不全;主动脉闭锁的胎儿出现左心发育不良;主动脉缩窄病变者随着妊娠继续,缩窄加重,进一步出现主动脉弓发育不良;三尖瓣发育不良、Ebstein畸形引起三尖瓣反流,增加右心房容积,使胎儿心胸比例增大,影响肺的发育。心脏外科医师试图开展胎儿心脏手术,矫治胎儿心脏原发结构畸形,恢复正常胎儿血流,避免心脏大血管继发变化,改善邻近器官的发育状况,使胎儿在妊娠期间得到康复,出生时如正常儿。

开展胎儿心脏手术需要安全可靠的胎儿CPB(fetal cardiopulmonary bypass)支持。胎儿具有独特的心血管生理,胎儿CPB不是新生儿CPB的翻版。国内外学者正积极探索胎儿CPB的可行性,研究胎儿CPB的设备和转流技术。胎儿生活在宫内特殊环境中,胎儿CPB不仅产生胎儿某些病理生理变化,而且影响胎盘功能,对胎儿的存活不利。当前,围绕胎儿-胎盘单元病理生理变化的发病机制和保护措施成为胎儿CPB研究的重点。动物胎儿CPB的探索是未来开展人类胎儿CPB的试金石。

(一)胎儿体外循环的发展史

20世纪50年代国外学者采用宫内换血治疗胎儿血液疾病,开创了胎儿宫内治疗的先河。60~70年代探索宫内畸形的诊断技术。80年代在胎儿外科各个领域开展动物实验研究。90年代临床上成功开展胎儿外科治疗,如先天性肾积水、膈疝、脊髓外翻等手术,取得一定的临床疗效。

80年代初,美国加州大学的研究人员最早探索胎儿心脏手术的可行性,随后欧洲学者也开始对胎儿心脏外科进行研究。1987年法国学者Bical等人报道妊娠中期建立胎羊肺动脉狭窄的动物模型,妊娠晚期非 CPB 下开展宫内心脏手术,矫正畸形,术后肥大右心室恢复正常,心肌超微结构与正常对照无差别,显示出宫内心脏手术良好的应用前景。但是复杂心脏畸形的矫治需要胎儿 CPB 的支持。80 年代末期,各国学者将研究重点放在胎儿 CPB 的研究上,早期采用滚柱泵,利用胎盘作为氧合器,开展胎儿心脏转流(fetal cardiac bypass)。研究显示转流中、转流后胎盘气体交换功能下降,胎羊出现严重的低氧、高碳酸血症和酸中毒,难以存活到足月分娩。运用硝普钠、吲哚美辛等降低胎盘血管阻力,增加胎盘血流,改善胎盘气体交换功能。但是胎羊仍然出现顽固性酸中毒,研究表明与胎羊应激反应存在密切联系。90 年代初,有学者运用人工心泵和人工肺开展胎儿 CPB,转流中胎儿血气控制良好,但是没有存活的报道。到了 90 年代中叶,Fenton 等人采用胎羊全脊髓麻醉抑制胎羊应激反应,吲哚美辛改善胎盘气体交换功能,常温心脏转流 20 min,胎羊单胎存活率达 80%,但双胎存活率低。随后 Reddy 等人将胎羊存活率进一步提高,采用轴流泵和胎盘建立胎羊 CPB,常温心脏转流 30 min,9 只实验胎羊中有 1 只在 CPB 后 4 d 早产死亡,其余 8 只胎羊顺利度过孕期足月分娩。此后,国际上未能在更长时间转流后的胎羊存活率上取得突破进展,使得胎羊 CPB 技术不能向临床方向发展。限制胎羊 CPB 发展的原因不仅仅是技术问题,更重要的是对胎羊 CPB 病理生理变化还缺乏足够的认识和有效的防范措施。90 年代末,一些上海学者开始国内胎羊 CPB 的研究,采用胎羊 CPB 方式,同样认识到胎盘功能不良和胎羊应激反应是影响胎羊 CPB 成功的重要因素。

(二) 胎儿血液循环

认识胎儿 CPB 首先要熟悉胎儿血液循环方式。胎儿血液循环有四个主要特点:① 左、右心房室平行排列,左、右心室压力相等,共同供应全身血液循环;② 肺血管阻力高,肺血流少;③ 胎盘血管阻力低,流经胎盘的血流量大;④ 存在胎儿时期的分流,动脉导管、静脉导管和卵圆孔开放。

由胎盘来的氧合血经脐静脉回流到胎儿体内(PO_2 35 mmHg,SaO_2 80%),其中 55% 直接经静脉导管回流到下腔静脉,其余部分进入肝脏,一部分进入肝左叶,另一部分与门静脉血混合进入肝右叶。肝左叶回流和静脉导管的血含氧丰富,走行于下腔静脉的左后侧,通过卵圆孔到达左心房,约占整个静脉回流的 1/3。含氧低的下腔静脉血直接通过三尖瓣进入右心室。上腔静脉血含氧低,约占静脉回流的 21%,绝大部分进入右心室。由于右心房内血液交叉分流,造成左、右心室不同血氧分压。

胎儿的心排血量为联合心排血量(CVO),左、右心室共同供应全身血液循环。妊娠晚期胎儿 CVO 为 450 ml/(kg・min),左心室排血量约占 34%,主要供应心、脑和上肢,有少量血液通过动脉峡部,进入降主动脉。右心室排血量约占 66%,有 7%~8% 的血流量进入高阻力的肺循环,其余大部分通过动脉导管进入降主动脉(PO_2 21 mmHg,SaO_2 60%)。降主动脉血流供应胎儿下半身和胎盘。胎盘血管阻力低,其流量约占 CVO 的 40%,低氧分压的动脉血在胎盘内进行气体交换(图 5 - 4 - 17)。

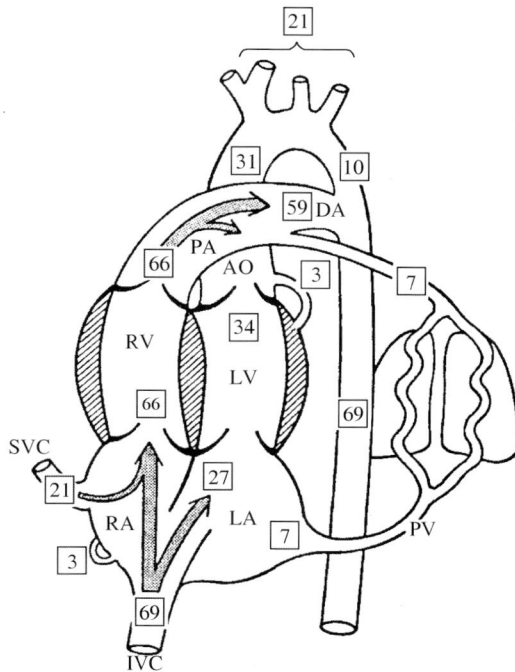

图 5 - 4 - 17　胎儿血液循环示意图

(引自 Rudolph A M. Distribution and regulation of blood flow in the fetal and neonatal lamb. Circ Res, 1985,57:811~821)

图中数字代表该处血流量占联合心排血量的百分数。

PA——肺动脉;PV——肺静脉;RV——右心室;RA——右心房;AO——主动脉;DA——动脉导管;LV——左心室;

LA——左心房;SVC——上腔静脉;IVC——下腔静脉

(三) 实验动物的选择

开展人类胎儿 CPB 需要在动物胎儿身上积累丰富的理论和实践经验。羊的孕期 150 d
左右,胎数为一胎或两胎,胎盘呈子叶状,散在分布,妊娠期不易流产;胎羊心血管生理结构
与人类胎儿相近似,人类对自身胎儿的认识很多来自胎羊的研究成果。因此,胎羊成为研究
胎儿 CPB 理想的实验动物。胎羊 CPB 的手术时机与胎羊的体重有关。体重过轻,不利于
外科操作,而且不能耐受 CPB。妊娠晚期胎羊成形,体重迅速增长,国外某些品系的胎羊出
生时体重可达 4~5 kg。虽然妊娠晚期母体心血管生理变化显著,但是 CPB 只针对子宫内
的胎羊,对母体整体而言影响较小。大量动物实验表明妊娠晚期胎羊体重在 1kg 以上能够
建立 CPB 并且能够脱离 CPB。因此,国内外学者多在妊娠晚期开展胎羊 CPB 研究。上海
儿童医学中心在研究中选择妊娠 116~140 d 的怀孕母羊。国内羊的品系很多,一般绵羊体
形较山羊大。对于体形较小的羊(如长江三角洲白山羊),根据实验动物的要求,宜选择单胎

怀孕的母羊来保证胎羊的体重，同时确保妊娠时间的准确性。有时在选择动物时很难判断胎羊体重是否符合实验要求，可以利用胎儿B超了解胎羊体重情况。解决了胎羊CPB的技术问题，还必须在灵长类动物进行验证，最后才能在人类自身开展胎儿CPB，国外学者正在运用狒狒开展这一方面的尝试。

（四）胎羊体外循环设备

胎羊CPB设备的主要组成部分有氧合器和人工心泵。胎盘作为胎儿与母体之间气体交换场所，将其作为CPB中的氧合器符合胎儿生理，避免人工氧合器的使用，简化了胎羊CPB装置。但是研究表明非生理性灌注严重影响胎盘气体交换功能，胎羊难以存活。国外学者采取胎盘保护措施，安全转流时间为20～30 min。转流时间延长，胎盘功能损害不可逆。有学者在胎羊CPB中运用膜式氧合器替代胎盘气体交换功能，转流中胎羊血气良好。就临床角度而言，使用低预充的胎儿人工氧合器能够有效地控制胎儿血气，保证转流中的胎儿安全。上海儿童医学中心设计出一种胎儿膜式氧合器，圆柱形，长10 cm，直径2.1 cm，内装聚丙烯中空纤维，膜面积0.16 m^2，预充15 ml，最大流量1 L/min，在8%氧浓度下能够维持胎羊 PO_2 在22～27 mmHg；采用分离式变温装置，预充20 ml，结构类似膜式氧合器，利用水温调节血温（见图5-4-18）。CPB后胎羊宫内生存仍然需要一个功能完好的胎盘支持，不论胎盘是否作为CPB的氧合器，胎盘功能保护不容忽视。

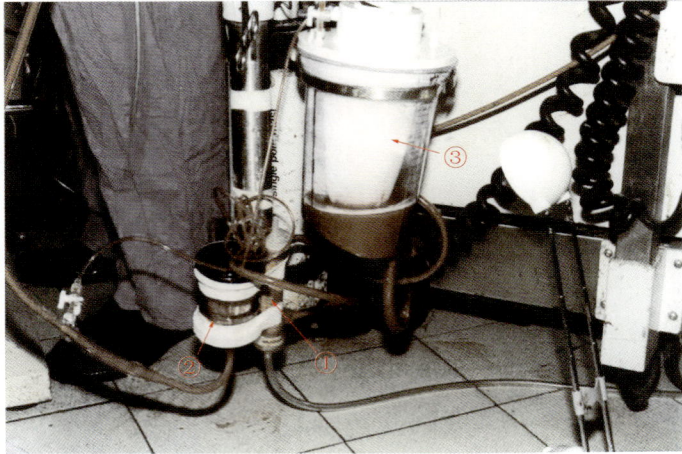

图5-4-18 胎羊体外循环设备
① 自制聚丙烯中孔纤维膜式氧合器　② 血液变温器　③ 贮血瓶

胎羊CPB最初使用的人工心泵是滚柱泵，在胎羊小插管的条件下容易增加泵管压力、破坏胎羊红细胞。搏动泵产生的血流接近生理状态，与恒流比较，搏动血流降低体循环和胎盘血管阻力，提高灌注流量。但是搏动泵仍需要一定的预充量，Reddy等人采用轴流泵把右心房血直接泵到肺动脉或主动脉,减少预充量和体外管道的应用,明显提高胎羊存活率。

(五) 胎羊体外循环插管和转流方式

胎羊 CPB 动脉插管部位可以选择主动脉或肺动脉干,静脉引流管直接插入右心房或经上腔静脉再到右心房,还有的学者为减少开胸对胎羊生理的影响,经颈动脉和颈静脉插管。胎羊动脉插管为 10～12 Fr,静脉引流管采用直角头,口径为 14～16 Fr。颈动脉和颈静脉插管口径分别 8～10 Fr 和 10～12 Fr。上海儿童医学中心在 1 kg 左右的胎羊中使用 10 Fr 动脉插管,直角静脉引流管口径为 12Fr(见图 5-4-19)。

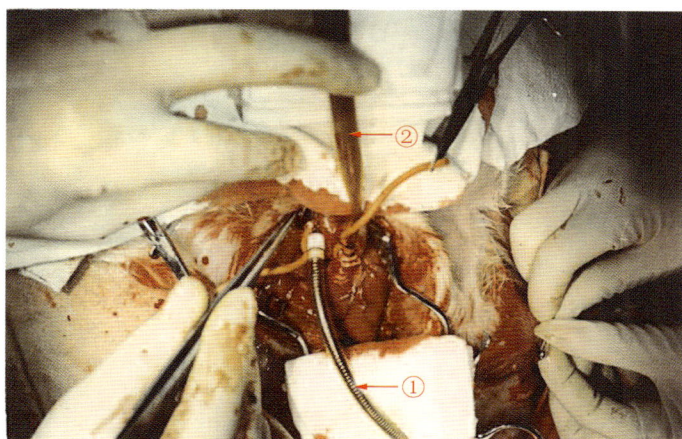

图 5-4-19　胎羊动静脉插管建立体外循环
① 腔静脉金属直角插管(回流);② 肺动脉干插管(灌注)

胎羊代谢率高,转流过程中采用高流量灌注[约 400 ml/(kg·min)]才能满足胎羊生理需要。在实际操作中,经单一动脉插管进行灌注,在小口径插管下难以达到高流量的要求,即使勉强达到,插管处动脉内的压力明显增高,影响动脉瓣膜的开启和关闭,增加心室内的压力,而胎儿心肌组织疏松,心肌窦状隙与心腔相通,心室内压力过高,容易导致心肌出血,影响心肌收缩功能。这些实际困难影响着胎羊高流量灌注的实施,上海儿童医学中心在研究中灌注流量仅为(319±45)ml/(kg·min)。

胎羊之所以需要高流量灌注,主要因为胎盘流量在胎羊血液循环中所占比例较大。Fenton 等人阻断脐血流,将胎盘暂时旷置于 CPB 以外,避免灌注胎盘组织,体循环的灌注流量只需200 ml/(kg·min),在小插管条件下容易满足胎羊组织灌注需要。但是,旷置胎盘的安全时间仅为 30 min,而且转流中需要使用人工氧合器。

采用低温技术,降低代谢率,能够解决低灌注流量满足机体代谢需求的问题。但是低温不适合胎羊。① 低温下血红蛋白与氧的结合力增强,不利于胎盘的气体交换,而且影响氧在胎羊组织中的释放,这对于生活在低氧环境中的胎羊极为不利;②低温下血液黏稠性增高,增加胎盘血管阻力,影响胎盘气体交换功能;③胎羊体温低,通过胎盘和宫内羊水与母体进行热交换,使子宫局部温度下降,容易诱发子宫收缩;④妊娠晚期胎羊低温条件下血儿茶酚胺分泌增多,将加重 CPB 对胎羊、胎盘生理功能的破坏。在胎羊低温 CPB 的实验中使用硝普钠部分改善胎盘功能,但其长期效果难以保证。鉴于低温的不利因素以及保护措施的不足,国内外学者在胎羊 CPB 中均不采用低温。上海儿童医学中心在转流过程中采用常温 CPB,保温技术有转流保温、胎羊不脱离子宫操作、子宫外包裹变温毯、胎羊表面浇灌温盐水等方法,使胎羊体温维持在宫内水平(39.5 ℃)。

(六) 胎盘功能保护

胎盘是连接胎儿与母体的桥梁,担负气体、物质交换和内分泌等诸多功能。胎儿 CPB 的开展使心外科医师开始面对一个新的脏器保护——胎盘功能保护。大多数学者关注胎盘气体交换功能,因为胎盘气体交换功能的变化直接影响胎羊的存活。研究显示胎羊 CPB 下胎羊血液重新分配,胎盘血流量从转流前 CVO 的 $39\% \pm 11\%$ 降到转流后 CVO 的 $12\% \pm 4\%$,而转流前后胎羊的血压保持不变,表明胎盘血流量减少与胎盘血管阻力增高有关。除此以外,胎盘气体交换功能还与胎儿血液携氧能力以及母体动脉血氧分压、子宫血流量等有关。因此,胎羊 CPB 中保持母体良好的动脉血氧分压和血流动力学稳定也是非常重要的。

1. 胎盘气体交换功能不良的原因

(1) 灌注方式 胎盘局部灌注的研究显示脐动脉流量低于 150 ml/(kg·min)或平均动脉压低于 40 mmHg,胎盘血管阻力明显增高。Hawkins 等人在胎羊常温 CPB 中运用胎盘作为氧合器,18 只胎羊分为高流量灌注组[(324 ± 93)ml/(kg·min),n=9]和低流量灌注组[(109 ± 20)ml/(kg·min),n=9]。结果显示高流量组胎羊转流中和转流前 pH 值、PO_2、PCO_2、乳酸水平相当,低流量组胎羊转流中 pH 值、PO_2 下降,PCO_2、乳酸水平增高,表明灌注流量是影响胎盘功能的一个重要因素。但是转流后高流量组胎羊仍然出现胎盘血管阻力增高,胎盘功能不良的现象。Champsaur 等人认为 CPB 中的恒流灌注方式对胎盘功能不利,虽然临床上恒流灌注和搏动血流灌注没有显著性差异,但是胎羊 CPB 中搏动血流灌注较恒流灌注减轻对胎盘功能的损害。研究表明搏动血流降低外周血管阻力,下调儿茶酚胺水平,改善微循环,在胎盘绒毛叶间的搏动有利于气体和物质的交换。

(2) 炎症介质 CPB 中血液与异物界面接触激活补体、凝血、纤溶、激肽系统,产生大量炎症介质,胎羊 CPB 也不例外。韩国学者报道胎羊 CPB 中前列腺素 E_2(PGE_2)和血栓烷 B_2(TXB_2)增高,而 PGE_2 和 TXB_2 在胎盘局部具有收缩血管的作用。胎羊 CPB 中 IL-6 明显增高,与胎盘血管阻力增高及胎盘血流减少相关。胎羊 C3a 含量进行性增高、血乳铁素含量较转流前明显上升,证实了胎羊 CPB 激活补体,促进中性粒细胞的激活和颗粒释放。采用轴流泵,减少预充量和体外管道后,转流中 C3a 含量变化不明显,但是中性粒细胞仍然被激活,表明还存在其他未知途径激活中性粒细胞、释放炎症介质。

（3）胎盘血管内皮功能紊乱 血管内皮不仅是血液与组织的屏障,而且是感受血流信号和体液的活性物质,参与血管舒缩调节。妊娠期间胎盘组织释放大量一氧化氮（NO）,调节脐带、胎盘血管阻力,减弱血栓烷和内皮缩血管肽-1（EF-1）的缩血管作用。胎羊 CPB 下血液与非生理性管道接触诱发的炎症介质、非生理性血流切变力、再灌注损伤中的氧自由基以及组织器官缺血缺氧改变等不利因素对胎盘血管内皮的影响,导致内皮介导的血管舒缩功能受到破坏。上海儿童医学中心的研究结果显示胎羊 CPB 中脐静脉血 EF-1 水平急剧增高,转流 60 min EF-1 水平达转流前的 10 倍左右,NO 含量也明显增高,但是 EF-1 和 NO 增高的比例并不平衡,EF-1/NO 比值逐渐升高,与胎盘血管阻力呈正相关。又有学者报道,胎羊 CPB 中予以乙酰胆碱刺激胎盘血管内皮产生 NO,但是胎盘血管阻力没有改善;予以硝普钠直接舒张血管平滑肌,改善胎盘血流灌注,表明 CPB 选择性地损伤胎盘血管内皮依赖性的舒张作用。

（4）血液预充 胎羊血容量少,血细胞比容为 0.3～0.4,CPB 的血液稀释将影响血液携氧能力,胎羊 CPB 需要一定量的血液预充。但是成年羊血红蛋白的氧离曲线相对于胎羊血红蛋白右移,成年羊血预充容易降低胎羊血液携氧能力,不利于胎盘气体交换和胎羊组织间氧的释放。与此相反,人类的胎儿血红蛋白与成年型血红蛋白氧离曲线接近,宫内换血治疗胎儿血液疾病不影响胎儿存活有力地证明了这一点,人类胎儿是通过提高血红蛋白含量来适应宫内低氧环境,妊娠晚期胎儿血细胞比容为 0.54%±0.05%。未来胎儿 CPB 血液稀释将有可能影响人类胎儿血液的携氧能力。因此,胎儿 CPB 要求尽量少的预充来维持正常的血细胞比容。

（5）其他 CPB 引起胎羊应激反应,释放大量儿茶酚胺类物质,升高胎盘血管阻力,不可避免地影响胎盘功能。胎盘功能不良引起 PO_2 下降,PCO_2 升高,造成胎儿酸中毒、pH 值下降,反过来又影响 PO_2、PCO_2 在胎盘内的交换,同时引起胎盘血管收缩,形成恶性循环。另外,低温也是影响胎盘功能的重要因素。

2. 胎盘保护措施 对胎羊 CPB 下胎盘病理生理的认识使胎盘保护具有一定的针对性,在胎羊 CPB 的实践中已取得一定的进步。

（1）体外循环设备的改进 胎羊 CPB 经过 20 年的发展,人工心泵从最初的滚柱泵发展到搏动泵、轴流泵。胎羊 CPB 中搏动血流保护血管内皮一氧化氮合酶系统,降低胎儿肾素-血管紧张素系统的活力,促进胎盘释放 NO。轴流泵的使用改变了以往 CPB 需要大量管道和预充液的方式,使胎羊 CPB 类似于左心转流。国外学者使用胎盘作为胎羊 CPB 中的氧合器,都遇到胎盘功能不良的问题。一些学者提出将胎盘旷置于 CPB 之外,避免 CPB 异常血流对胎盘的直接作用,减少胎盘缩血管物质（PGE_2,TXB_2）的生成;CPB 中增加一个人工氧合器,便于对胎羊 CPB 的血气控制。但是长时间阻断胎盘血流的安全性还有待进一步探讨。

（2）药物 胎盘气体交换功能不良的主要原因是胎盘血管阻力增高,采用扩血管药物如硝普钠能够降低胎盘血管阻力,改善胎羊血气。但是硝普钠扩张血管缺乏特异性,使用硝普钠后肺循环血流明显增加,将影响胎盘血流的增加。因此,需要选择特异性降低胎盘血管阻力的药物。胎羊 CPB 中产生缩血管的前列腺素物质,波士顿儿童医院在预充液中加入吲哚美辛(3 mg/100 ml),转流中胎盘血流没有显著变化,胎盘气体交换良好。吲哚美辛抑制胎盘血管阻力增高的机制是前列腺素在环氧合酶阶段就被抑制,因此存在动脉导管收缩的副作用。胎羊 CPB 中采用大剂量激素(甲基强的松龙 50 mg/kg)的效果与使用吲哚美辛的保护效果相似。大剂量激素在磷脂酶阶段就抑制前列腺素的合成。

(3) 胎盘血管内皮功能的保护 CPB 下血管内皮细胞激活,参与炎症反应,增加血管通透性,影响血管舒缩功能,对组织器官功能不利。有学者运用内皮缩血管肽受体拮抗剂(PD145065)抑制 EF-1 的作用,胎盘血管阻力较对照组升高缓慢,胎盘血流下降没有对照组明显。NO 是妊娠期非常重要的扩张胎盘血管的物质,在胎羊 CPB 中使用 NO 的前体——L-精氨酸,使母体血流动力学波动减轻,但是在改善胎盘血管阻力方面没有突出作用。上海儿童医学中心研究显示胎羊 CPB 中 NO 水平增高,但是胎盘血管阻力仍增高,说明血管内皮调节胎盘血管张力是一个整合过程。血管内皮接受 CPB 中产生的炎症介质、非生理性的血流切变力以及再灌注损伤中的氧自由基等作用,通过细胞内信号转导机制激活调控血管活性物质的启动基因,合成、释放血管活性物质参与血管张力的调节。如果阐明这一机制,并予以干预,将使胎盘功能保护更具针对性和高效性。

3. 胎盘内分泌功能的变化 胎盘释放维持妊娠所需的各种激素,其中一部分需要胎羊与母体共同参与合成。胎羊 CPB 不仅对胎盘气体交换功能产生影响,而且引起胎盘内分泌功能的变化。上海儿童医学中心对胎羊 CPB 中妊娠激素的变化进行了研究。

不同种属之间维持妊娠激素的机制不同,羊、兔依赖妊娠黄体分泌激素,猪和人在妊娠中、后期依赖胎盘分泌激素。妊娠羊的雌激素主要是雌二醇,促进子宫平滑肌细胞和内膜细胞增生,增加子宫肌细胞对催产素的敏感性,促进前列腺素(PG)合成和释放。孕激素主要是孕酮,妊娠期间抑制 PG 的分泌,激活其降解过程,降低子宫肌细胞动作电位,增加静息电位,使子宫保持相对静止。依赖妊娠黄体的动物在分娩发动过程中,足月胎儿通过垂体分泌促肾上腺皮质激素,刺激胎儿肾上腺皮质,使皮质激素分泌增加,作用于胎盘的硫酸激酶、硫酸脂酶,使游离雌二醇增加,刺激 PG(PGE_2 和 PGF_2)合成和分泌增多;PG 溶解妊娠黄体,又使孕酮水平下降,解除对 PG 的抑制,PG 水平进一步提高,引起子宫强烈收缩,诱发分娩过程。因此,PG 的合成与释放是分娩发动前的关键一步,PG 的合成与释放受雌、孕激素的调节。胎羊 CPB 的研究已经证实存在 PG 的变化。

上海儿童医学中心的研究显示转流 1 h 雌二醇增高,孕酮下降。雌孕激素这一变化有可能促进 PG 的合成和释放,增加子宫的兴奋性,最终影响胎盘功能,使胎儿难以继续妊娠。实验中有 44% 的动物出现宫缩,不排除与雌二醇增高、孕酮下降具有一定的相关性。胎羊 CPB 引起雌孕激素变化的机制尚不清楚,推测 CPB 引起胎羊应激反应,肾上腺皮质分泌活跃,皮质激素和类固醇合成增加,使雌孕激素发生变化。因为羊的妊娠生理与人有一定的差异,这一实验结论能否在人类身上得到证实尚不清楚,应当寻找与人类妊娠激素相类似的动物模型进行研究。采用激素替代疗法对于维持胎羊 CPB 后的继续妊娠可能是有益的探索。

(七) 胎羊应激反应

1. 应激反应下胎羊内分泌代谢变化　妊娠晚期胎羊下丘脑-垂体-肾上腺接近成熟,能够对外界的刺激产生应激反应。胎羊暴露、CPB 的外科操作和 CPB 本身对胎羊都是强烈刺激,激活胎羊下丘脑-交感神经-肾上腺髓质系统和下丘脑-垂体-肾上腺皮质系统。上海儿童医学中心检测转流中胎羊血肾上腺素、去甲肾上腺素、皮质激素等激素水平较转流前明显升高。胎儿时期脐-胎盘血管对于儿茶酚胺收缩血管的作用较体循环血管更为敏感,胎羊血液重新分配,胎盘血流减少。外周血管阻力升高增加胎羊心脏后负荷,容易导致胎羊心功能不全,使血液循环状况更加恶化。不仅如此,分娩机制的研究表明皮质激素在胎羊分娩发动过程中起着重要作用,胎羊 CPB 下皮质激素含量增高对胎羊宫内继续妊娠极为不利。

应激状态下胎羊分解代谢增强。儿茶酚胺和皮质激素促进糖原分解,血糖增高,胰岛素水平呈下降趋势。上海儿童医学中心的研究显示转流中胎羊血糖含量迅速增高,超过母羊血糖水平。肝脏是胎羊糖原的主要贮存地,转流后肝脏 PAS 染色(见图 5-4-20)显示胎羊肝脏糖原大量被消耗,表明胎羊血糖增高来源于自身糖原的分解。在血糖增高的同时,胎羊乳酸值明显增高,pH 值迅速下降。Robillard 等人报道胎羊单纯注射葡萄糖,可导致胎羊 pH 值下降,认为血糖增高促进糖代谢,在胎盘有限的供氧下,无氧代谢增强,葡萄糖大量转化为乳酸,改变胎羊内环境 pH 值。临床上乳酸值的动态变化可以判断新生儿心脏手术预后,胎羊 CPB 后乳酸值的显著变化具有同样意义。脂肪作为胎羊能量物质的贮备,静息状态下不参与能量供应。应激状态下血去甲肾上腺素和肾上腺素促进棕色脂肪细胞内的三酰甘油分解,产生大量游离脂肪酸。上海儿童医学中心的研究证实胎羊 CPB 中三酰甘油大量

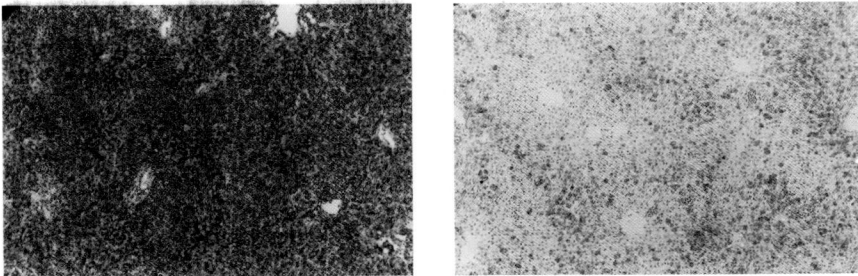

图 5-4-20　胎羊肝组织 PAS 染色(×10 倍)
左图:正常胎肝组织 PAS 染色鲜红示组织糖原丰富
右图:CPB 后胎肝组织 PAS 染色暗淡示肝糖原明显减少

分解,转流初期胎羊游离脂肪酸水平急剧增高。但是随着 CPB 时间的延长,胎羊血糖、游离脂肪酸的水平逐渐下降,转流 30 min,与转流前没有显著性差异(图 5-4-21,5-4-22)。目前对胎羊应激下的蛋白质代谢还缺乏足够的认识。胎羊宫内能量物质主要来源于母体,CPB 中胎盘血流减少,使这一来源中断,胎羊自身能量物质贮备有限,转流中大量被消耗,使血糖、游离脂肪酸水平下降,对胎羊长期存活不利。

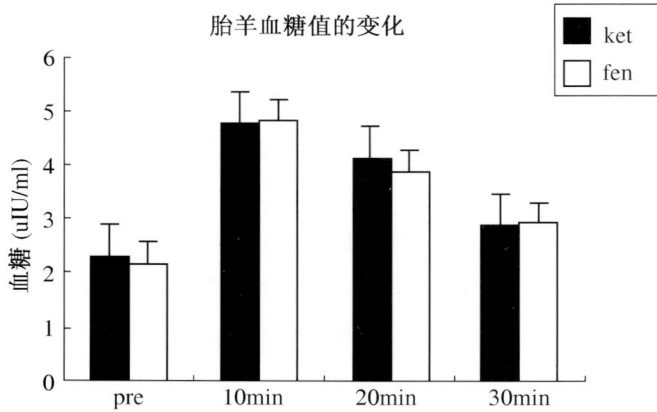

图 5-4-21　体外循环中胎羊血糖值变化

ket——氯胺酮组;fen——芬太尼组

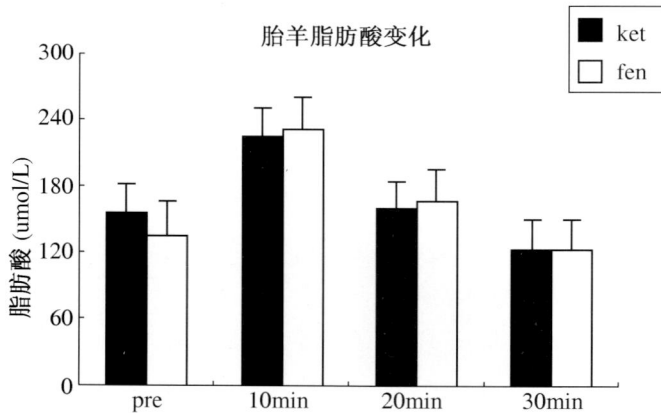

图 5-4-22　体外循环中血脂肪酸含量的变化

ket——氯胺酮组;fen——芬太尼组

　　胎羊生活在宫内低氧环境中,胎盘组织内的气体交换方式是胎儿血液与母体血液同向气体交换,胎羊脐静脉的氧分压低于母体静脉血氧分压,生理条件下胎盘供氧量为实际需要的 2 倍。但是应激状态下胎羊耗氧量急剧增加,胎盘供氧能力不能满足胎羊耗氧量的增加,胎羊处于缺氧状态,转流时间延长,胎羊酸中毒难以避免。提高氧分压能够满足胎羊此时的耗氧量,但是妊娠晚期动脉血氧分压超过 36 mmHg,动脉导管、脐动脉开始收缩,容易破坏胎羊血液循环方式。由此可见,胎羊 CPB 下即便胎盘功能良好,应激状态下胎羊强烈的内分泌代谢变化也将影响胎羊生存,说明现行的 CPB 对胎羊的打击太大。

2. 胎羊应激反应的防治　降低胎羊应激反应从两方面入手,一方面减少外科操作和 CPB 对胎羊的刺激,另一方面采用麻醉技术抑制应激反应。胎羊 CPB 中使用轴流泵减少了 CPB 对胎羊的刺激。胎儿腔镜技术的开展在胎儿手术过程中具有良好的微创效果。目前,胎羊 CPB 麻醉技术还不成熟。

早期根据氟烷具有抑制宫缩的特性,用于胎儿外科手术中的母体麻醉,药物通过胎盘很快分布于胎儿体内,产生麻醉效用。但是氟烷具有抑制胎儿心功能的作用,不适合胎羊心脏手术中的麻醉。氯胺酮具有心脏正性肌力作用,在胎羊 CPB 实验中直接用于胎羊麻醉,但是氯胺酮不能抑制儿茶酚胺水平的增高。国外学者采用胎羊脑部乳糜池注射麻醉药物抑制应激反应,但是该项麻醉技术对人类胎儿存在一定的危险。临床上胎儿外科手术中已开始大量使用阿片类药物。上海儿童医学中心采用胎羊芬太尼麻醉,开胸前用芬太尼 10～15 μg/kg,在 CPB 预充液中加用芬太尼 20～30 μg/kg。转流中胎羊血儿茶酚胺水平没有增高,但是皮质激素含量仍明显增高。使用芬太尼的胎羊乳酸值相对于使用氯胺酮的胎羊低,胎羊存活时间延长。但是乳酸值还是有所增加,pH 值逐渐下降。由于酸中毒逐渐加重以及皮质激素含量增高等原因,胎羊还是难以长期存活,表明芬太尼麻醉抑制胎羊应激反应是有限的。胎羊 CPB 的麻醉方式亟待改进。

(八) 胎儿宫外生命支持

胎儿 CPB 直接影响胎盘功能,手术过程对胎儿打击力度太大,转流后胎儿宫内继续生存困难。因此,有学者提出运用人工胎盘开展胎儿宫外生命支持来解决胎儿难以生存的问题。胎儿宫外生命支持也称胎儿体外膜肺氧合(extracorporeal membrane oxygenation,ECMO)。20 世纪 60 年代,Zapol 和他的同事运用滚柱泵和人工肺成功进行了 55 h 胎羊宫外生命支持。90 年代末,Sakata 等人将 5 头胎羊放入人造羊水中,运用离心泵和人工膜式氧合器连接脐动静脉,膜式氧合器使用混合气体调整胎羊血气接近生理水平,维持胎羊血液循环方式,给予静脉高营养支持,胎羊平均存活时间为 137 h±58 h,最长达 237 h,可以看到胎羊四肢运动和睁眼,表明胎羊在宫外生命支持过程中继续发育。有报道胎羊在宫外生命支持下肺泡表面活性物质生成,肺重量增加,肺Ⅱ型细胞增多,脱离人工膜式氧合器运用自身肺呼吸,能够保持胎羊血气,存活 1 周;说明胎羊宫外生命支持能够促进胎羊进一步发育,而且能够顺利脱离宫外生命支持,过渡到出生后状态。目前宫外生命支持还存在许多亟待解决的问题,如随着生命支持的延续,胎羊出现循环衰竭,腹水、全身水肿等,表明模拟人造子宫环境还有许多不足。该技术的进一步完善将有力地支持胎儿 CPB 的发展,并将成为解决胎儿手术后难以宫内存活的一种重要手段。

（九）总结

胎儿 CPB 的研究是对生命禁区的挑战。胎羊 CPB 的研究已取得短时间转流的成功，但是长时间转流胎羊存活困难。这除了进一步改进 CPB 装置外，还须针对胎羊 CPB 中的病理生理变化采取积极保护措施，甚至在难以继续妊娠的时候，积极采取胎羊宫外生命支持，直到胎羊发育成熟。当前对胎羊 CPB 的研究意义不仅仅是针对胎儿心脏外科的需要，而且是小婴儿、未成熟儿 CPB 包括设备的超前研究。解决 CPB 对胎儿的影响这一世界性的难题，必将对解决 CPB 的负面影响产生突破性的进展。

（周成斌，苏肇伉）

参 考 文 献

1　Dolkavt L A, Reimers F T. Transvaginal fetal echocardiography in early pregnancy: normative data. Am J Obstet Gynecol, 1991, 165:688－691.

2　Hornberger L K, Sahn D J, Kleinman C S, et al. Antenatal diagnosis of coarctation of the aorta: a multicenter experience. J Am Coll Cardiol 1994,23:417－423.

3　Fouron J C, Skoll A. Fetal cardiovascular physiology and response to stress conditions. In: Reece E A (ed.) Medicine of the Fetus and Mother. 2nd. Philadelphia: Lippincott Williams & Wilkins 1999,199.

4　Rudolph A M. Distribution and regulation of blood flow in the fetal and neonatal lamb. Cir Res, 1985, 57: 811－821.

5　Turley K, Vlahakes G J, Harrison M R, et al. Intrauterine cardiothoracic surgery: the fetal lamb model. Ann Thorac Surg, 1982,34:422.

6　Bical O, Gallix P, Toussaint M, et al. Intrauterine creation and repair of pulmonary artery stenosis in the fetal lamb: weight and ultrastructural changes of the ventricles. J Thorac Cardiovasc Surg, 1987, 93:761－766.

7　Fenton K N, Zinn H E, Heinemann M K, et al. Long-term survivors of fetal cardiac bypass in lambs. J Thorac Cardiovasc Surg, 1994, 107:1423－1427.

8　Reddy V M, Liddicoat J R, Klein J R, et al. Long-term fetal outcome after fetal cardiac bypass: fetal survival to full term and organ abnormalities. J Thorac Cardiovasc Surg, 1996, 111:536－544.

9　Fenton K N, Heinemann M K, Hanley F L, et al. Exclusion of placenta during fetal cardiac bypass augments systemic flow and provides important information about the mechanism of placental injury. J Thorac Cardiovasc Surg, 1993, 105: 502－512.

10　Hawkins J A, Paape K L, Adkins T P, et al. Extracorporeal circulation in the lamb: effects of hypothermia and perfusion rate. J Cardiovasc Surg, 1991, 32:295－300.

11　Pomini F, Mercogliano D, Cavalletti C, et al. Cardiopulmonary bypass in pregnancy. Ann Thorac

Surg, 1996, 61:259 - 268.

12 Bradley S M, Verrier E D, Duncan B W, et al. Cardiopulmonary bypass in the fetal lamb: effect of sodium nitroprusside. Circulation, 1989,80(Suppl): II 220.

13 Bradley S, Hanley F L, Duncan B W, et al. Fetal cardiac bypass alters regional blood flows, arterial blood gases, and hemodynamics in sheep. Am J Physiol, 1992, 263:H919 - H928.

14 Assad R S, Lee F Y, Bergner K, et al. Extracorporeal circulation in the isolated in situ lamb placenta: hemodynamic characteristics. J Appl Physiol, 1992, 72: 2176 - 2180.

15 Hawinks J A, Clark S M, Shaddy R E, et al. Fetal cardiac bypass: improved placental function with moderately high flow rates. Ann Thorac Surg, 1994, 57:293 - 297.

16 Champsaur G, Parisot P, Martinot S, et al. Pulsatility improves hemodynamics during fetal bypass: experimental comparative study of pulsatile versus steady flow. Circulation, 1994, 90 (part 2): II 47 - 50.

17 Kim W G, Lee J R, Kim C S, et al. Vasoconstrictive eicosanoid responses to extracorporeal circulation with or without an oxygenator in fetal lambs. Int J Artif Organs, 2000, 23: 436 - 440.

18 Reddy V M, McElhinney D B, Rajasinghe H A, et al. Cytokine response to fetal cardiac bypass. J Maternal-fetal Invest, 1998, 8: 46 - 49.

19 Parry A J, Petrossian E, McElhinney D B, et al. Neutrophil degranulation and complement activation during fetal cardiac bypass. Ann Thorac Surg, 2000 Aug, 70: 582 - 589.

20 Myatt L, Brewer A S, Langdon G, et al. Attenuation of the vasoconstricter effects of thromboxane and endothelin by nitric oxide in the fetal-placental circulation. Am J Obstet Gynecol, 1992, 166: 224 - 230.

21 Chang J K, Roman C, Heymann M A. Effect of endothelium-derived relaxing factor inhibition on the umbilical-placental circulation in fetal lambs in utero. Am J Obstet Gynecol, 1992, 166:727 - 734.

22 Reddy V M, McElhinney D B, Rajasinghe H A, et al. Role of the endothelium in placental dysfunction after cardiac bypass. J Thorac Cardiovasc Surg,1999, 117:343 - 351.

23 Unno N, Kurabara Y, Okai T, et al. Metabolic and endocrine responses to cold exposure in chronically incubated extrauterine goat fetuses. Pediatr Res, 1998, 43:452 - 460.

24 Robillard J E, Sessions C, Kennedy R L, et al. Metabolic effects of constant hypertonic glucose infusion in well-oxygenated fetuses. Am J Obstet Gynecol, 1978, 130: 199 - 203.

25 Charoie J R, Dekeon M K, Goldberg C S, et al. Serial blood lactate measurements predict early outcome after neonatal repair or palliation for complex congenital heart disease. J Thorac Cardiovasc Surg, 2000, 120:73 - 80.

26 Vedrinne C, Tronc F, Martinot S, et al. Better preservation of endothelial function and decreased activation of the fetal rennin-angiotensin pathway with use of pulsatile flow during experimental fetal bypass. J Thorac Cardiovasc Surg, 2000, 120:770 - 777.

27 Reddy V M, Liddicoat J R, Klein J R, et al. Fetal cardiac bypass using an in-line axial flow pump to

minimize extracorporeal surface and avoid priming volumn. Ann Thorac Surg, 1996, 62:393 - 400.

28　Sabik J F, Assad R S, Hanley F L. Prostaglandin synthesis inhibition prevents placental dysfunction after fetal cardiac bypass. J Thorac Cardiovasc Surg, 1992, 103:733 - 742.

29　Sabik J F, Heinemann M K, Assad R S, et al. High-dose steroids prevent placental dysfunction after fetal cardiac bypass. J Thorac Cardiovasc Surg, 1994, 107:116 - 125.

30　Hanley F L. Fetal cardiac surgery. Adv Card Surg, 1994, 5:47 - 74.

31　Sabik J F, Assad R S, Hanley F L. Halothane as an anesthetic for fetal surgery. J Pediatr Surg, 1993, 28:542 - 547.

32　Fenton K N, Heinemann M K, Hickey P R, et al. Inhibition of the fetal stress response improves cardiac output and gas exchange after fetal cardiac bypass. J Thorac Cardiovasc Surg, 1994, 107: 1416 - 1422.

33　Anand K J S, Sippell W G, Aynsley-Green A. Randomised trial of fentanyl anaesthesia in preterm babies undergoing surgery: effects on the stress response. Lancet, 1987, 128:243 - 248.

34　Taylor C C, Wu D, Soong Y, et al. Opioid modulation of the fetal hypothalamic-pituitary-ardrental axis: the role of receptor subtypes and route of administration. J Pharmacol Exp Ther, 1997, 281: 129 - 135.

35　Sskata M, Hisano K, Okada M, et al. A new artificial placenta with a centrifugal pump: long-term total extrauterine support of goat fetuses. J Thorac Cardiovasc Surg, 1998, 115:1023 - 1031.

36　Yasufuku M, Hisano K, Sakata M, et al. Arterio-venous extracorporeal membrane oxygenation of fetal goat incubated in artificial amniotic fluid (artificial placenta): influence on lung growth and maturation. J Pediatr Surg, 1998, 33: 442 - 448.

37　周成斌,苏肇伉,张海波等.胎羊体外循环中血管内皮功能的变化对胎盘功能的影响.岭南心血管病杂志,2002,8:52 - 55.

38　苏肇伉,周成斌.胎羊体外循环中的应激反应.上海医学, 2002,25:360 - 362.

39　钟慧,陈张根,贾兵等.胎羊体外循环的建立及探讨.复旦学报(医学科学版),2001,23:68 - 70.

40　周成斌,苏肇伉,张海波等.胎羊体外循环中雌孕激素的变化.上海第二医科大学学报,2002,22: 104 - 106.

第六章
体外循环中常见问题和偶见问题及其对策

体外循环(CPB)装备和技术的不断发展,使 CPB 的安全性不断提高。但是,随着 CPB 应用领域的不断拓展,手术患者的不断增加,灌注师在工作过程中也会遭遇各种各样的情况,如一些特殊 CPB 操作以及在 CPB 运转过程中可能发生的各种意外情况。合理应对这些情况是灌注师能力的体现,往往也是挽救生命的关键。

第一节 特殊情况体外循环

目前,几乎所有的先天性心脏病(先心病)都可以进行手术治疗,有时需要使用特殊的转流方法,有时还需要分次手术方能彻底矫治。这里对主动脉弓中断手术,二次手术及急症 CPB 作一简要描述。

一、主动脉弓中断手术的体外循环

主动脉弓中断(IAA)是指主动脉弓一段缺如或闭锁,致主动脉弓连续中断,降主动脉的血流由肺动脉通过动脉导管供应,因此供应中断处远端主动脉的是来自右心系统的静脉血。与其他先心病手术相比较,主动脉弓中断手术的 CPB 有一个很大的不同点,即在做中断主动脉弓的远段与近段端-端吻合或端-侧吻合时,降主动脉灌注区域没有血流灌注。在手术过程中应根据畸形的严重程度、操作的复杂性以及术者的熟练程度选择合适的转流方式,如 DHCA(见相关章节)、上下身分别 CPB 等。

在小儿主动脉弓中断手术中一般可采用升主动脉和主肺动脉分别插管的方法灌注上半身,两根动脉插管可用"Y"接头相连,联合灌注降温。在降温至 25 ℃以下后拔除主肺动脉插管,停止降主动脉供血,在维持上半身灌注的情况下,做 IAA 修补。采取该方法时应注意,在主肺动脉灌注期间,务必阻断左、右肺动脉;阻断降主动脉时,必须减少流量,防止脑部过高的灌注流量和灌注压力,造成术后脑并发症。也有人认为在上下半身分别灌注时应使用两套动脉管道由两个动脉泵分别控制,上半身流量占总流量的 1/3 左右,这样可确保上下半身分别得到充分的灌注,且不易发生气栓等意外情况。

如手术修补时间短,在确保下半身缺血时间控制在安全范围内的前提下,还可采用常温 CPB 的方法,只是应注意在阻断降主动脉期间,升主动脉血流仅灌注头面部及上肢,也必须降低流量,防止神经系统并发症。

二、二次手术的体外循环

在进行二次甚至多次手术的时候,由于前一次的手术操作使手术野粘连,特别是目前手术后不关闭心包使心脏大血管直接同胸骨接触,这不仅增加再次手术分离的难度,而且术中由于心脏大血管损伤引起严重出血的概率也明显增高。为了保证手术的顺利进行,有时候先通过股动静脉插管建立 CPB 提高手术的安全性。一般情况下,股动脉插管的选择及操作比较容易,而股静脉插管的口径选择较为困难。目前已经有薄壁、抗折叠的股静脉插管供应,其长度可满足将插管开口安放在接近心房的位置。但即使如此,由于插管口径的限制和插管长度的影响,仅仅依靠重力引流不能达到足够的转流流量,这时可以使用离心泵或使用真空辅助静脉贮血瓶(VAVD)施加一定的负压促进静脉回流,保证转流质量。在使用负压辅助回流时,灌注师应注意静脉回流管道的压力,防止负压过高引起静脉壁塌陷,以至影响静脉回流;当发现静脉引流管中出现间断的血流时就应检查是否负压过高,在严重的情况下,过高的负压还会引起引流管有节奏的跳动。此外,严重的血液破坏也是负压过高的后果。

股动静脉插管转流为外科医师提供了一个较为充分的操作空间,当有动脉插管的时候,在严重出血时甚至可以完全依靠手术野出血的回收来维持转流,这样不仅可以使患者的心内压力降低,还能维持适当的血流动力学,使外科医师在出现大出血时仍然可以安心操作,直至分离结束安放心房引流管。如果因组织粘连严重而无法放置控制带时,可以采用球囊插管或带囊的气管插管作为静脉引流管。

在进行二次手术的转流前,灌注师应该和外科医师行术前讨论,制定转流方案。术前消毒应包括可能插管的大腿根部,并准备额外的插管以应付紧急情况,同时在开始转流时应注意股动脉插管位置是否恰当,防止出现动脉壁撕裂。

三、急症体外循环

随着国内医疗水平的不断提高,以及 CPB 使用范围的不断拓展,急症 CPB 已作为一种抢救措施在国内部分医疗机构开展,替代患者的心肺功能,维持生命,为内外科进一步治疗争取时间,提供挽救生命的机会。

急症 CPB 不仅可用于心脏手术前后病情恶化或心功能衰竭,手术引起的心脏大血管损伤,而且可用于挽救外伤所致的大出血、缺氧、中毒等引起的呼吸循环衰竭,以及冰冻、溺水等意外情况导致的体温骤降、呼吸循环停止等。先心病中法洛氏四联症缺氧发作、新生儿主动脉弓中断、肺静脉连接完全异常(TAPVC)梗阻严重的患儿是常见的急症手术指征。对于严重中枢神经损伤、严重感染、晚期恶性肿瘤和重要脏器不可逆损伤的患者不应无谓地进行急症 CPB。

急症 CPB 使用的设备和常规 CPB 所用的基本相同,可根据不同的情况选择合适的转流径路,动脉插管可选择主动脉、股动脉、颈动脉等,如进行全身停循环逆行脑灌注动脉插管还可放置在上腔静脉,静脉回流可采用右心房、左心房、腔静脉、股静脉、锁骨下静脉等。转流方式也应根据实际情况选择全转流、深低温转流或部分转流等方式。此外,为简化 CPB 的准备,防止不必要的时间损失,应准备急症 CPB 备用包,其中应包括氧合器、管道、插管及相关用品。儿童手术较多的医院还应为不同体重的患者准备不同的备用包。

目前,不仅心脏手术需要采用 CPB 技术,在外科其他领域也利用 CPB 开展一些特殊病种的手术,如气管、肝、肾、肺等手术,在进行这类手术时,灌注师应根据各种手术的特点,结合 CPB 基本原则,维持全身或相关脏器合适的流量及氧供,保证手术的顺利进行。

第二节 体外循环意外及处理

国内对 CPB 中发生意外的情况至今仍没有综合的统计资料,各家医院的报道显示国内 CPB 意外发生率在 1% 左右,导致严重后果的大约 0.1%～0.2%,如上海儿童医学中心 1997～2001 年 5 年内进行 CPB 手术共 3800 余例,发生 CPB 意外的 23 例,发生率约 0.6%,其中造成严重后果的 1 例为主动脉插管滑脱所致;河北省儿童医院 1005 例手术中发生意外 17 例,死亡 1 例;中国医科大学第二临床医学院 1162 例手术发生意外 10 例,死亡 2 例。

美国 Stammers 等对 1996 年 7 月至 1998 年 6 月 2 年内全美 797 家医疗机构(占美国开展心脏手术医院的 79%)共 65 万余例手术进行统计,其 CPB 意外发生率为 0.73%(1/138),其中专门进行儿科手术的 CPB 意外发生率 1.2%(1/83.9)。这些意外事件中以鱼精蛋白反应最多,其次是各类凝血问题,再次是变温器所引起的。对患者产生严重不良后果的发生率约为 0.06%(1/1453),儿科病例中产生严重后果的最主要原因是主动脉插管不当引起的主动脉夹层撕裂。

鉴于 CPB 中意外情况的发生难以避免,灌注师应认真掌握 CPB 相关机制和临床有关知识,术中密切观察,避免意外情况的发生,并且要随时准备应急措施。一旦发生意外,要沉着冷静、灵活应变,及时采取正确而有效的措施,防止不良后果的产生。

CPB 意外种类较多,一般可根据原因大致划分为凝血意外、仪器设备故障、药物反应及操作意外等。

一、凝血意外

1. 冷凝集病 冷凝集素是血清中一种 IgM 型完全抗体,当血液温度下降时可激活该抗体诱导血液凝固和溶血,复温中虽然抗体逐渐失活,但却激活了补体系统引起血细胞的破坏。

该疾病虽然在平时对机体没有太大的影响,但是当进行低温 CPB 时,冷凝集素的激活以及补体反应可造成严重的后果,会发生血管阻塞引起组织缺血缺氧,长时间的转流还会导致多器官功能的衰竭。该疾病的诊断可通过术前冷凝集试验进行筛查。轻度冷凝集病患者即抗体滴度不高的可不影响 CPB 的操作和预后。滴度高的患者应选用常温或浅低温进行转流,将血温维持在冷凝集反应的阈值之上,同时在心肌保护中避免使用低温,还要注意术中所使用的补液、血制品乃至药物等均应先加热然后使用。

如在手术前没有得到诊断的患者在转流过程中可以观察到冷凝集反应,特别是当灌注 4 ℃的含血心肌保护液时,可以看到灌注管内有血液凝集的现象。这时可抽取少量血液,将置放血液的试管置入冰水中,试管壁上有细胞团块聚集,将该试管复温后这些团块消失。对于已经发生冷凝集的患者,其治疗方法主要是使用肾上腺皮质激素阻止补体的激活,防止进一步的凝集和溶血,并尽快复温防止组织器官灌注不足。

2. 血友病 血友病是一组遗传性凝血功能障碍的出血性疾病,包括因子Ⅷ、因子Ⅸ和因子Ⅺ以及血管性血友病等多种疾病,其中以因子Ⅷ缺乏最为常见。该类疾病的诊断和分型一般不很困难,对于心脏手术来说,主要是防止术后严重的出血,一般病例可以在转流后给予新鲜血浆或相应的凝血因子来拮抗出血倾向,严重病例可考虑术前就使用相应的措施增加体内的凝血成分。虽然理论上该类患者在转流中应该可以使用较小剂量的肝素,但是目前仍建议使用常规剂量的肝素。

3. 肝素抗凝异常 肝素是 CPB 中的常规药物,但由于不同个体对肝素的反应有很大的差异,有些患者对肝素不敏感,也有肝素代谢异常的情况发生。

对肝素不敏感一般定义为:在进行 CPB 时,按常规剂量给予肝素,但患者体内血液不能达到合适的抗凝状态。临床上引起肝素不敏感的原因有很多种,主要可分为先天性和获得性两类,前者主要是指患有家族性抗凝血酶原Ⅲ(AT-Ⅲ)缺乏症。该疾病是常染色体隐性遗传病,发病率在 1/2000～1/20000 之间,该病患者体内 AT-Ⅲ浓度在正常的 50% 以下。获得性 AT-Ⅲ缺乏较先天性更为常见,其原因包括肝肾功能损伤,败血症,血小板增多症以及弥散性血管内凝血等,术前使用肝素治疗也会引起手术中对肝素的不敏感。

由于在新生儿、小婴儿中 AT-Ⅲ浓度仅为成人的 60%～80%,出生后 3 个月方达成人的 90%。国外报道在这类患者中肝素不敏感的发生率较成人为高,并指出在小儿病例中仅由于 CPB 的稀释作用也有可能导致 AT-Ⅲ 的浓度不足,引起肝素不敏感。

在转流前,如常规肝素化后全血活化凝血时间(ACT)不能达到 400 s 以上,首先应当增加肝素的剂量或更换不同动物来源的肝素产品(肝素可从牛肺和猪黏膜两种组织中获取)。如仍不能达到理想的抗凝效果,可使用新鲜冰冻血浆 2 个或 3 个单位,以提高体内 AT-Ⅲ 的浓度。国外已经有产品化的 AT-Ⅲ 因子,按 100 单位/kg 使用可将体内 AT-Ⅲ 水平从 0 提高到 100%,但该产品价格很高,目前正在研制如何通过重组方式合成 AT-Ⅲ 因子。

国内还有个案报道患者肝素代谢速度异常迅速,10 min 内 ACT 从 477 s 降至 255 s,转流开始即发现大量血栓形成,经更换全套 CPB 用品,大量肝素抗凝后方完成转流。

4. 血栓形成　在 CPB 中发生血栓的情况并不少见,国内外均有不少报道,有时会对患者产生严重的损害甚至导致死亡。血栓形成的原因有抗凝不足,冷凝集抗体等。上海儿童医学中心曾有一例二次手术的患者,体内注射肝素后继续进行粘连分离,同时用心内吸引回收手术野的出血,由于分离时间过长,导致肝素代谢,引起回收血液中血栓形成,后追加肝素,并增加一贮血瓶方开始转流,完成手术。

CPB 中有血栓形成在体外可导致氧合器、动脉过滤器甚至管道的堵塞,泵压明显增高。体内则导致各脏器血管的堵塞,影响器官灌注,导致功能损伤,严重时使重要器官坏死危及生命。所以 CPB 中应按时复查 ACT,发现异常立刻追加肝素,如发现有血栓形成,不仅要追加肝素,还应及时更换相应设备,必要时需更换全套 CPB 用品。

二、仪器设备故障

1. 氧合器故障　氧合器故障除渗漏外主要是气体交换异常,可发现从氧合器流出的血液颜色变暗,即使增加供给气体的氧浓度也无改善,血气分析结果和实时血气监测会显示氧分压下降。导致气体交换异常的情况主要是因为供气不足或氧合器异常。前者可能因为供氧管道脱落、破裂,空氧混合器失灵,气源供应中断等原因所致,可利用麻醉机内常规配备的氧电池来测定气体交换异常是否因为供气的原因所致,发现原因后应尽快恢复气体供应。如排除供气原因,则应考虑气体交换异常是由氧合器氧合障碍引起,导致氧合器障碍的原因有:抗凝不足使氧合器内生成血凝块影响气体交换,氧合器渗漏引起血液进入气室影响气体交换,在氧合器中使用麻醉气体可能会引起通气孔的阻塞或干扰半透膜同血液的接触引起血液氧合障碍,长时间转流使膜式氧合器氧合功能下降等。其次,去泡能力下降有时也会影响手术的顺利进行,特别是鼓泡式氧合器,制约其流量的主要原因是去泡能力而非气体交换能力,长时间转流会引起硅油脱落,去泡能力下降。

发生氧合器氧合障碍时应及时更换氧合器,鼓泡式氧合器更换简便,仅需停循环 2～3 min 即可,膜式氧合器更换应当按照以下步骤:

1）钳夹升降温水管,并将其与氧合器脱离;

2）关闭气源,并从氧合器上拔除通气管道;

3）钳夹静脉回流管,关闭动脉过滤器旁路,并停止动脉泵;

4）分别双道钳夹氧合器自循环管道及血液进出管道,无菌操作剪开两把钳子中的管道,注意剩余的管道长度应足够连接更换的氧合器;

5）将氧合器从支架上取下,必要时将其同静脉贮血瓶的连接分离;

6）将新的氧合器同静脉贮血瓶衔接并安装在支架上;

7）将新的氧合器同自循环管道和血液进出管道相连接;

8）连接升降温水管,运转水箱,观察有否渗漏等情况;

9）连接气体管道,将气体氧浓度调节至100%;

10）开放氧合器自循环管道及血液进口(勿将氧合器出血口管道和静脉回流管开放);

11）在保证贮血瓶(袋)液体足够的情况下开启动脉泵,预充氧合器;

12）对氧合器进行自循环及排气;

13）停止自循环并钳夹自循环管道;

14）观察氧合器有否渗漏或有否气泡等现象;

15）开放氧合器出口管道和静脉回流管,开启气体供应重新开始CPB。

2. 泵意外 由于断电、短路、电线接触不良等原因可引起心肺机供电中断。目前的心肺机大都有自身的蓄电池,可以在供电中断时迅速切换,能维持相当时间(1~2 h),不影响转流。如为使用时间较久的心肺机可能因电源故障而停泵,这时应先将泵控制旋钮回零,然后钳夹静脉回流管,防止体内血容量过度减少,安装手摇柄,再次开始手控转流。在摇泵时应注意转速,根据患者的具体情况维持适当的流量,且尽可能保持泵转速均衡,密切观察贮血瓶(袋)液面,动脉血压,防止因转速过快引起贮血瓶(袋)及管道排空或因转速过慢引起灌注流量不足。

遇到突然停泵,不要惊慌失措,如不能马上发现停泵的原因,应先保证转流的安全,尽快开始手摇主动脉泵。上海儿童医学中心曾因术中不慎开启气泡监测而突然停泵,在未迅速查找出原因后开始手摇泵维持转流。发现并排除故障后再次转流。

发生突然停泵,并无法在短时间内排除故障时,可在手摇泵工作的同时降温,在温度允许的情况下,停转流3~5 min,更换主泵或将泵管直接连接到吸引泵上维持转流。

有报道国产心肺机在运转过程中偶尔会出现主泵转速失控,甚至泵头飞转,这时控制旋钮往往失灵,唯有切断电源,方能停止主泵的运转,并暂时中止静脉回流。然后,在钳夹动脉管的前提下开放氧合器自循环旁路,再次尝试开启主泵,如仍不能控制,应及时采取手摇泵或更换主泵。

有时主泵还会出现流量显示误差或突然不显示,这时应根据实际情况,凭借灌注师自身的经验,通过对贮血瓶(袋)血平面、动脉血压、中心静脉压等指标的观测来控制转流过程。

总之,一旦主泵的运转发生异常,灌注师应迅速作出判断和措施,维持适当的灌注流量,保证患者安全,避免不良后果发生。

3. 管道意外　泵管遭受过强压力如开机时未开放灌注管夹钳,或长时间转流挤压泵管,或泵管安装不当,或泵管自身质量问题,以及异物损伤泵管都会引起泵管破裂。其表现不仅为泵管渗漏,而且可发现动脉灌注压和泵压下降且贮血瓶平面下降明显。发现泵管破裂,必须及时更换。更换步骤为:① 停泵并钳夹主动脉灌注管及腔静脉回流管道;② 夹住泵管的两端,从泵室中取出泵管;③ 无菌操作下剪去破裂泵管并将新泵管一端连接在靠近贮血瓶的泵管端,利用重力将新泵管排气;④ 排气结束后将新泵管同另一端泵管连接,连接过程中尽可能保持接口处没有气体,将新泵管安装在泵室内并调节泵的松紧度,如管道内仍有气体可通过氧合器或动脉过滤器旁路排气;⑤ 开放泵管两端钳子及动脉灌注管夹钳,准备开始CPB。

连接管道的接头可能因压力过大或牵拉等外力引起脱落,一旦发生接头脱落首先应防止过多血液的丧失,其次应判断接头脱落的原因,如果是因为接头老化或质量欠佳应立刻更换,已经受到污染的也应更换,更换步骤类似于更换泵管。

泵管破裂和接头脱落等情况应当在术前准备时就加以预防,要使用一次性泵管,接头使用前应观察有否老化、裂痕等,连接部位还应用扎带固定。

4. 动脉过滤器故障　统计资料显示动脉过滤器是CPB中最常用的保护措施,可防止微栓进入体内,但有时可因过滤器内部滤网排列不规则或血栓形成引起过滤器两端压差过大,导致泵压过高。有时可直接使用过滤器的旁路继续CPB,如温度允许且估计转流时间长,病情重时可更换过滤器。

三、药物反应

1. 鱼精蛋白反应　鱼精蛋白是从雄性鱼类生殖细胞中提取的产物,带有阳性电荷,在CPB结束后可运用其同肝素进行阴阳离子非特异性结合的特性来中和肝素产生的抗凝效应。但由于其对人体是一种异种蛋白,具有一定的抗原性,因此在输注鱼精蛋白时有可能引起以下不良反应:① 快速低血压反应;② 抗原抗体过敏反应;③ 肺动脉高压反应;④ 非心源性肺水肿。国内有不少医院都遭遇过鱼精蛋白过敏反应的病例,也有因为鱼精蛋白反应引起患者死亡的报道。

在CPB结束后进行鱼精蛋白中和时要对可能发生的不良反应有足够的重视和准备,首先静脉输注鱼精蛋白的速度一定要缓慢,也有推荐经左心房或主动脉根部给药,以避开肺循环,减少肺内组胺释放和降低肺血管反应。其次在输注鱼精蛋白的过程中绝不可拔除主动脉插管,即使在鱼精蛋白输注完毕后,也不要立即拔除主动脉插管,以观察5 min以上为宜。一旦发生鱼精蛋白反应,轻度者只需静脉推注葡萄糖酸钙即可,重度者则需要及时使用地塞米松、肾上腺素、组胺受体拮抗剂、硝酸甘油等药物抗过敏,降低肺血管阻力,强心利尿等多种手段治疗,防止不良后果的发生。

2. 抑肽酶过敏 抑肽酶为广谱丝氨酸蛋白酶抑制药,在CPB中使用可以抑制包括纤维蛋白溶解酶在内的多种蛋白酶活性,保护血小板功能,减少术中和术后的渗血。不过由于其是从牛肺中提取的多肽,对人体是异种蛋白,因此有一定比例的患者在使用抑肽酶后会出现Ⅰ型超敏反应。文献报道首次接触的患者过敏率约为0.7%,而第二次使用的患者过敏率则上升至10%。因此,在使用时应注意患者循环指标的变化,特别是二次手术的患者更应警惕抑肽酶的过敏反应。如一旦发生过敏反应应立即停止使用,并可应用葡萄糖酸钙、苯海拉明、组胺受体拮抗剂等抗过敏药物,必要时还可使用肾上腺素等药物维持循环。国内有些单位在使用抑肽酶前常规进行抑肽酶皮肤过敏试验以预防该药物引起的过敏反应,麻醉诱导后使用抑肽酶应将使用的时间尽量延后,最好在开胸后即将开始CPB时由静脉输注。上海儿童医学中心常规采用在CPB预充液中一次性加入抑肽酶(7万~10万单位/kg),避免术前可能引起的过敏反应,CPB开始后即使发生过敏反应也因为CPB的支持而不致引起严重的后果。该中心的研究结果显示一次性在预充液中加入抑肽酶,其保护血小板功能的效果同分次使用无统计学差异。不过,即使仅在预充液中使用抑肽酶也需注意一旦发生不明原因的贮血瓶液平面快速下降时,应考虑抑肽酶过敏的可能性,可以给予钙剂及抗过敏药物治疗,并适当增加灌注流量,以保证适宜的灌注压力。

四、操作意外

CPB中最主要的着眼点是要维持合适的流量,保证机体的灌注,以及维持合适的气体供给,保证满意的气体交换,同时要防止气栓的形成。在转流中一旦出现影响上述条件的因素,应当尽快处理,防止不良后果的产生。

1. 泵压过高 在CPB中,特别是转流开始时,会发生泵压过高的情况,严重时甚至引起主动脉插管或管道接头脱落,导致严重的体循环低血压,造成重要脏器如脑、肾脏等灌注不足,出现不可逆的脑功能损伤,甚至造成患者死亡。

泵压过高可由以下情况引起:动脉插管口径过细或位置不当,管道折叠受压及管道钳闭,偶尔也会因为氧合器或动脉过滤器半梗阻导致泵压过高。如转流中有泵压监测,可发现所测得的压力明显高于一般转流过程;如无压力监测,灌注师可根据触摸泵后的管道来观察泵压;如使用离心泵转流,可发现在同样转速下流量明显下降。

引起泵压过高的原因中以动脉插管位置不当引起的后果最为严重,最常见的是主动脉插管深度不够,部分存留于主动脉夹层,或是主动脉插管过深,进入主动脉弓部分支,其次是主动脉插管方向错误,插管尖端未指向患者头部,虽然该类现象在升主动脉插管中的发生率不高,但极为凶险,一旦出现,都不能建立正常的CPB,而且会引起从动脉夹层撕裂直至患者死亡等不同程度的各种并发症,国内多家医院均有报道。

　　动脉插管位置不当所致的泵压过高往往出现在转流开始时,灌注师应在 CPB 开始刹那间就密切注意相关的现象,及时发现异常,防止严重的后果。动脉插管后,外科医师应该观察插管中有否血液搏动,当插管和 CPB 管道连接后,灌注师触摸管壁应当感觉到和心脏跳动一致的搏动感。转流开始时,灌注师一定要先进行动脉灌注,确定液体能够顺利地进入且没有泵压异常增高的现象方可打开静脉回流管,开始回流。观察泵压有两种方式,其一是依靠泵压监测,该方法比较可靠,但需要有相应的硬件设施;其二是依靠灌注师的经验来判断,在转流开始时,灌注师应当触摸动脉管道,感觉管道壁的硬度是否有异常升高并且观察管道是否有异常的跳动。

　　如果在转流开始时出现泵压增高的情况,灌注师应先钳夹静脉回流管道,减少回流,适当降低或停止动脉泵,并立刻通知手术医师。手术医师和灌注师应对动脉管路进行检查,以免有折叠或不适当的钳夹。如果插管在动脉夹层中,手术医师应该可以观察到动脉插管周围有血肿形成,同时触摸动脉会感觉到异常松软。当确定泵压过高是由动脉插管在动脉夹层中引起,必须更换插管的位置,并对原先的插管处进行修补,严重病例甚至需要在 DHCA 下进行升主动脉更换手术。

　　转流过程中泵压过高往往是由于插管受到外力影响而引起折叠或挤压所致,偶尔也有因为插管位置松动进入动脉夹层,其处理方式同转流开始时基本相同,且需要注意机体温度,防止停循环时间过长。泵压过高也可由于氧合器或动脉过滤器堵塞引起,一旦发生该类情况只有依靠灌注师对氧合器或过滤器前后管道压力的感受来判断。如遇过滤器堵塞,在排除抗凝不足的原因后可开放过滤器旁路以降低泵压,必要时也需更换过滤器。如为氧合器原因则需根据灌注师的判断决定是否更换氧合器(步骤见本章有关内容)。

　　2. 贮血瓶(袋)平面下降　　引起贮血瓶(袋)平面下降的原因有很多,包括术前体内液体量不足,手术野以及循环回路中未能察觉的出血、渗血,静脉引流管内有气体以及使用血管扩张药物,抑肽酶过敏等。特别是婴幼儿患者,由于术前禁食,导致体内一定程度的脱水,有些心功能差的患儿还有多汗症状甚至使用利尿剂加剧体液的丧失,都会在 CPB 刚开始时引起进出液量的不平衡,除了因静脉管道内气体影响回流外,这时可加用 $100 \sim 200$ ml 的液体,机体脱水状态纠正后即能维持正常转流。

　　如果排除以上原因仍不能维持贮血瓶(袋)平面,应检查静脉插管及静脉管道。静脉插管口径过粗会引起进血口的阻塞,而过细则引流量不够。此外,上下腔静脉插管过深会分别引起无名静脉或肝静脉引流不畅,影响回流血量,同时还要防止静脉管道发生折叠,受压等影响回流的因素。如发现静脉回流管道内有气体,少量气体不影响静脉回流,大量气体会引起类似气栓的情况,使重力虹吸作用丧失;大部分情况下可在降低动脉灌注流量保证安全的前提下由灌注师将气体逐渐引入贮血瓶(袋),特别严重的时候需要暂时停止 CPB,由手术医师在静脉回流管中注入液体排气,建立重力引流后再次开始转流。

3. 动脉供血不足 泵压过高和机械故障所引起的供血不足已经讨论。转流中偶尔也会因为泵前管道的梗阻引起动脉供血的不足,这时会表现为动脉血压不明原因地下降,如有静脉氧饱和度监测时会发现静脉氧饱和度下降。滚柱泵使用过程中发生这类情况较难发现,转流中应防止动脉管道受到外界因素的影响而发生泵前梗阻,同时也要注意动脉血压的突然变化。使用离心泵时由于有动脉血流的实时监测能比较容易地发现供血不足的情况,如是磁力驱动的泵会发生驱动装置和泵体内转子的失同步。泵前梗阻的处理一般较为方便,不过应当注意滚柱泵转流时严重的泵前梗阻会引起血液内气体溢出,应防止气体泵入体内的情况发生。

4. 气栓及脑逆行灌注 心内直视手术中发生气栓的原因,除了 CPB 的因素外,外科操作甚至麻醉引起的某些情况都有可能导致气栓形成,不同部位产生的气栓其后果和处理的方式各有不同,灌注师应同参与手术的其他人员一起,根据实际情况,灵活应变,防止不良后果。

(1)动脉气栓 CPB 引起动脉气栓发生原因有:预充排气不充分;转流中操作失误导致管道排空;鼓泡式氧合器使用时,流量超出其应用范围,或当长时间转流时,由于氧合器去泡能力的限制,可能导致气栓;此外由于泵头转速失控,泵管破裂,泵前管道扭曲、梗阻等一些意外情况也会引起动脉气栓。其他如主动脉开放前排气不充分,心脏突然跳动等也可引起动脉气栓。由于动脉气栓的后果严重,可能会导致大脑的损伤甚至影响患者的生命,因此对于该现象主要应以预防为主。使用动脉过滤器捕捉气泡,以及使用血平面监测系统、膜式氧合器、离心泵等都是防止气栓的有效手段。灌注师在转流前应充分预充排气,转流中必须要保持一定的血平面,一旦发现动脉灌注管内出现气体,应立即同手术医师联系。首先降低流量,必要时停止 CPB,然后寻找气体进入的原因,尽快加以排除。如气体尚未进入体内,只需钳夹动脉灌注管和静脉回流管,利用氧合器的自循环管道或动脉过滤器的排气管建立自循环,等排除管道内气体后即可再次开始 CPB。如大量气体已进入体内,应使用多种治疗手段降低神经系统并发症,如头部置放冰袋局部降温以降低脑部的代谢率;行全身降温,麻醉师应立刻采用纯氧呼吸有助于气泡的吸收,必要时应采用脑逆行灌注(步骤见下)。手术结束后可使用糖皮质激素、利尿剂,以及抗血小板、抗惊厥药物,巴比妥类药物,并尽早开始高压氧治疗。

脑逆行灌注步骤:

1)停止常规 CPB;

2)将患者置于头低位;

3)移除升主动脉灌注管;

4)灌注管道再次排气后,将灌注管置入上腔静脉,插管应预留阻断腔静脉的位置;

5)用 20 ℃的低温开始逆行灌注,灌注流量约 20~60 ml/(kg·min),灌注时间 1~3 min,直至主动脉中不再有气体溢出为止;

6)逆行灌注后期应按压颈动脉,使脊髓获得逆行灌注。

（2）冠状动脉气栓　引起冠状动脉气栓的最常见原因是主动脉开放前心腔排气不彻底，主动脉开放、心搏恢复后，气体较易进入右冠状动脉（大动脉转位手术后易进入左冠状动脉）。成人冠状动脉手术时，由于打开冠状动脉，气体可直接进入。大多数情况下，手术医师可直接观察到冠状动脉内的气体，部分可因为心脏恢复搏动困难或恢复搏动后存在心电图的改变而推测冠状动脉内有气体。发现冠状动脉内有气体时，可增加转流流量或采用其他方法增加冠状动脉的灌注压力，促使气体通过冠脉毛细血管床，肉眼可见的气泡可直接用手指顺血管流向按摩加以驱赶。有人推荐在主动脉开放前常规利用心肌保护液灌注孔，用一定的压力灌注少量液体进行冠状动脉的排气。

（3）静脉气栓　静脉气栓往往由于静脉插管不当、操作失误或手术医师同灌注师配合失误，如插管时引流孔未完全进入心脏，静脉阻断时阻断带位置不当，停循环操作拔除静脉插管时未预先钳夹静脉回路等。其主要的后果是导致静脉回流不畅，如突然大量气体进入静脉引流管可使液平面迅速下降导致气体泵入体内。这类情况一旦发生应立即降低流量甚至暂时停止转流，并通知手术医师进行调整和处理，对引流管排气后再开始转流。

5. 动静脉阻断不完全　动静脉阻断不全的情况在再次进行手术的患者中出现较多，往往因为粘连严重，手术野解剖分离困难导致阻断不全，在初次手术患者中也偶有发生，特别是在特殊体位进行手术时。

动脉阻断不全会影响心脏停搏和心肌保护的效果，同时术野不清，心内回血增多。长时间心内吸引，还造成血液破坏增加。腔静脉阻断不完全会导致静脉引流管内不断有气泡出现，影响回流，使贮血瓶液面下降；严重时，静脉插管可能脱出。

为预防该类事件的发生，对二次手术的患者应准备带套囊的静脉插管，侧卧位手术的患者应准备直角静脉插管。如术中发现心脏停搏效果一直不满意，应提醒手术医师有动脉阻断不全的可能性，由手术医师查找原因或重新阻断；如无法达到完全阻断，灌注师应时刻小心，防止氧合器排空。

CPB中发生的意外情况难以完全避免，其种类繁多难以涵盖，所产生的后果及处理的方式也各异。CPB中一旦出现各种反常情况，灌注师要提高警惕，如果发生意外，就应随机应变，并依靠整个手术组成员的配合来尽可能减轻对患者造成的损伤。

（王　伟）

参 考 文 献

1　Gravlee G P, Davis R F, Kurusz M, et al. （ed.）Cardiopulmonary bypass: principles and practice. second edition. Philadelphia: Lippincott Williams and Wilkins, 2000.

2　Majak B L, Stammers A H, Rauch E, et al. A retrospective study on perfusion incidents and safety device. Perfusion, 2000,15:51－61.

3　Stammers A H, Mejak B L. An update on perfusion safety: dose the type of perfusion practice affect the rate of incidents related to cardiopulmonary bypass. Perfusion, 2001,16:189 - 198.

4　李佳春,李功宋主编.体外循环灌注学.北京:人民军医出版社,1993.

5　胡小琴主编.心血管麻醉及体外循环.北京:人民卫生出版社,1997.

6　丁文祥,苏肇伉主编.小儿心脏外科学.济南:山东科学技术出版社,2000.

7　龙村主编.体外循环临床实践.北京:人民卫生出版社,2000.

8　高立兵,马星刚,陶曙光等.1005 例小儿心内直视手术体外循环灌注.体外循环杂志,2002,4:103～105.

9　王庆善,王文祥,龙明生等.小儿心脏手术体外循环 1162 例临床分析.体外循环杂志,2002,4:108～109.

第七章

围体外循环的麻醉处理

体外循环(CPB)期间麻醉管理的基本要求是必须保证足够的麻醉深度,维持循环功能稳定,但一个成功的麻醉不仅仅只有心血管稳定一个指标,还应包括降低全身血管阻力、术中呼吸管理、减少应激反应以及脑保护和维持水电解质及酸碱平衡等综合处理。因为在 CPB 期间,麻醉药和麻醉操作对患者病理生理的影响是多方面的,包括代谢率、氧耗、脑电活动、脑血流、肺生理、全身血管阻力、动脉灌注压以及 CPB 期间的激素和代谢应激反应等,所以麻醉技术对于影响全身各系统对 CPB 的反应具有重要的作用,且对患者的预后亦很重要。

先天性心脏病(先心病)手术的麻醉,由于病变的多样化以及手术操作的不同而较为复杂,先天性心脏缺损在严重程度、解剖结构以及病理生理等方面有非常大的差异。这就要求麻醉医师必须了解先心病的病理生理,CPB 期间各重要脏器的影响以及麻醉药在 CPB 期间应用的特点,并应认识与外科医师和灌注师之间默契配合的重要性。

第一节　术前评估与处理

一、术前评估

在对先心病患儿术前随访时,应复习心脏检查资料,包括超声心动图、心导管检查和心血管造影资料等,还要了解既往史、用药史(过去、目前)和体格检查,除心血管和呼吸系统外,耳、鼻、咽喉、牙齿和静脉等状况也应关注(表 7-1-1)。

表 7-1-1　先心病患儿麻醉管理和预测手术危险的必要信息

心脏状态	缺损类型,包括姑息或矫治手术史,心腔和大血管的压力和氧饱和度,前负荷,SVR,PVR,HR,左、右心室的收缩力
分流的类型	右→左分流、左→右分流或混合性分流

437

续表

心输出量	Qp，Qs，Qp：Qs
身体其他系统的状态以及伴发的其他先天畸形	
血细胞比容(Hct)和电解质	

注：SVR——全身血管阻力；PVR——肺血管阻力；HR——心率；Qp——肺血流；Qs——全身血流

先心病的病理改变虽有很多变异，但在降低心肺贮备功能方面是相同的。先心病的主要病理生理变化包括：① 心内分流，增加或减少肺血流；② 肺血流不足或心内分流而致的低氧血症；③ 血容量增多或心脏负荷过重而致的充血性心力衰竭；④ 肺血管阻塞性病变，使肺血流增多或肺血管阻力增高；⑤ 因各瓣膜狭窄而致的左侧或右侧心脏流出道梗阻；⑥ 先天缺损或医源性侵入而致的冠状动脉缺血等。

术前评估的重要目的是识别先心病患儿最可能发生的问题，提示先心病严重损伤的指标有：动脉血氧饱和度<75%；Qp：Qs>2：1；左心室流出道压力阶差>6.65 kPa（50 mmHg）；右心室流出道压力阶差>6.65 kPa（50 mmHg）；肺血管阻力（PVR）>4.8 kPa·s/L（6 Woods 单位）；红细胞增多，Hct>60%。如患儿有其中任何一条，围术期即可能存在血流动力学的高危问题；如存在两条以上，在设计麻醉计划时应特别注意；如果患儿无上述情况，麻醉期间血流动力学的问题相对较少。先心病患儿在麻醉中的其他危险因素包括：孤立病变的严重类型，复杂病变，同时发生感染性疾病，代谢紊乱，充血性心力衰竭，原来曾施行姑息或矫治术，急性血流动力学恶化等。

事实上所有的先心病患儿均能耐受良好管理的麻醉，但他们对于诸如气道难以维持通畅、通气不足、麻醉方式选择或用药不当以及围术期重大打击等事件的耐受性则往往非常有限。先心病患儿一旦发生心血管虚脱，其复苏是非常困难的，因此术前评估对于制订麻醉计划、维持或改善围术期，特别是麻醉诱导期的循环稳定至关重要。

二、术前禁食与液体管理

1. 术前禁食与液体管理 术前禁食的目的在于减少胃内容物反流误吸入肺的危险。如患者有大量的胃内容物和低 pH 值的胃液，误吸的危险性将大大增加，尽管延长禁食时间，许多患儿仍显示有潜在的危险。近年来认为，麻醉诱导前摄入清淡饮料并不增加胃液量和 pH 值，因此术前禁饮的时间可适当放宽至麻醉诱导前 2～3 h，但固体食物仍应禁食 6～8 h。

2. 术前补液 由于脱水可能会引起血流动力学的潜在危险，特别是红细胞增多者，可因血液黏滞度增高而增加心脏做功。因此在紫绀型先心病患儿，特别是血细胞比容（Hct）异常增高，如Hb>160 g/L或 Hct>50%时，在术前禁食阶段应给予静脉维持输液，通常选用乳酸钠林格注射液 10 ml/kg，但血液稀释应谨慎控制，Hct 不应<50%。

三、术前用药

1. 心脏用药　先心病患儿在手术当日可接受所有已在用的心脏用药,特别是某些重危患儿的血管活性药物和前列腺素 E_1(PGE$_1$)应持续应用至术中。与麻醉药有相互作用的心脏用药(如普萘洛尔)以及抗凝剂和利尿剂应停止使用。

2. 预防性抗生素　在许多先心病患儿的非心脏手术,为预防细菌性心内膜炎(SBE)有指征预防性应用抗菌素。在较大的心脏手术,如瓣膜修复、同种带瓣管道、分流或放置导管,或血液喷射速度较快的病变(法洛氏四联症、室间隔缺损、动脉导管未闭、房间隔缺损、二尖瓣反流)患儿以及可能有 SBE 者,均应常规在其修复、姑息或心脏缺损矫治术时预防性应用抗生素。动脉导管未闭和房间隔缺损患儿,则可在心脏术后 6 h 内应用预防性抗生素。

3. 镇静用药　除少数病例外,先心病患儿在进入手术室时需充分镇静以减少激动、焦虑和哭吵。术前用药的选择,取决于患儿的年龄、手术性质和心脏缺损的类型。通常,>6个月或体重>6 kg 的小儿术前均应予以镇静,便于患儿与其父母分离,亦有益于维持气道的反射并使麻醉诱导平稳。肌内注射的方式尽管有效,但大多数患儿难以接受,术前口服用药为大多数患儿所愿意接受,已被列入常规使用。另外,经直肠、鼻黏膜、口腔黏膜给药也是途径之一。

先心病患儿常用的术前用药有阿托品、咪唑安定(midazolam)和吗啡等。近年来认为,先心病患儿肌内注射阿托品后有增加心率的作用,这将增加心肌的氧耗,因而不必常规应用,如有需要可在诱导时静脉给药。术前 30～45 min 口服咪唑安定糖浆 0.5～0.75 mg/kg,在多数先心病患儿可获满意的镇静效果,即使在严重紫绀先心病患儿使用亦较安全,在某些患儿还能改善氧饱和度。上海儿童医学中心近几年来,已将口服咪唑安定糖浆作为常规术前用药,成功应用于 2000 余例先心病患儿。吗啡因能解除流出道痉挛,也曾是紫绀型患儿的术前常规用药;目前认为,可根据患者需要经静脉给予,尽量减少肌内注射的给药方式。先心病患儿应用术前镇静药后应严密监测,有条件者可在麻醉诱导室由家长陪伴给予镇静。

四、设备和药物准备

在患者入手术室前,所有的麻醉与监测设备均应做好检查。包括麻醉机、血流动力学和呼吸监测仪、吸引装置、气道设备、除颤器以及麻醉药和心血管药物等。

麻醉诱导前,应根据需要预先配制血管活性药和正性肌力药物,放在 60 ml 注射器内,供持续输注用。药物剂量可按公式计算:如每 50 ml 内药物 mg 数=3×kg(体重),则输注 1 ml/h=1 μg/(kg·min)。例如 10 kg 婴儿,可将多巴胺 30 mg 配制于 50 ml 生理盐水内;

如需给予 $2 \mu g/(kg \cdot min)$，即调至 $2 ml/h$；$5 \mu g/(kg \cdot min)$，即调至 $5 ml/h$，依此类推。在小婴儿，为了避免液体过多，药物浓度可适当提高 $2 \sim 3$ 倍。

第二节　体外循环麻醉的病理生理特点

一、体外循环对麻醉药的影响

CPB 期间由于血液的大量稀释，麻醉药在血中的浓度、与蛋白的结合以及它们的代谢与分布，可能受 CPB 的影响而改变。深低温和器官血流的改变以及麻醉药浓度的变化，必然会影响它们的作用。但目前对麻醉药在组织和全身循环中受体外转流影响的研究很少，而且几乎没有先心病患儿体外转流期间麻醉药的药代动力学数据，主要参考成人后天性心脏病体外转流期间的研究数据。

1. 吸入麻醉药　CPB 期间应用挥发性麻醉药通常是经蒸发罐与氧气或其他气体通过氧合器给予。血液稀释、低温和器官血流的变化均可影响麻醉药的血药浓度。CPB 低温阶段，吸入麻醉药浓度在血中升高的速度较正常温度时慢，其中氟烷（halothane）的摄入速度最慢，其次为异氟烷（isoflurane），而在 CPB 升温阶段麻醉药的清除，各药之间并无差别，与正常温度时经肺给药相比亦无差别。有一项研究发现，体外转流患者，停止给药 6 min，95% 的异氟烷已被清除。但在另一项研究中，无论是使用膜式氧合器还是鼓泡式氧合器，停药 15 min 后仅有 75% 的异氟烷被清除。已证实含有硅膜的膜式氧合器，能摄取大量的异氟烷，因而明显延长异氟烷的摄取和清除。由于低温、血液稀释和氧合器某些类型的膜对挥发性麻醉药的摄取和清除可能具不利影响，因而在体外灌注期间最好能监测麻醉气体浓度，方法是在氧合器的排气口采用气体光谱仪，测定挥发性麻醉药的浓度，从而计算出麻醉药在血中的分压。因为吸入麻醉药均抑制心肌，当准备脱离 CPB 时应降低麻醉药浓度甚至停止吸入麻醉药。新型吸入麻醉药，如七氟烷（sevoflurane），可能经氧合器清除较快，但尚缺乏药代学的研究。

2. 静脉麻醉药　各种静脉麻醉药和麻醉辅助药的血药浓度在先心病 CPB 期间可有明显的变化。例如芬太尼的血药浓度，在成人已证实体外转流开始即刻，就有引人注目的降低，当用于小儿 CPB 期间，特别是婴幼儿，由于血液稀释的程度更大以及其他的稀释因素，这种变化将更为显著。这些变化的程度取决于选用的体外管道和小儿的大小；当小儿的血容量与体外预充液混合，麻醉药的血药浓度将发生相当大的稀释。例如 3 kg 的新生儿，其血容量约 250 ml，最初的体外预充液约 450 ml，麻醉药的血药浓度被稀释近 2 倍。即使在年长儿,稀释的程度较轻,但由于采用血液稀释技术,灌注液中的蛋白水平也有变化,药物与蛋白有较高的结合率,从而影响游离的药物浓度。另外,在体外期间使用相同的药物,由于血液 pH 值的变化,也可能改变与蛋白的结合,使血浆中游离的部分减少,关键取决于麻醉药在组织中与蛋白结合的数量,特别是脑组织中。CPB 期间的这些变化可能会影响麻醉作用。

麻醉辅助药如苯二氮䓬类和巴比妥类药物的浓度,在 CPB 期间的影响由于它们与蛋白结合的特征而有所不同。苯二氮䓬类药物如咪唑安定和地西泮的血药浓度,在 CPB 开始时突然降低,而在升温阶段有所升高。巴比妥类药,如硫喷妥钠在体外转流期间用药,药物分布同正常情况,但在刚开始转流时,药物的非结合部分浓度是增高的。这一变化能代偿血液稀释的作用,在 CPB 期间尽管总的药量减少 50%,但游离部分的药物水平变化较少。硅胶膜氧合器可避免静脉麻醉药如芬太尼的吸收,但 CPB 开始时,血浆中阿片类药物的浓度仍有明显的降低,其机制尚未很好地研究。

由于 CPB 期间血脑屏障和组织器官的效率均有所降低,静脉注射后麻醉药的分布形式也可能与正常情况不同,同时由于肝血流量的明显减少,药物经肝脏代谢、清除的药代动力学也可能受到影响。在新生儿,肝脏尚未成熟,静脉麻醉药如阿片类的作用将明显延长。

CPB 期间先心病患儿,特别是小婴儿,肌松药的血药浓度受血液稀释的影响并不明显,持续维持所需的肌松药剂量没有改变或改变较小(低温 CPB 时可能略有减少),但肌松药与蛋白的结合以及氧合器膜对游离药物水平的影响仍应引起重视。

二、麻醉药和麻醉操作对体外循环生理的影响

1. 心脏方面的影响　强效吸入麻醉药可引起心肌抑制和代谢抑制。在儿童,心肌代谢的抑制可能是对钙通道的特殊影响,抑制 Ca^{2+} 流入细胞而致,但机制尚未明了。在一项研究中发现,先心病患儿 CPB 期间应用强效吸入麻醉药引起的心肌抑制,主要是抑制心肌的收缩功能,在婴幼儿尤为明显。因为婴幼儿未成熟的心肌对吸入麻醉药特别敏感,尤其是氟烷最为明显,异氟烷相对较少,2 岁以上小儿吸入强效麻醉药的心肌抑制作用与成人相似。CPB 期间选用吸入麻醉的先心病患儿,特别是婴幼儿,如有心肌抑制首先应考虑系药物引起,但主动脉钳夹、心脏麻痹和 CPB 本身也可引起心肌抑制。

相反,阿片类麻醉药和苯二氮䓬类药物对心肌功能的影响较轻微,因而被广泛用于 CPB 麻醉和术后镇痛。然而,巴比妥类药物,特别是硫喷妥钠,有较强的心肌抑制效应,也正因为如此,巴比妥类药物在 CPB 期间的脑保护作用受到限制。

2. 中枢神经系统的影响　中枢神经系统膜聚集的抑制常伴有脑代谢率的降低,但麻醉药并不影响特殊膜的部分,因而不降低脑代谢率。低温 CPB 期间,出现脑电图的等电位是深低温而致的代谢抑制,麻醉药并不能进一步降低代谢率。

吸入麻醉药,特别是异氟烷在正常温度时已显示对脑电活动有抑制作用。CPB 期间应用高浓度异氟烷时,可突然抑制脑电图,甚至表面完全抑制,但在中度低温 CPB 期间,表面脑电图抑制时仍有脑电活动的存在,增加异氟烷的吸入浓度,可进一步抑制脑电图,并明显降低脑代谢率,但脑血流量并未减少。并不是所有的吸入麻醉药在 CPB 期间均能有效地保护脑,恩氟烷(enflurane)在高浓度时已显示会产生癫痫样活动,小儿与成人一样。

硫喷妥钠与异氟烷相反,当用于低温 CPB 时,在产生表面脑电图抑制时,既降低脑代谢率,脑血流量亦减少。依妥咪酯(etomidate)在脑电图、脑代谢率和脑血流方面的作用同硫喷妥钠相似。这些麻醉药的影响已被推荐为 CPB 期间的脑保护方法。在一项未涉及 CPB 的实验研究中,对脑缺血的保护,硫喷妥钠优于异氟烷,但与对照组相比并未改善神经系统的后果。相反,硫喷妥钠组苏醒时间延长且需使用正性肌力药物者多,可能是巴比妥类心肌抑制的缘故。

中度低温和巴比妥类(如硫喷妥钠)联合应用可产生长时间的脑电图抑制。据推测,代谢率也进一步降低,然而在深低温、脑电图等电位时,并未显示实验证实的低温与硫喷妥钠合用时降低脑代谢率的作用。在最近的临床报道,部分婴儿显示硫喷妥钠用于深低温可能产生代谢抑制。在深低温(静脉回流温度 18 ℃)停循环先心病矫治术中,8/9 仍有脑电活动,加用硫喷妥钠后 6/8 产生脑电图等电位,因此低温可能不产生脑电图等电位,这也许是因为脑部降温不均匀之故。短时间的体外降温后,某些婴儿尽管鼓膜温度已达 15 ℃,但颈静脉氧饱和度仍不能维持,提示脑部降温不均匀。麻醉药硫喷妥钠可进一步抑制脑电活动和代谢率,如有持续存在的脑电活动时使用可能还是有用的。

大剂量阿片类药物常用于严重、复杂先心病的心内直视手术,对脑电活动也有较大的影响。虽然对降低代谢率的影响较小,但增加阿片类药物,如芬太尼、阿芬太尼(alfentanil)的血浆浓度,在成人可发生脑电图进行性高电压 δ 波。其他的静脉麻醉药,如苯二氮䓬类药-咪唑安定在降低脑代谢的同时脑血流约降低 25%。

氯胺酮也是常用于先心病患儿的麻醉药之一,但可引起脑血流的显著增加并轻度增加代谢率,另外在癫痫患者应用时,可诱发癫痫样活动。在动物则诱发皮质活动,可能是因为刺激襻网活动系统而致。虽然已有报道氯胺酮在部分阻断兴奋性氨基酸受体方面具某些作用,但可被高浓度的谷氨酸激活,引起脑缺血而造成脑损伤。因此,CPB 期间如应用氯胺酮应考虑脑保护的问题。

3. 激素和代谢应激反应的影响　先心病 CPB 期间的应激反应在其他章节中有详细的讨论,然而,麻醉管理可明显改变先心病患儿对 CPB 的激素和代谢应激反应。对手术操作、创伤和充血性心力衰竭的激素和代谢应激反应在成人可增加并发症的发生率,新生儿和复杂先心病患儿的体外转流的应激反应可能较成人和年长儿更为剧烈,CPB 期间严重的应激反应甚至可能导致术后死亡。适当的麻醉技术,特别是大剂量阿片类麻醉和术后镇痛,能明显降低婴幼儿 CPB 期间和深低温停循环(DHCA)时的应激反应,从而降低术后并发症和死亡率。在年长儿,大剂量阿片类药物较吸入麻醉更能抑制儿茶酚胺类的应激反应。

虽然 CPB 期间的应激反应对预后间接影响的确切机制尚不清楚,但已知 CPB 期间的高血糖反应已知可加重脑缺血损伤,甚至在常温 CPB 下的轻度高血糖就可促使细胞内乳酸增高而导致神经损伤。高血糖是体外转流期间胰岛素水平降低以及刺激糖原异生作用而致。虽然 CPB 期间的高血糖反应与大脑预后的直接关系尚无报道,但 CPB 期间的脑缺血常伴有中度至重度的高血糖。采用大剂量阿片类麻醉药已显示能明显降低对 CPB 的高血糖应激反应,此系增加胰岛素/葡萄糖比值之故,因此可有效降低神经系统的并发症。

婴幼儿 CPB 下的高乳酸血症伴应激反应增强,同样可被大剂量阿片类麻醉药所改变,甚至可延续至术后在 ICU 的应用。先心病修补术或 CPB 后的危重婴儿,如存在严重应激反应而致的持续性代谢性酸中毒,其预后是很差的。因为新生儿和婴幼儿的心肌与成人的心肌相比,在 DHCA 期间对细胞内产生的乳酸更为敏感,甚至在体外转流初期就有血糖和乳酸的升高。大剂量阿片类麻醉或其他"中和"应激反应的麻醉技术与 Ridley 等提出的改良体外"清洗"技术联合应用,可提供最佳的控制 CPB 期间有害代谢反应的方法,即采用预充液中冲洗红细胞同时合用大剂量阿片类麻醉药能明显降低先心病 CPB 修补术患儿的血糖浓度。

新生儿 CPB 和停循环期间的儿茶酚胺水平升高、β 内啡肽、高血糖素和可的松、醛固酮反应也能被深度麻醉明显减弱。CPB 期间儿茶酚胺的严重反应不仅仅导致围术期的高血糖症和术后的分解代谢状态,还可影响机体的免疫功能。因为 β 内啡肽、糖皮质激素和儿茶酚胺是调节免疫反应的重要激素,这些内分泌激素在下丘脑发生整合而起作用,而下丘脑有丰富的阿片受体,因此阿片类麻醉药能削弱这些反应。

围术期有强烈应激反应的婴儿,由于白细胞功能受抑制,术后脓毒血症的发生率明显增加。在成人大血管手术后与应激反应有关的免疫功能改变和凝血功能受损等并发症,同样可通过麻醉技术降低应激反应而减少。在小儿尚未见凝血障碍与应激反应的相关性报道,但应引起注意。

4. 机体氧耗方面的影响　由于麻醉能降低激素应激反应,特别是儿茶酚胺类反应以及对肌肉、神经细胞膜和去极化的影响,因而能明显降低机体的氧耗,这些影响对脑保护是重要的。在低流量或停循环期间,麻醉药的作用能明显减少乳酸的产生。另外,采用肌松药已知在低温 CPB 期间通过抑制肌肉的张力和活动,能进一步降低机体的氧耗。在低温 CPB 25 ℃时,给无意识、无活动的患者选用不同的肌松药均显示可降低机体氧耗 30% 左右。因此,在 CPB 期间必须保证完全肌松,特别是 DHCA 阶段。

5. 对肺的影响　因为在转流期间肺循环完全或部分阻断,传统的经肺传递挥发性麻醉药的摄入和消除的麻醉作用,此时转移由体外氧合器承担。CPB 期间对麻醉药在肺的特殊影响是限制气道通气和肺循环,因而 CPB 期间仍应加强对肺的管理,特别是脱离 CPB 时的呼吸管理。

(1) 肺血管阻力的控制 强效吸入麻醉药已知能抑制低氧性肺血管收缩,在肺不张时的肺血管收缩可导致部分肺缺氧,在转流后是否仍发生肺缺血尚不清楚。然而挥发性麻醉药对肺血管的影响并不是特殊的、孤立的,其对肺血管和体循环血管的作用是相等的。当脱离 CPB 存在肺血管阻力增高时,这些药物对肺血管扩张作用并不明显,因为它们对全身血管和心肌都有作用。大多数挥发性麻醉药均有强烈的支气管扩张作用,在 CPB 期间或 CPB 后因变态或过敏反应而致的支气管收缩使用吸入麻醉药可能是合适的,但这些药物同时伴有心肌抑制而使选用受到限制。在这种状态选用 β 肾上腺拮抗药,如异丙肾上腺素可能对支气管扩张更有效。

强效的阿片类麻醉药,特别是芬太尼已显示能防止与小儿先心病手术有关的肺血管阻力的应激反应。当脱离 CPB 时,为了使肺血管阻力降至最低,在停转流时应保证血浆中有较高的阿片类浓度,以降低交感神经的兴奋性。各种以降低肺血管阻力为目的的与肺有关的操作,在肺血管阻力特别高或某些右心室衰竭患者脱离 CPB 时是非常有用的,在不能完全修复和主肺动脉分流需提供肺血流时,也很有用。

在肺血管阻力较高的病例,肺血管收缩是难以脱离 CPB 的主要问题,此时可考虑经肺给予一氧化氮(NO)吸入,其对肺血管扩张是有效的。NO 是通过内皮细胞产生的内源性内皮细胞舒血管因子(EDRF),可直接引起血管平滑肌的松弛。经肺给予 NO 的浓度为$(20 \sim 80) \times 10^{-6}$,此药释放至肺血管平滑肌然后进入血液,与血红蛋白结合形成高铁血红蛋白。在 NO 有效浓度下,高铁血红蛋白经代谢后还原成血红蛋白,对全身血管平滑肌无作用。据报道在新生儿肺高压采用该技术,高铁血红蛋白的水平应$<2\%$。

(2) CPB 期间的呼吸管理 CPB 期间肺的管理尚未统一,且有争论。理论上,先心病修补术 CPB 期间肺的管理是重要的,特别是存在较大的主-肺动脉分流时。因为体-肺循环之间存在通路,即意味着肺静脉回流至心脏的血液将明显增加,CPB 流向远端全身循环的血液减少,其结果是肺动脉侧的血液来自头部血管,椎动脉的血液可能从脑循环"窃"流。在一项没有先心病的成人研究中发现,当采用 14 cm H_2O 持续气道正压(CPAP)通气时,测量体循环到肺循环的支气管血流,在全转流时降低 40%。在肺动脉瓣闭锁的患者,采用这一技术对于减少体-肺循环分流是否有利还不清楚,但已引起人们的注意。

在 CPB 期间,传统的方法是 CPB 开始,即停止呼吸使肺萎陷,也有持续氧气输入或甚至使肺膨胀的。氧流量持续充肺或甚至以适度的持续气道正压 5~10 cm H_2O 可使肺膨胀,但有报道在人类和动物实验并未发现保持肺膨胀有任何特殊的优点。另一个实验显示,CPB 期间使用持续气道正压可能会使动脉氧合更差。不过,上海儿童医学中心的一项临床研究发现,在 CPB 期间给予 2~4 cm H_2O 的呼气末正压通气,有利于萎陷肺泡的复张和肺顺应性改善,并能防止肺泡表面活性物质的稀释或流失。

关于 CPB 期间左心室射血时的通气管理也有争论,因为这关系到复温时左心室血液开始灌注到缺血后再灌注心脏时,主动脉内血液的去饱和问题。如果肺未通气而有肺静脉的回流,左心室射向主动脉根部的血液可能未得以氧合。在成人 CPB 患者中发现,当左心室射血而无肺通气时,即呼气末压力仍维持在 0 时,动脉血 pH 值和氧张力较采用 10 次/min 呼吸时低,二氧化碳分压也较高。上海儿童医学中心常规在心内操作完毕,腔静脉开放,肺循环重新恢复血流时即以 100％氧通气,但此时气道压力应控制在不影响手术操作为宜;如手术情况不允许,可在停机前数分钟恢复机械通气。

(3) 撤离 CPB 期间的呼吸管理　撤离 CPB 时的通气管理是成功撤离 CPB 的一个关键,由于 CPB 后患儿的呼吸系统顺应性均有下降,因此在撤离 CPB 时往往需要较高的通气压力,以维持足够的通气量,可选择压力模式进行机械通气,必要时予以手控呼吸调节。在肺血管阻力增高和右心衰竭的患者,无论是否有低氧血症,均应在正常肺容量范围内,给予 100％的氧过度通气。有实验显示在动脉血 pH 值 7.5,$PaCO_2 < 30$ mmHg 的呼吸性碱中毒状态,可明显降低肺血管阻力。因此,在这类患者应选择纯氧通气,以进一步降低肺血管阻力。

通过在最佳肺容量的过度通气以达到呼吸性碱中毒的通气模式还取决于肺顺应性、气道阻力、肺血流和是否存在肺部疾患等。

对肺循环存在较高反应的新生儿或由于 CPB 肺血管阻力增高的患者,撤机时的通气管理对促进心脏功能恢复也非常重要。通气模式与左右心室功能之间的相互作用尚不明了,但确实是存在的,它们影响肺血管阻力并因此影响肺血流,进而明显影响双侧心室功能和心输出量。例如在开胸时,通气模式将明显影响肺容量,肺容量减少和增加时均可能影响肺血管阻力。除了通气和心输出量相互关系外,新生儿右心室衰竭有时可能累及左心室功能。

第三节　体外循环的麻醉处理

一、先心病麻醉用药

1. 吸入麻醉药　强效吸入麻醉药在先心病患儿转流前和转流中的应用,因其对心肌和循环的抑制而应慎重,在婴幼儿中应用尤应注意。吸入麻醉诱导药物的安全浓度取决于对患儿心脏病变的评估,如心血管贮备功能已处于临界状态,任何年龄的患儿吸入强效麻醉药均可因心肌抑制而发生低血压;相反,如心血管贮备适当,即使是紫绀型患儿,也可使用吸入麻醉诱导,临床上并不因此而引起动脉氧饱和度的降低。但在严重的先心病患儿,选用吸入麻醉药的安全范围较窄。

在成人研究中显示,当氧化亚氮(N_2O)与其他麻醉药联合应用时将抑制心肌,降低心脏指数和全身血压并增加肺血管阻力（PVR）。这些研究指出，基础 PVR 正常者吸入氧化亚氮仅引起 PVR 的轻度增高，而原已有 PVR 增高者，则可能引起 PVR 的明显增高。但据 Hickey 报道，对 PVR 正常和增高的先心病患儿分别给予 50％氧化亚氮，其 PVR 均无明显改变。虽然氧化亚氮用于先心病患儿对血流动力学无不利影响，但由于氧化亚氮有增大全身气栓的潜在危险，在有心内分流的患儿选用是有争论的。此外，氧化亚氮可明显抑制心肌，故有严重心肌病变者禁忌使用。

2. 静脉麻醉药 在未成熟和心血管系统受损的新生儿、严重心脏疾患的婴儿以及心血管贮备很差的年长儿，静脉麻醉药能提供改善安全范围的麻醉诱导，但在右向左分流的患儿单次注射正常剂量的静脉麻醉药可引起非常高的血液、心脏和脑内浓度，因而有心内分流的先心病患儿实施静脉麻醉时，必须注意潜在的一过性药物浓度升高。

以大剂量阿片类为主的麻醉技术已成为婴幼儿各种类型先心病手术的麻醉方法，它能提供良好的血流动力学稳定状态并抑制激素和代谢的应激反应。在非常小的婴儿，特别是伴有复杂心脏缺损的先心病患儿，麻醉诱导和 CPB 期间选用阿片类麻醉不但有效，还能降低围术期室性心律失常的发生率。

巴比妥类和其他静脉麻醉辅助药在先心病 CPB 期间应用也很有效，但这类药物对心肌的抑制作用在 CPB 期间不容易消除。新型静脉麻醉药如丙泊酚，因其作用持续时间较短，潜在的心肌抑制作用在脱离 CPB 前就已消除，因而用于 CPB 期间有其优势。苯二氮䓬类如咪唑安定，由于对心肌无抑制，并具遗忘作用和降低应激等特征，较适合用于 CPB 期间，但其尚缺乏像巴比妥类药物那样有效降低大脑电生理活动的作用。

氯胺酮在早年的文献中曾报道有正性肌力作用，在大多数心脏病患者中应用可增加心率、外周血管阻力和全身血压。氯胺酮对先心病患儿血流动力学的影响，特别是对肺血管阻力的影响较小，包括在肺血流减少和紫绀型患儿，用氯胺酮后能改善动脉的氧合状况，常用于心导管检查和麻醉诱导。但在冠状动脉异常、严重的主动脉瓣狭窄、伴主动脉瓣闭锁的左心发育不良综合征和升主动脉段发育不良而致的冠状动脉功能不良或冠状动脉灌注欠佳的患者，因氯胺酮而致的心动过速和儿茶酚胺的释放可能诱发心室颤动，故选用氯胺酮是相对禁忌的。

3. 右向左分流患者的用药特点 除通气、心输出量和麻醉药血气溶解系数等因素可影响吸入麻醉药的摄取和分布外，右向左分流量和其他因素可能也有影响。通气和心输出量对可溶性麻醉药摄取的影响较明显，而对非可溶性麻醉药的影响轻微。右向左分流的动物实验提示，假设分流量达 50％时，非可溶性麻醉药（氧化亚氮、地氟烷和七氟烷）的摄取和诱导时间延长，静脉麻醉药起效较快。可溶性麻醉药（乙醚、环丙烷）影响最小，中等可溶性麻醉药（异氟烷、氟烷、恩氟烷）影响中等。但在许多患者，包括先心病患儿，分流量低于 30％时，中等溶解和非可溶性麻醉药对全麻诱导时间的影响并不明显。

右向左分流患儿因肺血流减少而常伴有死腔通气增加和呼气末二氧化碳（$EtCO_2$）分压

降低,$PaCO_2$ 与 $EtCO_2$ 有较大的差别。在维持足够通气的情况下,死腔通气的增加并不影响吸入麻醉药的摄取和诱导时间;但在死腔通气增加而肺泡通气不足时,右向左分流增加,肺血流进一步减少,大多数可溶性麻醉药的诱导时间延长,但中等可溶性和非可溶性麻醉药的影响较少。

4. 左向右分流患者的用药特点　左向右分流理论上任何吸入麻醉药的摄取和诱导时间均无变化,静脉麻醉药的起效时间略微延长,但临床资料并不支持这些结论。因此,左向右分流患儿选择吸入麻醉或静脉麻醉无太多区别。

5. 梗阻性病变患者的用药特点　强效吸入麻醉药可能对某些类型的动态流出道梗阻病变(如法洛氏四联症、原发性主动脉瓣下肥厚性狭窄)患儿是有益的,因为心肌收缩力的轻度减弱,实际上可增加通过缺损处的血流量。在动态流出道梗阻病变患者的麻醉处理中应防止低血容量,此外,浅麻醉、直接作用于心肌收缩力和降低外周血管阻力的药物,亦可能会加重流出道梗阻。

二、麻醉诱导

1. 诱导技术　诱导技术的选择受术前用药的反应、父母-小儿-麻醉医师的合作关系以及麻醉计划的影响。在年长儿、没有缺氧、心脏贮备受损轻微者,麻醉诱导技术的选择范围较大,直肠、肌内注射、静脉注射或吸入诱导技术以及各种药物均可选用。先心病患儿的麻醉诱导期,即应建立严密的监测,如果在麻醉诱导后发生低血压,可能需使用强心药以控制心内分流和维持血红蛋白的氧合状况。

如有较好的静脉通路,可施行静脉麻醉诱导,咪唑安定 0.1 mg/kg、芬太尼 20 μg/kg 和罗库溴铵(rocuronium bromide)0.1 mg/kg 静脉注射,能在 2 min 内提供良好的插管条件。对于循环功能不稳定的患者,静脉注射应小剂量缓慢用药。如果静脉开放困难或患儿恐惧打针,可采用吸入麻醉诱导,然后置入套管针,用药后行气管插管,但应避免吸入麻醉过深的危险,特别是循环系统贮备不足和心功能不佳的婴儿。肌内注射氯胺酮(2~7 mg/kg),对于年长但智力迟缓和过度抵抗的小儿很有用,然而对于紫绀型婴幼儿或充血性心力衰竭的患儿,静脉开放有困难时也可选用,但氯胺酮的消除半衰期对 3 个月以下的婴儿是延长的,另外选用氯胺酮应保留气道反射并保证血流动力学稳定。在肺血流减少和低氧血症(如法洛氏四联症)的患儿,由于氯胺酮的拟交感作用可能会加重右向左分流,应谨慎选用。

2. 气管插管　气管插管的途径可根据手术性质及术后呼吸支持的需要进行选择。大多数情况下,对复杂先心病患儿,估计术后需持续呼吸支持者,应行经鼻插管。但应注意紫绀型患者的侧支循环较为丰富,鼻插管时如有损伤,在全身肝素化后会有鼻腔出血的危险,有时甚至是很严重的。因此,此类患儿气管插管时应特别注意,操作手法宜轻柔,必要时可考虑先行经口插管,术毕再改换经鼻插管。

3. 动、静脉径路 CPB手术患者,在麻醉诱导后均应行动脉穿刺,以便进行血流动力学和血气监测。通常以左桡动脉作为首选,其次可选用股动脉、足背动脉及肱动脉等。

婴幼儿动脉穿刺以选择22 G或24 G的套管针为宜,当动脉穿刺置管成功后,应妥善固定,连接压力换能器,校正零点后便可连续监测动脉压。为防止血栓形成,动脉穿刺时应:① 注意无菌操作;② 尽量减轻对动脉的损伤;③ 在压力换能器以及与之连接的三通开关、压力延长管等通路内,以0.02‰肝素溶液(或每毫升生理盐水中含肝素2~4单位)充盈并排尽空气;④ 经常冲洗测压通路,特别是动脉采血后要用肝素溶液冲洗,以保持测压系统通畅。

另外,应开放两条大内径的静脉通路,可选择手背浅静脉、踝静脉等。外周静脉可根据患儿情况,选用24~20 G套管针,在穿刺置管后,连接延长管和三通开关,便于输液和静脉给药。中心静脉通路,则以右侧颈内静脉多选,也可经颈外静脉、锁骨下静脉或股静脉穿刺置管。上海儿童医学中心婴幼儿颈内静脉穿刺大多采用中间径路,即以胸锁乳突肌三角顶点环状软骨水平定位,针尖对准同侧腹股沟中点,穿刺针与皮肤呈30°角,进针深度与患儿颈部长短及胖瘦有关,一般为2 cm左右;导管顶端以放置于上腔静脉与右心房交界处较为适宜,可根据患儿身长粗略估计,即身长的1/10±1。婴幼儿多选用F4或F5双腔中心静脉套管,一端连接三通开关,用于中心静脉压的监测及输注血管活性药物,另一端则用于输血。

颈内静脉穿刺的主要并发症有感染、心律失常、出血和血肿、气胸和血胸以及气栓血栓等,因此行颈内静脉穿刺时,必须熟悉解剖并准确定位;注意无菌操作,长期置管者更应加强护理,必要时可考虑选用导管表面涂有抗生素的中心静脉导管;操作过程应连续监测心电图,发生心律失常时应退出导管;连接管路内应排尽空气,并经常以肝素溶液冲洗。

三、麻醉维持

1. 麻醉药 在手术期间必须维持最佳心肌功能和心输出量,因此应避免使用过度抑制心肌的药物。目前常用的方法是采取静吸复合麻醉,多数患儿可选用氧化亚氮加氧维持麻醉以保证血红蛋白的氧合。但在右向左分流的紫绀型患儿,如选用氧化亚氮加氧维持麻醉,可因FiO_2的减低而不利于动脉氧合,因此应避免使用氧化亚氮,而给予100%氧吸入。如果心肌功能良好,可选用0.5%~0.75%的异氟烷,同时给予大剂量芬太尼。

体外患者的肌松药剂量需适当增加,宜选用对心血管影响较小的肌松药。目前维库溴铵较为常用,气管插管后可静脉持续输注以维持肌松。大剂量芬太尼麻醉时,往往建议与泮库溴铵(pancuronium bromide)联合应用,以减少对心率的影响。但在婴幼儿芬太尼麻醉时并无明显的心率减慢,如与泮库溴铵合用,常有明显的心动过速,因而需谨慎选用。

2. 心内分流和心脏做功的控制　手术期间应保持足够的麻醉深度,同时需预防对心内分流的进一步损害。特别在依赖体循环压力以减少分流的病例(如法洛氏四联症),全身动脉压的降低将影响氧的饱和,因此在这些患者应选用对全身血管阻力影响较小的药物。

麻醉处理时还应考虑维持最佳的心肌灌注状态,以避免心脏的缺血损伤和术后心功能的继发性损害。舒张期的持续时间和舒张压是维持心肌灌注的重要因素,因此有心肌肥厚的患者,应尽量避免心动过速(因可缩短舒张期,进而影响心肌灌注),术中应充分输血补液,以维持舒张压,同时应维持正常心律直至主动脉阻断。必要时可给予扩血管药物或 β 阻滞药,以预防高血压和心动过速。

3. 呼吸管理　先心病患儿围术期可选用容量切换或压力切换模式实施控制呼吸,但应避免过度通气而致的呼吸性碱中毒,因为可导致心输出量降低;全身血管收缩和血管阻力增加;氧离曲线左移;心肌血流减少;血钾降低;脑血流减少等诸多不利影响。可通过监测 $EtCO_2$ 和血气分析,维持正常的 $PaCO_2$(35~40 mmHg)。注意:在非紫绀型患者,$EtCO_2$ 与 $PaCO_2$ 相近,但在紫绀型先心病患儿由于肺血流减少,$EtCO_2$ 可能低于 $PaCO_2$,因此不能以 $EtCO_2$ 估计 $PaCO_2$。另外还应注意间歇正压通气(IPPV)对有心内分流患者的影响,应避免胸内压过高,可使用适当的呼气末正压通气维持肺容量。

4. 液体平衡　先心病患儿围术期的液体平衡应调整至能提供最佳的心脏灌注压,且在体外转流前就应考虑给予补充液体。术中所需的维持液体量可根据体重按小时[ml/(kg·h)]计算(表7-3-1);该需要量随体重增加而减少,自 10 kg 以下的 4 ml/(kg·h)降至 50 kg 儿童的 1.8 ml/(kg·h)。同时应补充禁食时的液体丢失,以禁食时间的倍数计算需补偿的失液量,即正常维持量×体重(kg)×禁食时间。

表 7-3-1　小儿维持液需要量

体　重	每小时液体需要量	每日液体需要量
第一个 10 kg	4 ml/kg	100 ml/kg
10~20 kg	40 ml＋2 ml/kg*	1000 ml＋50 ml/kg*
>20 kg	60 ml＋1 ml/kg**	1500 ml＋25 ml/kg**

注:* 10 kg 以上,每 kg 增加量;** 20 kg 以上,每 kg 增加量。

先心病患儿很容易发生容量负荷过量,而任何过多的负担均将对早已受损的心脏造成损害,因此术中液体管理需注意输液量和输液速度的控制,特别是单位时间内的输液速度及输入的液量。液体输注的速度取决于预计手术丢失,术前脱水状况,是否存在充血性心力衰竭和其他因素。建议<10 kg 的婴幼儿术中补液应使用微泵控制或选用带有标记的输液器,精确计量,避免输液过量、过快,以维持正常尿量[1 ml/(kg·h)]为宜。目前上海儿童医

学中心输液常规选用醋酸钠林格注射液,因手术和体外的应激反应,患儿多有血糖的增高,所以术中不必补充葡萄糖。在早产儿、糖尿病母亲的患儿,如有需要可在补液中加入2.5%的葡萄糖,尽量避免静脉注射高渗葡萄糖。术中应连续监测相关指标,包括血气分析和血糖监测,以指导输液。

自纱布、吸引、手术单和样本中的失血均应仔细计算并及时补充。在CPB前很少需输血,除非在解剖心脏时发生大出血(如第二次手术)。然而,在小婴儿置入深静脉套管时,可能有较明显的血容量的丢失,因而应准备随时补充这一类的突然失血。

先心病患儿液体管理的总目标是维持血细胞比容接近术前水平以及有较高的血管内容量以保证维持中心静脉压。术前有红细胞增多症的先心病患儿,血浆较全血更适宜用于体液的补充,但CPB前血液稀释应谨慎,术毕血细胞比容通常期望达35%~40%。在所有的输液中应考虑使用血液加温器,尤其是婴幼儿和新生儿,因快速输注冷血或血制品,可引起心动过缓、心肌收缩力减弱、心肌缺血和节律异常等情况,影响血流动力学的稳定。

四、体外期间需考虑的问题

1. 降温与升温 接受CPB的先心病患儿,大多在转流前至转流中要实施降温。体温降低不仅仅降低氧耗,改善全身的低氧血症,还将增加外周血管阻力,在某些右向左分流的患儿,全身血管阻力(SVR)的增高可减少分流。在体温降低的同时往往伴有动脉氧分压和氧饱和度的增高,系低温增加静脉血氧分压从而降低氧耗之故;当静脉氧分压增高时,右向左分流逆转,从而减少对动脉氧分压的影响。低温时氧离曲线或P_{50}(血氧饱和度50%氧分压)左移,外周阻力增加,进一步减少右向左分流。然而,在低温状态如缺乏足够的麻醉深度或肌肉松弛不充分,反可增加氧耗,氧饱和度和氧分压可因寒战和非寒战机制而致的代谢率增高而有所降低。

低温CPB患儿在脱离CPB前应逐渐升温,维持体温接近正常水平,以避免术后凝血问题。但在升温过程中,应控制升温的速度,因为过快的升温对脑保护是不利的。升温可采用转流升温、温毯、暖风装置以及输液加温器等综合措施。

2. 肝素化 除转流前CPB预充液中加入肝素外,在主动脉插管前,手术医师或麻醉医师还需自右心房或通过中心静脉给予肝素,剂量为1:1000的肝素0.2 ml/kg(2 mg/kg)。给予的肝素应自新鲜开启的瓶内抽取,并应保证肝素剂量在转流开始前全部进入体内,如果在中心静脉通路上给予肝素,应将肝素针筒连接在活塞上,先回抽血液至针筒内,然后注入肝素,并及时冲洗中心静脉通路。如果中心静脉是双腔管或没有中心静脉通路,应由外科医师自右心房给予肝素。

3. 停转流 在心内操作结束时即开始血液复温,外科医师可能在此阶段放置左心房、肺动脉测压管或放置起搏导线等。主动脉开放时,为避免或减少脑内气栓,可能需取头低位,并压迫颈动脉20 s。

转流复温后应适当给予麻醉药,但停机早期,不要给予氧化亚氮(如有气栓存在,氧化亚氮可能增加危险),同时应关注改善心输出量和选用正性肌力药物的问题,特别是原先心功能不全或复杂先心病经长时间体外转流的患儿,停机前5~10 min(或腔静脉开放时)即应考虑静脉输注正性肌力药物和血管活性药物,肺高压患者有时需给予硝普钠。因为几乎所有的心脏手术以后,哪怕是最小的手术,心功能均可能受损。术后最初数小时的病理变化可能伴有心肌的水肿和其他变化,其结果为心室顺应性降低和心肌收缩力减弱,此时的治疗必须针对保证最佳充盈压、最佳心率和心律以及降低后负荷。

最佳充盈压的保证是通过输血补液来实现的,因为在婴儿期心室的顺应性较低,心脏手术后将进一步降低,所以可能需较高的充盈压(8~12 mmHg)。保持最佳心率和心律最有效的方法是采用正性肌力药物或必要时通过连续起搏来达到。小儿与成人一样,窦性心律(心房收缩)可明显增加心排血量。使用扩血管药物可降低后负荷,在心室功能不全的患者,扩血管药物可增加心输出量,而对心脏做功和动脉血压的影响轻微,但在使用扩血管药物时,必须保证输液充足以维持前负荷。硝普钠开始输注的速率为0.1~0.2 μg/(kg·min),可根据需要增加至0.5 μg/(kg·min)甚至更高。

如果存在持续的低心输出量,必须输注正性肌力药物。为改善心肌收缩力,可经微泵输注多巴胺5~10 μg/(kg·min)或米力农0.5~1 μg/(kg·min)。在婴幼儿,多巴胺已显示能有效地增加心输出量,所需剂量较成人大,但扩血管作用较成人差,因此有必要同时输注扩血管药物。多巴胺与硝普钠联合应用能有效地降低肺高压患者的肺血管阻力,大多数患者在接受这些药物后不久便可停止转流。同时应给予钙剂以维持血钙的正常水平(1~1.2mmol/L)。如果持续存在低心输出量,可能需输注肾上腺素0.05~0.1 μg/(kg·min)。

4. 不能脱离体外转流(停机失败)　尽管已使用正性肌力药物,仍有低血压和心动过缓,不能脱离体外转流者,往往可能有一个或多个原因(包括低血容量、心脏传导病变以及代谢紊乱)。如果容量状态已恢复(中心静脉压达10~14 cmH$_2$O),仍存在低血压,有指征使用针对后负荷和收缩力的药物;如果心率较慢或未恢复窦性心律,可能需使用起搏器;如果持续低血压,多巴胺剂量可能需增加至15 μg/(kg·min);钙剂可能改善某些患者的心脏功能,但当心律恢复正常就应停止补钙,并应严密监测血钙。

5. 停CPB后的管理

(1)*停机即刻的管理*　在婴幼儿CPB停机前应吸引气管内分泌物,气管内吸引时应通知外科医师(以防体外各插管脱落),以100%氧重新建立呼吸。通过输血维持足够的前负荷;如果有条件,可采用左心房压指导容量补充,大多数患儿左心房压的目标为12 mmHg,反映容量状况的其他指标有肺动脉舒张压、中心静脉压、动脉血压和尿量等。

(2)*恢复凝血*　当患儿情况稳定,经外科医师同意,可给予鱼精蛋白中和肝素作用,最

451

初剂量可按肝素总量以 1∶1 的比例给予,也可按体重给予 4 mg/kg。鱼精蛋白应在 10～15 min 以上缓慢输注,在停机后 20 min 或输注鱼精蛋白完毕后 5～10 min,采血测定血气、电解质并复查活化凝血时间,如有指征,可再追加鱼精蛋白 0.5～1 mg/kg。在婴幼儿,输注鱼精蛋白有时会引起较严重的低血压,需紧急自主动脉插管由转流泵补充血容量。常规在鱼精蛋白输注后,患者的血流动力学较为稳定时,再拔除主动脉插管。

(3)出血过多的治疗 紫绀型患儿和小婴儿,由于预充液与血容量之比相对较大,长时间转流后可能发生血小板和其他凝血因子的缺乏,在关胸前,所有的活动性出血均应很好地控制。然而,虽不是经常,但特别是在婴儿心脏手术后,仍可能有较多的出血。

假设手术止血适当且肝素已充分中和,2 岁以下的婴幼儿,有条件者应输注<48 h 的新鲜血,因新鲜血内含接近正常的凝血因子,功能性血小板的数量较多,同时可纠正贫血。但如果没有新鲜血,最初可考虑输注血小板,如仍有持续出血,应输注冷冻新鲜血浆,再根据实验室结果予以调整。在新生儿,凝血因子和纤维蛋白原的稀释可能较为严重,输注冷沉淀物可有助于避免容量负荷加重。>2 岁的小儿,对严重稀释性凝血障碍的敏感性较小,其过多出血的治疗应开始用血小板,如出血仍未纠正,再给予冷冻新鲜血浆。

如果有条件,应立即测定血小板计数、凝血酶原时间和部分促凝血酶原激酶活性时间。如术后连续 3 h 以上,出血量>基础血容量的 5% 或每小时出血量>基础血容量的 10%,应考虑再次手术进行探查。

五、术毕转送及处理

术毕应预先向 ICU 主管医师、护士电话联系,交代手术与麻醉情况以及特殊用药和患儿心肺功能状况。转送前,通常应进行气管内吸引或更换气管导管,因为在心脏手术期间,气管导管内常有血液或分泌物的积聚。所有的心脏手术后,包括简单的房间隔缺损修补术后,均需正压通气呼吸支持数小时或数天,因此肌松作用不必逆转。

在转送至 ICU 的途中,应注意患儿所带的气管导管、各种测压管道和引流管等的连接是否妥善。如患儿需持续输注血管活性药物以维持血流动力学稳定时,在转送过程中不要随意调整药物的输注剂量或速度,更不应停用这些药物,以免出现意外。同时应注意保暖,为患儿裹以温暖的毯子,途中给予氧气并继续控制呼吸,并以便携式监护仪,连续监测心电图、SpO_2 和动脉压等。

回心脏病监护室后,应拍胸片并仔细检查,是否有气胸、血胸、肺不张和心脏压塞,确保气管导管的位置准确,并应确认已放置的测压管、引流管和导尿管等通畅。麻醉医师应与 ICU 主管医师对有关项目进行检查,并作好详细交班后方可离去。

(陈　煜)

参 考 文 献

1　Gravlee G P, Davis R F, kurusz M, et al. 2nd ed. Cardiopulmonary Bypass Principles and Practice. Philadelphia：Lippincott Williams & Wilkings, 2000.

2　Lake C L. Anesthesia for patients with congenital heart disease. In：Kaplan J A, Reich D J, Konstadt S N,ed. Cardiac Anesthesia 4 th ed. Philadelphia：Saunders, 1999.785～820.

3　Sumner E. Anesthesia for patient with cardiac disease. In：Sumner E, Hatch D, ed. Peadiatric Aneasthesia. London：Arnold, 1999.339～371.

4　Badgwell J M, Elkins L W. Anesthesia for infants and children with congenital heart disease. In：Badgwell J M, ed. Clinical Pediatric Anesthesia. Philadelphia：Lippincott-Raven Publishers, 1997. 295～337.

5　Jonas R A, Elliott M J. Cardiopulmonary Bypass in Neonates, Infants and Young Children. Oxford：Butterworth-Heinemann Ltd. , 1994,39～53.

6　Hickey P R. Anesthesia for treatment of congenital heart disease：a problem-oriented approach. In：Rogers M C, Tinker J H, Covino B J, et al. Principles and Practice of anesthesiology. Philadelphia：Mosby, 1993.1680～1718.

附　　录

附录一　部分医院小儿心脏手术体外循环常规

一、上海儿童医学中心小儿心脏手术体外循环常规

（一）术前准备工作

每周五例会，外科医师就病例的手术方法和步骤，CPB 要求，CPB 模式进行商榷，制订手术方案。

1）认真随访患者，查看病例，包括年龄、体重、身高等一般情况及诊断、手术方法，并且核对术前各项化验指标。

2）如有手术禁忌（新近有外伤史，特别是颅脑外伤、肝肾功能和凝血异常等）应及时与手术组医师联系。

3）申请血细胞、血浆等血制品并开具申请单。

4）根据患儿病情特点，选择适合手术要求的灌注泵、氧合器、插管管道等消耗品以及所需的特殊用品。

5）制订合理的预充和用药计划。

6）选择适当的灌注方式、温度及流量。

7）检查 CPB 机器系统的供电情况，是否备有应急电源，插头的松紧度，滚柱泵二臂滚轮的松紧度及运行状态；仔细查看有无异物掉落在泵槽内，以避免泵转动后被卡，烧坏马达；准备好泵头摇柄，以防电源突然中断。

8）了解变温水箱制冰情况，检查核实升降温设定的灵敏度；变温水箱通向变温毯及变温器的进出水管有无折叠；空气压缩泵工作状态；氧气气源供应储备是否充足。

（二）常用公式和配方

1. 体表面积$(m^2) = \sqrt{\dfrac{身高(cm) \times 体重(kg)}{3600}}$

2. 血容量

体重(kg)	血容量(ml/kg)
≤10	85
≤20	80
≤30	75
≤40	70
>40	65

3. 预充液公式

1）晶体总量＝预充晶体量＋碳酸氢钠量＋甘露醇量＋回收停搏液中的晶体量。

2）预充胶体量＝预充的人工和天然胶体总量＋血浆量＋库血量×（1－库血Hct）。

3）胶体总量＝预充胶体量＋患者血容量×（1－Hct）。

4）预充总量＝晶体总量＋预充胶体量＋库血。

5）转流中预计Hct＝（转前Hct×血容量＋库血Hct×库血量）/（血容量＋预充总量）

6）转流中晶胶比＝晶体总量/胶体总量。

$$库血用量(ml) = \frac{预计Hct \times (预充总量 + 患者血容量) - 患者血容量 \times Hct}{0.6(库血压积)}$$

$$胶体量(ml) = \left[\frac{患者血容量 \times (1 - Hct)}{2} - 预充量\right] \times 0.7$$

4. 插管、管道、氧合器、动脉微栓滤器的选择

（1）主动脉插管

体重(kg)	管径(Fr)
<4	8（弹簧）
5～10	10～12
10～15	12～14
15～20	14～16
>20	16～18

（2）腔静脉插管

体重（kg）	上腔静脉（Fr）	下腔静脉（Fr）
<4	12	14
<5	14	16
5～10	16	18
10～15	18	20
15～20	20	22
20～25	22	24
25～30	24	26
30～35	26	28
35～40	28	30

（3）CPB 配套管备件

A 型	台上管道	3/8 in	3.2 m	一端红、一端蓝×1
		1/4 in	2.5 m	二端红、黄、蓝各×1
	台下管道	3/8 in	泵管	2.2 m×1
		3/8 in	1 m×2	
		1/4 in	0.6 m×1	
B 型	台上管道	3/8 in	2.2 m—1/4 in　1 m	3/8 in 蓝　1/4 in 红×1
		1/4 in	2.5 m	二端红、黄、蓝各×1
	台下管道	1/4 in	泵管	2.2 m×1
		1/4 in	1 m×1	
		1/4 in	0.6 m×1	
		3/8 in	1 m×1	
C 型	台上管道	1/4 in	3.2 m	一端红、一端蓝×1
		1/4 in	2 m×1	
		1/4 in	1 m×1	
		1/4 in	0.6 m×1	

（4）体重与 CPB 设备的匹配

体重（kg）	动脉微栓滤器	配套管道型号	静脉管路内径	动脉管路内径
3～10	宁波 FAF1 流量<1500 ml	C	1/4 in	1/4 in
10～20	宁波 FAF$_2$ 流量<2500 ml	B	3/8 in	1/4 in
20～30	宁波 FAF$_3$ 流量<6000 ml	A	3/8 in	3/8 in

（5）其他

1）左心引流管和减压阀。

2）对一些需切开主动脉的手术，如 Switch、Ross 等大血管手术，需备冠状动脉直视灌注管。

3）灌注针常用 16 号、18 号套管针。

（三）患儿的放血

紫绀型先心、多伴有红细胞增生、血细胞比容高、血液黏滞度大。对术前不易测血红蛋白（Hb）的患儿，以 Hb×3 估算 Hct，在 CPB 开始前放血入含有枸橼酸钠抗凝剂的保养袋中，备术中或术后 Hct 低时再回输。

$$放血(ml)=\frac{血容量×患儿 Hct-(预充总量+血容量+心肌保护液)×预定 Hct}{0.6}$$

（四）预充液配方

勃脉力- A　（pH 值＝7.40，不含乳酸）

呋塞米 1 mg/kg　（总量不超过 20 mg/次）

地塞米松 5 mg/kg　（总量不超过 100 mg/次）或甲基强的松龙 30 mg/kg（深低温时用）

头孢唑啉钠　50～100 mg/kg

丙泊酚 4 mg/kg（深低温降温到肛温 30 ℃时给予）

20％人血白蛋白　＜5 kg 为 100 ml，5～10 kg 为 50 ml

5％碳酸氢钠（SB）　3.5 ml/100 ml 预充液

肝素　血细胞每 100 ml 加肝素 4 mg，白蛋白、血浆每 100 ml 加肝素 2 mg，晶体液每 100 ml 加肝素 2 mg

甘露醇　2.5 ml/kg（通常在复温至肛温大于 28 ℃时给予）

（五）心肌保护液配方

1）冷 4∶1 含氧血（4 份晶体、1 份血），用于婴幼儿及患复杂先心病的重症患者。每 500 ml 勃脉力- A 中含 2％利多卡因 3.25 ml、20％Manitol 6.5 ml、10％$MgSO_4$ 4 ml、10％KCl 10 ml、5％SB 10 ml，滚柱泵驱动注入首次剂量 20 ml/kg，每隔 30～60 min 后给予首剂的半量，停搏液温度 4 ℃，灌注时主动脉根部的压力不超过 50 mmHg。

2）改良 St，Thomas No.1 晶体停搏液（商品化），首剂 15 ml/kg，每隔 20～30 min 给予首剂的半量，加压驱动注入。

（六）转流期间电解质补给和血气监测

钾 K^+＝(4－低钾值)×体重(kg)×0.2

5% 碳酸氢钠(SB)=(0-BE 负值)×体重(kg)×0.5

常规在主动脉阻断注入停搏液后,主动脉开放后和超滤后作血气检测(或每隔 20 min/次)。转流期间监测动静脉血氧饱和度,$SvO_2 > 65\%$。

(七) 血液浓缩器

体重<10 kg 或体重>10 kg 的重症复杂先心病患者,常规施行超滤,通常根据需要分别采用传统超滤(CUF)、改良超滤(MUF)、平衡超滤(BUF)或复合超滤。常用血液浓缩器为Minntech HPH400、Terumo Capiox05 和 Dideco。超滤流量 10~30 ml/kg,超滤负压 50~100 mmHg 左右。

(八) 监测

1. 温度　常温或浅低温用于简单的心内手术,中低温用于手术难度大,阻断时间较长的手术;深低温用于停循环或低流量特别是婴儿的心内直视手术。食管温度反映心脏温度,鼓膜温度反映脑部温度,直肠温度反映外周温度,肛温无变化应警惕主动脉弓中断的可能。婴幼儿降温水温应注意逐步下降,以防引发室性停跳,血压严重下降;复温注意水温与室温差小于 10 ℃,水温不超过 42 ℃,避免蛋白变性血细胞破坏。平行循环维持心跳,应保持常温或浅低温。

2. 流量　常温每公斤体重流量详见下文,低流量小于 60 ml/(kg·min)或 2.0 L/(m²·min)。

3. 灌注压　是灌注流量、体内流量和血管阻力的综合指数。CPB 期间一般控制在 2.6~8.0 kPa(20~60 mmHg)。

平均动脉压过低:① 无搏动血流灌注;② 血液骤然稀释使血液黏稠度下降血液阻力降低;③ 血中儿茶酚胺浓度降低,血管扩张,血容量相对不足;④ 灌注流量低,体内血容量不足;⑤ 患者有未闭动脉导管或有大量侧支循环,使 CPB 产生分流。此时如压力能维持在5.3 kPa(40 mmHg)以上并有上升的趋势,一般情况下于 CPB 后可自行回升,不应急于用血管加压药物,若低血压状态持续超过 5 min 不回升,小儿低于 4.0 kPa(30 mmHg),在排除血容量不足、灌注流量不够及其他病理因素情况下,可谨慎给予少量间羟胺。平均动脉压过高:① 灌注流量过高;② 二氧化碳分压过低;③ 血氧分压过高;④ 低温 CPB 期间,随着转流时间的延长,儿茶酚胺水平增高;⑤ 麻醉过浅,婴幼儿二尖瓣和主动脉瓣或左心系统的手术中如有持续 MAP 大于 8.7 kPa(65 mmHg),可间歇少量多次地用酚妥拉明或尼卡地平。

4. 尿量　是平衡组织灌注是否充分的重要观察指标之一,可指导 CPB 中液体的管理,灌注流量的调节,以及根据尿量、尿色决定处理措施。患者由于手术前禁食禁水致血容量不足、灌注流量或灌注压力偏低,低温使血液黏稠度增加,肾血管收缩等可引起尿量减少甚至无尿;对严重的血红蛋白尿可用碳酸氢钠碱化尿液,以防游离的血红蛋白堵塞肾小管。升温后用甘露醇常有大量尿液排出,此时应注意补钾,防止低钾。

5. 中心静脉压(CVP)　是观察体内血容量是否充足,CPB中腔静脉引流是否通畅的一个参考指标。要求CVP维持在0~1.2 kPa(0~12 cm H$_2$O),CVP过高的原因:① 灌注流量大于静脉回流量;② 静脉插管口径小,静脉引流管曲折、受压或空气堵塞;腔静脉插管位置不当,插得过深或过浅,引流孔部分堵塞。

6. 动脉血气、静脉血饱和度和电解质监测　通过动脉血气可判断氧合器的氧合效果及机体氧耗和酸碱平衡的状态。低温血气分析有pH稳态和α稳态两种方法,目前多采用α稳态,深低温转流时则采取pH稳态。通过静脉血氧饱和度监测也可初步判断机体的灌注流量是否足够。复温阶段代谢率上升且毛细血管未开放,静脉血氧饱和度有所下降。此时需提高灌注流量及Hct,以避免静脉氧饱和度下降。但静脉氧饱和度监测有一定的局限性,如长时间CPB时动静脉生理及解剖短路开放及深低温低流量等情况下,虽组织灌注不良,静脉血氧饱和度仍可较高。转流过程中动脉血氧分压应保持在20.0~26.7 kPa(150~200 mmHg),二氧化碳分压应维持在接近正常水平4.5~6.0 kPa(34~45 mmHg)(pH稳态根据温度调整)。CPB中对血流动力学影响最明显的是钾离子,二氧化碳分压过低,低温,过量使用碱性药物,多尿,都能使血钾水平降低。

7. 血细胞比容(Hct)　转流中Hct一般维持在20%~28%,过低导致组织缺血缺氧,加重钠水潴留,过高往往使血液破坏增加,产生血色素尿,此时可补充液体稀释或术前放出部分自体血。

8. 氧合器平面　应调整好体内外容量平衡,监测氧合器液面的动态变化可推测容量及静脉引流是否通畅。

9. 吸引泵　血液回收吸引和左心减压可提供清晰的手术野,防止左心膨胀和肺循环压力升高,应避免过度吸引产生负压造成血液破坏和微气栓。

10. 抗凝　手术台上,在插管前由手术医师经右心耳注入肝素2 mg/kg,随后在转流前抽血查ACT,理想抗凝水平在480~600 s之间(去除抑肽酶作用,否则应超过750 s),若小于480 s则需追加肝素用量。机器内预充如同时加用库血,应将库血肝素化后加入,以防与钙离子混合后产生微血栓。首次剂量上海儿童医学中心是按血制品与晶体液的比例而定,每袋血为200 ml(其中含血细胞150 ml、枸橼酸钠50 ml),每100 ml加肝素4 mg,血蛋白、血浆是每100 ml加肝素2 mg,晶体液为每100 ml加肝素2 mg。转流后每30 min重复测ACT,并根据情况追加肝素,使之维持在480 s以上。抗凝不足或过度会分别导致血栓形成和凝血机制紊乱。

(九) 转流技术

1. 常温全流量灌注　适用于简单先心病的外科矫治,患儿入室后变温毯保温,转流可将水温预置在35~37 ℃,灌注全流量转流中肛温34~35 ℃。

儿童全流量标准

体重 0～3 kg：流量＝200 ml/(kg·min)

体重 3～10 kg：流量＝150 ml/(kg·min)

体重 10～15 kg：流量＝125 ml/(kg·min)

体重 15～30 kg：流量＝100 ml/(kg·min)

体重＞30 kg：流量＝60 ml/(kg·min)

2. 浅低温或中度低温全流量灌注　适用于较复杂但手术条件好的先心病矫治,患儿入室后变温毯保温,转流可将水温预置在20～25 ℃,转流开始降温至肛温 28～32 ℃,在 30 ℃左右阻断升主动脉注入冷心肌保护液,完成心内矫治后即升温至肛温 34.5 ℃。停转流,降温和复温过程中,水温与患儿温度差控制在 10 ℃之内,升温＞28 ℃后加入甘露醇并提高灌注流量和氧浓度。转流中 MAP＞65 mmHg 给扩血管药物,如酚妥拉明或佩尔,幼儿 MAP＜20～30 mmHg 可适量给缩血管药物,如间羟胺等。

3. DHCA 或低流量　预充加入酚妥拉明(phentolamine)0.2 mg/kg,呋塞米 2 mg/kg。体表降温后快速转流降温,肛温降至 30 ℃时加入丙泊酚 4 mg/kg,测血气电解质并予以纠正,15～20 min 左右肛温降至 18～20 ℃,鼓膜温度至 16～18 ℃时阻断升主动脉,注入心肌保护液。停 CPB,麻醉师作手控呼吸,外科医师按压肝区,将体血排入贮血器后钳夹动脉过滤器出端的动脉灌注管,开放人工心肺机自循环以防凝血。若低流量转流,流量 25～50 ml/(kg·min)完成心内手术矫治后转流升温至肛温 36 ℃时停 CPB。

4. α 稳态和 pH 稳态的管理

(1) α 稳态　在 CPB 中,不论温度如何变化,均认定是在 37 ℃情况下测定,保持 pH 值7.40,PCO_2 5.3 kPa(40 mmHg)。α 稳态不需要温度校正,温度改变时,维持 CO_2 含量稳定,$[OH^-]$与$[H^+]$比值在16：1,允许 pH 值和 PCO_2 变化。常温下(37 ℃),血液和组织液较水略偏碱性。

(2) pH 稳态　不论温度如何变化,保持在相应温度下 pH 值为 7.40。低温使 pH 值升高,通过吹入 CO_2 增加血中 CO_2 含量,保持 pH 值恒定。细胞内外的$[OH^-]$与$[H^+]$的比值将变化。检测时根据实测温度进行校正。

二、北京阜外医院小儿心脏手术体外循环常规

(一) 术前访视患者

了解病情和外科手术方法,据此预见 CPB 中可能出现的问题及处理措施。

1) 一般情况:包括年龄、体重、身高及实验室检查。

2) 心功能的评估:婴幼儿很难根据体力活动、耐力估测心功能。其心功能不全临床表

现为发育迟缓,出生后 2～3 个月出现呼吸困难,苍白多汗,喂养困难,吮乳无力,烦躁不安,活动后气促紫绀等。

3)是否合并其他脏器疾患,如紫绀患者合并贫血、低蛋白血症。

4)先天性复杂性紫绀型心脏病高危因素有:肺动脉发育不良(主肺动脉发育不良,伴有肺内血管发育亦差);肺动脉圆锥部阻塞;血红蛋白 200 g/L 以上;晕厥和抽搐史;心力衰竭;肺、肾脏合并症;心律失常。

5)诊断是否明确,如不少的动脉导管未闭并存在复杂畸形中,如合并主动脉弓缩窄、弓中断、法洛氏四联症等,且往往动脉导管未闭体征掩盖了其他的畸形,易造成误诊。

6)判断肺动脉压力、阻力和临床评估肺动脉病例解剖状态,预计手术效果。

(二) 物品准备

1. 体表面积计算

体表面积(S)＝身高(cm)×0.0061＋体重(kg)×0.0128～0.0125(适用于 10 kg 以上)

体表面积(S)＝体重(kg)×0.035＋0.1(适用于 10 kg 以下)

2. 血容量计算

年龄 0～6 个月:血容量＝100 ml/kg

年龄 6～18 个月:血容量＝90 ml/kg

年龄 18 个月以上:血容量＝80 ml/kg

3. 管道、氧合器、动脉微栓滤器的选择

流量 (ml/min)	静脉引流管路 (in)	动脉管路内径 (in)	泵管内径 (in)	管型	道号	氧合器选择	动脉微栓滤器	预充量	体重 (kg)
<800	3/16	3/16	1/4	阜外婴儿 C 型		Polystan Micro Dideco 901	宁波婴儿型 (最大流量 <1500 ml)	~400 ml	<7 kg
800～1500	1/4	1/4	1/4	阜外婴儿 B 型		Dideco 902 Mimax	宁波婴儿型 (最大流量 <1500 ml)	~700 ml	7～15 kg
1500～2500	1/4	1/4	3/8	阜外婴儿 A 型		Dideco 902 Mimax	宁波婴儿型 (最大流量 <2500 ml)	~900 ml	15～20 kg
2500～3500	3/8	3/8	3/8	阜外儿童型		Dideco902,705 Mimax,西京小	宁波儿童型 (最大流量 <3500 ml)	~1200 ml	20～30 kg

4. 主动脉插管

流量(ml)	管径(Fr)	体重(kg)
400～800	8	<4
800～1200	10～12	5～10
1200～1600	12～14	10～15
1600～2000	14～16	15～20
2000～2500	16	>20
2500～3000	18	

5. 股动静脉插管内径

流量(ml)	动脉管径(Fr)	静脉管径(Fr)
0～400	8	8～10
400～700	10	10～12
700～1000	10～12	12～14
1000～1500	12～14	14～18
1500～2000	14～16	18
2000～2700	16～18	20
2700～3500	18	24

6. 腔静脉插管

如采用侧切口,上腔静脉需备直角插管。

流量(ml/min)	上腔静脉(Fr)	下腔静脉(Fr)	体重(kg)
0～400	12	14	<4
400～700	14	16	<5
700～1000	16	18	5～10
1000～1500	18	20	10～15
1500～2000	20	22	15～20
2000～2500	22	24	>20
2500～3000	24	26	20～30
3000～3500	26	28	>30

7. 其他

(1) 左右心吸引管 特殊患者需备软硬两个右心吸引管。

（2）冠状动脉直视灌注管　对于一些需切开主动脉的患者,需备冠脉直视灌注管。如 AVP、AVR、Switch、Ross、大血管手术。

（3）灌注针　常用 16 号、18 号套管针。

（三）预充

1. 血液稀释

1）晶体总量＝预充晶体量＋碳酸氢钠量＋甘露醇量＋回收停搏液中的晶体量

2）预充胶体量＝预充的人工和天然胶体总量＋血浆量＋库血量×（1－库血 Hct）

3）胶体总量＝预充胶体量＋患者血容量×（1－Hct）

4）预充总量＝晶体总量＋预充胶体量＋库血

5）转中预计 Hct＝（转前 Hct×血容量＋库血 Hct×库血量）/（血容量＋预充总量）

6）转中晶胶比＝晶体总量/胶体总量

7）转中相对胶体渗透压（%）＝胶体总量/（胶体总量＋晶体总量）

8）预计库血量＝［预计 Hct×（血容量＋预充总量）－转前 Hct×血容量］/库血 Hct

2. 转流中的血液稀释度

1）根据手术病种。一般病种转流中 Hct 控制于＞25%,术前有红细胞代偿性增多的紫绀型病种应控制于 30%,深低温低流量、停循环的手术 Hct 可低至 20%。

2）根据转流进程。转流初期和低温期 Hct 可稍低,转流后期尤其是复温时 Hct 应提高至 25% 以上,紫绀型先心病患者应在 30% 以上。

3）根据患儿年龄,＜3 岁,Hct 应在 28%～30%,转流时间较长和（或）3 岁以上患儿稀释度可酌情降低。

4）Hct 过高可以通过静脉或 CPB 放血,留备 CPB 后回输;同时补充晶体或胶体预充液（比值 1：2）;Hct 过低可以应用药物利尿,或超滤;同时补充库血或单采红细胞。

3. 晶胶比例和胶体渗透压（COP）

1）认为所有胶体溶液所提供的胶体渗透压都与血浆相等,10% 和 20% 白蛋白应折合为 5% 浓度计算（或 5g 白蛋白＋100 ml 晶体液≈100 ml 等渗血浆）。

2）婴幼儿预充液的白蛋白浓度应达到 4%～5%,尽量不用人工胶体制品。

3）儿童转流初期总体晶体/胶体比例应小于 0.4：1,相对 COP 应不小于转流前的 70%,后期要使 COP 提高,可用人工胶体制品。

4）紫绀型患者血浆量少,晶体不宜过多,COP 应维持稍高水平,一般预充液的白蛋白浓度达到 4%～5%。

5）COP 过高可补充晶体溶液,同时注意 Hct 监测,COP 过低补充白蛋白,或利尿,或人工肾滤水。

4. 预充液

预充液的配方必须对生理干扰最小,同时又能预防和对抗 CPB 过程中可能产生的酸中毒、急性肾衰竭等并发症。

目前常规使用的无血预充液体被分为胶体和晶体两大类。晶体溶液者为复方林格液、复方乳酸林格液。一般不采用含糖液体。胶体溶液为天然制品有血浆、异体全血、人体白蛋白;人工制品有羟乙基淀粉明胶类代血浆等。

(四) 监测

1. 心电图 CPB 整个过程需 ECG 监测,通过它观察心率、心律、传导、心肌缺血及心脏停搏等情况。

2. 平均动脉压 CPB 中理想的动脉压尚无统一标准,婴幼儿 MAP 维持在 $4.0\sim9.3$ kPa($30\sim70$ mmHg),低温时动脉压可适当降低。

3. 中心静脉压 靠近右心房的腔静脉压。CPB 中监测 CVP 可了解血容量的情况,判断右室功能,反映上下腔静脉的引流状况,CPB 中静脉引流通畅时 CVP 应为零或负值。

4. 左心房压 LAP 是反映左室前负荷的可靠指标之一。心功能差,左室发育不良,完全性大动脉转位矫正术患者,监测 LAP 有特殊的意义。正常值为 $0.7\sim2.0$ kPa($5\sim15$ mmHg)。CPB 中最高不宜大于 1.3 kPa(10 mmHg)。

5. 温度 鼻咽温近似脑温,体现大脑基底环血流区域的温度,是常用的监测部位。膀胱和直肠温主要反映腹腔脏器的温度,体现下半身的血运状况。混合静脉血的温度反映全身平均温度。浅低温 CPB 鼻咽温至 $30\sim32$ ℃;中低温时鼻咽温降至 $25\sim30$ ℃;深低温时鼻咽温降至 25 ℃以下。

6. 尿量及性状 一般要求转流中尿量大于 1 ml/(kg·h)。CPB 初期由于血压下降、肾血流量减少,尿量较少。转流一段时间后,由于血管活性物质增多,血压上升,肾血流恢复,加上稀释性利尿,尿量接近或超过正常。深低温低流量或停循环时,一般无尿或少尿。

7. 周围组织循环状况 头面部、口唇有无水肿,苍白,紫绀,充血;球结膜和腮腺有无水肿;外周组织的温度及肤色、皮疹等。

8. 流量 按体表面积计算,成人大于 2.4 L/(min·m²)为高流量,小于 1.6 L/(mim·m²)为低流量。婴幼儿按千克体重计算,小于 50 ml/(kg·min)为低流量,高流量与年龄有关。监测灌注流量是否充足可参考混合静脉血氧饱和度、尿量和 BE 值。一般维持混合静脉血氧饱和度在 60%以上、尿量 $1\sim2$ ml/(kg·h)、BE 值±3。

儿童全流量标准(参考):

体重 $0\sim3$ kg:流量 $= 200$ ml/(kg·min)

体重 $3\sim10$ kg:流量 $= 150$ ml/(kg·min)

体重 10～15 kg：流量 ＝ 125 ml/(kg・min)

体重 15～30 kg：流量 ＝ 100 ml/(kg・min)

体重 ＞ 30 kg：流量 ＝ 2.4 ml/(m² ・min)

9. 泵压　主泵压应小于 40 kPa(300 mmHg)。动脉滤器进出口压差应小于 1.3 kPa (10 mmHg)。停搏液灌注管路的压力,儿童在±20.0 kPa(±150 mmHg);在主动脉根部由于压力衰减,小儿为 6.7 kPa(50 mmHg)。

10. 氧合器血平面　CPB 中应调整好体内外容量平衡,通过氧合器血平面的动态变化可推测容量情况及静脉引流是否通畅。

11. 吸引泵的流量　血液回收吸引和左心减压排气吸引,提供清晰的手术野,防止心脏膨胀和肺循环压力升高;同时避免过度吸引产生负压,造成血液破坏和气栓进入体内。

12. 动静脉管路情况　有无气泡,管路有无梗阻或扭曲,动脉管道的张力如何。

13. 血液氧合与去泡

14. 混合静脉血氧饱和度　SvO_2 维持在 65%～85%,复温阶段不低于 60%。

15. 抗凝和凝血　CPB 中 ACT(硅藻土法)维持在 480 s,基本检测不出纤维蛋白单体。当 ACT＜480 s 时,则须追加肝素,追加剂量视具体情况(体重、病种、温度、流量等)而定,一般建议每相差 50 s 追加 50～60 IU/kg,给抑肽酶后 ACT＞780 s。

16. 血气及生化指标的监测　目前采用 α 稳态控制血气,一些深低温手术,特别是有大量侧支循环的紫绀型患儿,降温及低温状态下可采用 pH 稳态。为预防心肌缺血再灌注损伤,CPB 中钙离子应维持在 0.6～0.8 mmol/L,复苏后 5～10 min 待心率、心律、心动图 ST 段均正常后补充钙使其达生理高限。转流中补充镁离子 0.5 mmol/kg。为保持婴幼儿机体内环境的稳定,将预充液成分调整至生理水平对婴幼儿十分必要。通常预充每 200 ml 库血或血浆,需加入 5% 碳酸氢钠 10 ml,10% 硫酸镁 1 ml,10% 葡萄糖酸钙 1 ml。

(五) 心肌保护液

1. 停搏液配方　改良 St. Thomas No. 1 晶体停搏液。

2. 停搏液剂量　首次新生儿 30 ml/kg,婴幼儿 20～30 ml/kg,儿童 15～20 ml/kg;之后每隔 30～40 min 再次灌注,量为首次剂量的一半。

3. 停搏液压力　新生儿及婴幼儿灌注心肌保护液,主动脉根部的压力不超过 50 mmHg。

4. 停搏液温度　8～12 ℃。

(六) 超滤

超滤主要用于排除体内过多的水分,并可将相对分子质量为 55000～65000 以下的炎性介质滤出,包括肿瘤坏死因子(TNF)、血栓烷、前列腺素的相对分子质量均在此范围内。

婴幼儿 CPB 中尽量减少预充及血液稀释程度,故不常规使用超滤,可根据具体情况采用术中超滤和术毕改良超滤。

血液浓缩器主要利用膜两边的压力阶差排出血液中的水分。

(七) 婴幼儿体外循环管理方法

根据温度和流量主要分为以下几种:

1. 浅低温或中度低温全流量灌注

1) 适用于非紫绀型先心病。

2) 患儿入室后变温毯保温,转流前将水温预置在 20～25 ℃。

3) 无血预充时加肝素 2000 单位,库血及血浆中加肝素 500 单位/100 ml,并于室温下循环使之分布均匀。

4) 转流前仔细核对检查各个环节。

5) 血液稀释程度视降温程度及术前 Hct 值而定,实施改良超滤患儿 CPB 中维持 Hct>25%,不装改良超滤的患儿维持 Hct 28%～30%。

6) 降温和复温过程中,水温与患儿温度差值尽量控制在 10 ℃ 之内,降温至鼻咽温度 30～32 ℃。

7) 心内操作基本完成即可复温,复温时提高灌注流量,监测 SvO_2 变化;如果 SvO_2 下降很快、小于 60%,需控制复温速度或进一步提高流量。

8) 升主动脉开放前鼻咽温应达 30 ℃ 以上,但最好不超过 35 ℃,心脏复苏后可加快复温,缩短 CPB 时间。

9) 灌注流量在中、高流量范围。婴幼儿及学龄前儿童多根据体重选择灌注流量,较大儿童一般根据体表面积确定灌注流量。

10) 转流中 MAP>70 mmHg 需加深麻醉或给扩血管药物,MAP<20～30 mmHg 需给缩血管药物。

11) 血流动力学稳定,畸形矫治满意,调整血气、酸碱、电解质处于正常范围,降低动脉灌注流量后,SvO_2 仍可维持在 60% 以上,与外科医师协商后逐步停机。

2. 深低温低流量灌注

1) 适用于紫绀型复杂先心病。

2) 患儿入室后变温毯保温,转流前将水温预置在 15～20 ℃。

3) 无血预充加肝素 2000 单位/ml,库血及血浆中加肝素 500 单位/100 ml,并于室温下循环使之分布均匀。

4) 转流前仔细核对检察各个环节。

5) 血液稀释程度视降温程度及术前 Hct 值而定,Hct 一般不低于术前值的 50%。预充适量胶体使预充液的白蛋白浓度达 5% 左右。实施改良超滤患儿 CPB 中维持 Hct>25%,

不装改良超滤的患儿维持 Hct 28%～30%。

6）降温和复温过程中，水温与患儿温度差值尽量控制在 10 ℃之内，降温至鼻咽温度 20～25 ℃。复温时提高灌注流量，监测 SvO_2 变化，如果 SvO_2 下降很快、小于 60%，需控制复温速度或进一步提高流量。

7）低温是 CPB 低流量灌注的前提。灌注流量可降至 30～50 ml/(kg·min) [0.8～1.2 L/(m²·min)]，低流量持续时间在 60 min 内是安全的，同时混合静脉血氧饱和度不低于 60%，脑氧饱和度不低于 50%。

8）转流中 MAP＞70 mmHg 需加深麻醉或给扩血管药物，复温后 MAP＜30 mmHg 需给缩血管药物。紫绀型先心病手术的 CPB 初期低血压很常见，若 MAP 低于 30 mmHg，持续 5 min 以上，可给予少量血管活性药物，通常给予去氧肾上腺素 40～50 μg/次，效果不满意可重复给药。低流量过程中 MAP 应大于 20 mmHg。

9）转流开始时给甲基强的松龙 30 mg/kg，抑肽酶 10 万单位/kg，乌斯他丁 28 单位/kg。

10）血流动力学稳定，畸形矫治满意，调整血气、酸碱、电解质处于正常范围，降低动脉灌注流量后，SvO_2 仍可维持在 60% 以上，与外科医师协商后逐步停机。

3. 深低温停循环

1）基本方法同深低温低流量灌注。

2）DHCA 技术临床应用很少，主要用于先心病合并主动脉弓部病变。DHCA 技术实施要点如下：① 温度：鼻咽温 15～20 ℃，直肠温 20～25 ℃，停循环不超过 45 min；② 血液稀释度：深低温时 Hct 20%～25%；③ 恢复循环后，逐渐提高动脉灌注流量，待 SvO_2 上升至 75% 后再复温，复温后纠正酸中毒，加入库血、滤水、利尿，提高 Hct 达到 30% 以上；④ 预充甲基强的松龙 30 mg/kg，复温后给甘露醇 0.5 g/kg。

4. 动脉导管未闭

1）CPB 下闭合动脉导管，适用于年龄大，重度肺动脉高压，并发假性动脉瘤，动脉导管再通，感染性心内膜炎及合并有心内畸形的病例。

2）转流开始即快速血液降温，同时建立左心引流，防止降温过程中心率减慢或心室纤颤所致急性肺循环高压。

3）降温期间切开肺动脉，鼻咽温降至 25 ℃，动脉灌注流量降至 5～10 ml/(kg·min)，此时主动脉侧不断有少量血液自导管开口溢出，防止空气进入主动脉。

4）主动脉微量灌注前需关闭所有旁路。

5）动脉微量灌注通常 5～10 min。导管闭合完成后，逐渐恢复动脉灌注流量，待术者确定闭合完毕，给予高流量灌注以偿还氧债。待 SvO_2 上升至 75% 后，开始复温。

6）动脉导管特别粗大需要微量灌注时间较长，鼻咽温需降至 20～22 ℃，微量灌注持续 30 min 是安全的。

5. 格林(Glenn)及全腔肺吻合手术的 CPB 管理特点

该手术可以在非 CPB 下完成,若需 CPB:

1)基本方法同浅低温全流量灌注,格林手术多于并行下完成,全腔手术多在阻断下完成。

2)行升主动脉和上下腔静脉插管,上腔静脉插管选择直角插管为宜。

3)并行循环时保持心脏持续空跳,阻断上下腔静脉,温度控制在鼻咽温 35 ℃,做恒温转流。心脏畸形存在左右心腔间异常交通,未阻主动脉(主动脉开放)的情况下,要特别注意气栓。维持足够的灌注压力,使主动脉瓣处于关闭状态。

4)实施全腔肺动脉吻合术,CPB 需预充准备大量血浆等胶体预充液。

6. 主动脉弓中断

1)CPB 方法包括 DHCA、上下半身分别灌注和近年采取深低温上半身区域性灌注加下半身停循环的方法。

2)具体实施:① 插管部位:动脉插管升主动脉和肺动脉经动脉导管至降主动脉或股动脉、髂动脉。常规上、下腔静脉插管;② 动脉灌注流量分配:一般以升主动脉灌注总量的 1/3,肺(股、髂)动脉灌注流量为总量的 2/3。但对主动脉弓中断的患者,应根据中断部位的不同,分配调节上、下灌注的流量,否则将会使 B、C 型,尤其是 C 型上半身灌注过多,造成"奢灌",而中断部位以下相应区域的组织则灌注不足。上下灌注流量分配合理满意的指标为:① 如同时进行上、下肢直接动脉内测压,转流中上下肢 MAP 应接近;② 下腔静脉引流量应多与上腔静脉;③ 全身皮肤颜色一致,无区域性发红、充血或苍白现象;④ 尿量不少于 1.0 ml/(kg·h)。

3)上半身区域性灌注由于中断部位的不同,所以灌注的区域也有差异,通常鼻咽温 20～22 ℃,灌注流量可维持在 15～20 ml/(kg·min),$SvO_2>60\%$,上肢 MAP 40～50 mmHg。

三、日本东京女子医科大学小儿体外循环实施常规

(一)体外循环用品的选择

体重(kg)	最大灌注流量[ml/(kg·min)]
0～3	180
3～10	150
10～15	125
15～30	100
>30	80
>55	65

（二）氧合器

氧合器	预充量(ml)	流量(L/min)	适用患儿体重(kg)
D - 901（DIDECO）	60	＜0.8	＜5.0
D - 902（DIDECO）	105	＜3.3	＜13.0
D - 706（DIDECO）	140	＜4.0	＜40.0
Optima（COBE）	260	＞4.0	＞40.0
SX - 10HP（TERUMO）	135	＜4.0	＜40.0
SX - 18HP（TERUMO）	270	＞4.0	＞40.0
Minimax（MEDTRONIC）	149	＜2.3	＜10.0

（三）血液浓缩器

血液浓缩器	膜面积（m²）	预充量（ml）	主要的使用方法
HF - 1.8(东 L)	1.8	116	洗净过滤
HPH - 400(MINTECH)	0.3	27	无输血
HPH - 1000(MINTECH)	1.1	70	无输血
DHF - 0.2(SORIN)	0.2	25	无输血
DHF - 0.6(SORIN)	0.68	41	无输血

（四）升主动脉插管

型　号	尺　寸
TONOKURA	10 Fr
Sarns	3.8，5.2，6.5 mm
DLP	8，10，12，14，16，18 Fr
Biomedicus	8，10，12，14 Fr
MEDOS135（Norwood 手术，IAA 用）	1.5，2.0，2.5 mm

（五）股动脉插管

型　号	尺　寸
Biomedicus	8，10，12，14 Fr
Baxter	16，18 Fr

(六) 右心房,上下腔静脉插管

型　号	尺　寸
DLP	12，14，16，20，24，28 Fr
Medos	10，12，14，16，18 Fr
Kurare HS	8，12，14，16，18 Fr
DLP 弯/软	24，28，30，32 Fr
Baxter Edward	8 Fr

(七) 体外循环准备及预充

1. 麻醉药　除了手术室内拔管或早期拔管以外均使用以下麻醉药物诱导:芬太尼 (Fentanyl) 50 μg/kg，泮库溴铵(Pancuronium bromide) 0.5 mg/kg。

2. 白蛋白 (Albumin)　CPB 中无输血的患儿一般不使用。对于 CPB 中虽无输血但体重小于 25 kg 的患儿,应在预充时加入 25％白蛋白。

3. 血浆代用品 (Hespander)　用血液作为预充的患儿原则上不使用。只使用于 CPB 中无输血的患儿。体重 20～40 kg 的患儿使用代用血浆为 250 ml,体重 40 kg 以上的患儿使用代用血浆为 500 ml。

4. 输血　CPB 中有输血的情况下,应将血细胞比容(Hct)控制在 30％～35％。CPB 开始后如果 Hct 低于 30％～35％,应给予输血。

5. 肝素(1000 单位/ml)　2 单位/ml 预充量(=1.0 ml/500 ml 预充量)。体重 5 kg 以下的患儿均给予 1.0 ml。

6. 碳酸氢盐 (Bicarbonate)　预充中应含碳酸氢盐的量为 24 mEq/L。碳酸氢盐量 (mEq)=0.025×预充量(ml)。CPB 中输血时应立即查血气分析,并按以下进行补正。mEq $NaHCO_3$=0.3×体重(kg)×(BE)。

7. 甘露醇 (Mannitol)　预充时使用 0.25 g/kg,开放主动脉阻断钳时应追加甘露醇 0.25 g/kg。

8. 氯化钙 (CaCl$_2$)　初期预充时不使用。CPB 开始后立即复查,调整至 0.7～0.8 mmol/L。

9. 酚妥拉明 (Phentolamine)　10 kg 以下的患儿,拟降温至 28 ℃以下时,预充中加入量为 0.1/kg。另外,复温开始前再给予 0.1 mg/kg 剂量。

如果降温中鼻咽温和直肠温差超过 5 ℃,且平均灌注压 25 mmHg 以上的情况下,和外科医师商量是否要给予酚妥拉明剂量为 0.1 mg/kg。

如果复温中鼻咽温和直肠温差为 5 ℃以上,且平均灌注压 30 mmHg 的情况下,和外科医师商量是否要给予酚妥拉明剂量为 0.1 mg/kg。

10. 甲基去氢化可的松（Methylprednisolone）、Miracrid（多种酶阻滞药）和呋塞米
CPB 开始前由麻醉一方给予患儿甲基去氢化可的松剂量为 30 mg/kg，Miracrid 剂量为 5000 单位/kg。解除主动脉阻断前再给予甲基去氢化可的松 30 mg/kg。

预充中加入呋塞米剂量为 0.25 mg/kg，开始复温时再给予呋塞米剂量为 0.25 mg/kg。

11. 抑肽酶（Aprotinin）　用剂量为 0.01×10^6 kIU 做过敏试验。使用前应严格确认有无过敏史。

过敏试验为阴性时，预充时给予 1.715×10^6 kIU。但 10 kg 以下患儿的最大剂量为 1.0×10^6 kIU，10 kg 以上的患儿最大投入剂量为 2.0×10^6 kIU。CPB 中持续使用剂量为 0.4×10^6 kIU/(m^2·h)，但总剂量不宜超过 0.2×10^6 kIU/h。

12. 预充液的洗净　将用血液制剂，肝素和碳酸氢钠预充的回路排气后，加入洗净液 4000 ml，20 min 洗净。吸引压为 20 cm H_2O，泵的流速为 300 ml/min。原则上滤过量为 4000 ml，但具体的应和外科医师商量后决定滤过量。洗净后加抗生素，呋塞米，酚妥拉明和麻醉药，之后再复查血气。

附录二　体外循环中常用药物的应用（具体见用药表）

一、缩血管药

CPB 中因低温、低流量、血液稀释、血容量不足、非搏动灌注等原因，血管张力下降，动脉压降低，引起组织器官特别是心、脑、肾的缺血性损伤。一般在积极的补充血容量的同时，辅助用小量缩血管药可增加血管张力，维持一定的动脉压，保证组织灌流。CPB 中升压药主要是 α 受体激动药，如间羟胺（阿拉明），主要作用于 α 受体，产生去甲肾上腺素相似的作用，使血管平滑肌收缩，升高血压，同时也能增加脑、肾、冠状动脉的血流量。

二、强心药

心脏手术的患儿术前已有不同程度的心肌损伤，外科操作、CPB 炎症反应、心肌缺血-再灌注损伤等可造成心肌恢复搏动后收缩无力。正性肌力药可加强心肌的收缩力，改善全身供血。CPB 常用的有：① α、β 受体激动药，如肾上腺素类药物多巴胺；$β_1$ 受体激动药多巴酚丁胺；作用于心肌的 β 受体，激活腺苷酸环化酶，使环腺苷酸（cAMP）增加，进一步激活蛋白激酶,为心肌收缩提供能量,加强心肌收缩力;② 非强心苷类的正性肌力药物,如磷酸二酯酶抑制剂,PPE-Ⅲ抑制药氨力农和米力农是通过抑制心肌细胞的磷酸二酯酶使心肌细胞内 cAMP 含量增加,发挥正性肌力作用和血管舒张作用,能增强心输出量,减轻心脏负荷,降低心肌耗氧量,缓解慢性心力衰竭的症状;③ 强心苷,能选择性地作用于心肌,有正性肌力、负性频率作用和影响心肌电生理的特征。

心脏术后低心排血量,应先纠正诱因,如电解质紊乱、酸碱失衡、低钙、低温、低血容量等,对外科畸形矫正不佳造成的低心排血量,应考虑外科解决。

三、扩血管药

CPB 时间延长,交感和肾素-血管紧张素-醛固酮系统兴奋,能增加血液中的缩血管物质,造成微循环障碍,动脉压增高。使用血管扩张药物可解除小动脉痉挛,改善微循环与组织缺氧。同时能降低外周阻力,使心脏后负荷减轻,使痉挛血管扩张,减少回心血量,降低心脏前负荷。

CPB 常用的血管扩张药有 α 受体阻滞药,如酚妥拉明,为短效 α 受体阻滞药,能明显地扩张周围小动脉,改善微循环,并能降低肺循环阻力,防止肺水肿的发生。同时也能增强心肌收缩力,增加心输出量。对酚妥拉明降压作用不敏感可用减压迅速、疗效持久的降压药尼卡地平,能通过扩张小动脉、小静脉而起到降压的作用。需注意的如血压增高是由于麻醉变浅引起的则应及时与麻醉医师联系,加深麻醉。

四、抗心律失常药

心律失常是心动节律和频率的异常,此时心房心室正常的激活和运动顺序发生障碍,可分为缓慢型和快速型,前者常用异丙肾上腺素治疗;快速型心率失常的治疗比较复杂,主要是钠钙拮抗剂如利多卡因。CPB 因非生理灌注,低温,含钾心肌保护液的使用,心肌代谢产物的抑制作用,缺血-再灌注损伤和外科矫治失误等,心脏恢复搏动后一般会有短时间的心律失常,通常情况下随着心肌的灌注时间延长,心律基本可恢复正常;但在一些瓣膜患者和比较复杂的先心病患者,均可能在心脏恢复搏动后出现较长时间的心律失常,因此在心脏恢复搏动后常要使用抗心律失常药。

五、利尿药和脱水药

利尿药是作用于肾脏,增加电解质排泄,使尿量增多的药物。CPB 预充液增加了机体的水分,所以利尿药在 CPB 中的应用是必不可少的,其目的是排出钠、氯和水,减少细胞外液量,以消除水肿。常用的利尿药是高效的髓襻利尿药如呋塞米,主要作用于髓襻升支粗段,能特异性地与氯离子竞争 $Na^+-K^+-2Cl^-$ 共同转运系统的氯离子结合部位,抑制氯化钠的再吸收而发挥强大的利尿作用。

脱水药又称渗透性利尿药,是指能使组织脱水的药物。CPB 中使用的是甘露醇,为防止低温时结晶,一般在心脏恢复搏动、升温后加入,其药理作用完全决定于溶液中药物分子本身所发挥的渗透压作用;应用后可升高血浆渗透压,使组织间液水分向血浆转移并升高肾小管腔内的渗透压而产生脱水及利尿作用。

六、抗凝药

抗凝药是一类干扰凝血因子,阻止血液凝固的药物,CPB 中应用肝素抗凝,停转流后再用鱼精蛋白中和使血液恢复到正常凝血状态。

肝素含有酸性黏多糖,其中有大量硫酸基和羧基,带阴电荷,呈强酸性,CPB 时分别在患者体内和预充液中加入,转流中根据活化凝血时间酌情追加。肝素有强大的抗凝作用,可使多种凝血因子灭活,其药理作用主要是与血浆抗凝血酶Ⅲ结合后:① 抑制体内凝血酶原;② 阻止血小板凝聚,抑制凝血酶。

肝素过量可引起出血,停 CPB 后常用带有阳电荷的鱼精蛋白,每 1 mg 鱼精蛋白可中和100 单位肝素。鱼精蛋白与肝素结合后,能使其与抗凝血酶解离,恢复凝血酶与因子 Ⅹ 的活性。鱼精蛋白可引起肺动脉压增高和抑制心肌收缩,注射时应缓慢。给鱼精蛋白后禁止将手术野的血液回吸至 CPB 回流装置内,以防凝血。

七、抗生素

心脏手术创面大、血液与 CPB 管道等异物表面接触、白细胞数量降低及全身炎症反应等易使病原体进入体内引发感染。抗生素对病原体有抑制和杀灭作用,可有效防治细菌感染。

八、皮质激素类

皮质激素类可降低 CPB 时低温、低流量、停循环及全身炎症反应等因素造成的组织细胞损伤,对缺氧细胞有保护作用。它能增强细胞器膜特别是溶酶体膜的稳定性,抑制缓激肽、5-羟色胺及酸性蛋白水解酶的产生和释放,阻止心肌抑制因子(MDF)的形成,增加肥大细胞膜的稳定性,减少组胺的释放,减轻血管通透性,减少血浆外渗,阻止血小板、白细胞和毛细血管内皮细胞间的凝集而改善微循环,提高机体对细菌内毒素的耐受力,抑制肿瘤坏死因子的释放;但应注意的是应用地塞米松可使活化凝血时间缩短,转流中应密切监测活化凝血时间。

九、小儿体外循环常用药物简表(仅以上海儿童医学中心使用为主)

(一)凝血系统药

药物名称		规格	作用与用途	剂量和用法	使用注意事项
中文	英文				
肝素钙 肝素钠	Heparin Calcium Heparin Sodium	肝素钙100 mg: 10000 单位 肝素钠:100 mg 12500 单位	与血浆抗凝血酶Ⅲ结合抑制体内凝血酶原转变成凝血酶,阻止血小板的凝集抑制凝血酶,用于抗凝	1000单位/ml;0.9%氯化钠 8 ml+2000 单位 肝素(2 ml)转流前经右心耳注入200 单位/kg;预充液:血细胞 4 mg/100 ml 血浆制品 2 mg/100 ml,晶体1 mg/100 ml	肝肾功能不全者慎用,长期感染者肝素耐药发生率高。有个体差异
鱼精蛋白	Protamine	50 mg/5 ml	中和肝素,使其失去抗凝功能	CPB 后静脉滴注:剂量根据肝素剂量而定	可抑制心肌收缩,可使肺动脉压增高,静脉滴注时应缓慢,高敏患者应实验性给药,给鱼精蛋白后禁止将手术野的血液回收至 CPB 管道和贮血瓶中,以免发生凝血
抑肽酶	Aprotinin	50 万 KIU/支	通过抑制丝氨酸蛋白酶的作用,减轻纤溶激活,减少血小板活性物质释放,保护凝血因子	体外预充液 10 万 KIU/kg。给药方式各单位不一样	应用前应做过敏实验,CPB 中要及时监测活化凝血时间和追加肝素
氨基己酸	Aminoca-proic acid EACA	1 g/10 ml	抑制纤维蛋白溶解酶原的激活因子,抑制纤维蛋白的溶解达到止血作用	静脉注射:100 mg/kg(最大量5 g) 静脉输液:30 mg/kg/h(最大量1.25 g/h)	栓塞性血管疾病者慎用

（二）儿茶酚胺类

药物名称		规格	作用与用途	剂量和用法	使用注意事项
中文	英文				
肾上腺素	Adrenalin	1 mg/ml	对 α、β 受体都有兴奋作用，使心肌收缩力增强，心率加快，皮肤黏膜及内脏小血管收缩，冠状血管和骨骼肌血管扩张。用于低心排血量、心脏骤停和过敏性休克	静脉输注 0.01～0.3 μg/(kg·min)；心内注射：0.25～1.0 mg/次	器质性心脏病禁用 副作用：头痛、心悸、心律失常等
去甲肾上腺素	Nor-adrenalin	1 mg/ml	主要兴奋 α 受体，具有强烈的缩血管作用（冠状动脉扩张），外周阻力增加，血压升高，心肺复苏时应用可反射性兴奋迷走神经，使心率减慢	静脉输注：0.01～0.3 μg/(kg·min)	少尿或无尿休克禁用，不宜与碱性药物并用；副作用：肾脏损伤，局部注射时局部皮肤坏死等
去氧肾上腺素	Phenyleph-rine	10 mg/ml	主要兴奋 α 受体，有明显的缩血管作用，可兴奋迷走神经，使心率变慢	静脉输注：5～10 μg/(kg·次)	高血压者慎用或禁用

（三）非儿茶酚胺类

药物名称		规格	作用与用途	剂量和用法	使用注意事项
中文	英文				
10％葡萄糖酸钙或5％氯化钙	10% Calcium gluconate 5% Calcium chloride	10 ml/支	对心脏有类洋地黄作用，产生正性肌力作用5～10 min，用于CPB结束时解除因钾停搏液引起的心肌抑制，能降低毛细血管通透性，减少渗出，有消炎抗过敏作用，一般在升主动脉开放后应用	静脉输注：5％ 氯化钙 0.2 ml/(kg·次) 10％葡萄糖酸钙 0.5 ml/(kg·次)	
麻黄碱	Ephedrine	30 mg/ml	作用于 α、β 受体，使皮肤黏膜和内脏血管收缩，骨骼肌、冠脉、脑血管扩张，松弛支气管平滑肌，用于升高血压	体外机器内：5～10 mg/次	高血压、动脉硬化、甲状腺功能亢进症、冠心病患者慎用或禁用

续表

药物名称		规格	作用与用途	剂量和用法	使用注意事项
中文	英文				
间羟胺	Metar-aminol	10 mg/ml	兴奋 α 受体，升压作用较弱但持久，可增加脑、肾、冠脉血流量，产生类似去甲肾上腺素的作用	体外机器内：稀释成 100 μg/ml，100～500 μg/次	不可与碱性药物配伍
米力农	Milrinone	5 mg/5 ml/支	作用机制与氨力农相同，但作用较其强	静脉输注：0.25～1.0 μg/(kg·min)	副作用较氨力农少见
氨力农	Amrinone	粉剂 50 mg/支	具有正性肌力作用和血管扩张作用，增加心排血量，减少心肌耗氧量，对心率和血压无明显作用	静滴：5～10 μg/(kg·min)	副作用：胃肠道反应，血小板减少
多巴胺	Dopamine	20 mg/2 ml/支	具有 α、β 和多巴胺受体兴奋作用，增强心肌收缩力，改善心排血量，升高动脉血压，对内脏血管有扩张作用，增加肾血流	静脉输注：2～10 μg/(kg·min)	应用前补充血容量，纠正酸中毒
多巴酚丁胺	Dobu-tamine	20 mg/2 ml/支	选择性 β 受体兴奋剂，增加心肌收缩力，增加心排血量，对心率影响小	静脉滴注：2～10 μg/(kg·min)	偶可引起心律失常，心房颤动者禁用
异丙肾上腺素	Isoprote-renaol	1 mg/ml	为 β 受体兴奋剂，增加心肌收缩力，增加心排血量，兴奋心脏窦房结和房室结	静脉滴注：1～2 mg 加入 5%葡萄糖注射液 200 ml 内，静脉滴注：0.01～0.2 μg/(kg·min)	避免与肾上腺素合用，以免引起心律失常；不宜与碱性药物配伍

（四）抗心律失常药

药物名称		规格	作用与用途	剂量和用法	使用注意事项
中文	英文				
利多卡因	Lidocaine	100 mg/5 ml	主要作用于心室，对心房作用弱，为防治室性心律失常的首选药物	体外机器内：1 mg/kg·次，静脉维持：20～50 μg/(kg·min)	副作用：中枢神经毒性，Ⅱ、Ⅲ度房室传导阻滞者禁用

（五）利尿药和脱水药

药物名称		规格	作用与用途	剂量和用法	使用注意事项
中文	英文				
呋塞米	Furose-mide	20 mg/支	强效髓襻利尿剂，增加肾血流，用于水肿治疗，利尿作用迅速而强效，但作用时间短暂	体外预充液 1～2 mg/(kg·次)	注意血中电解质浓度，不可与氨基糖苷类抗生素合用，若为肾小管坏死发生无尿，给速尿无效时，不宜增加剂量
甘露醇	Mannitol	20％　250 ml 50 g/瓶	渗透性利尿剂，增加血浆渗透压，使组织脱水，不透过血脑屏障	静脉滴注或静脉注射：0.5～1 g/kg 体外机器：升温后 2.5 ml/(kg·次)	心功能不全、有活动性颅内出血者禁用，如为肾小管坏死发生无尿，此时禁用

（六）血管扩张剂

药物名称		规格	作用与用途	剂量和用法	使用注意事项
中文	英文				
硝普钠	Sodium Nitro-prusside	50 mg/支	直接松弛小动脉和静脉血管平滑肌，使外周阻力下降，扩血管作用迅速强烈，作用时间短暂	静脉滴注：50 mg 加入 5％葡萄糖注射液 250～500 ml 内，滴速根据血压调整；静脉输注：0.2～10 μg/(kg·min)	长期用药可致体内氰化物蓄积、中毒，使用时需避光
硝酸甘油	Nitroglyc-erin	1 mg/ml 2 mg/ml 5 mg/ml	直接松弛血管平滑肌，对血容量血管的扩张强于对阻力血管的扩张，增加心排血量，心肌耗氧量，改善冠脉侧支循环	静脉维持：0.5～2 μg/(kg·min)	青光眼患者禁用。副作用：搏动性头痛，皮肤发红、发热等
酚妥拉明	Phento-lamine	10 mg/支	为 α 受体阻滞药扩张外周血管	静脉注射：0.1 mg/(kg·次) 静脉滴注：5～50 μg/(kg·min)	肾功能不全者禁用
尼卡地平	Nicardip-ine	2 mg/支	降压用迅速、幅度大、确切可靠，半衰期短无耐药性，对血容量，血管床影响不明显，在降低动脉压的同时，能优先扩张心、脑、肾等重要脏器的血管而维持其流量，并有一定的保护作用	静脉注射：10～30 μg/(kg·次)	严重左心室功能不全时禁用，尤其不可与 β 阻断药合用

（七）抗生素

药物名称		规格	作用与用途	剂量和用法	使用注意事项
中文	英文				
头孢唑啉钠	Cefamezin Sodium	0.5 g/支	对革兰阴性菌作用较强,特别对克雷白杆菌有效,对沙雷氏和铜绿假单胞菌无效	体外机器内 50~100 mg/(kg·次)	对头孢菌素过敏者禁用
头孢噻肟钠	Cefotaxime Sodium	0.5 g/瓶	杀菌性对革兰阴性杆菌的抗菌活性超过以往头孢菌素及青霉素	体外机器内 50~100 mg/(kg·次)	血象变化及胃肠道反应
头孢他啶	Ceftazidime	1.0 g/瓶	通过抑制细菌细胞壁的合成而发挥作用	体外机器内 50~100 mg/(kg·次)	胃肠道反应
头孢哌酮钠	Cefoperazone Sodium	1.5 g/瓶	用于敏感细菌引起的感染	体外机器内 50~100 mg/(kg·次)	肾毒性
红霉素	Erythromycin	0.3 g/支	抗菌谱与青霉素相似	静脉注射:1~2 g/次	副作用:胃肠道反应
庆大霉素	Gentamycin	8 万单位/支	对多种革兰阳性、阴性菌都有较好的抗菌作用	静脉注射:12 万~24 万单位/次	副作用:肾毒性、听力损害

（八）肾上皮质腺素

药物名称		规格	作用与用途	剂量和用法	使用注意事项
中文	英文				
地塞米松	Dexamethesone	5 mg/支	抗炎抗过敏,降低毛细血管通透性,减少炎性渗出,抑制毒性物质的形成和释放;水钠潴留和促钾排泄作用小	体外预充液 5 mg/kg	注意感染病灶的扩散和继发感染;可使活化凝血时间缩短,应密切监测活化凝血时间
甲基强的松龙	Methylprednisolone	40 mg/支	强大的抗炎抗过敏作用,滞钠作用小	体外预充液 30 mg/kg	不宜与葡萄糖酸钙和四环素配伍,用于深低温

（九）麻醉剂

药物名称		规格	作用与用途	剂量和用法	使用注意事项
中文	英文				
丙泊酚	Propofol	200 mg/20 ml	对心血管系统有显著抑制作用，使心排血量和外周阻力下降	静脉滴注：麻醉诱导 2～3 mg/（kg·次），麻醉维持 5 ～ 10 mg/（kg·h）	用于心脏病患者应谨慎，需减少剂量，对二尖瓣关闭不全的患者，可降低后负荷
硫喷妥钠	Thiopental Sodium	0.5g/支	为短效巴比妥类镇静麻醉药	静脉注射：麻醉诱导 5 mg/kg	注意：中枢抑制剂有加强本品的作用；易引起呼吸和心肌抑制；心力衰竭、心脏压塞或低血容量患者应避免使用
乌司他丁	Ulinasta-tin	2.5 万单位/支 5 万单位/支	蛋白酶抑制剂。尚有稳定溶酶体膜，抑制溶酶体的释放和抑制心肌抑制因子等作用	静脉滴注：10 万单位溶于 5% 葡萄糖注射液或 0.9% 氯化钠 500 ml。静脉注射：10 万单位溶于 0.9% 氯化钠 5～10 ml	偶见血象变化和胃肠道反应

参 考 文 献

1　龙村主编.体外循环学.北京：人民军医出版社,2004.

2　李佳春,李功宋主编.体外循环灌注学.第 2 版.北京：人民军医出版社,1993.

缩 略 语

缩略语	英文	中文
2,3 - DPG	2,3 - diphosphoglycerate	2,3 -二磷酸甘油酯
ACCR	amylase-creatinine clearance ratio	淀粉酶-肌酐清除率
ACD	acid citrate dextrose	枸橼酸葡萄糖
ACE Ⅱ	angiotensin converting enzyme Ⅱ	血管紧张素转化酶Ⅱ
ACT	activated clotting time	激活凝血时间
ACTH	adrenocorticotrophic hormone	促肾上腺皮质激素
ADH	antidiuretic hormone	抗利尿激素
ALT	alanine transaminase	丙氨酸转氨酶
AM	adhesion molecule	黏附分子
ARDS	acute respiratory distress syndrome	急性呼吸窘迫综合征
ARF	acute renal failure	急性肾衰竭
AT Ⅱ	angiotensin	血管紧张素Ⅲ
AT Ⅲ	antithrombin Ⅲ	抗凝血酶-Ⅲ
ATN	acute tubular necrosis	急性肾小管坏死
ATP	adenosine triphosphate	三磷酸腺苷
ATS	autologous transfusion system	血液回输装置
BAL	bronchoalveolar lavage	儿支气管肺泡灌洗
BDG	biderection Glenn	双侧上腔静脉-肺动脉连接手术
BE	base excess	剩余碱
BPD	bronchopulmonary dysplasia	支气管肺发育不良
BUF	balanced ultrafiltration	平衡超滤
CABG	coronary artery bypass grafting	冠状动脉旁路移植术
CAD	computational assisted design system	计算机辅助设计系统
cAMP	cyclic adenosine monophosphate	环腺苷酸
CARS	compensatory anti-inflammatory reaction syndrome	代偿性抗炎反应综合征
CBF	cerebral blood flow	脑血流
CDH	congenital diaphragmatic hernia	先天性横膈疝
CFD	computational fluid-dynamic	计算流体动力学
cGMP	cyclic guanosine monophosphate	环鸟苷酸

CK	cytokine	细胞因子
CMRO$_2$	cerebral metabolic of oxygen	脑氧代谢率
cNOS	constituent nitricoxide synthase	结构型一氧化氮合酶
CO	cardiac output	心排血量
COP	colloid oncotic pressure	胶体渗透压
CPAP	continuous positive airway pressure	气道正压
CPB	cardiopulmonary bypass	心肺转流
CRP	C-reactive protein	C-反应蛋白
CUF	conventional ultrafiltration	常规超滤
CVP	central venous pressure	中心静脉压
DHCA	deep hypothermia circulatory arrest	深低温停循环
DHLF	deep hypothermia low flow	深低温低流量
DORV	double outlet right ventricle	右心室双出口
DPPC	dipalmitoyl phosphatidylcholine	饱和磷脂二棕榈酰磷脂酰胆碱
EC	endotheliocyte	内皮细胞
ECC	extracorporeal circulation	体外循环
ECMO	ectracorporeal membrane oxygenation	体外膜肺氧合
EDRF	endothelium derived relaxing factor	细胞舒血管因子
E-S	E-selectin	E-选择蛋白
ET-1	endothelin-1	内皮缩血管肽-1
EtCO$_2$	end-tidal carbon dioxide	呼气末二氧化碳
FCE	fluorucarbonemulsion	氟碳乳剂
FEV1	forced expiratory volume in one second	第一秒用力呼气量
FPA	fibrinopeptide A	血纤肽A
GABA	gamma-aminobutyric acid	γ氨基丁酸
GFR	glomerular filtration rate	肾小球滤过率
GH	growth hormone	生长激素
GP Ib	glycoprotein Ib	血小板膜糖蛋白Ib
GVHD	graft versus host disease	移植物抗宿主疾病
Hb	hemoglobin	血红蛋白
Hct	hematocrit	血细胞比容
HLHS	hypoplastic left heart syndrome	左心发育不良综合征
IAA	interrupted aortic arch	主动脉弓中断
IABP	intra-aortic balloon pump	主动脉内球囊反搏
IL	interleukin	白细胞介素
IL-1ra	interleukin-1 receptors antagonist	白细胞介素-1受体拮抗因子
iNOS	inducible nitricoxide synthase	诱导型一氧化氮合酶

IPPV	intermittent positive-pressure ventilation	间歇正压通气
LBP	lipopolysaccharide binding protein	脂多糖结合蛋白
LPS	lipopolysaccharide	脂多糖
L-S	L-selectin	L-选择蛋白
LT	leukotriene	白细胞三烯
MDF	myocardial depressant factor	心肌抑制因子
MDI	mental development index	智力发育指数
MMP	matrix metalloprotease	基质金属蛋白水解酶
MOF	multiple organ failure	多器官功能衰竭
MPO	myeloperoxidase	髓过氧化物酶
MUF	modified ultrafiltration	改良超滤
N_2O	nitrous oxide	氧化亚氮
NADPH	reduced form of nicotinamide-adenine dinucleotide phosphate	还原型烟酰胺腺嘌呤二核苷酸磷酸
NAG	n-acetyl-β-d-glucosaminidase	N-乙酰-β-D氨基葡萄糖苷酶
NEC	neonatal necrotizing enterocolitis	新生儿坏死性小肠结肠炎
NF-κB	nuclear factor kappa B	核因子κB
NIRS	near infrared spectroscopy	近红外线光谱仪
NK	natural killer	自然杀伤
NMDA	N-methyl-D-aspartate	N-甲基D-天冬氨酸
NMR	nuclear magnetic resonance	核磁共振
NO	nitric oxide	一氧化氮
NOS	nitric oxide synthase	NO合酶
$PaCO_2$	arterial carbon dioxide tension	动脉血二氧化碳分压
PAF	platelet activating factor	血小板活化因子
PaO_2	arterial oxygen tension	动脉血氧分压
PBC	packed blood cell	少浆红细胞
PC	phosphatidylcholine	磷脂酰胆碱
PC	polyvinyl chlonide	聚氯乙烯塑料
PCr	creatine phosphate	磷酸肌酸
PCT	procalcitonin	降钙素原
PDA	patent ductus arteriosus	动脉导管未闭
PDI	psychomotor development index	精神运动发育指数
PECAM-1	platelet endothelial cell adhesion molecule-1	血小板内皮细胞黏附分子-1
PEEP	positive end expireatory pressure	呼气末正压
PFO	patent foramen ovale	卵圆孔未闭
PG	phosphatidylglycerol	磷脂酰甘油
PG	prostaglandin	前列腺素
PGI_2	prostacyclin	前列环素

PH	pulmonary hypertension	肺动脉高压
pH	hydrogen ion concentration	酸碱度
PL	phospholipid	磷脂
PMN	polymorphonuclear leukocyte	多形核白细胞
PPHN	persistent pulmonary hypertension of newborn	新生儿持续性肺高压
PRF	plasma resistant fiber	防血浆渗漏纤维
PS	pulmonary surfactant	肺表面活性物质
P - S	P-selectin	P-选择蛋白
PTCA	percutaneous transluminal coronary angioplasty	冠状动脉腔内成形术
PTH	parathyroid hormone	甲状旁腺激素
PVR	pulmonary vascular resistance	肺血管阻力
RAAS	renin-angiotension-aldosterone system	肾素-血管紧张素-醛固酮系统
RBF	renal blood flow	肾血流量
SBE	bacterial endocarditis	细菌性心内膜炎
SCR - 1	soluble complement receptor-1	可溶性补体受体-1
SFH	stroma free hemoglobin	无间质血红蛋白
SIRAB	systemic inflammatory response after bypass	转流后全身炎症反应
SIRS	systemic inflammatory response syndrome	全身性炎症反应综合征
SM	sphingomyelin	鞘磷脂
SvO_2	mixed venous oxygen saturation	静脉血氧饱和度
SVR	systemic vascular resistance	全身血管阻力
TAPVC	total anomalous pulmonary venous connection	肺静脉连接完全异常
tBV	total blood volume	血容量
TBW	total body water	全身水含量
TFPI	tissue factor pathway inhibitor	组织因子途径抑制物
TNF	tumor necrosis factor	肿瘤坏死因子
TSH	thyroid stimulating hormone	促甲状腺激素
TX	thromboxane	血栓烷
V/Pm	ventilation/perfusion mismatch	通气/灌注失衡
VAD	ventricular assist device	心室辅助装置
VAVD	vacuum assisted venous drainage	真空辅助静脉贮血瓶
VP	vasopressin	血管升压素
VSD	ventricular septal defect	室间隔缺损

索　引